【国学文化养生全书】

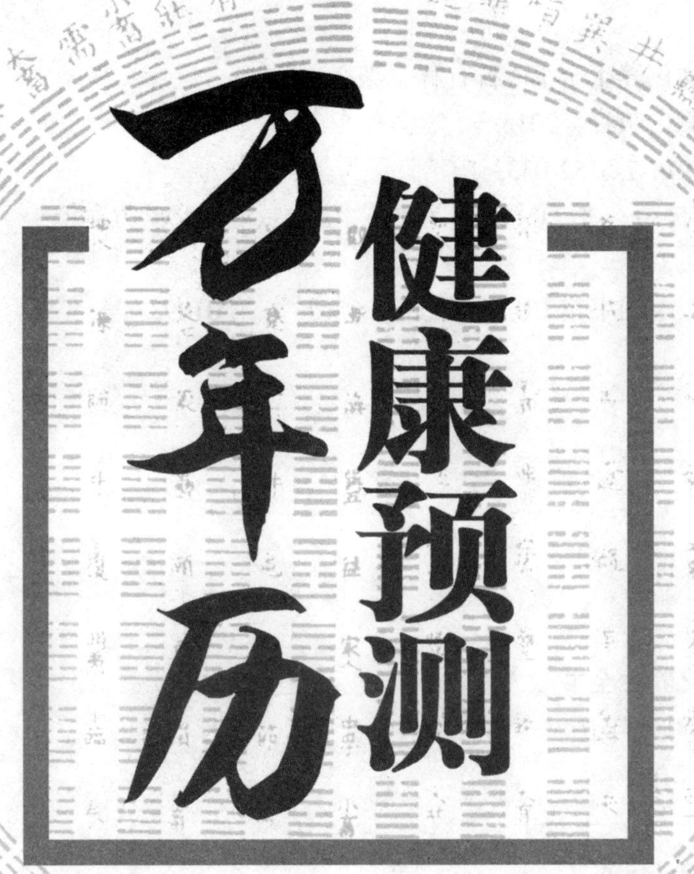

山雨欲来风满楼，疾病来时有兆头

跟着万年历学养生　欲求长生，必得长生

石有林◎主编

中医古籍出版社

图片在版编目（CIP）数据

国学文化养生全书/ 石有林主编 . —北京：
中医古籍出版社，2013. 5

ISBN 978-7-5152-0333-1

Ⅰ. ①健…　Ⅱ. ①石…　Ⅲ. ①. 秘方—汇编②验方—汇编
Ⅳ. G289. 2

中国版本图书馆 CIP 数据核字（2013）第 010937 号

国学文化养生全书

健康预测万年历

主编　石有林

责任编辑　朱定华

封面设计　回归线视觉传达

出版发行　中医古籍出版社

社　　址　北京东直门内北新仓 18 号（100700）

印　　刷　三河国新印装有限公司

开　　本　170mm×240mm　1/16

印　　张　18

字　　数　303 千字

版　　次　2013 年 5 月第 1 版　2013 年 5 月第 1 次印刷

印　　数　0001-5000 册

书　　号　ISBN 978-7-5152-0333-1

本册定价　35. 00 元（全套定价：105. 00 元）

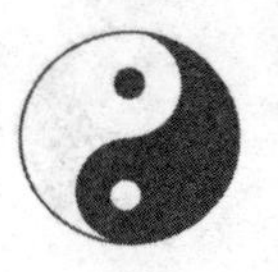
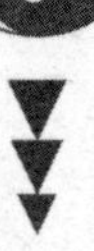

序　一

《周易》是中国哲学、自然科学与社会科学相结合的巨著，是中国文化的先祖。它跟万年历又有什么关系?《周易》也能养生吗?《周易》和中医有何渊源? 为什么最近有很多用《周易》预测疾病、诊断疾病，甚至立卦开方的说法，可信吗?

要想揭开谜底，我们就要刨根问底。《周易》中有许多关于历法的记录和论述。当时的古人为了满足生存的需要，就必须了解天地的变化，借此来指导农业生产和日常生活。古人用《周易》指导生活与农事，从而形成了最初的历法。万年历就是在《周易》的基础上衍生而来。当时的历法以八卦与五行相配合，将天干、地支纳入《易经》八卦体系，并以此来计年、计月、计日。

经过几千年的演绎，《周易》汇集成了一部包罗万象的百科全书，从最初对农业生产的指导，发展到对生活方方面面的影响。它博大精深的内涵可解决您生活中各个方面的困难。

它是把人们日常生活需要尽罗其中，保健养生不可或缺的最基本的常识。《健康预测万年历》继承了这种文化传统，把相关的内容汇编成册，以满足社会和群众的需要。

本书从“健康养生之道”、“药食营养”、“健康养生秘诀”多方面对《周易》一书所蕴涵的健康养生理论进行了重新梳理、调整、归纳，将其零散的健康养生观点进行了系统化，使整书的脉络较之原典更显清晰，从而避免了读者需要花费大量时间去阅读《周易》原典，从中搜索健康养生观点的麻烦。

本书以《周易》理论为契机，将中华养生文化与《周易》的养生理论相结合，可以说是继承与发扬结合最为密切最为完美的作品之一，它最为可贵之处是作者以最通俗的语言对这一深奥的思想进行了清晰化的解析。在保持《周易》养生理论原汁原味的同时使之读来更符合现代人的口味。

“与其花很多钱买真假难辨的养生保健品，真不如买本这样的书”！本书不敢说有“包治百病，长生不老”的功效，但读后并按着其中的道理去做，肯定对预病治病、延年益寿多有裨益。

石有林于 2013 年 4 月

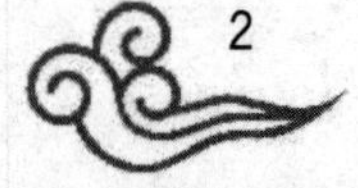

序　二

传统中医讲究天人合一，人体就是一个小宇宙，因此人的生命要符合大自然的运行规律。大自然也就是“天”，天的秩序体现在哪里呢？就在这春夏秋冬四季的交替轮回中。春夏秋冬既影响着万物的生命状态，也同时影响着我们生命内在的运转，向所有生物下达无言的律令：春生、夏长、秋收、冬藏。这个规律不仅是四季，还有时刻，古语里讲的“日出而作，日入而息”讲的就是按照大自然的时间表来安排人类的活动，如果人违反自然规律，冬天做春天的事，夜里作白天的事，时间一长，身体就会出毛病。有一年冬天，上午诊所来了一位二十多岁的小姑娘看病。那天正下雪，天气非常冷，小姑娘只穿了件薄呢外套、短裙，脚上一双小皮靴看上去也不厚。我不禁替她打个寒战。小姑娘说最近常感到自己四肢僵硬，走路腿不听使唤，尤其是膝盖部位又红又肿，还很疼。我一听心里就已经有数了，稍作检查后，这姑娘的腿是明显风湿性关节炎的迹象。小姑娘一听我这么说非常吃惊：

“怎么可能！我才二十多岁，风湿病不是老人才会得的吗？”

“谁说年轻人就不会患风湿病了？尤其像你们这些年轻女孩子，你看这么冷的天还穿那么薄，这样最容易得风湿病了。女性膝关节对冷空气的侵袭非常敏感，很容易发生局部麻木、酸痛等症状，时间长了，就会引起风湿性关节炎。”

“那现在我应该怎么办呢？”

“好在你的症状不严重，用些外抹的膏药，擦在膝盖上反复按揉就可以了。此外你自己在家里也可以在疼痛发作而且感觉关节部位发热时，用

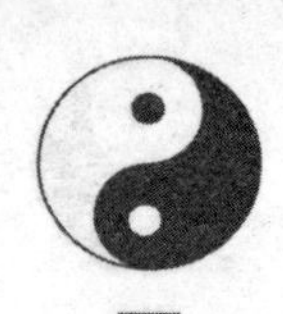

毛巾包裹冰袋放在疼痛关节上，每次10分钟左右；或者在炎症消退后，用热毛巾热敷。另外洗热水澡也有助于缓解关节疼痛。”

还有一位患者小徐，因为感冒加经常性胃痛来诊所就诊。我看她眼圈发黑、嘴唇发干，肤色发暗。得知她在一家杂志社工作，因为工作太紧张，小徐不得不整天忙于整理汇总各类资料，每天泡电脑前十几个钟头，晚上回家还要熬夜干。长期这样生活，身体不出问题才怪！

我对她说：“人体有自己的生物钟，这种生理节律是不可随意违背和变更的。身体正常的生理节律发生改变，往往是疾病的先兆。所以长时间不按生物钟的节律安排作息，人就会感到疲劳、精神不振，长此下去，后果很严重。你这明显就是经常熬夜，生活不规律造成的”

小徐很吃惊道：“我一直以为自己身体很好，又年轻，熬夜也不会有什么影响，而且现在工作确实太忙，也是没办法”。

我告诉她：“熬夜对身体的损害非常多。直接后果就是疲劳、精神不振；人体的免疫力也会随之下降，经常会感冒、胃肠感染、过敏原等等大小毛病都会不请自来。另外，熬夜的人大多是经常操作电脑的人，在屏幕前坐久了还容易使眼肌疲劳，导致视力下降。而且对于女性来说，熬夜对皮肤的伤害非常大。因为熬夜能使皮肤在夜间油脂分泌发生异常，黑色素过多沉淀，形成痘痘和色斑，使皮肤变得粗糙。更严重的是，长期熬夜是对体力的透支。激素的分泌规律受损，会导致肥胖甚至发生癌变。”

小徐后悔地说“我以后再也不熬夜了，宁可换工作也不再熬夜了！熬夜事小，毁容事大啊！”

我笑了，安慰她说：“能不熬夜最好，如果必须熬夜，要尽量多喝白开水；如果饿了，要吃水果、面包、粥、清淡菜，不要吃方便面，不要吃肉，以免火气太大。多喝绿茶，不要多喝咖啡。还有，女孩子熬夜前要卸妆，把脸洗干净，不然很容易出痘痘。”

？以上都是违背生物节律引发的病症。《黄帝内经》有句很经典的话，叫做“春夏养阳，秋冬养阴”。《内经》认为“四时阴阳者，天地之道也”，道就是规律、法则、根本。“人以天地之气生，四时之法成”，“智者之养生也，必顺四时而适寒暑”。所以说和于阴阳的人，必须调于四时。假如内有思虑郁怒忧患，外有饥饱劳逸不均，又不顺从四时寒暑，违背生命自然规律，那就无异于慢性自杀。

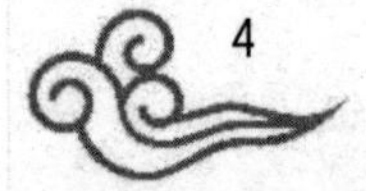

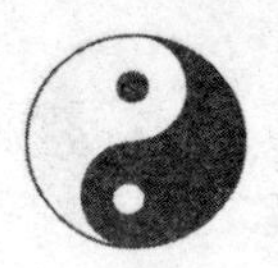

怎样顺从四时阴阳规律呢？春温夏热秋凉冬寒，春风夏暑秋燥冬寒，春生夏长秋收冬藏，“生而勿杀，长而勿罚，化而勿制，收而勿害，藏而勿抑”。这就是四时养生保健的总纲。

四时养生的一个突出例子，就是“冬至进补”。冬至进补对于体质虚弱，其中肝心脾肺肾虚、气血阴阳虚者，很有必要，有其积极意义；反之，体质强盛的就无所谓了。上了年纪的人，在冬季尤其需要进补。羊肉、羊头、狗肉、鸡、鸭、猪肚、猪心、鲈鳗、甲鱼，还有什么蛇、什么鞭……经常配上当归、炙黄芪、党参（叫归芪党），或者怀山药、白术、熟地黄、枸杞等中药，经济条件好的就鹿茸、别直参（红朝鲜参）、东洋参，这几年还兴冬虫夏草、燕窝、雪蛤、花胶等等。在古代，冬令补方最早见于唐代著名医学家王焘《外台秘要》所引《素女经》中的四季补益方。素女是与黄帝同时代的擅长性学和音乐的传说人物。有记载她主张冬三月用垂命茯苓丸，可治疗男子五劳七伤，令人强健气力。方用茯苓、白术、泽泻、人参、山药、山茱萸、桂心、附子、天雄、菟丝子、苁蓉、巴戟天、杜仲、天冬、牡蛎、紫参（石见穿或草河车）、牡荆子、白背铁线蕨，捣筛并蜜和为丸。

冬至进补要根据不同体质做出适当选择。假如你历年有所经验，那就可按经验办事，否则，就需咨询一下中医专家。

此外，因时制宜的养生保健与“衣食住行”也密切相关。

《四气调神大论》提出：冬季三个月，是生机潜伏，万物潜藏的时令。这个季节，水寒成冰，大地开裂。人要早睡晚起，日出后起床，使情志深藏于内，恬静安然，自信满满，避寒就温，不暴露皮肤使阳热散发。这是适应冬季气候，贮藏人体精气的养生方法。假如违背冬令藏精的法则，就要损伤肾系的功能，使供给春天生发之气不足，从而发生下肢无力厥冷的病症。

春季三个月，是推陈出新，生命萌发的时令。天地富有生气，万物欣欣向荣。人要早睡早起，漫步于庭院，披头散发，放松形体，使精神振奋，纵情鼓舞，不遏制、不剥夺、不招惹。这是适应春季，保养人体生气的方法。如果违背春令生发的规律，就要损伤肝系的功能，使供给夏天长盛之气不足，从而发生寒性病变。

夏季三个月，是万物繁茂秀美的时令。天地之气升降交互，植物开花，长势旺盛。人晚睡早起，不厌恶延长的白昼，心情愉悦，不恼怒，使英武的气概展现优异，使气机宣畅，精神外向，对事物保持浓厚兴趣。这是适应夏季，保养人体长盛之气的方法。如果违背夏季长盛的规律，就要损伤心系的功能，使供给秋季收降之气不足，到秋天发生疟疾样的病症，甚至冬季更为加重。

秋季三个月，是万物成熟而包含受盛的季节。天高风急，空气澄清，人应早睡早起，闻鸡起舞。神志安宁，减缓秋季肃杀之气对人体的影响，收敛神气，情绪平稳，不放纵思想，以保持肺气清肃状态。这是适应秋季，保养人体收敛之气的法则。如违背秋气收降的规律，就要损伤肺系的功能，使供给冬季藏精之气不足，从而发生慢性腹泻类的病症。

万年历正是记录天地信息自然变化的存在，它与人体健康，与养生学，实在是息息相关，不可暂离。

石有林于 2013 年 4 月

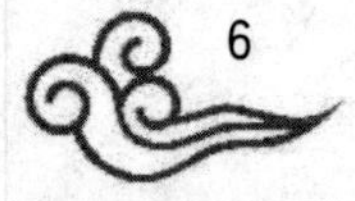

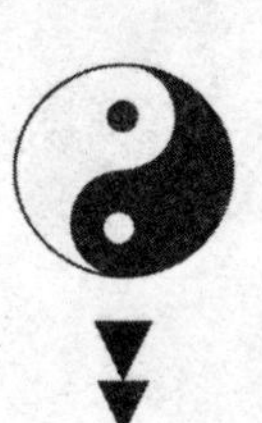

目 录

第一篇 《周易》和健康养生之道

第二篇　简明历法知识

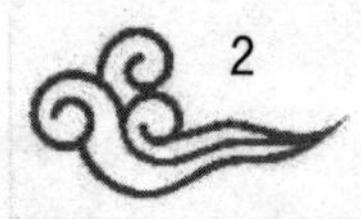

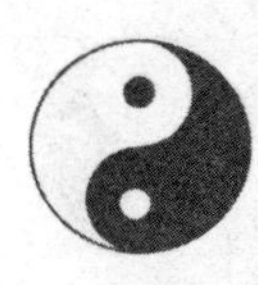
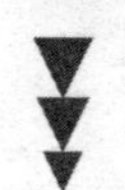

第三篇 《周易》与食疗养生

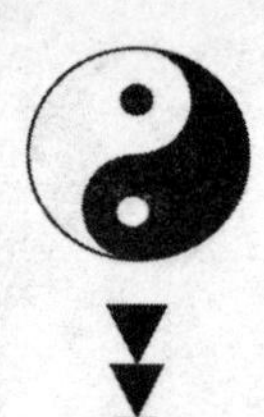

附　录

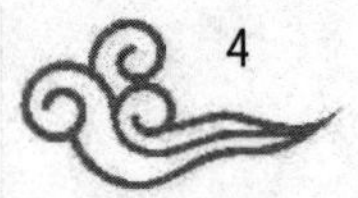

第一篇 《周易》和健康养生之道

一、预测疾病以养生

二、抗衰老以养生

三、顺天随时以养生

四、遵循五行以养生

五、健康修心养生歌谣

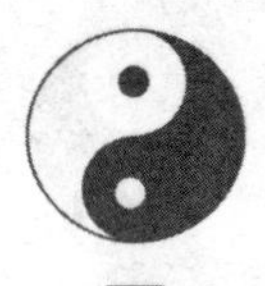

一、预测疾病以养生

有的读者朋友会问，疾病和养生之间有什么关系呢？要说起这关系可以说是非常密切的。因为只有及早及时发现疾病并加以预防，治疗才能保证这个机体的正常运行，才能为人的长寿提供前提条件。试问一个疾病缠身的人能够长寿吗？答案众所周知，当然是不能。

人体是世界上最精密的仪器，它有着严密的防御、报警装置，一旦有病毒侵入，人体的防御细胞就会吞食入侵的病毒，来维护机体的健康。但是，并不是所有的病毒人体的防御细胞都能阻挡，还有很多不知名的病毒入侵人体，给人带来疾病。这就如同电脑的杀毒软件，即便你再高级的杀毒软件也有它杀不掉的病毒。而这些潜伏的病毒在经过一段时间后，就会发作，造成人体这台仪器出现故障，甚至会引起人的死亡，如同病毒致使电脑死机，无法工作一样。

《周易》“居安思危的思想”为中医“防微杜渐”的养生观提供了理论基础。

《内经》说“圣人不治已病治未病，不治已乱治未乱”，体现的便是“未病先治”的哲学思想，并以“渴而穿井，斗而铸锥”的比喻阐明治未病的重要意义。

所谓治未病，张景岳的观点是：“祸始于微，危因于易，谓之治未病，不能预此者，谓之治已病，知命者，其谨于微而已矣。”

世上任何事情的发生，都有其先兆，所谓“山雨欲来风满楼”，健康当然也不例外，能将影响身体健康的先兆扼杀在摇篮中，这便是掌握了医学的纲领、养生的法则。

笔者隔壁家的儿子，小伙子当时在公交公司当司机，三十出头的年纪，长得高大壮实，十分精神。

有段时间，笔者发现他进进出出总捂着自己的胸口，有那么一两次，甚至还看到他的脸色突然变得苍白，鼻尖迅速沁出汗珠。医生的直觉告诉我，他的身体恐怕出了些问题！

一天下班的时候，笔者在院门口碰到了同样下班回家的他，小伙子很有礼貌，一见到我便热情地打招呼，我想起他最近捂胸口的习惯，便问他：“你最近是不是经常胸口疼啊？”

“咦？您怎么知道的？”他被笔者的问题吓了一跳，惊奇地反问笔者。

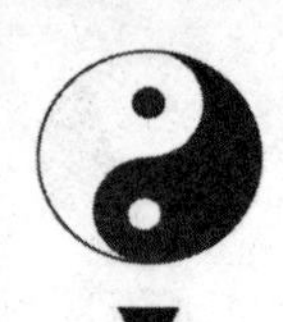

“呵呵，我最近经常看见你在院子里捂着胸口，有几次脸色都白了，鼻尖沁着汗，我就猜你可能是突发的胸口疼。”

“对！快半年了，老是突然间胸口疼，感觉胸口跟压了大石头似的，憋得难受！”年轻的司机像找到知音般向我讲述他的不适。

笔者听了却是心头一惊，急忙追问他：“你胸口疼的同时，有没有过左肩和左胳膊同时也疼的情况？”

“有！早听说您是大夫，没想到这么神！这个您都能猜出来！”

“呵呵，我这不是神，只是推断。根据你说的情况，我判断你应该是患了心脉瘀阻。你之所以会感到胸口疼痛，是因为胸部血脉壅塞阻滞，不通则痛。你的左肩和左胳膊会疼，原因也是这个——心脏在左侧，心脉瘀阻的时候通向左肩和左臂的血脉自然也不会通畅无阻，疼痛也就发生了。”

“噢，原来是这样！那您看我吃点儿什么药好呢？老这么疼也挺难受的。”他并没有意识到问题的严重性，还准备自行服药解决这个问题。

年轻人啊，总是自恃年轻，不拿自己身体当回事，一些小病小痛，从来不放在心上，我心里暗暗摇头，嘴里忙把问题的严重性跟他讲明：“小庄，你可别不把这个病当回事！这个病西医叫‘心绞痛’，放着不管是会危及生命的！”

看小庄听到“心绞痛”三个字时被吓着的表情，我就知道他还是知道这个病的危害的。于是就放下心，拍拍他的肩，这才离开。

三天后，小庄妈妈来我家串门，一进门便满口谢谢，说是她儿子昨天去医院看病，当即就被留院治疗了，医生说他的病如果再不重视，下次发病，引发生命危险也不是不可能的事！

所以即便是年轻人，遇到自己身体产生了哪怕是轻微的异常状况的时候，也千万不能掉以轻心，一定要上医院检查一番，搞清楚到底真的只是小毛病，还是大病微兆。

那么又如何发现先兆，怎么进行防范呢？

《周易》将人体作了全息划分。《周易》说：乾为头、震为足、坎为耳、离为目、兑为口、坤为腹、艮为手、巽为股。这叫人体八卦全息。

什么叫全息呢？

全息论的核心思想是，宇宙是一个不可分割的、各部分之间紧密关联的整体，任何一个部分都包含整体的信息。人也不例外，人体有许多部位，如手、足、眼、耳等，这些部位就像一面面小镜子，内脏的疾病能从这些小镜子上反映出来。

人体是一个复杂的系统，存在着大全息元，大全息元中又包含着小全息元。尽管每个全息元都包含着整体的信息，但是，各全息元之间对整体信息的浓缩程度又存在着差异。进而产生全息元特区，中医就是应用这些

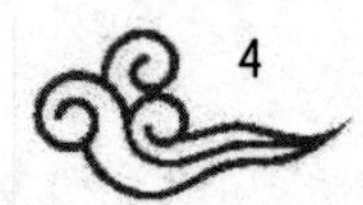

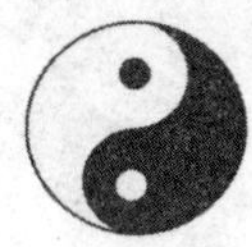

全息元特区来对疾病进行预测和诊治的。

如中医凭“三寸之脉”、“五寸之舌”便能把握全身阴阳的变化，就是因为中医掌握了《周易》阴阳全息特区的缘故。

人体的脉络系统是全身的信息瓶，每个穴位或多或少都包含着整体经络的信息，每个穴位就像一个窗口，通过这个窗口，可以窥知整体的全息。在日常生活中如果有人突然昏迷，医生会教你的急救法就是用右手大拇指掐病人的人中穴，就能使病人苏醒，道理就是因为人中穴反映着人体生命中枢信息。

由此可见，通过全息元对疾病进行预测以及及时治疗对养生影响甚大。

二、抗衰老以养生

1. 现代科学界对衰老的解释

衰老的理论有很多种，有生必有死，任何人都逃脱不了死亡的来临。衰老死亡是生命进化过程中早已安排好的固定程序，是一种循序渐进的全面演变过程。当然，由于某种原因，也可能发生突变性骤衰。

衰老又称为老化，分为生理衰老和病理衰老两种类型。生理衰老是指生物体自成熟期开始后，随着年龄的增长，慢慢地，全身复杂的形态结构与生理功能开始出现不可逆转的退行性变化。病理衰老是指由于各种疾病或异常因素而引起的生物体未到成熟期即出现的衰老现象。

①遗传基因说

根据家族长寿及同卵生长寿分析，证实了寿命是通过基因遗传的。Medewer1952 年发现人体存在着修复基因，可以对染色体起抑制监视作用，随着年龄的增长，其作用逐渐丧失。据外国学者哈特（Hart）等在研究中注意到了老年细胞的修复力最低，说明衰老与细胞基因密切相关。

另外，从种系寿命来说，不同的种系有不同的寿命，并且每一物种都存在着固定的生命极限，如人可活到百岁，龟可活百岁甚至上千岁，鸡只可活 30 岁，狗约 20 岁，老鼠最多为 3 岁。

上述皆说明人体的寿衰确与遗传密切相关。

②程序衰老说

程序衰老说认为，生物体的衰老如同生物体的发育、生长及成熟相

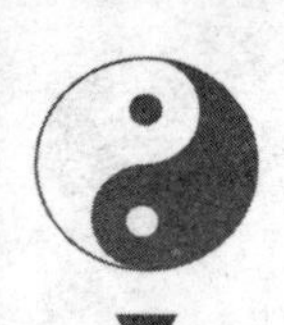

似，都是由某种遗传程序规定，按时表达出来的生命现象。如人出生后，其身体各器官的生长发育、恒齿对乳齿的替换、胸腺的发育和萎缩、女性的月经初潮与闭经等都是按一定程序表现出来的。

据实验证明，个体的衰老程序由存在于细胞核内的 DNA 掌控。但是，就 DNA 如何控制衰老目前也有多种猜测，主要有基因密码受限制说、重复基因耗损说等。

③体细胞突变说

体细胞突变说认为，机体的体细胞可产生突变，使其功能下降，从而导致生物体提前死亡。突变，就是正常基因在外界的影响下，受到伤害。造成这种现象的原因有可能是由于环境本身的辐射作用，或拟放射性媒质在体内的积累所致。支持此种观点的实验主要是接受电离辐射的生物体，其寿命明显缩短。

最近几年来对此说法的直接实验很少，但这种崭新的说法依然有实验支持，例如，在衰老中随机出现可动基因或基因叠接的可能性仍待用现代生物学技术来检验。也许，这类机制不仅对限制寿命而且对改变最大寿限的特殊过程都有重要意义。总之，从现代分子遗传学角度重新检验这一学说仍有必要。

2.《周易》对衰老的解释

衰老的产生机制按照太极八卦阴阳消长理论，由于阴分的增长，阳分的消减所致。这里所说的阴分不是指生理性的阴分，而是病理性的阴分。阳主动，阴主静，病理性阴分的增长，主要包括阳性的动势减弱，阴性的惰性增大。具体为细胞代谢活力消退，各种代谢物质的活性减弱以及生命的运转过程出现惰性，细胞活动迟滞，调节失灵细胞运动速度减慢……尤其各种阴性惰性物质的出现或大量增加，更加阻碍了细胞的运动过程。

现代医学已经注意到了随着年龄的增长，一些惰性物质在人体内逐渐出现、增高，甚至堆积，占据了细胞空间，阻碍了细胞代谢活动。如褐脂质的大量出现；控制基因的组蛋白，导致基因的堆积；脑垂体分泌的抑制细胞利用甲状腺素的“死亡激素”；还有由于蛋白质合成过程的差误随年龄增大，使废物似的异常蛋白质堆积在细胞内；过度异常的交联干扰使结缔组织细胞通透性下降，代谢滞缓；甚至在 DNA 内发生股间交联，使细胞活力弱化。或在 DNA 链上出现“衰老基因”。还有一种“失水代谢物”在毛细血管中出现，阻塞了体内液体的流动，使新陈代谢滞缓；大脑内起传递物质作用的乙酰胆碱逐渐减少，使细胞活力减弱；胆固醇及其他脂类物在血管的沉着影响血液流动；体内脂肪的堆积……诸此种种不胜枚举，都说明了阴分的消长目的在于通过各种渠道作用于细胞，使细胞本身的活

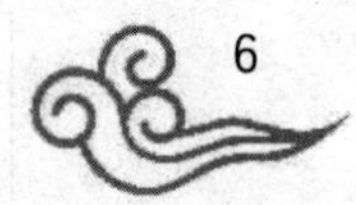

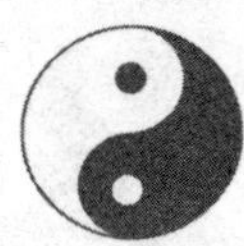

性降低或产生大量的阴分物质使细胞不能正常活动，生命过程失于正常运转，从而产生衰老。这实际上就是阴长导致阳消的过程。

生命在于运动，细胞是生命的基本单位，细胞活动是生命活动的基本形式，一旦细胞的运动受到阻碍，当然宣告衰老的来临。

为什么细胞运动的减弱会造成衰老的来临呢？

《周易》曰“生生之谓易”，强调运动对生命的重要性。既然知道了细胞不能正常运动是导致机体衰老的原因，那么，说明抗衰老的原则应该是维护和恢复细胞的正常运动。

另外，从人死亡的瞬间来看，当时形体还实实在在地存在着，由此可以证明死亡是阳性生命信息的终结，而此时，“阴”完全取而代之。民间有一句俗语叫“人死如灯灭”，这里的“灯灭”指的就是阳亡。阳亡，意味着生命活动的终结，但并不意味着人体这个物质的消灭。可以说，天地万物都属于宇宙，人也不例外，人是宇宙的人，人身上的一切物质和能量都来源于宇宙，人死后人体所拥有的所有物质将归于宇宙，转化为其他物质，再成为其他生命的物质，这就是物质不灭的定律。这就是说在整个生命发展的长河中整个生物系生命过程是由无数个个体的生灭过程的连续而推动着的。

3. 衰老是完全可以延缓的

人的潜力是很大的，经科学表明，人到了老年，大脑细胞开发也仅仅是总量的20%左右，还有剩下的80%是没有动用过的。依据《周易》“脑不衰则全身不衰”的观点，可以推断，衰老是完全可以延缓的。

根据现代医学研究结果表明，人体全身血管总长度90%的微循环床，在平时也就开放了20%左右。基因的双链DNA分子，近乎一半基因处于“沉睡”状态；其余，如人的内分泌系统、消化系统、心肌纤维等也有很多部分处于闲置状态，这些充分说明衰老的延缓有着很雄厚的物质基础。

根据八卦太极阴阳消长理论，阴极——阳生，所以，人不但能延缓衰老的进程，而且还能返老还童。但是人终究逃不掉再次衰老和最终死亡的命运。

曾经有出版社报道过这样一件事：在湖南省长沙市有一位名为余金燕的人，出生于1872年，在她109岁的时候，突然生了一场大病，所有的亲人都认为她已经不行了，都忙着给她准备办理后事。就在这准备期间，谁知，有一天老人竟然苏醒，又活了过来，不但活了过来，最让人惊讶的是老人原来花白的头发竟然慢慢开始变黑，已经绝经几十年的月经又开始来了，皮肤的皱纹也渐渐消失，嘴里还长出了新牙，所有的生命迹象显示，老人又开始重新焕发青春。

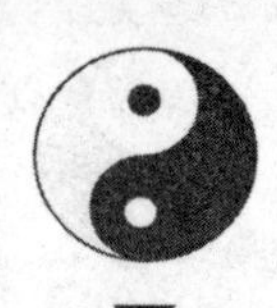

这种情况也许只是个例，但是，既然能出现一个，就一定能出现很多个，因为人的生命基础是相同的。这更足以表明，虽然衰老和死亡不可避免，但是返老还童和枯木逢春的希望还是存在的。

太极八卦生命钟阴阳消长理论认为，盛极必衰，阳极阴生。所以，要想达到抗衰老、延寿的目的，可以延长阳盛极期以前的任何一个阶段，这样一来就能推迟阳极点的到来从而使机体的寿命延长。

4. 保护阳气以抗衰老

人的一生都遵循着太极八卦阴阳消长的规律，也即呈现出一个太极八卦生命钟的固定程式。从出生到死亡，蕴涵着阳长阴消、阳消阴长的过程。

笔者诊断过一位女同志，今年 65 岁，身体各方面都还不错，每年到医院体检也没什么不好的，各项指标都挺正常。但就是全身怕冷得厉害，厉害到什么程度？厉害到我们无法想象的程度。夏天的时候我们穿短袖，穿裙子，穿短裤，她穿什么？穿了七件衣服，从内到外秋衣两件、毛背心一件、毛衣两件、外衣一件、羽绒服一件，脚上还穿着棉鞋、棉袜。还怕风，怕空调吹，裹得严严实实的。

还有一位女干部，今年 46 岁，在事业上那是如鱼得水，生活也很幸福，安逸。可她一直都很苦恼，为什么呢？因为她手脚怕冷，一年四季手脚总是冷冰冰的，不能摸凉水。作为干部的她，总是有很多应酬、礼节。伸出手来和别人一握手，都让别人不敢相信她的手是如此的冰冷。这样就弄得她缩手缩脚的。为此她非常苦恼。

一位公安干警，今年 34 岁，重点大学毕业后，又上了研究生，30 岁出头，本应该是事业的发展期，正是干事业的时候。但他和我说他很郁闷，不是单位领导不重视，而是他身体老觉得不舒服，所以干不了什么重要的活，比如晚上执勤、或是办案。为什么？因为他肩部那个地方老怕冷，怕风吹。吹风一受寒晚上肩部就酸痛难忍。按他的话说是生不如死啊。这个事情对他的工作，乃至生活都造成了很大的影响。

这些都是典型的阳虚体质，主要表现在阳气卫外功能不足，也就是卫阳不足。

如何保护阳气

第一，保护阳气，首先要保护肾气。

因为肾气是人体阳气的来源，命门是生命的火种，阳气之根在于肾。冬天尤其要护腰，所以衣服要穿暖。寒从下袭，足部不能受寒。

第二，日常起居做到以下几点。

不做过分激烈运动，以免损耗阳气；不过劳，以免伤害阳气；不大量

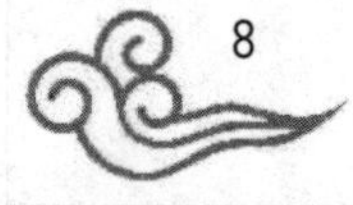

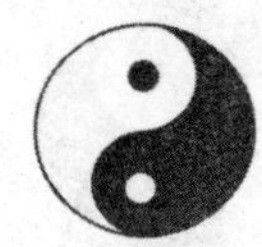

出汗，以免过度损耗阳气；不吃过寒性的食物、药物，以免损伤阳气。

推迟阳极期的到来就可以延缓衰老？如何推迟阳极期的到来？

第一，延缓性成熟期的到来。青少年阶段要把重心放在大脑的发育上，把注意力集中在大脑开发方面，防止早恋、早婚、早育，性成熟期推迟了，阳极期也会随之推迟，那么衰老的进程必将得到有效的延缓。

第二，中年以前，注意不能过用阳气，否则促使细胞分裂加速，导致阳极期提早到来，那么衰老也就会接踵而至。如过度操劳，长期超负荷劳动，工作过度紧张，早婚、早育，皆可导致早衰。

第三，老年人要注意呵护阳气。尤其在六七十岁（相当于一日之中的酉时）以后，阳气衰减，渐处劣势，就更应注意保护阳气，否则衰老会大踏步而来。

中医经典《黄帝内经》开篇第一章“上古天真论篇”中，论述了四种长寿之人——真人、至人、圣人、贤人的养生长寿之道。

真人：善于“提挈天地，把握阴阳”，即善于把握天地阴阳变化的规律进行养生的真人，其寿命可与天地齐。

至人：善于“和于阴阳，调于四时”，能把养生与阴阳的变化相合，顺应时令往来的至人，寿命都很长。

圣人：善于“处天地之和，从八风之理”，能顺应天地正气养生，而避其非时邪气的人都可活到百岁。

贤人：善于“法则天地，象似日月”，能按天地四时变化、日月盈亏养生者，都可尽其天寿。

凡是能顺应天时地宜养生的，便可长寿延年。

四季养生是《黄帝内经》顺时养生的精髓。

《黄帝内经》认为四时阴阳是万物的根本。也就是说，四时阴阳变化，产生的阴阳气化的交替，是生命活动的本质。

春夏养阳，秋冬养阴，是对四季养生精髓的提炼。由于一年之内，春夏阳长阴消，以阳为主，所以春夏应养阳；秋冬阴长阳消，以阴为主，所以秋冬应养阴。

《黄帝内经》对抗衰老的认识

《黄帝内经》开篇的“上古天真论篇”中，提出早衰的原因有：

饮食不节——“以酒为浆”，恣食过饱，损伤脾胃。

酒色太过——“醉以入房”，伤精竭液。

起居不节——“以妄为常”，损伤形神。

情志不节——“不时御神”、“务快其心”，损伤心神。

劳作太过——“不知持满”，损伤形神。

以上各种因素会导致真气的耗散，“……以耗散其真，……故半百而

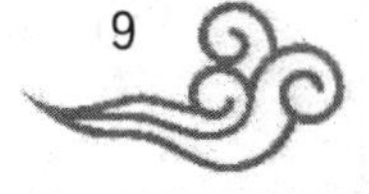

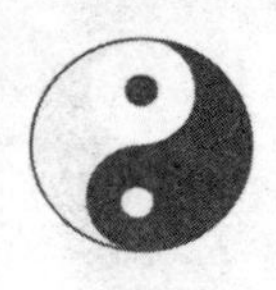

衰也。”

抗衰老的五大原则

四季养生：“法于阴阳”——不违背天时气候。

导引吐纳：“和于术数”——运动锻炼。

饮食养生：“食饮有节”——不过饥过饱。

起居养生：“起居有常”——睡眠有规律。

劳作养生：“不妄作劳”——工作不过度。

导引吐纳的抗衰老方法

导引吐纳起源于我国中原一带。《黄帝内经》认为，中原地带地平而湿，老百姓不好锻炼，病多痿、厥、寒、热，治疗方法宜导引按矫：即导引和按摩。

此外，提出了可以延年益寿的导引方法：肾有久病的，寅时（3～5点）面南，宁心调息，然后，闭气不息七遍，伸长脖子做吞咽动作七遍，最后吞咽津液数次。

衰老与五脏虚衰密切相关

《黄帝内经》认为，心、肺、肝、脾、肾五脏虚衰与人的衰老密切相关。

心：心者，君主之官，心的调控功能衰退，生命就会出现失控，出现衰老。心主血脉，心气虚则血脉运行无力，身体得不到濡养就容易衰老；“心藏神”，心神失调，会导致神衰，神衰又易引起形衰，所以心神对人的衰老有着决定性的影响。心气虚的人老得快。

肺：肺主气，担负着人体氧气的输送和供应。肺气足则生机旺盛，肺气虚则气的输送无力，人体就不能气化，就会缺氧。肺对人的五脏活动起调节作用（“肺主治节”），如果调节失灵，就易引发早衰到来。

脾：承担人体的消化吸收功能，负责人体的营养（“后天之本”），脾衰则营养不良，就会导致早衰。脾的营养功能正常与否又叫胃气的存亡，这就是说有胃气则生，无胃气则衰老死亡。有脾胃病的人消瘦而老得快，就是这个原因。

肝：肝主生发，人有无生气，取决于肝气是否充旺。所以肝虚的人，萎靡不振，早衰来临。肝有调节、疏泄气血的作用（“主疏泄”），肝虚就会导致气血拂郁，就会影响气血功能从而导致衰老。

了解以上这些内容，并时刻提醒自己以预防，就能有效推迟阳极期的到来，达到延缓衰老的目的。

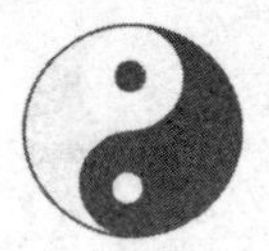

5. 开发大脑以抗衰老

笔者一位前辈医师，今年已是90岁高龄了，心态却比时下很多年轻人还要活泼乐观积极。他是一位老中医专家，行医58年，看过的病号，数不胜数，退休后仍钻研不辍，平时最喜欢上网浏览医学网站，同时也自己用电脑写医书，累计已有10万字之多。他是真的热爱医学，平时也时常帮邻居号脉检查身体。

提到救死扶伤，孙老师很自豪，可从医的原因，却非常悲壮，孙老师说："我是为了活下去才从医的"。

原来，解放前孙老师是在政府任职的，后来在五十年代被安上"政治身份有问题"的标签而遭清退，家里唯一的经济来源断了。可那时，他有6个孩子要养。于是孙老师刻苦钻研中医学，想通过当医生，养活这个家。事实证明，他的路选对了，一路走来收获赞誉一片。

八十年代，孙老师获得平反昭雪，同时已经60岁的孙爷爷，还参加全省考试，取得了《私人开业医执照》。几年前，退休后感觉无聊的孙老师，让儿子买了台笔记本电脑，用来上网浏览医学网站，打字写医书等。

孙老师跟人聊天，思路清晰，精神抖擞。当被问到其长寿秘诀时，孙老师说："我也没什么长寿秘诀啦！但是我有两个跟别人不一样的爱好：第一是我喜欢上网写书，写的是医书、诗词等；第二是我喜欢睡前一个人在床上做做小运动等，比如深呼吸、扭扭身体，做完后特别好入睡。"孙老师还说：?"我每天都上网写作一两个小时，每天小跑5000步，一有时间就学习，不是读书就是看报。啥都吃，不挑食，很好养，身体锻炼得特别好。"

"无病不吃药，有闲要读书，小事自动手，饭前要知饥，日行五千步……"这些语句，是孙老师生活经验、阅历的浓缩，也正是孙老师的长寿秘诀。

孙老师最后还总结说：多动脑，能抗衰老。

脑为人体的中枢器官，对生命活动具有重要的调控作用。形象点说，大脑就像交通指挥中心，协调着各种行动。如果指挥中心陷于瘫痪，可想而知，交通状况会是什么样子。可见，大脑对人的重要性。

《周易》曰"乾为首"，"乾为君"，群龙不能无首。中医也非常强调大脑的重要性，在《黄帝内经》中有多处记载，如"心者，君主之官也，神明出焉"，"心者，五脏六腑之大主也，精神之所也……心伤则神去，神去则死矣"。这些都说明脑是全身各大系统的总辖。

所以，抵抗衰老的重心应该放在脑，只要能延缓大脑的衰老，身体的衰老自然也就会来得迟，由此可见防止脑衰的意义。

那么，怎么来防止脑衰呢？

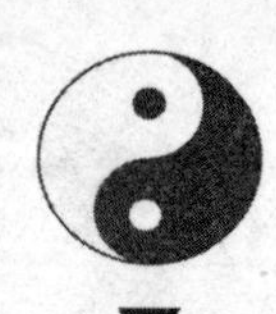

防止脑衰的原则是：用则进，废则退。

俗话说，逆水行舟不进则退。人脑是同样的道理，只有不停地开发，调动大脑细胞，衰老才会延缓。《周易》说："生生之谓易。"就是强调运动才能再生。

人体的每一个细胞都有自己的生理钟，这些小钟都受位于大脑组织的视交叉上区域的脑总钟控制。如果脑总钟失控，那么小钟必然失灵，勤于用脑是防止全身衰老的重要环节。

早在1981年，美国科学家斯培里进行了"裂脑"人的实验研究，得出人脑左半球主管语言和抽象思维，人脑右半球主管音乐艺术形象，显意识在左半球，潜意识在右半球，可以通过梦沟通的结论得出。

近几年，科学家们发现，人脑左右两半球的功能有双重性，虽然左脑主管抽象思维，但右脑同样具有左脑的抽象思维功能，如"潜意识"状态及做其他活动时能够产生思维，就是因为右脑在工作的缘故。这一发现给我们提供了应开发右脑思维细胞的理论依据。如果将右脑的思维细胞也开发起来，让左右脑交替使用，那么，延缓大脑衰老就更容易了。

其实，对于人，我们依据智商的高低可以简单地分为四类：一是低智商。就是俗称的傻子；二是普通人。我们可以将普通人定义为从事体力劳动者；三是高智商。我们将高智商者定义为从事脑力劳动者；四是超高智商。大脑细胞开发的多少，决定着人智商的高与低。脑细胞开发得越多，人的智商越高，根据生命在于运动的理论，脑细胞开发越多，脑的衰老也就越缓慢。这就启示我们，要防止脑衰就得充分地运动脑。

这些都充分说明脑具有强大的生命力和储备功能，也说明脑的应用在抗衰老中有着重要的意义。

那么，又如何防止脑衰呢？

①多用脑抗衰老。科学家发现，大脑用得越多，神经元储备越多，认知和记忆能力就越强。

②说话快助记忆。说话快，词汇重复的频率就高，有助于提高短时记忆力。但难记的事情最好写出来，有助于记得更牢。

③练记忆不言迟。工作记忆在20岁前处于发育阶段，30多岁达到峰值，之后随着衰老进程，大脑每10年大约萎缩2%，记忆会有少许下降，但在60多岁前通常不会有任何感觉。因此任何人在任何年龄，都宜锻炼记忆力。

④物品分类记忆。读音差别大的词比读音接近的词更容易记忆。因此，列购物清单时，尽量不要将易混淆的商品排在一组。

⑤消除TOT现象。话在嘴边说不出来（TOT）被认为是记忆障碍的表现。使用词语的频率越多，就越不容易忘记，而且在说到一个词时，可

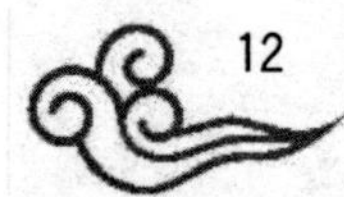

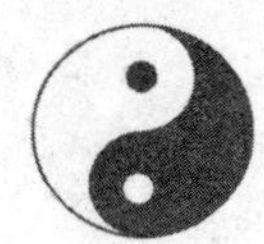

以尽量用其他词帮助解释，这样记得更牢。

⑥常玩智力游戏。猜字谜、接龙游戏是提高大脑效率的极好方法。可以给自己制定一个目标，比如，30秒内尽量多地说出动物名称，或1秒钟说出一种动物。

⑦努力减轻压力。压力太大会导致大脑中负责吸收新信息的海马区皮质缩小。而且，压力会导致高血压，进而增加认知损伤危险。

⑧每天运动一刻钟。科学家发现，每天锻炼15分钟可有效改善睡眠，从而使白天更加神清气爽，脑子更灵活。

⑨环境常换常新。散步时，最好经常改变路线。因为，经常走同一条路，每天看相同的树木花草会让大脑产生“厌倦感”，不利于大脑的健康。而变换路线，能给大脑新的刺激，让你感觉更新鲜、有趣。

6. 水与抗衰老

水，是生命之源，是人体的重要组成部分，约占人体重量的60%～70%，中国营养学会建议每人每日饮水要达1200毫升。

此时，水就能发挥出重要功效。日本研发的Aquela Blue电解氢水生成机，可产生出高浓度的氢水，是目前史上最强高浓度电解氢水生成器。氢过去一直被认为是极不活泼的惰性气体，但是近年的科学研究中已发现，它是对抗活性氧自由基的重要气体，而利用氢对抗人体自由基，是延缓人体衰老最安全有效的方法。

体内重要的一类自由基是氧自由基，自由基可攻击生命大分子物质及细胞壁，造成机体的多种损伤和病变，加速机体的衰老。

溶解有高浓度氢的氢水进入人体后，氢分子在体内快速渗透至全身，并穿透细胞膜，带走身体当中很难消除的恶性活性氧，并中和成水排出体外，最重要的是，还能复原被破坏及氧化了的细胞。

根据日本医科大学太田教授所做的实验分析，氢气的抗氧能力及细胞复原能力是目前为止最厉害的。

或许，你会猛然发现，原来“水”是被自己忽视了的最好的护肤品。皮肤需补水，保持活性，机体更需要氢水，中和自由基，延缓衰老和健康。

《周易》说：“天一、地二、天三、地四、天五、地六、天七、地八、天九、地十。”这里说的“天一”指的就是水数，所以，水为万物之始。

水对身体有很重要的作用，但这也并不是让你拼命喝水，饮水要适量，过多会增加心肾负荷，因此也不可取。同时要注意饮水卫生，这就对抗衰老有着重要影响。

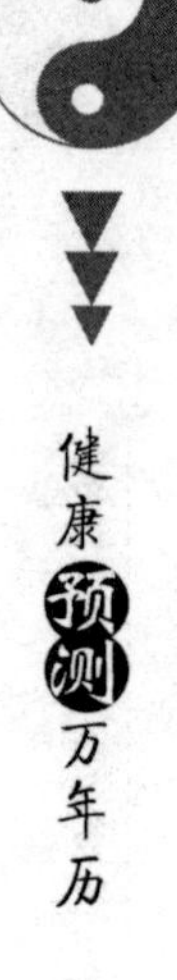

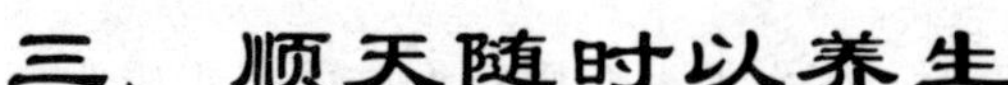

三、顺天随时以养生

人之身体，不外乎阴阳。阴阳的中正与和谐是万物生化的理想状态。《乾·彖传》曰：“保合太和，乃利贞。”意思是说，人体的阴阳双方，在发挥各自性能的时候，都保持恰如其分，从而紧密结合，协同制化，这样，人就会健康无病。随着四季节候的变化，人体存在消长盈息。协调阴阳，要把握四时，因此，养生要顺天随时。

1. 四季变化与养生

笔者在医院给患者看病时经常提醒患者怎么饮食如何作息，很多人认为这些是细枝末节的事情，只要吃了药打了针开了刀，那些琐碎的细节，不听也罢。但事实上，正是这些细琐的事情，决定着病情恢复的好坏快慢。

治病，是慢如抽丝的过程，还是医患共建的事业，好大夫辩证施药固然重要，患者自我调养更不能少。俗话说“三分治七分养”，“最好的医生是自己”，患者若不自己给力，医生下对了药也治不好病。

也有些患者很注重养病，笔者在医院挂诊期间，甚至有患者是不看疾病只问养生的，还有轮到自己却找个理由等候以便多听几个医嘱的。有位经常发烧、喉咙痛的老病号，吃什么消炎药都不行，笔者嘱他每两星期来一次医院，几乎就是一个节气的时段，笔者还会顺着节气变化讲点注意事项，如饮食有节、起居有常、不妄作劳，还不时支点小招，诸如叩齿、吞津之类。长年坚持赛吃药，最近那位老病号喜滋滋地告诉笔者，今年没发烧了，也不咳嗽了，因为一直在按照医嘱饮食起居。

这就是养生了。说到养生有些误解，尤其是好经被某些歪嘴和尚念过之后。其实养生就是有中医特色的生活保健方式，虽然不能保证百病不侵，但能让人活得更健康更舒服。内经云：“与其救疗于有疾之后，不若摄养于无疾之先。”只可惜，很多人非要痛撞南墙才真当回事，有些更是后悔也来不及了。

气候、物候、病候三者的关系，一直是中医养生的重要研究课题。传统医学认为人法天地而生，顺四时而成，是天地间的产物，若能顺应气候变化和阴阳交替调整饮食起居，就不容易生病。养生首重顺四时，“春生夏长秋收冬藏，气之常也，人亦应之。”四季变化不同，对我们的影响也不同。每个人都在寻找着适合自己的养生方法。当外界环境变迁的时候，

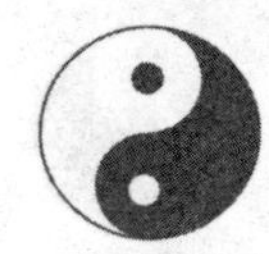

我们可以相对地做出调整以适应养生的需要。

一年四季气候变化的正常规律为春温、夏热、秋燥、冬寒。自然界一切生物在四季气候变化的影响下，必然产生相应的变化，这就是春生、夏长、秋收、冬藏的自然规律。人体的生理功能也是与大自然相适应的，一年四季机体的新陈代谢若违反这一规律，四时之气便会伤及五脏，即所谓“春伤于风、夏伤于暑、秋伤于湿、冬伤于寒”。在《素问·四气调神大论》中讲道：“阴阳四时者，万物之始终也，死生之本也。逆之则灾害生，从之则疴疾不起，是谓得道。”这就更进一步说明了人体健康与四季气候的变化是紧密相连的。

《周易》认为，阴阳的协调与平衡是养生的基础，而维护人体阴阳的平衡与协调，就要考虑四时节气变化所引起的外在阴阳的变化以及这种变化对人体阴阳的影响。

早在两千多年前就已成书的《黄帝内经》中指出：“上古之人，其知道者，法于阴阳，和于术数，食饮有节，起居有常，不妄作劳，故能形与神俱，而尽终其天年，度百岁乃去。”书中还根据四季不同的气候特点提出了相应的养生细则，为四时养生理论奠定了深厚的理论基础。后世医家又继承和发展了四时养生的理论，使之在促进人们健康长寿方面发挥了重大作用。

而在21世纪的今天，随着社会快速发展、生活节奏的加快，四时养生作为中医传统养生学的重要组成部分，必将对于调整人的心态，延缓人的衰老，提高人的寿命，发挥不可替代的作用。

四时与人体健康的关系

四时与人体健康关系非常密切，祖国医学理论在预防保健方面特别强调气象因素的重要性，如《黄帝内经》中记载的“必先岁气，无伐天和”，就是在治病时首先应明确一年的天气变化情况，在预防保健中必须充分考虑气象因素和季节、节气的变化，以顺应自然规律，达到强身健体、祛病延年的目的。

四时养生的内涵

中医养生学是数千年来历代医家经验的结晶。从所涉及的内容和方法来看，可谓资料丰富、记载翔实、效用确切、简便易行。随着“回归自然”的热潮，中医养生学方法的“整体、自然”特性将显示出强大的生命力。中医学关于养生的理论和方法是极其丰富的，而其中重要的核心内容之一即是——顺时养生。正如《黄帝内经》里所说：“故智者之养生也，必顺四时而适寒暑。”“顺四时而适寒暑”，这是中医养生学里的一条极其重要的原则，也可以说是长寿的法宝。

四时养生，就是指按照一年四季气候阴阳变化的规律和特点进行调

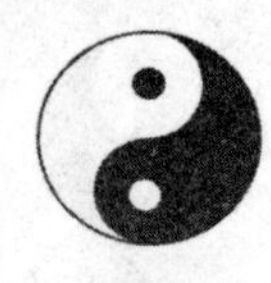
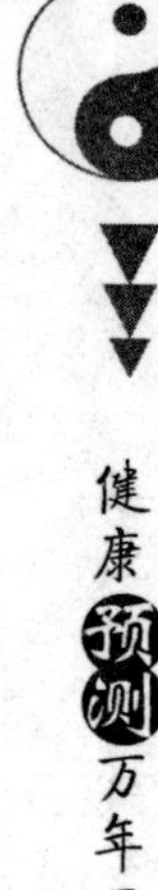

养，从而达到养生和延年益寿的目的。四季春、夏、秋、冬，四时寒热温凉的变化，是一年中阴阳消长形成的。冬至阳生，由春到夏是阳长阴消的过程，所以有春之温，夏之热；夏至阴生，由秋至冬是阴长阳消的过程，所以有秋之凉，冬之寒。人类作为自然界的一部分，不能脱离客观自然条件而生存，而是要顺应四时的变化以调摄人体，以达到阴阳平衡、脏腑协调、气血充盛、经络通达、情志舒畅的养生保健目的。

中国哲学"天人相应"、"天人合一"的思想对中医学的理论形成产生了深刻的影响，这一理论也提示人们要在生产、生活中处处适应自然界的变化，如此才能安然生息。而对于人类生存最为相关的莫过于自然界日、月、星辰以及四季的变化了。

日月变化

古人早就发现，日升则阳气盛，日落则阳气衰，故而古人日出而作，日落而息。月圆时，人的气血流畅，肌肤致密，外邪不易侵入；月缺时体内气血流行较慢，肌肤疏松，外邪易乘虚而入。若月缺时遇到疾风骤雨，则人较易生病。

四季更替

一年四时气候的更迭、阴阳寒热的变化，都会直接影响人的生命活动。欲得安康，必须对自然界周期性的四季变化作出相应的调节。"逆之则灾害生，从之则疴疾不起"。根据四时气候的特点，人们总结出春养肝、夏养心、长夏养脾、秋养肺、冬养肾的五脏调养法以及"春夏养阳，秋冬养阴"的经验，对于四季养生有着重要意义。

人体的各种生理活动在动态中进行，并通过调节达到"以平为期"。中医养生学非常重视阴阳、气血的动态平衡。

阴阳平衡

人体阴阳平衡是健康长寿、养生疾病的前提。阴阳有着彼此消长、相互转化的关系，二者相互对立又相互制约。只有机体阴阳达到动态的平衡，人体才能保持健康稳定的状态。例如，夏天阳盛气炎，易出现热迫汗出，耗伤气阴，此时可服用养阴清凉药膳，如绿豆汤、荷叶粥、西瓜羹等，以保持体内的阴阳平衡。中药对人体的治疗也是本着阴阳平衡的原则，热病用寒药，寒病用热药，从而达到机体的阴阳平衡，使疾病不生。

气血平衡

气血是人体生命活动的物质基础，气可生血、行血，血可载气、裹气，二者如影随形，同行同止。若气血平衡失调，则会出现气血不生、不行等病理变化，从而引起脏腑、经络功能失调而发病。因此，保持气血的

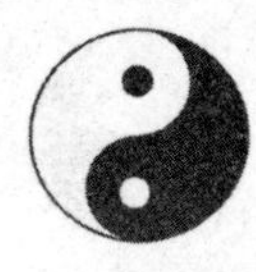

正常化生和流通，是维系健康的必要条件，调理气血也就成为防病治病的重要方法。

四季养生的原则

祖国医学在四季养生方面有着丰富的理论基础和实践经验，方法颇多。究其基本原则，大体可归纳为以下几个方面：

在天人相应的整体观思想的指导下，养生学认为，人体的一切生命活动都必须顺应四时阴阳消长、转化的客观规律。

在一年四季中，春夏属阳，秋冬属阴。自然节气也随着气候的变迁而发生春生、夏长、秋收、冬藏的变化。因此，人在春夏之时，要顺其自然保养阳气，秋冬之时，亦应保养阴气，故有“春夏养阳，秋冬养阴”之说。这就要求人们凡精神活动、起居作息、饮食五味等都要根据四时的变化，进行适当的调节。在作息时间上，也要顺应四时的变化，做到“起居有常”，春夏“夜卧早起”，秋季“早卧早起”，冬季“早卧晚起”。在饮食五味上，摄取更要有规律，过饥、过饱或饮食偏嗜均能伤害脏腑，影响身体健康，蔬菜瓜果的食用亦有一定的季节性。

形乃神之宅，神乃形之用。故养神既可以保，保形亦可以摄神，二者相互支持，密不可分。因此，养生防病必须形神共养，以维持形与神的统一。

所谓“养形”，主要指脏腑、气血津液、肢体、五官九窍等形体的摄养，“形乃神之宅”，故只有形体完备，才能有正常精神的产生。养形的具体内容非常广泛，凡调饮食、节劳逸、慎起居、避寒暑等摄生方法，以及体育锻炼、气功等健身运动，大都属于养形的重要内容。

所谓“养神”，主要是安定情志、调摄精神。中医学认为，人的精神、情志变化是人体生理活动的重要组成部分。在正常情况下，“神”是机体对外界各种刺激因素的“应答性反应”。它不仅体现了生命过程中正常的心理活动，而且可以增强体质、抵抗疾病、益寿延年，但如果情志波动过于剧烈或持续过久，超过了生理的调节范畴，则会伤及五脏，影响人体的气血阴阳，导致多种疾病的发生。

所以，中医养生学十分重视精神摄养，要求人们思想上安定清静，心境坦然，不暴发喜怒，不贪欲妄想，不为私念而耗神伤正，尽量减少不良的精神刺激和过度的情志波动，以保持心情舒畅、精神愉快。这样，则人体的气机和调，血脉流畅，正气充沛，形体康健，抗病能力均强，就可以减少疾病的发生。

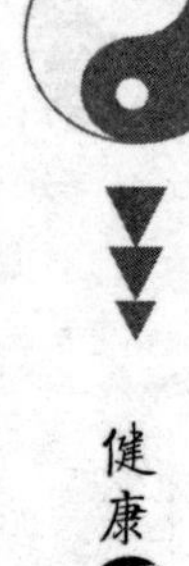

中医养生学认为“气血极欲动，精神极欲静”，既倡导“养身莫善于动”，又认为“养静为摄生之首务”。因此，只有动静结合，才能达到养生防病的目的。

动，包括劳动和运动两方面。中医学历来重视“动”在养生学中的重要意义，认为“人若劳于形，百病不能成”（《保生铭》），“一身动则一身强”（《四存编》）。并创造了许多行之有效、具有民族特色的健身运动法。诸如“五禽戏”、“八段锦”、“太极拳”、“易筋经”等。坚持这些健身运动，可以畅气机、通气血、利关节，从而增强机体的抗病能力。现代医学也已经证明，经常参加体育运动，可以促进身体的新陈代谢，使机体充满活力，从而延缓各器官的衰老。

静，又称“清静”，包括精神上的清静和形体活动的相对安静状态，是与“动”相对而言，在中医养生学上亦占有重要地位。气功中的静功一般没有肢体的运动，它通过一定的体态姿势、特定的呼吸方法及特定的意念活动，在“静”的状态下，进行内部的自我锻炼和调节，从而达到对机体“调整”、“修复”和“建设”的目的，静功在气功锻炼中具有重要的意义。

“能察动静作息之机，自无过与不及之衍”。即指“动”和“静”都要适度，太过或不及都会影响人体的健康，导致疾病的发生。如《黄帝内经》说：“久视伤血，久卧伤气，久坐伤肉，久立伤骨，久行伤筋。”因此，勤运动，要注意适度；勤用脑，要思而不怠。动而不至大疲，静而不至过逸。总之，动和静是相反相成的两个方面，要养生防病、益寿延年，就必须心体互用，劳逸结合，动静并施，不可偏废。

总之，人们必须“顺时养生”，去适应自然；同时，又要利用自然，为我所用。只有这样，才能“尽终其天年，度百岁乃去”。

2. 春季养生

·春季养肝为首

按照中医的“天人相应”理论，春季养肝是纲，用适当的中医养生方法，抓住春季养肝，维护和加强人的机体阴阳平衡。老中医说，春季养肝在饮食上，要选甘、辛、温之品，清淡可口，尽量不要吃油腻、生冷、黏硬食物。由于春季人体新陈代谢加快，因此应多选用既生发又富营养之品，如黄豆芽、绿豆芽、豆腐、豆豉、大麦、小麦、大枣、瘦肉、鱼类、蛋类、花生、黑芝麻、柑橘、蜂蜜之类；由于冬季新鲜蔬菜较少，摄入维生素不足，积聚一冬的内热要散发出去，所以还要多吃些新鲜蔬菜，如春笋、春韭、油菜、菠菜、芹菜、荠菜、马兰菜、枸杞头、香椿头等。这对于因冬季过食膏粱厚味导致内热偏胜者，还可起到清热泻火、凉血明目、

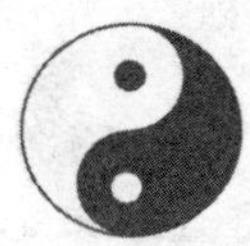

消肿利尿、增进食欲等作用。对于体质过敏者，易患花粉过敏、荨麻疹、皮肤病等者，应禁食含异性蛋白等刺激性食物，如羊肉、狗肉、猪头、鸡头、海腥鱼、虾、蟹之类。

保持心情舒朗的养生观春季养生小常识还有一个很重要的穴位“太冲穴”。中医认为春季木旺肝火盛，如果日常生活工作遇到不顺心的事，就会脾气大容易发火。胆红素高是西医的说法，在中医里面，就是木旺肝气盛。而在脚背上的拇指和食指骨头交汇处，即太冲穴就可以缓解，早晚按摩这个穴位可以平肝气，舒郁结。不仅春季可以自己经常按摩，日常工作被老板训了、生活遇到不平事了，都可以按摩这个太冲穴。只要常持逢事遇物心情舒朗的养生观，其实养生的根本目的也就达到了。

·起居要有规律

在春天到来之时，人体阳气渐趋于表，皮肤舒展，末梢血液供应增多，汗腺分泌也增多，身体各器官负荷加大，而中枢神经系统却发生一种镇静、催眠作用，肢体感觉困倦。这时千万不可贪图睡懒觉，它不利于阳气生发。为了适应这种气候转变，在起居上应早睡早起，经常到室外、林荫小道、树林中去散步，与大自然融为一体。

·精神要养足

人的精神活动必须应气候的变化。人体受季节影响最大的时候是过渡之际。现代医学研究表明，不良的情绪易导致肝气郁滞不畅，使神经内分泌系统功能紊乱，免疫功能下降，容易引发精神病、肝病、心脑血管病、感染性疾病。因此，春天应注意情志养生，保持乐观开朗的情绪，以使肝气顺达，起到防病保健的作用。春天要力戒动怒，更不要心情抑郁，要做到心胸宽阔、豁达乐观；身体要放松，要舒坦自然、充满生机。

·要注意经常锻炼

春季绿色植物增多，空气中的阴离子倍增。在这样的环境下锻炼，有助于提高生理机能和健康水平，还有利于调节情绪，因此，宜多做些户外活动，如做操、散步、踏青、打球、放风筝、钓鱼、赏花、慢跑、打太极拳等，让机体吐故纳新使筋骨得到舒展，为一年的工作学习打下良好的基础。实践证明，春季经常参加锻炼的人，抗病能力强、思想敏捷、不易疲劳、办事效率高。

·要注意身体保暖

春天到来，天气转暖，致病的细菌、病毒等随之生长繁殖，因而流行性感冒、麻疹、流行性脑膜炎、猩红热、肺炎等传染病更容易发生。患有高血压、心脏病的中老年人，更应注意防寒保暖，以预防中风、心肌梗死等病的发生。

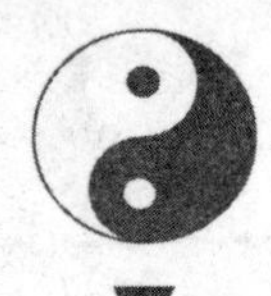
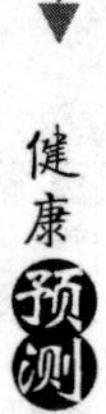

·要多补充水

春季风大，气候干燥，水分缺乏，应多喝白开水补充体液，增强血液循环，促进新陈代谢。多饮水还可以促进腺体，尤其是消化腺和胰液、胆汁的分泌，以利消化吸收和废物的排出，减少代谢产物和毒素对肝脏的损害。

春季养生要注意的是流感、流脑的肆虐，但麻疹、猩红热、肺炎也是易发病，故大家要做好预防措施，保持室内空气流通及加强锻炼，提高机体的防御能力。还有春季虽暖和，但别急着减衣服，因早春气温乍暖还寒，如同孩儿脸，说变就变，常有寒潮来袭。特别是老年人，气弱骨疏，抗病力差，稍受风寒，易发宿疾。因骤冷会使血管痉挛，血液黏稠，血流速度减慢，脏器缺血，于是感冒、肺炎、气管炎、哮喘、关节炎、偏头痛、冠心病等便会接踵而至。故当此时，应防风御寒，时备夹衣，遇暖易之，棉衣不可顿去。春季衣着款式应宽松舒展，纯棉织品吸湿性好，暖和又贴身，是内衣的合适选料。

3. 夏季养生

·夏季失水多，应多喝水

平时应多喝点水，而且是温水比较好，每天要喝七八杯白开水。身体要随时保持水分和补充水分，水在人体内起着至关重要的作用，维持着人体正常的生理功能。水是人体不可缺少的重要组成部分，器官、肌肉、血液、头发、骨骼、牙齿都含有水分，夏季失水会比较多，若不及时补水就会严重影响健康，易使皮肤干燥，皱纹增多，加速人体衰老。另外矿泉水、冷茶、牛奶、苹果汁是理想的解渴饮料。

·应时起居

夏季则宜晚睡早起，中午尽可能午睡。切记不能在楼道、屋檐下或通风口的阴凉处久坐、久卧、久睡。更不宜久用电风扇，因夏令暑热外蒸，汗液大泄，毛孔大开，易受风寒侵袭，吹的时间过久可能会引起头痛、腰肌劳损、面部麻痹或肌肉酸痛等。

·保健要“养阳”

《黄帝内经·素问·四气调神大论》说：“夏三月，此谓蕃秀，天地气交，万物华实。夜卧早起，无厌于日，使志无怒，使华英成秀，使气得泄，若所爱在外，此夏气之应、养生之道也。”炎热夏季，很多人会患空调病，人们白天夜里都开着空调，室内外温差可以达到十几度，加上大量食用冰品冷饮，肯定会伤阳气。因此，要注意居住环境不要过于潮湿，不要过多吃冰冻及凉食，夜间空调的温度不要开得太低，最好在26℃以上，不要在露天及阴冷的地方过夜。

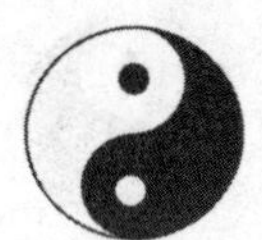

·饮食清补，多吃“苦”

在饮食滋补方面，热天以清补、健脾、祛暑化湿为原则。肥甘厚味及燥热之品不宜食用，而应选择具有清淡滋阴功效的食品。

甘凉清润的食物：小麦、高粱、青稞、豆腐、白扁豆、黑芝麻、马铃薯、白菜、莴苣、龙须菜、菠菜、冬瓜、西瓜等。

健脾养胃、滋阴补气的食物：菠菜、藕、茭白、西红柿、胡萝卜、鸡蛋、苹果、牛奶、葡萄、莲子、桑葚、蛤蜊、鹅肉、青鱼、鲫鱼、鲢鱼、大麦粉等。

祛暑利湿、清热解毒的食物：绿豆、蚕豆、赤小豆、黄豆、生萝卜、茄子、白菜、芹菜、荸荠、薏苡仁、菜瓜、西瓜、冬瓜、丝瓜、黄瓜、甜瓜、苦瓜、菊花、荷叶、茶水等。

苦味食品中所含有的生物碱具有消暑清热、促进血液循环、舒张血管等药理作用。热天适当吃些苦味食品，不仅能清心除烦、醒脑提神，且可增进食欲、健脾利胃。例如苦瓜，其未熟嫩果可作蔬菜，成熟果瓤可生食，既可凉拌又能肉炒、烧鱼，清嫩爽口，别具风味。苦瓜具有增食欲、助消化、除热邪、解疲乏、清心明目等作用。此外，苦菜、茶叶、咖啡等苦味食品亦可酌情选用。应注意的是，食用苦味食品不宜过量，否则可能引起恶心、呕吐等症状。

·补充盐分、钾和维生素

暑天出汗多，随汗液流失的钾离子也比较多，由此造成的低血钾现象，会引起人体倦怠无力、头昏头痛、食欲不振等症候。热天防止缺钾最有效的方法是多吃含钾食物，新鲜蔬菜和水果中含有较多的钾，可多吃些草莓、杏子、荔枝、桃子、李子等；蔬菜中大葱、芹菜、毛豆等也富含钾。茶叶中亦含有较多的钾，热天多饮茶，既可消暑，又能补钾，可谓一举两得。

人体夏季大量排汗，氯化钠损失比较多，故应在补充水分的同时，注意补充盐分。每天可饮用一些盐开水，以保持体内酸碱平衡和渗透压相对稳定。营养学家还建议：高温季节最好每人每天能补充维生素 B_1、维生素 B_2 各 2 毫克，钙 1 克，这样可减少体内糖类和组织蛋白的消耗，有益于人体健康。故在夏日应多吃一些富含上述营养成分的食物，如西瓜、黄瓜、番茄、豆类及其制品、动物肝脏、虾皮等，亦可饮用一些水果汁。

·尽量穿浅色衣服

深色衣服会吸收阳光，使人体温升高燥热；同时蚊子有趋暗的习性，深色衣服容易吸引蚊子，特别是黑色。

·皮肤瘙痒注意事项

夏季出游，因日晒而导致皮肤瘙痒、干疼时，可涂少量肤轻松等软膏，不要用热水烫洗，也不宜用碱性大的肥皂清洗，以免刺激皮肤，加重症状。

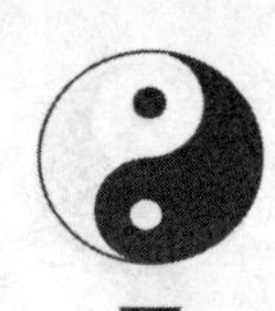

·做些养心运动

夏季运动量不宜过大、过于剧烈，应以运动后少许出汗为宜，以免运动量过大、出汗过多损伤心阴。对于夏季依然坚持锻炼身体的人可以选择练太极拳。太极拳动静相兼，刚柔相济，开合适度，起伏有致，身端形正不偏倚，正气存于内而风邪不可侵，与自然的阴阳消长相吻合，可谓夏季最佳的养心运动之一。

总之，夏季是一个阳气旺盛、万物生机活跃的季节，人在养生时一定要顺应这一时令特点，在精神上力避懈怠厌倦之心；在情绪上要平和愉悦，以免生燥热；在日常生活中既要防暑驱热又要谨防贪凉受寒；作息要有规律，宜晚睡早起；在饮食上注意食品卫生。做到这些就可以躲避虚邪、远离疾病，安度盛夏了。

4. 秋季养生

秋季是寒暑交替的季节，自然界的阳气开始收敛，阴气开始逐渐增长，气候干燥，冷暖多变。对于这种变化无常的气候，人体一时很难适应，因而极易发生疾病或引起旧病复发。因此，秋季养生非常重要。

·秋季养生保健六策略

饮食调养。饮食要以“滋阴润肺”为基本准则，另外还应“少辛增酸”。就是说多食芝麻、核桃、糯米、蜂蜜、甘蔗等，可以起到滋阴润肺养血的作用；少吃葱、姜、蒜、辣椒等辛辣食品；多吃广柑、山楂、新鲜蔬菜、酸味食品。对于年老胃弱的人，可晨起喝粥以益骨生津。

增减衣服。初秋季节中午虽热，但早晚都凉风习习，因此要注意增加衣服，防止“凉气”的侵袭。但不要穿得太多，捂得太严，以免一穿一脱受凉感冒。

谨慎起居。古人云：“早卧早起，与鸡俱兴。”意思是，在秋天要早点睡觉，早点起床。

加强运动调养。秋季天高气爽，气候干燥，故要多呼吸新鲜空气，在清凉的晨风中散步、跑步、锻炼，这不但是在进行好的“空气浴”，还接受了耐寒训练，使身体能适应寒冷的刺激，为度过即将到来的寒冬作了充分的准备。

保持室内一定湿度。秋季空气中的湿度小，风力大，汗液蒸发得很快，易使人皮肤干裂，毛发也易脱落。故必须注意保持室内具备一定的湿度，并适当补充体内的水分。

药物保健。根据秋季的特点，可适当服用一些维生素类制剂。另外，还可服用宣肺化痰、滋阴益气的中药进行保健，如西洋参、沙参、麦冬、百合、杏仁、川贝、胖大海等。平素为阴虚体质的人，可用中成药六味地黄丸、大补阴丸等。

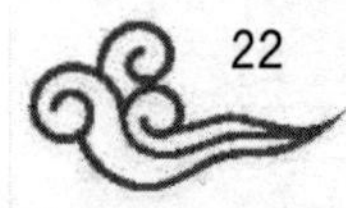

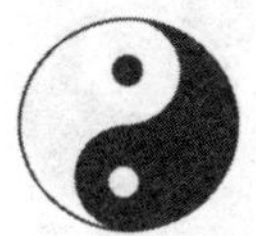

·秋季养生三坚持

坚持秋练。秋练是指积极锻炼身体，提高健康水平，增强抗病能力。要多进行体育活动，并让身体多“冻”着点。俗话说“春捂秋冻”，气温下降但不要急于添加过多的衣服，使身体有抗御风寒的能力。运动要因人而异。如散步、打球、做操、打太极拳、气功、慢跑等。

坚持秋防。秋防是指预防秋季易于感染的一些常见病、多发病。如感冒、气管炎、胃炎、关节炎等。“秋冻…不能过头，有支气管炎、胃炎等病史的人，则要注意适当保暖，不受冻，防止旧病复发。

坚持秋养。秋养指饮食调养和适当休息。秋天是收获的季节。五谷杂粮、蔬菜水果等大量成熟上市。祖国医药著作《素问》中指出：“五谷为养，五果为助，五菜为充，气味合而已之，以补益精气。”秋季气候干燥，应适当多饮些开水、淡茶、豆浆以及牛奶等饮料，还应多吃些番薯、玉米、芝麻、青菜、柿子、香蕉、蜂蜜、红枣等柔润之品。

适当休息同样是养生良方。白天工作劳动要有度，晚上娱乐更不能搞至深更半夜，每天睡眠 8 小时不宜少。

总之，秋季的气候是处于“阳消阴长”的过渡阶段。在这一时期，由于人体的生理活动与自然环境变化相适应，体内的阴阳消长也随之发生改变。因此，秋季养生在对起居饮食、运动导引、精神情志等方面进行调摄时，要多注重一个“和”字，便能永享安康。

5. 冬季养生

冬季，气候寒冷，易损人阳气。所以，此时的养生要特别重视阳气潜藏、敛阴护阳，从而减少疾病的发生。

·早睡晚起

冬季是万物生机潜伏闭藏的季节，所以冬三月应“早卧晚起，必待日光”，使意志安静，阳气不受外界干扰。

·避寒就温

冬日气候寒冷，室内应温暖防风，一般宜保持在 18℃以上。气温骤降与寒流过境时，老年人与体弱多病者，最好减少外出。若要外出则应做好保暖防护。

·头背宜暖

中医认为，头部与背部为督脉经循行之部位，更是阳中之阳。冬季风寒最易通过头部和背部侵入人体，诱发感冒、肺部感染等疾病。所以要特别重视头和背部的保暖，以免阳气受损。

·固密心志

冬为闭藏之季，要重视保养精神，固密心志。精神应含而不露，勿使

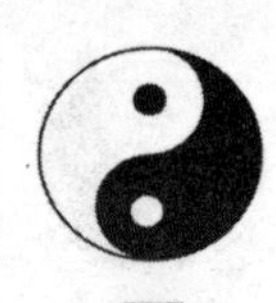

情志过极，以免扰阳。严冬季节，草木凋零，有些老年人会抑郁寡欢，身心处于低落状态。而改变情志的最佳方法就是多活动，在阳光明媚的天气里，最好到室外活动活动，吹拉弹唱、会亲访友，均有益于精神振奋，激起生活热情。

·傍晚锻炼

经常锻炼可增强体质并提高防寒抗病能力。研究表明，人体化解血栓的能力早晨最低，傍晚最高，如将健身运动安排在傍晚，可使人的免疫能力达到最佳状态。

·饮食宜温

冬季饮食宜温热，早晨外出时，宜先喝些牛奶、豆浆、红枣粥等以暖和身体。冬季饮食应多选含有优质蛋白质与有防寒保暖作用的食品，如瘦肉、鱼、鸡、蛋类与豆制品等。

·谨慎洗澡

洗澡能清洁皮肤，促进新陈代谢。但冬季气候寒冷，老年人与体弱多病者，洗澡太勤，不注意保暖，易诱发呼吸道与心脑血管病复发。所以，老年人冬季洗澡一般每周一次即可。

·热水泡脚

脚是人体之根，素有第二心脏之称。入睡前用40℃～50℃的热水泡泡脚(并配合按摩10多分钟)，可加速血液循环、消除疲劳，并有保健益寿之作用。

·适当进补

冬季气候变化无常，高龄老人与患有疾病的人，要在医生的指导下，有针对性地服用一些具有滋补强壮作用的中药如人参、黄芪、红枣、板栗、核桃仁、黑芝麻等，或对症服些滋补药酒，对增强机体的抗病能力，是有益处的。

总之，阴阳规律是万物由生到死、由始而终的根本法则。所以，养生首先应从顺阴阳、适寒暑做起，要做到随时而应，以保持人体阴阳的平衡与和谐。

四、遵循五行以养生

1. 五行与养生

《周易》曰：“一阴一阳之谓道。”阴阳五行揭示出天地万物生化之理，

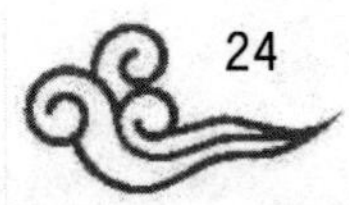

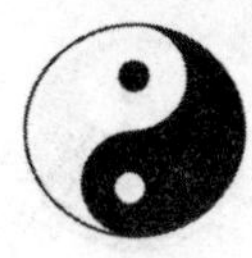

保持身心健康也应该遵循。遵循五行以养生，祛除疾病，以达到延年益寿的目的。

“五行”包括金、木、水、火、土。《周易》认为，五行是构成宇宙的五大基本因素，《国语》亦曰：“故先王以土、金、木、水、火相杂，以成百物。”

人体的五脏与五行有着密切关系：

·五行之木：属木器官——肝

肝与胆互为脏腑表里，又属筋骨和四肢。过旺或过衰，较易患肝、胆、头、颈、四肢、关节、筋脉、眼和神经等方面的疾病。

工作过于辛苦时第一要维护的就是肝脏。因为肝是身体里集中藏血的器官，你玩命工作它就得玩命储血。五行本来是按肝→心→脾→肺→肾这个方向相生的，肝过劳虚弱，心、脾、肺、肾都进入波及范围，而且过劳积累的怒气也会伤肝。肝胆相照，肝胆之间会互相影响，肝气郁结或虚弱的人，要多吃绿色或酸味食物。

养肝之道：多喝水可补充体液，增强血液循环，促进新陈代谢，加速身体消化吸收和排出废物，减少代谢产物和毒素对肝脏的损害，保证食物中的蛋白质、碳水化合物、脂肪、维生素和矿物质等保持相应的比例；同时保持五味不偏；尽量少吃辛辣食品，多吃新鲜蔬菜、水果；不暴饮暴食或饥饱不均。

·五行之火：属火器官——心

心脏与小肠互为脏腑表里，又属血脉及整个循环系统。过旺或过衰，较易患小肠、心脏、肩、血液、经血、脸部、牙齿、腹部和舌部等方面的疾病。

由于心属火，而高温时候容易上火、心绪不宁、心跳加快，给心脏增加负担，所以最重要的是养心。养心最好吃些赤色食物，它们对应的是同为红色的血液及负责血液循环的心脏，气色不佳、四肢冰冷的虚寒体质人更可以多吃一些。心与小肠互为表里，心气不顺则小肠功能亦不调，吸收就会不好，心脏虚亏时要吃红色或苦味食品。

养心之道：养心首先要做到心静，心静自然凉。善于静养心的人，静则生阴，只有阴阳协调，才能保养心脏。夏天宜多吃养心安神之品，如，茯苓、莲子、百合、小枣等。同时，还要多吃养阴生津之品，如，藕粉、银耳、西瓜、鸭肉等。除此，夏天不妨多吃点“苦”。因为苦入心，可养阴清热除烦，如苦瓜、绿豆等。

·五行之水：属水器官——肾

肾与膀胱互为脏腑表里，又属脑与泌尿系统。过旺或过衰，较易患肾、膀胱、胫、足、头、肝、泌尿、阴部、腰部、耳、子宫和疝气等方面的疾病。

肾为先天之本、生命之源，有藏精主水、主骨生髓之功能，肾气亏损易阳气衰弱，腰膝酸软，易感风寒，生疾病等。由于工作繁忙，现在很多

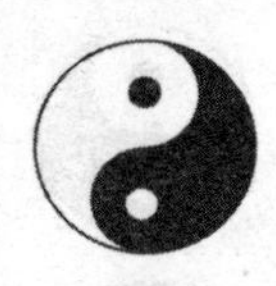

人都选择外出就餐，而大厨做饭共同的特点就是油大盐大，这样吃起来更香。可是盐味属水，和肾是一族，适量是有益的，过度是有害的。

养肾之道：肾虚病症有阴虚、阳虚之分，对人体各个脏腑起滋补、润泽作用的称之为肾阴；对各个脏腑活动起温煦、推动作用的称之为肾阳。补肾应当针对肾阴、肾阳虚衰的不同，采用对症的相应方法进行。肾阴虚者，常见有肺热、咽燥、腰膝酸软、头晕耳鸣、舌苔偏红等症状，可选用海参、枸杞、甲鱼、银耳等进行滋补；肾阳虚者，常见有肢体畏寒、精神萎靡、腰酸耳鸣、舌淡、体胖等症状，则应选择羊肉、鹿茸等补之。

·五行之土：属土器官——脾

脾与胃互为表里，又属肠及整个消化系统。过旺或过衰，较易患脾、胃、肋、背、胸、肺和肚等方面的疾病。

湿气过多会伤害脾胃，脾胃受伤影响食欲，所以盛夏季节我们总是没有胃口。而贪凉的下场，更是让脾胃出现腹泻、胃痛等问题。

养脾之道：脾、胃在人体中扮演着养分供给的角色，它们调理好了，气血才会旺盛。脾与胃是相表里的关系，脾不健康则胃肠不好，所以夏季在饮食上宜选择性味平和、容易消化、补而不腻的食品，如莲藕、胡萝卜、苹果、牛奶、豆浆、山药、小米等，以利健脾养胃，补气生津。而按五行来讲，属火的心滋养属土的脾，多吃苦味强心的结果也是健脾。

·五行之金：属金器官——肺

肺与大肠互为脏腑表里，又属气管及整个呼吸系统。过旺或过衰，较易患大肠、肺、脐、咳痰、肝、皮肤、痔疮和鼻、气管等方面的疾病。

虽然说养肺的时节应该在秋季，可是肺与大肠是相表里的关系，肺阴虚易导致便秘，肺外合皮毛，皮肤也与之息息相关。所以每个时节对肺部的保养也是必不可少的。

养肺之道：夏季的许多新鲜水果，富含人体所需的多种营养物质，具有滋阴养肺、润燥生津之功效，此外再适当多吃些蜂蜜、核桃、乳品、百合、银耳、萝卜、秋梨、香蕉、藕等，少吃辛辣燥热与助火之品。

2.“五型人”与养生

上一节中为大家讲述了五行和人体健康千丝万缕的关系，这一节中将为大家就金、木、水、火、土五型人如何养生以及各种疾病预防，讲述合理的身体调养，以达到强身健体，祛病、益寿延年的目的。

“有诸内者，必行诸外”，即不同类型体质对疾病有不同的亲和性。

·火型人——太阳

外形特征：面赤体实，热情易激动，行走如飞，动作是暴发性的，思维是闪电般的。目光敏锐，富于创造性，有发明家素质。

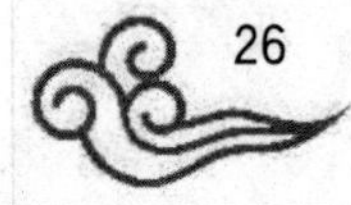

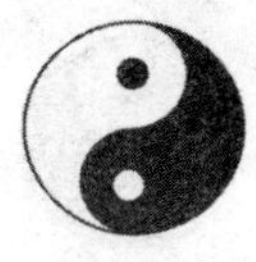

易患疾病：火型人，火气偏多，火通于心，心为火脏，心主血脉，故该型人易患心血管病，包括冠心病、高血压、动脉硬化；火能动风、伤血，故火型人有中风、脑出血等潜在倾向；火型人阳气旺盛，阳盛则热，易患多种热证；火型人热灼伤津，易患阴虚阳亢的疾病如糖尿病。

如何保健：火型人由于热盛阳盛，所以极易生热动火，灼伤阴液，所以火型人要少吃生热动火之品，多吃养阴清火之物。火型人要多保养心脏，因火气通于心，最易伤害心脏，所以要多养心安神，常吃养心阴清心火的食品，如莲子、百合、青梅等汉方草本食品等。

个性：火象征热情、活力与喜悦，赋予人野心勃勃但缺乏耐心的个性。也因为受到火的影响，该型人的想象力丰富，脑子里充满了稀奇古怪的创意，永远拒绝不了陌生、冒险、刺激事物的诱惑。

· 木型人——少阳

外形特征：面青体瘦，身稍长或小巧玲珑，脉弦。

易患疾病：由于木属风，木型体质人多风气，风气通于肝，故该型人易患肝胆方面的疾病；风性善动，故木型体质人，又易肝风内动，患高血压、中风及过敏性疾患；风性善变，故该型人易患神经系统失调的疾患，如肝郁症、癔症、神经官能症等。

如何保健：由于木型人多风气，为避免外风引动内风，所以养生要注意，大风天要避免迎风受风，有肝阳上亢（高血压等病）的人尤要注意；木型人多风气，风气好动，易引动肝风内动而引发高血压、中风等，所以要注意静养生及慢养生以调整心态，防止风动；木型人还要注意防止过敏性疾病，尤其在春天花开及秋天草枯季节，要注意不要到自己有可能过敏的地方去。

个性：木是动力、活力与增长的象征，它会赋予人们想象力与雄心壮志。受到木影响的人，懂得倾听他人的心声，并善于以理性的方法说服他人。

· 土型人——阴阳平和

外形特征：肤黄、面圆、头大、肩丰背厚、腹大、大腿到跳胫部生得壮实，步履稳健。

易患疾病：土型人属土，土气阴湿，湿气通于脾，所以易患脾胃疾患，如腹痛、腹泻、水肿等病；由于湿性黏滞，易致气血运行缓慢而积湿生痰，所以多有痰饮、积聚、水肿等病；由于湿气通于脾，脾受损伤易致中气虚而引起内脏下垂等症。

如何保健：由于土型人体质湿气偏重，所以要防潮湿，尤其在长夏、伏天、梅雨季节更应注意；土型人气血运行偏缓慢，易形成血黏，所以要常吃一些理气活血的食物，以防血黏稠度高，如陈皮、萝卜、山楂、西红柿、黑木耳等；土型人湿重，易出现水肿、食少，那就要常吃健脾利湿之品，如薏苡仁、黑米、龙眼等去湿健脾的汉方草本食品，或可搭配亲胃的酸奶。

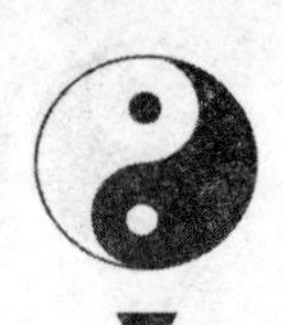

个性：土象征稳定与实际，它赋予人们踏实与勤奋的特性。一旦陷入情网，你会全心投入与付出，但有时候因为占有欲太强，而让对方受不了。

·金型人——少阴

外形特征：宽额面白，方脸，骨大体魁，个中等，脉大而劲。

易患疾病：金型体质由于秉天地燥金之气，金气较浓，金气主燥，燥气适于肺，故易患肺方面的疾病；金型体质人，由于秉天阳之气，阳气偏盛，阳气主热，所以易患燥热性疾病；由于燥热易伤阴津，所以金型人易患阴亏燥热之病如咳嗽、慢性支气管炎、消渴（糖尿病）、便秘等病。

如何保健：由于金型体质偏燥，燥易伤津，所以，要少吃温燥上火的食品，多吃润燥生津之品，尤其要多吃润燥的食物以保护肺，如藕、梨、百合、杏仁、枇杷、柚子、笋子、水稻、银耳等；因为金型体质人阳热偏重，所以要少吃易上火的食品，如辛辣煎炸之物、鹿肉、狗肉等，还要忌烟酒，以保护气管；金型体质人偏燥、偏热，所以要多喝水，包括矿泉水、洁净的井水……多吃养阴之品如青梅、莲子、百合草本食材等；多到树林做深呼吸，以吸取阴气（负氧离子）。

个性：耐力与正直是金属的象征，因此受到金影响的人，个性会比较刻板、保守、果断。困难不会让你退缩，反而让你越挫越勇，并独立解决问题。你是一个实际踏实的人，在你的人生哲学里，没有所谓梦想、愿望、乌托邦等不切实际的东西。

·水型人——太阴

外形特征是面黑、体瘦、个中等，目深耳大（肾主耳）。

易患疾病：水性寒，寒气通于肾，所以这个类型的人易患肾方面的疾病，如水肿、腰痛、厥症、不孕症、五更泻等；水多阴寒，寒性凝滞，寒性收引，故水型体质的人易气血不通而患经络痹阻的关节骨痛等症；水型人多阴少阳，加之水性寒凉易伤阳气，因此，水型人常常阳气不足，阴气偏盛，而易患肾阳虚衰，命火不足之疾患。

如何保健：水型人阴寒气偏重，要避寒就温，多吃温热之物少吃寒凉之品；水型人多阴盛阳虚，尤其易肾阳虚衰，所以要吃温阳补肾之品，如果出现肾阳虚症状，如乏力神衰，腰酸膝软，腰以下发凉，手足冷，脉沉无力、苔白质淡，那就可服金匮肾气丸之类的药物，有水肿的可用济生肾气丸，有滑精冷带下的可用右归饮之类；水型人易患寒痹、骨节冷痛，就要吃一些温热散寒的食品，如狗肉、羊肉，必要时可服散寒去湿的中药及红枣、银耳、枸杞等药食同源的传统汉方食品。

个性：水表面看起来静止不动，但蕴涵了许多宝藏。受到水影响的人个性敏感，直觉力强，可冷静面对并解决困难。在感情方面，则企望并寻求圆满的结合。

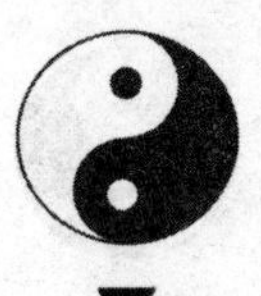

五、健康修心养生歌谣

养生谣

一

日出东海落西山，愁也一天，喜也一天。
遇事不钻牛角尖，人也舒坦，心也舒坦。
领取几许退休钱，多也不赚，少也不赚。
少荤多素日三餐，粗也香甜，细也香甜。
新旧衣衫不挑拣，好也御寒，赖也御寒。
常与知友聊聊天，古也谈谈，今也谈谈。
全家老少互慰勉，贫也相安，富也相安。
内孙外孙同样看，儿也喜欢，女也喜欢。
早晚操劳勤锻炼，忙也乐观，闲也乐观。
心宽体健养天年，不是神仙，胜似神仙。

二

春夏秋冬常规转，过了一年，又是一年。
处世待人讲达观，朝也怡然，夕也怡然。
窗明几净容膝安，坐也舒坦，卧也舒坦。
粗细搭配不是偏，荤也香甜，素也香甜。
衣衫鞋帽勤洗换，新也可穿，旧也可穿。
坚持活动不间断，寒也锻炼，暑也锻炼。
邻居和睦喜气添，你也欢颜，我也欢颜。
烟酒“方城”不贪恋，早也不沾，晚也不沾。
琴棋书画皆消遣，忙也陶然，闲也陶然。
顺应四时重保健，欲求长年，必得长年。

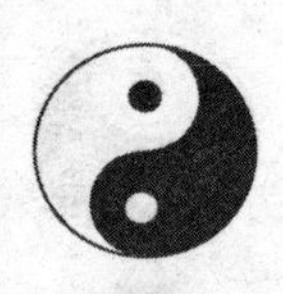

长寿食疗歌

生梨饭后能化痰，苹果消食营养高。
木耳抗癌素中荤，黄瓜减肥有成效。
紫茄祛风通脉络，莲藕除烦解酒妙。
海带含碘消淤结，香菇存酶肿瘤消。
胡椒驱寒又除湿，葱辣姜汤治感冒。
大蒜抑制肠胃炎，菜花常吃癌症少。
鱼虾猪蹄补乳汁，猪牛羊肝明目好。
盐醋防毒能消炎，韭菜补肾暖膝腰。
花生降醇亦健胃，瓜豆消肿又利尿。
柑橘消食化痰液，抑制癌瘤猕猴桃。
香蕉含钾解胃炎，禽蛋益智营养高。
萝卜化痰消胀气，芹菜能降血压高。
生津安神数乌梅，润肺乌发食核桃。
番茄补血驻容颜，健胃补脾吃红枣。
白菜利尿排毒素，蘑菇抑制癌细胞。
蜂蜜润燥又益寿，葡萄悦色令年少。

不气歌

人生就像一场戏，今世有缘才相聚。
相处一起不容易，人人应该去珍惜。
世上事物般般有，哪能尽如我的意。
为了小事发脾气，回想起来又何必。
他人气我我不气，气出病来无人替。
生气分泌有害物，促使衰老又生疾。
看病花钱又受罪，还说气病治非易。
小人量小不让人，常常气人气自己。

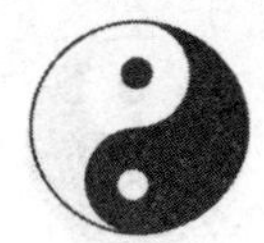

君子量大同天地，好事坏事包在里。
他人骂我我装聋，高声上天低入地。
我若错了真该骂，诚心改正受教育。
要是根本没那事，全当他是骂自己。
左亲右邻互亲爱，朝夕相伴笑嘻嘻。
政通人和享天伦，晚年幸福甜如蜜。
邻里亲朋不要比，儿孙琐事由他去。
淡泊名利促健康，文明礼貌争第一。
三国有个周公瑾，因气丧命中人计。
清朝有个阎敬铭，领悟危害不生气。
弥勒就是布袋僧，袒胸大肚能忍气。
笑口常开无忧愁，一切疾病皆消去。
不气不气真不气，不气歌儿记心里。
只要你能做得到，活到百岁不称奇。

新编不气歌

世上到处都是气，无气万物不生机。
人活凭的就是气，没气活着啥意义？
浑身正气活得壮，邪气缠身伤身体。
你不生气气找你，气是自己争来的。
人生一生都是气，若是气人己先气。
惹人生气为不义，人要生气为中计。
生气百害无一利，气坏别人伤自己。
气出病来自己医，花钱受罪人讽讥。
气量狭小没出息，只让别人窃窃喜。
生气常常丧理智，办坏事情悔莫及。
争气损尽己力气，看你争气不争气？
世人都应晓利弊，欢欢喜喜消消气。
大度能容天下气，不气别人不生气。
你尊我敬多谦虚，但愿大家都和气。

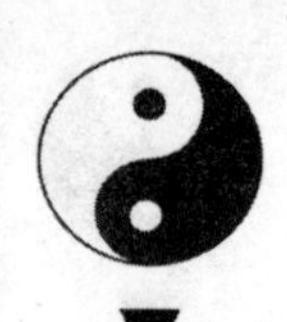

快乐歌

衣着整齐最为先，新式可穿，老式可穿。
膳食调好美三餐，细粮香甜，粗粮香甜。
居室布置宜雅观，坐也安然，睡也安然。
晨起锻炼在公园，快走三圈，慢走三圈。
书法练习情趣添，大字一篇，小字一篇。
弈棋益脑又延年，输也三盘，赢也三盘。
运动场上转一转，太极也练，球类也玩。
三五知己聊聊天，天上也谈，地上也侃。
孙辈活泼绕膝前，乐趣无边，喜悦无边。
恩爱夫妻胜当年，喜时同喜，忧愁不见。
不良嗜好不沾边，烟也不抽，酒也不贪。
豁达大度天地宽，忧也如烟，怨也如烟。
无忧无虑乐晚年，不是神仙，胜似神仙。

老人十养歌

一是活动能养身，以动为纲才是真。
量力而行不勉强，贵在有恒壮筋骨。
二是静坐能养神，养生之道记在心。
心神重在绝视听，排除杂念强心身。
三是少食能养体，营养搭配需合理。
每顿吃饭八成饱，始终坚持不能易。
四是寡言能养气，话多养气极不利。
能少言者则少言，口开气散身受虚。
五是读书能养智，一生一世要坚持。
加强记忆防衰老，博学多闻增知识。
六是临池能养性，书法绘画怡心情。

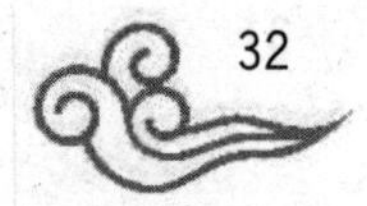

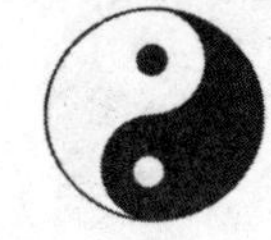

制怒解忧性情悦，努力保持好心情。
七是勤俭能养德，“倚老卖老”遭人说。
社会活动常参加，多为社会献余热。
八是诚朴能养品，忠诚老实贵如金。
优秀品质靠休养，受人尊重添寿辰。
九是宽厚能养福，律己恕人添和睦。
人和则能百福生，福乐无边不孤独。
十是仁慈能养寿，善良之心常拥有。
家庭幸福是非少，前无顾虑后无忧。

长寿歌

长寿有诀窍，说来不玄妙。
每天要起早，不可睡懒觉。
健身做早操，常常散步好。
运动讲科学，防病有功效。
要想不感冒，冷水常洗澡。
要想少吃药，睡前勤洗脚。
吃饭不宜饱，青菜不可少。
嗜肉非好兆，体胖病来找。
水果好养料，补药少依靠。
烟酒宜戒掉，清心寡欲好。
有病勿急躁，信心很重要。
气来面带笑，忍让福星照。
名利是镣铐，旷达少烦恼。
看书又看报，学唱也学跳。
心理永不老，童颜鹤发貌。
情寄书画乐，怡情养花鸟。
生活忌单调，精气神永葆。
若想增年寿，坚持是法宝。

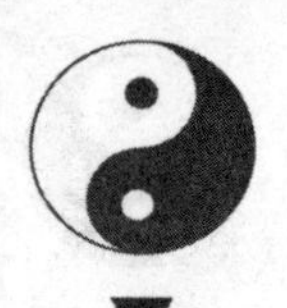

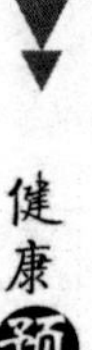

百忍歌

百忍歌，百忍歌。忍是大人之气量，忍是君子之根本。能忍夏不热，能忍冬不冷。能忍贫亦乐，能忍寿亦永。贵不忍则倾，富不忍则损。不忍小事变大事，不忍善事终成恨。父子不忍失慈孝，兄弟不忍失爱敬。朋友不忍失义气，夫妇不忍多争竞。刘伶败了名，只为酒不忍。陈灵灭了国，只为色不忍。石崇破了家，只为财不忍。项羽送了命，只为气不忍。如今犯罪人，都是不知忍。古来创业人，谁个不是忍？

健身养心歌

早睡早起要三勤，洒扫整理如三新。
晨跑操场绕三圈，空气新鲜宜三吸。
饭勿过饱日三餐，素食水果胜三荤。
遇事冷静须三思，恼羞成怒应三忍。
与人争执可三让，寻衅闹事退三寸。
言易招尤少三句，话到唇边留三分。
静坐思过虑三遍，吾人一日需三省。
吸烟致癌减三支，酗酒惹祸减三樽。
病魔损身贵三防，服药消毒必三慎。
培养学生创三好，教育子女成三勤。
廉官遇贿有三拒，色情欲念当三禁。
夫妻亲友宜三和，开朗聊天睦三邻。
老有所养享三乐，难得糊涂莫三问。
自寻乐趣日三笑，颐养天年增三旬。

第二篇　简明历法知识

一、关于历法

二、天干地支

三、《周易》中的天文现象

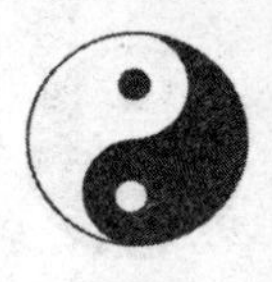

一、关于历法

1. 所谓历法

推算年、月、日的时间长度和它们之间的关系，制定时间序列的法则称为历法。

用表格形式表示星期和每月、日期之间的对应关系，包括特殊纪念节日，尤其是那些不同年份有不同日期所在日期的一览表，叫做日历。

定出年、月、日的时间长度，是制定历法的主要环节；确定年首、月首、节气以及比年更长的时间单位，也是制定历法的内容。

在不同时期和不同地区，采用过各种不同的历法，其中多数的历法是想把朔望月或者回归年分为编号的日数。按其侧重点不同，历法大体分为三类：一类叫阳历，如公历、儒略历等；另一类叫阴历，如伊斯兰教历、希腊历；还有一类叫阴阳历，如我国现在还在采用的农历、藏历等。

2. 阳历

阳历又称“太阳历”、“新历”、“公历”，是世界上多数国家通用的历法。这种历法是由公元前46年罗马大帝儒略·凯撒而来，所以又称“儒略历”。1582年，罗马教皇格列高利十三世命人对“儒略历”进行修订，从而成为今日的“公历”。这种历法到了20世纪初在全世界被普遍使用，公历也因此而得名。我国从1912年孙中山建立中华民国之时（中华民国元年）开始采用公历。1949年9月27日，中国人民政治协商会议第一届全体会议通过我国使用“公历纪年法”，即使用阳历。

阳历是以地球绕太阳公转一周的时间（也叫一回归年）为一年。一年共有365天5小时48分46秒。由于它不是日的整数，所以除去尾数，以365天为一年，称为“平年”。这样，每年都余下5小时48分46秒，累计4年，共余下23小时15分4秒，约等于1天。因此每四年就必须增加1天（加于2月之末），得366天，该年就被称为“闰年”。

但是，按照这种办法计历，4年中回归年实际上又多出了44分56秒，等到积累了约128年后，就又多出了1天，400年中约多出了3天。因此，

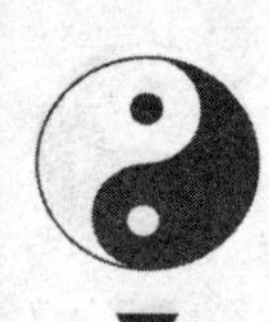

阳历闰年规定：公元数可用4整除的才算闰年，并规定公元年数后二位为零的（即100的倍数时），须用400来整除的才算闰年，例如1600年、2000年、2400年等都是闰年，而1700年、2100年、2500年等则不是闰年。这样，就把128年中多出的1天以及400年中多出的3天给巧妙地减去了。

阳历一年定为12个月，1、3、5、7、8、10、12为大月，每月31天；4、6、9、11为小月，每月30天；2月，平年为28天，闰年为29天。

3. 农历

农历，又称“旧历”，是我国民国纪元以前采用的历法。因为其对指导农业生产有重要意义，因此被称为“农历”。我国古有华夏之称，且相传我国远在夏代（公元前17世纪以前）就使用了这种历法，所以也称为“夏历”。这种称法一直沿用到了中华人民共和国成立以后，直到1970年才更名为“农历”。

在民间，人们往往把农历称为“阴历”，这是我国民间由来已久的习惯称法。实际上农历（即阴阳合历）与严格科学意义上的“阴历”并不是一回事，不能混为一谈。严格科学意义上的“阴历”，又称“太阳历”，是以月相变化一个周期的时间为单位的历法。由于这种历法与农业生产以及人民日常生活不相协调，已逐渐被淘汰，因此在这里不再作介绍。

农历的年是以地球绕太阳运行的周期（即回归年）为准。也就是说，基本上是以12个月为一年的。但是，由于这种历月是以朔望月为依据，而12个朔望月的时间是354.3667天，和回归年相比较，相差差不多11天（10天21小时）。这样，每隔3年就要相差33天。如果3年加一个月，这种偏差就可以纠正过来。这就是农历有闰月的原因所在。每3年置一年闰，5年两闰，11年4闰，19年7闰。闰年13个月，全年383日或384日。一年分为12个月，有大小月之分，大月30日，小月29日。每月以月相为起讫，即每月初一必定是朔；至于望，则可能发生在十五、十六、十七日这三天中的任何一天，以十五、十六日居多。

4. 日、月、年

所谓日、月、年是人们对太阳、地球、月亮自身及相互间的运动所形成的时间概念。

所谓日，是人们根据地球自转产生昼夜交替的现象所形成的概念。也就是说，日是以地球自转运动为基础的时间单位。地球自转反映为各种天

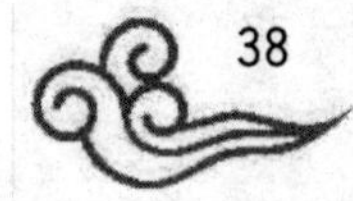

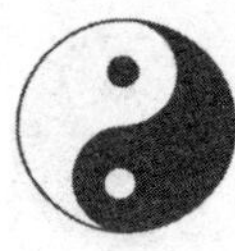

体在天球上的周日视运动。根据天球上不同的参考点计量的地球自转运动，可分为恒星日和太阳日。其中太阳日又分为真太阳日和平太阳日。平太阳日实际简称日，即一昼夜，是历法中广泛使用的主要计量单位。1 平太阳日等于 24 小时，即一般所说的 1 天。人们常说的 1 小时，就是平太阳日的 1/24。

所谓月，是人们根据月亮绕地球公转产生朔望所形成的概念。也就是说，月是以月球绕地球公转运动为基础恒星月、近点月和交点不同，而分为朔望月、分至月、恒星月、近点月和交点月。我国传统的农历，即是以朔望月为月的单位。朔望月是月相变化的周期，是根据月球相对于太阳的位置确定的，长度为 29.53059 平太阳日。

所谓年，是人们根据地球绕太阳公转产生四季交替的现象所形成的概念。也就是说，年是以地球绕太阳公转运动为基础的时间单位，是地球绕太阳从某一个定标点回到同一个定标点所经历的时间。按照所选的不同标点，分为恒星年和回归年等。回归年，就是太阳中心连续两次经过春分点所需的时间。1 回归年等于 365 天 5 小时 48 分 46 秒。回归年（或太阳年）是历法中常用的主要计量单位。恒星年，就是地球绕太阳公转一周实际所需要的时间。也就是说，从地球上观测，以太阳再回到这个位置时所需时间，就是一个恒星年。1 恒星年等于 365 天 6 小时 9 分 10 秒。恒星年是天文学上使用的计量单位。

5. 四季划分

四季的划分方法很多。天文上以春分到夏至为春，夏至到秋分为夏，秋分到冬至为秋，冬至到春分为冬。

我国古代以立春、立夏、立秋、立冬为四季的开端。我国民间则习惯以农历的正、二、三月为春；四、五、六月为夏；七、八、九月为秋；十、十一、十二月为冬。也有人习惯以阳历 3、4、5 月为春；6、7、8 月为夏；9、10、11 月为秋；12、1、2 月为冬。

但上述方法都不能很好地反映全部实际气候的交替变化，只能反映局部地区的气候变化。有人提出按大自然各年出现的实际冷、暖、晴、雨时段来划分季节，称为自然天气季节。物候学指出，以自然物候现象分为四季，如以燕子飞来日期作为春季的开始。气候学上则以五日的气候平均气温来划分四季。这种方法比较符合春暖、夏热、秋凉、冬冷的四季气候特点。这种方法是：五日气候平均气温低于 10℃定为冬季；高于 22℃定为夏季；介于 10℃～22℃则定为春季或秋季。这种方法由于切合四季冷热温凉

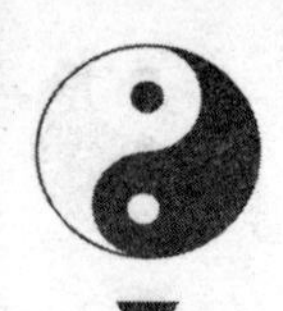

习惯，所以越来越多地被人们所接受。此外，政府统计部门则习惯以1～3月为第一季度；4～6月为第二季度；7～9月为第三季度；10～12月为第四季度。但这纯粹是便于统计，无四季划分的科学依据。

6. 旬、昼夜、时辰和五更

旬　纪旬法是我国古代遗留下来的。人们把每个月的前10天称为上旬，后10天称为下旬。但有的月份下旬不足10天仍作为一旬。为了使所指的日期更加确切，有时又把一旬分为旬初、旬中、旬末来表示大致范围。一年有36旬。

昼夜　一昼夜就是一日，是地球自转一周所需的时间，人们把它当作历法上的一种单位。一昼夜又称“太阳日”。地球自转时，向着太阳的一半为“昼”，即白天；背着太阳的一半为“夜”，即黑夜。

时辰　我国民间把一昼夜划分为12个等份，记为12个时辰。以十二地支即子、丑、寅、卯、辰、巳、午、未、申、酉、戌、亥表示12个时辰。同时，又将每个时辰分为2等份，一昼夜划分为24等份，每等份为1小时，共24小时。1小时恰好等于半个时辰，一个时辰相当于2小时。

时辰又分为“初”和“正”。时辰的前一小时为初，后一小时为正。如23时叫子初，0时叫子正；1时叫丑初，2时叫丑正。以后又把每个时辰分为8刻，一昼夜共96刻，这和现在计时的1刻等于15分钟是一致的。

五更　五更也是我国古代流传下来的一种夜晚计时制度。把从头一天的黄昏到第二天的拂晓一夜间分为5个更次，每更相隔2小时，称为五更或五鼓。一更指晚上8时左右；二更指夜间10时左右；三更指夜间12时（零时）左右，即夜半时分；四更指2时左右；五更指4时左右，即拂晓时分。

二、天干地支

1. 十天干与阴阳五行

甲、乙、丙、丁、戊、己、庚、辛、壬、癸共十个合称十天干。

甲、丙、戊、庚、壬属阳，称阳干。

乙、丁、己、辛、癸属阴，称阴干。

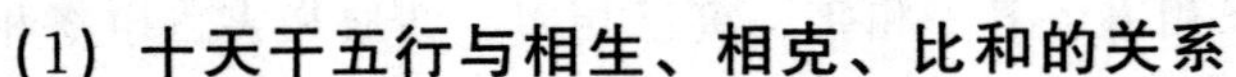

(1) 十天干五行与相生、相克、比和的关系

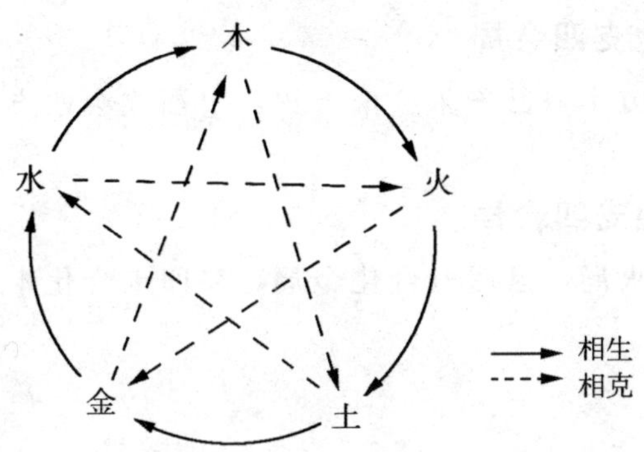

(2) 天干五合

甲与己合化土，乙与庚合化金，丙与辛合化水，丁与壬合化木，戊与癸合化火。

(3) 天干五冲

甲庚相冲，乙辛相冲，丙壬相冲，丁癸相冲，戊己相冲。

2. 十二地支与阴阳五行

子、丑、寅、卯、辰、巳、午、未、申、酉、戌、亥共十二个称为十二地支。

子、寅、辰、午、申、戌属阳，称阳支。

丑、卯、巳、未、酉、亥属阴，称阴支。

(1) 十二地支五行四时方位

寅卯东方木值春；巳午南方火值夏；申酉西方金值秋；子亥北方水值冬；辰戌丑未四季土值四隅。

(2) 十二地支配生肖

子——鼠、丑——牛、寅——虎、卯——兔、辰——龙、巳——蛇、午——马、未——羊、申——猴、酉——鸡、戌——狗、亥——猪。

(3) 地支六合、六冲、六害

地支六合：子与丑合化土、寅与亥合化木、卯与戌合化火、辰与酉合化金、巳与申合化水、午与未合，午为太阳，未为太阴，合而为土。

地支六冲：子午相冲、丑未相冲、寅申相冲、卯酉相冲、辰戌相冲、巳亥相冲。

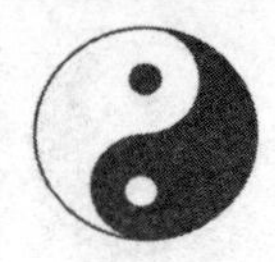
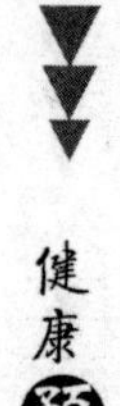

地支六害：子未相害、丑午相害、寅巳相害、卯辰相害、申亥相害、酉戌相害。

(4) 十二地支四会局

寅卯辰会东方木，巳午未会南方火，申酉戌会西方金，亥子丑会北方水。

(5) 十二地支四合局

寅戊戌合化火局，巳酉丑合化金局，亥卯未合化木局，申子辰合化水局。

三、《周易》中的天文现象

1. 宇宙的形成

《周易·系辞》中：“易有太极，是生两仪，两仪生四象，四象生八卦。”和《老子·四十二章》中“道生一，一生二，二生三，三生万物”的描述，是宇宙形成和变化的模式图。道是无极；一是太极。无极是宇宙的鸿蒙状态，太极是宇宙的运动状态。宇宙由鸿蒙到运动是一种变化的形式，这种运动形式是一种动静结合的膨胀和裂变形式。天文学认为宇宙在150亿年前，以爆炸的形式生成。爆炸之前太空无形态，而实际上是含有能量的基本粒子。这就是我国古代《易经》说的天极混沌鸿蒙状态。宇宙的极早期，由基本粒子构成。盖莫夫和阿尔弗指出，宇宙年龄头3分钟内，中子打到自由质子上，形成氘核子，继而又渐次生成更复杂稳定的原子核，电子与原子核复合成稳定的原子状态，构成了物质的基本粒子，原子具有一阴一阳的基本属性，即《周易》所谓两仪。两仪生四象，四象生八卦，是宇宙形成过程中，构成物质的基本微粒进入有形物质形态的模式。这实际上与现代宇宙演化学相暗合。现代宇宙大爆炸学说认为：宇宙形成于一个“奇点”，在此之前它是一个没有空间和时间的物理世界，并猜想，这可能是一个由“正能量”和“负能量”互相抵消的“乌有”的非宇宙。当现代人使用科学哲学新历史主义的溯因法，进行倒行研究时，他们重建宇宙的形成过程，从宇宙年谱中推出宇宙的演化图式，竟然与太极、两仪、四象、八卦相生图式相暗合。

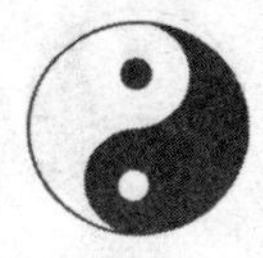

八卦图描述了宇宙的动态变化。乾坤两卦是易数的基本模式。乾代表天，坤代表地，坎离二卦代表日月运动之象，乾坤坎离代表宇宙外静内动的状态。八卦的次序图有方、圆两种图式。方图代表大地，圆图代表天球的工内白道带。

八卦每卦三爻代表宇宙的3个组成部分：气、数、象。气是能量，是客观存在的宇宙最初形态，只是物质能量的一种较为稳固的特殊形态；数是数量，是宇宙变化的物质层次和信息传递、转录方式；象是宇宙间的时空关系，是由能量物质在不同层次上反映出来的一事实上的变化形式和形态的模式。《素问·六节藏象论》说："天度者所以制日月这行也，气数者，可以纪化生之用也。"六十四卦中每卦6爻是太阳在南北回归线之间的6个区域上下运行的模式。每半年有1个月位于其中1个区域内。十二消息卦：泰、乾、否、坤、大壮、姤、观、复、夬、遁、剥、临，或北斗与月亮在甲、乙、丙、丁、庚、辛6个赤道上由东至西的位置相互关系递变，表明日月运行的规律。赤道的384个区域与易卦的384爻相符合。用八卦的卦象来推算太阳系内天体的运行是比较准确的。

384个爻位按照这一事实上的顺序编排起来，每3爻组成一个纯卦称为八卦，每6爻组成一个复卦（两个八卦组成）可组成六十四卦，根据阴阳变化的升降形式组成卦图显示日月合璧模式，叫作十二消息卦图。它是根据日月交会点的位置，结合北斗星座的斗柄运转作参考，按月份排列卦象。复卦的初爻为阳"—"，表示太阳在南回归线"子"的区域，为天心建子的月份，即农历的十一月。临卦的初二两爻为阳"—"，表示太阳由南回归线开始向北移至"丑"的区域，为天心建丑的十二月。泰卦的初、二、三爻均为阳"—"，表示太阳已接近赤道寅的区域，为天心建寅的正月，通常称为三阳开泰。大壮卦的初、二、三、四爻均为阳，表示太阳在赤道以北卯的区域，为天心建卯的二月。夬卦除上爻外，初五至五爻均为阳"—"，表示太阳向北接近北回归线，为天心建辰的三月。乾卦六爻都为阳"—"，太阳在北回归线上。姤卦初爻为阴"—"，表示太阳的照射已从北回归线向南移动，初爻为阴"—"含有夏至一阴生的意义，为天心建午的区域（五月），遁卦、否卦、观卦、剥卦是初、二爻至五爻逐渐转为阴爻"—"，表示太阳的照射由北回归线逐渐向南回归线转移，至坤卦六爻皆阴，太阳照射在南回归线上。天心由建午逐次至建亥，时间由五月逐渐推移至十月。

地球公转1年为1个周天，地球自转1日为1个周天。1年之内，日与月有12次会合，称为十二会，故将1年分为12个月。在古天文学上将

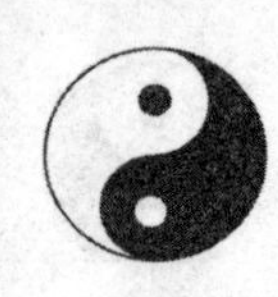

天赤道分为 12 个区域，表示日月交会的区域。用子、丑、寅、卯等 12 个辰名来表示。地球公转平面和地轴有 1 个倾斜角，1 年之中太阳的年周天视运动，不固定在赤道上。冬至抵南天回归线，夏至达北天回归线。十二消息卦的排列表明了太阳在年周天视运动的位置。古代历法，5 日为一候，六候为 1 月。1 月有 30 日，正与月亮绕地球运行的时间相近似。六十四卦，按《周易》卦序排列。乾坤坎离四卦为混沌不分，表示初始状态。其余六十卦分布 1 周做时空坐标。正好昼夜各为一卦。六十四卦图，实际是同一日的昼与夜的天体运动模式。初一清晨是屯卦，黄昏为蒙卦，按上下卦的爻位变换，正好在三十日清晨为既济卦，三十日黄昏为未济卦，1 月结束，又从头开始。

2. 三垣四象二十八宿

三垣、四象、二十八宿是我国古代对星空的划分，它们的起源远在周、秦以前。三垣是北天极周围的三个区域，即紫微垣、太微垣和天市垣。三垣成为三个天区的主体，这些天区也以三垣的名称为名称。

中国的古代天文学有这样的特点，因为观测者地理的纬度是在黄河流域，也就是北纬 35 度左右，所以受地域限制，他所重视观测的天区，只有两个部分，一个是北天极所在的北天区，还有一个就是黄道和天赤道附近的星辰。所谓的北天极也就是地球的正北方向，我们可以想象，将地球的北极点和南极点用一条可以无限延伸的直线连接起来。这条直线从地球的南北两极分别伸向无穷远。向北的这部分所指的方向就是北天极的位置，另一侧对应的当然就是南天极了。但是，我们在北半球的祖先只能看到北天极。

为了认识星辰和观测天象，古人们以北天极为中心，把天上的恒星几个几个地组合在一起，每个组合给一个名称。这样的恒星组合称为星官。各个星官所包含的星数多寡不等，少到一个，多到几十个。所占的天区范围也各不相同。在众多的星官中，有 31 个占有很重要的地位，这就是三垣二十八宿。

紫微垣：北天极附近的天区，大体相当于拱极星区。

太微垣：室女、后发、狮子等星座的一部分。

天市垣：蛇夫、武仙、巨蛇、天鹰等星座的一部分。

古人把东、南、西、北四方每一方的七宿想象为四种动物形象，叫作“四象”。

四象（或作四相）在中国传统文化中指青龙、白虎、朱雀、玄武，分别代表东西南北四个方向。在二十八宿中，四象用来划分天上的星星，也

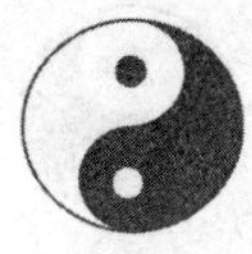

称四神、四灵。春秋易传的天文阴阳学说中，是指四季天然气象，分别称为少阳、太阳、少阴、太阴。中国传统方位是以南方在上方，和现代以北方在上方不同，所以描述四象方位，又会说左青龙（东）、右白虎（西）、前朱雀（南）、后玄武（北）来表示，并与五行学在方位（东木西金，北水南火）上相呼应。四象的概念在古代的日本和朝鲜极度受重视，这些国家常以四圣、四圣兽称之。值得注意的是，虽然近来受到日本流行文化的影响，而开始习惯这种说法，但事实上中国历来对此四象并没有四圣的说法，一般所指的四圣乃伏羲、文王、周公和孔子等四位圣人。四象也指风、雨、雷、电四种自然天候气象。

四象分布于黄道和白道近旁，环天一周。每象各分七段，称为“宿”，总共为二十八宿。

它们是：

东方苍龙之象，含角、亢、氐、房、心、尾、箕七宿；

南方朱雀之象，含井、鬼、柳、星、张、翼、轸七宿；

西方白虎之象，含奎、娄、胃、昴、毕、觜、参七宿；

北方玄武之象，含斗、牛、女、虚、危、室、壁七宿。

二十八宿（又名二十八舍或二十八星）最初是古人为比较日、月、五星的运动而选择的二十八个星官，作为观测时的标志。二十八宿主要位于黄道区域，之间跨度大小不均匀，分为四大星区，称为四象。就是龙虎，还有鸟另外还有鹿，那么鹿这一象后来到晚期发展成玄武，玄武就是龟蛇合一，龟蛇结合这样一种图像，这种东西我们在史前的天文学里都可以找到，就是它们这些变化的痕迹，我们现在都可以梳理出来，那么古人为什么会重视这四个象？因为它们在历史上的某一段时间，曾经充当过时间的指示星，它指导人们的时间。古代的时间最重要的实际就是四个点，就是两分和两至，春分、秋分、夏至和冬至，就这四个点，而这四个象就曾在历史上的某一些时期，充当过这四个点的标准星象。

3. 朔望两弦

朔是指月球与太阳的地心黄经相同的时刻。这时月球处于太阳与地球之间，几乎和太阳同起同落，朝向地球的一面因为照不到太阳光，所以从地球上是看不见的。这时正是农历每月的初一。

望是指月球与太阳的地心黄经相差 180°的时刻。这时地球处于太阳与月球之间。月球朝向地球的一面照满太阳光，所以从地球上来看，月球呈光亮的圆形，叫作满月或望月。这时一般在农历每月十五或十六日。

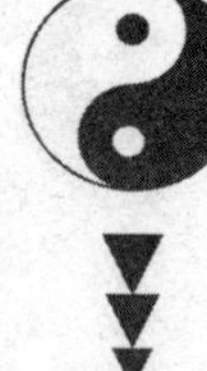

从朔到下一次朔或者从望到下一次望的时间间隔，称为一朔望月，约为29.53059日。这只是一个平均数，因为月球绕地球和地球绕太阳的轨道运动都是不均匀的，二者之间也没有简单的关系。因此，每两次朔之间的时间是不相等的，最长与最短之间约差13小时。在中国古代历法中，把包含朔时刻的那一天叫作朔日，把有望时刻的那一天叫作望日；并以朔日作为一个朔望月的开始。在历日的安排中，通常为大小月相间，经过15～17个月，接连有两个大月。

东汉以前的历法中，都是把月行的速度当作不变的常数，以朔望月的周期来算朔，算出的朔后来称作“平朔”。东汉前后发现了月亮运动的不均匀性，此后人们就设法对平朔进行修正，以求出真正的朔，称为“定朔”。首次载有这种修正算法的历法，是刘洪创制的《乾象历》。隋代刘焯的《皇极历》，才把日行也有迟疾（就是地球绕日运动不均匀性的反映）的因素考虑到“定朔”的计算中去。

同时这也是个极端，“无月为朔，满月为望”。表达了人们对待事物的一种渴望、希望之情，同时也说明了大自然不变的规律。

4. 太阳与太阴

太阳为万宿之主，象征天子，为至尊贵。当它照临之方，遇吉宿则增光辉，凶宿逢之则收敛其凶性。

凡太阳到山、到向及到三合方，都宜修造动土或安葬立坟。

然太阳到向为上吉，到三合方为次吉，到坐山又次之。到向则太阳光辉直照，取欣欣向荣之象。到三合方则以光辉拱我，但到坐山则只有帝王修造宫殿为宜，平民得之反招不利，恐难承受其至尊性质。

凡用太阳者宜日间不宜夜晚，因日间有光，夜晚无光，太阳入夜难显光芒也。

太阳为君，太阴为妃，具母仪之象征，性质具德柔体顺，可辅佐太阳。

逢太阴到山到向，能够压制一切凶煞，遇难呈祥。

凡用太阳者，欲获取其光辉以接天气，可选其到临坐山或向，皆能悉数降福，消灾解厄。到三合方，亦可叨光获得吉应。

凡用太阴者，必须乘时令，以得地气，到临坐山吉。若当令到向，则因违反时令为极凶。此因月建天帝到山为吉，若到向则是冲山凶。

太阳可以到山到向皆可并取。真正之太阳太阴行度须查阅每年之天星历决定。

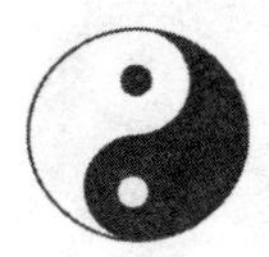

5. 日食和月食

日食，又作日蚀，是一种天文现象，当月球运行至太阳与地球之间时，对地球上的部分地区来说，月球挡住了太阳的部分或全部光线，看起来好像是太阳的一部分或全部消失了，故名。日食只在朔，即月球与太阳呈现合的状态时发生。

日食分为三类：日全食、日偏食和日环食。其中日食中的全食和环食又叫中心食。在同一时间，中心食和偏食发生在地球的不同地区；而在同一地区发生中心食的前后，必伴有偏食阶段。日食的开始阶段和终了阶段为日环食，而中间阶段发生日全食，这样一次日食叫全环食。

古时，人类缺乏天文学知识，以为日食是天狗食日，或象征灾难的降临，而在日食时举行仪式。但在现代社会中，日食的这层意义已逐渐为人们所抛弃。

月食分为月全食和月偏食，没有月环食。在发生月全食前后，必同时伴有月偏食阶段。无论食发生月全食还是月偏食，全球（夜半球）各地同时看到同类的月食。月球进入地球半影时，并不发生“食”，因为半影内能得到部分太阳光辉，它仍照亮整个月面，只是亮度变得稍暗，月轮保持不缺，这种现象叫半影食。至于为什么没有月环食，原因是在月球轨道距离外，地半影截面远比月轮大得多。

日食和月食的发生是有一定的时刻的。日食一定发生在朔，即农历初一当日。此时月球位于地球和太阳之间，但因太阳轨道（黄道）与月球轨道（白道）成5°9交角，故并非每次朔日皆有日食发生，而日食发生时，日月两者皆一定在“黄白交点”（升交点或降交点）附近。

日食的一个食季是36天，这个天数比一个朔望月的平均长度29.53天还要长。因此在一个日食的食季内必定会发生一次日食，也可能发生两次日食。一年之中有两个日食食季，所以在一年之内至少有两次日食发生，也可能有四次日食发生（如果每个食季中都包含两个朔日的话）。

月食的一个食季为24天，这个天数比一个朔望月的平均天数29.53天还要短。因此在月食的一个食季内可能包含一个望月，也可能没有望月在内，也就是说，在这个食季内可能有一次月食发生，也可能连一次月食也不会发生。一年之中月食的食季也是有两个；所以在一年之中，可能有两次月食发生，也可能连一次月食也不会发生。

一年之中，日、月食的次数最多时可以达到六次，即四次日食和两次月食。由于地球绕太阳和月亮绕地球的公转运动都有一定的规律，因此日

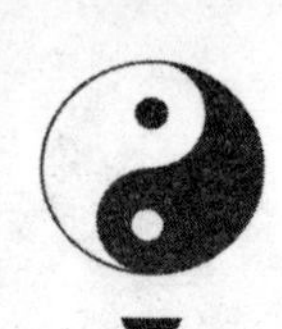

食和月食的发生也具有其循环的周期性。

早在古代，巴比伦人根据对日食和月食的长期统计，发现了日食和月食的发生有一个 223 个朔望月的周期。这个 223 个朔望月的周期便被称为“沙罗周期”，“沙罗”就是重复的意思。

223 个朔望月等于 6585.3 天（22329.530588），即 18 年零 11.3 天，如果在这段时间内有 5 个闰年，那就是 18 年零 10.3 天。在这段时间内，太阳、月亮和黄白交点的相对位置在经常改变着，而经过一个沙罗周期之后，太阳、月亮和黄白交点差不多又回到原来相对应的位置，因此便会出现同上一次情况相类似的日、月食，但见食的地点会有所变化，这里就不再细述了。

在我国汉代也发现日、月食具有一个 135 个朔望月的周期。135 个朔望月等于 3986.6 天，约等于 11 年少 31 天，也就是说日、月食每过 11 年少 31 天重复发生一次。这个循环周期记载在汉代的“三统历”中，因此也称为“三统历周期”。

此外，人们还发现日、月食还有其他的循环周期。比如以 358 个朔望月为周期的纽康周期（合 29 年少 20 天），以 235 个朔望月为周期的米顿周期（合 19 年），等等，但这些周期都是非常粗略的，只能粗略地推算出日、月食发生的日期，并不能确定日、月食发生的准确时刻，食分的大小和见食的地区。

第三篇 《周易》与食疗养生

一、《周易》八卦和生命健康

二、《周易》与药食学

三、食疗和食补

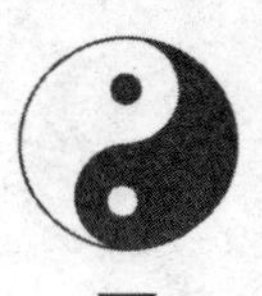

一、《周易》八卦和生命健康

当八卦形成之后，它最初仅代表世间万物的8种基本属性和物象。但事实上并非仅限于此，人世间客观事物运动变化是混沌的。阴阳交合在万变之中却又有不变之理，于是，后人借助卦画而生其义，将八卦之理赋予更多的含义。北宋邵康节就是以“万物类象”的原理来划分各类事物所属的卦象的，并作《梅花易数》之书传之于世。

人生活在宇宙之中，生命健康是与“万物类象”息息相关的，我们了解八卦的万物类象，对于生命健康来说具有一定的参考作用。为此，我们仅对八卦与人体生命健康直接关联的生命类象作以下阐述。

1. 乾卦的生命类象

[天时] 天，冰，雹，霰，日，酷暑，暴雨等。

[身体] 头部，胸肺部，骨骼，心脏，男性生殖器，强壮的身体等。

[时序] 晚秋至初冬，九、十月之交。

[家宅] 秋占宅兴隆，夏占有祸，冬占冷落，春占吉利。

2. 坤卦的生命类象

[天时] 地，多云，阴，雾，低气压。

[身体] 腹部，消化器官，脾等。

[时序] 晚夏至初秋。

[家宅] 安稳，多阴气，春占宅舍不安。

[婚姻] 利于婚姻，宜税产之家、乡村之家或寡妇之家。

[饮食] 牛肉，土中之物，甘味，野味，五谷，芋笋，动物内脏。

[疾病] 腹部疾病，消化不良，皮肤病，疲劳。

3. 震卦的生命类象

[天时] 雷，地震，闪电。

[身体] 足，肝脏，头发，神经，咽喉。

[时序] 春季三月，草木萌芽之时，花蕾初长之时。

[家宅] 山林之处，宅中虚惊，春占吉，秋占不利。

[婚姻] 可有成，声名之家，利长男之婚。

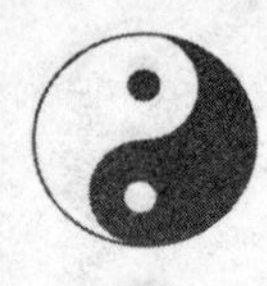

[饮食] 蹄肉，山林野味，鲜肉，果酸味，菜蔬。

[疾病] 足部疾病，肝胆疾病，心理疾病，头痛，咽部疾病，创伤及突发病。

4. 巽卦的生命类象

[天时] 风，云雨交加，风雪。

[身体] 臀部，呼吸器官，肠，腋。

[时序] 春夏之交。

[家宅] 安稳利市，春占吉，秋占不安。

[婚姻] 可成，利长女之婚。

[饮食] 鸡肉，山林之味，蔬菜，酸味。

[疾病] 伤风，中风，呼吸道疾病，性病，妇女病，骨科疾病，肠道疾病。

5. 坎卦的生命类象

[天时] 水，雨，月，雪，霜，露。

[身体] 耳，肾脏，生殖系统，肛门，血。

[时序] 冬十一月。

[家宅] 不安，暗昧，防盗。

[婚姻] 利中男之婚，利北方之婚。

[饮食] 猪肉，酒，冷饮，凉拌，海味，羹汤，水产品，腌制品，带核之物。

[疾病] 生殖系统疾病，血液病，耳病，肾脏疾病，胃冷泄泻，痼冷之病。

6. 离卦的生命类象

[天时] 火，日，电，虹，霞。

[身体] 眼，心脏，神经，乳房。

[时序] 夏五月。

[家宅] 安稳，平善，冬占不安，防火灾。

[婚姻] 利中女之婚。

[饮食] 煎炒或烧炙之物，干脯，熟肉，飞禽。

[疾病] 眼部疾病，心脏疾病，神经系统病，烫伤，中暑，乳房疾患病。

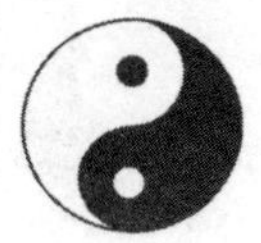

7. 艮卦的生命类象

[天时] 山，山岚，云，雾。

[身体] 手，骨，鼻，背，男性生殖器。

[时序] 晚冬至初春。

[家宅] 诸事有阻，家人不睦，春占不安。

[婚姻] 阻隔难成不易，利少男之婚。

[饮食] 土中之物，诸兽之味。

[疾病] 手部疾病，关节痛，脾胃疾病，鼻腔病，男科病。

8. 兑卦的生命类象

[天时] 泽，雨，星，新月，刮西风。

[身体] 口腔，肺，大肠，膀胱，痰涎，女性生殖器。

[时序] 中秋八月。

[家宅] 不安，防口舌，秋占喜悦，夏占有祸。

[婚姻] 防损胎，生女孩。

[饮食] 羊肉，泽中之物，辛辣味。

[疾病] 口腔疾病，消化不良，内脏疾病，妇女病。

从以上的生命类象来看，自古以来，八卦不仅是关于宇宙的神秘探讨，同时也是对人类生命的预测。这种预测，是把生命置于宇宙之中，且本能地从自身生命健康现象加以探究，为使八卦成为一种神奇的生命科学奠定了基础。

二、《周易》与药食学

1.《周易》与药食原理

人与外界息息沟通，除了呼吸之外，饮食是极为重要的环节。食入和浊出工作，人体二十四小时都在不断地进行着，这是生命科学极为重要的一个环节。

生物是一个开放系统，人类是一个巨大的开放系统，时时刻刻与外界进行着交换，饮食是极为重要的交换媒介。

药食学，即药物与饮食关系的学问，药食同源、药食互补，药食互

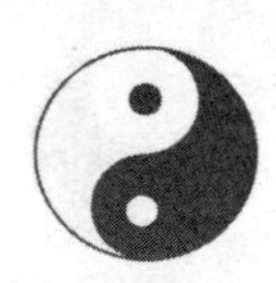

用。药与食之间并不存在严格的界限，把药物与食物科学地配合起来用以养生、治病，是中医学的重要课题。

《周易》蕴涵着药食学的原理，《内经》作了重要的发展，为中药学的建立和发展奠定了基础。

象，即形象、征象。《周易》本身是一部大象，六十四卦分别为一个小象，皆形象地反映着各种事物。如乾卦象天，坤卦象地，艮卦象山，离卦象日，坎卦象月等。宇宙自然界存在着这样一个规律，即矿物、动物与植物其性相通，故矿、动、植物皆可互补，成为了药食同源及药食互补的基础。故中医学主张“象形药食”及“象义药食”。所谓“象形药食”即采用外形像人体脏器的药食治病。如核桃仁酷似人脑沟回，故以之补脑。沙苑子形象人体之肾，故以之补肾。在“象形药食”的基础上又采用了“以脏补脏”的方法，即以猪腰子补肾，以牛眼治眼，以猪膀胱治遗尿……在药食学中颇有意义。

《周易》卦象取义在中医药食学方面也有很大的启迪意义，如《易·说卦》曰：“艮为山，……为蚌为龟。”皆取离卦之外刚内柔，“艮为山，……为果蓏。”又取其桃李瓜果皆出自山之义。故中医学又有“象义药食”之用。如生在水中的药，食物性寒潮则以之清火，长在石山中的矿物性热，提炼以祛寒，蝉擅鸣而以之开音，红色的食物性热用以温补，绿色的东西性寒以之清热等，在药食应用中都极有特色。

2. 五气互补与药膳学

《周易》八卦可概括为水（饮水、兑泽卦），火（离火卦），土（坤土、艮土卦），金（乾金卦），木（巽风、震雷卦）。因属性相同的几个卦可以归于一类，故八卦共概括为五种气质，这五种属性不仅是人的属性的普遍规律，更成为了药食学的重要物质基础，因属性相同，所以存在着动、植、矿物皆同样属这五种属性。这是自然界物质属性的普遍规律，成为了药食学的重要物质基础，因属性相同，所以就存在着动、植、矿物与人五气互补的道理。《周易》中就有关于人类与动、植、矿物五气相通的理论。如《易·说卦》：“乾为天……为玉为金，……为老马，……为木果”，“艮为山，……为小石。”“坎为水，……为耳痛……为月……其于木也为坚多心。”《内经》作了发展和应用，如《素问·阴阳应象大论》曰：“东方生风，风生木，木生酸，酸生肝，肝生筋，筋生心……南方生热，热生火，火生苦，苦生心……中央生湿，湿生土，土生甘，甘生脾，脾生热，热生肺……西方生燥，燥生金，金生辛，辛生肺，肺生皮毛，皮毛生肾……北方生寒，寒生水，水生咸，咸生肾，肾生骨髓，髓生肝。”人类和动、植、矿物五气相通的理论，大大丰富了中医药食学的内容。如《素问·脏气法

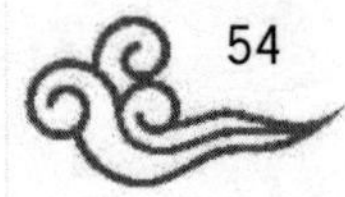

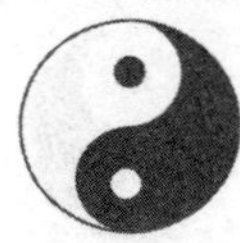

时论》说："毒药攻邪，五谷为养，五果为助，五畜为宜，五菜为充，气味合而服之，以补精益气。"极力主张药、谷、果、畜、菜配合以治病养身，在中医药食学中具有重要的意义。

中国药膳学是在药食理论的基础上辅以烹调佐料而成的学问，具药疗、营养、美味于一体，别具风格，在世界营养学界颇有影响。著名的清宫药膳即驰名中外，目前又发展了这种药食配制的，具有养生抗衰老及治疗作用的酒、糖、点心、饮料等，说明我国的药膳学有着广阔的道路，将对人类的保健作出贡献。

3. 药膳养生法

历代养生家将具有防衰老作用的药物，称为延年益寿药物。运用这类药物来达到延缓衰老、强身健体的目的，即是药膳养生法。《神农本草经》一书中记载的365种药物中，具有"轻身益气，不老延年"之作用的就有160余种。这160余种与延缓衰老有关的药物中，如人参、白术、地黄、何首乌、灵芝等，经现代研究，均有强身防病、延年衰老、增加寿命的作用。

生、长、壮、老、死是人类寿命的自然规律。衰老、死亡自然无法规避，但是对那些具有延缓衰老、增加寿命作用的药物运用适当，就可以使人体维持在老年前期的状态，防止人体迅速衰老。当然，若用之失当，不仅无益，反而有害。药膳养生要牢记一点的是，它的养生作用只限于增强体质，预防疾病，延年益寿，并不能"长生不老"。

《周易》认为，人生活在大自然中，与自然息息相关，人类的生存赖于大自然提供的各种条件，人体与外在自然环境之间存在着对立统一的关系。《周易》提出"顺乎自然"的养生方法，药膳养生自然要遵循此法则。

《周易》主张，药膳养生要顺应自然。药膳选择必须适应这四时气候变化的规律，才能起到良好的养生作用。

春季是万物生发的季节。

《律志》说："少阳东也，冬者动也，阳气动物，于时为春。故君子当审时令，节宜调摄，以卫其生。"意思是说春天阳气渐渐升腾（少阳）故能使自然界万物萌动，生机勃勃。外界气候影响着一切生物，善于养生的人们也应根据这一时令的特点，进行适宜的调养，以保障生命的正常活动。

春季药膳食疗的要点就是要少吃酸味食物，多吃甜食，以防肝旺克脾。而其性味甘平或有清肝作用的药物有：茯苓、山药、枸杞等。对于肝气不旺、气血两虚的人来说可以选择黄芪、当归、人参等进补，以助肝气顺应自然而正常生发。

时至夏季，气温开始升高，万物生长也最茂盛。此时人的脾胃功能较为迟钝，因此在药膳的总体要求上，要以"清淡甘平"为原则，这样才有

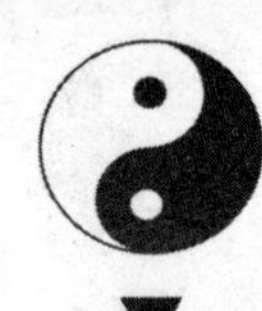
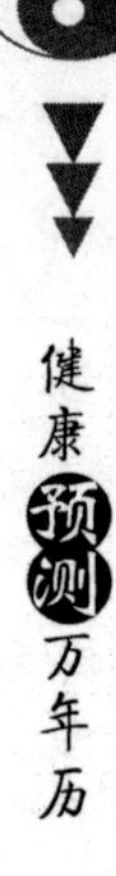

助于开胃消食，所以，夏令宜选择甘寒清补类品，如沙参、太子参、西洋参、枸杞等。

进入秋季，炎暑渐消，金风送爽，万物由生长渐趋凋谢，处于收获的季节。人体也同样处于收获时期。机体已由活跃、外向、支付阶段，转变过渡到沉静、内向、积蓄的阶段。由于夏季消耗多吸收少，因此，秋季要重视补充营养，调整机能，为冬季的藏经做好充分准备。此时，宜注意补益甘味以益气。

因此，秋天药膳养生应选择甘润养肺类补品甘润温养，既不可过热，又不能太凉，以不伤阳不耗阳为度。

冬季三月，气候由凉爽转为寒冷，自然界万物凋谢；寒风凛冽，甚至大雪纷飞，银装素裹，有些生物则自行蛰伏（亦谓冬眠）。人此时应很好地保护阳气，祛除阴寒。宜遵循温补的原则。

冬季药膳要注意温补肾阳，以助肾藏精气，从而化生气血津液，促进脏腑的生理功能，但要注意制作药膳选择药物和食物时，应温而不散，热而不燥，如冬虫夏草、人参等。

三、食疗和食补

1. 食疗及其历史发展

药膳食疗是中医学的一个重要组成部分，是中华民族历经数千年不断探索、积累而逐渐形成的独具特色的一门临床实用学科，是中华民族祖先遗留下来宝贵的文化遗产。

几千年来，中国传统医学就十分重视饮食调养与健康长寿的辨证关系，它包括食疗，即用饮食调理达到养生防治疾病的作用，以及药膳，即用食物与药物配伍制成膳食达到养生防治疾病的作用，本文所提到的药膳即包括食疗内容。中医学在长期的医疗实践中积累了宝贵的药膳食疗保健经验，形成了独特的理论体系，因而药膳学是中医学的重要组成部分。积极推行中医药膳食疗保健，不仅为我国人民的健康长寿作出了重要贡献，而且对于促进世界卫生保健医学的发展，也具有深远的意义。

根据史实与现存资料，药膳食疗的源流可分成以下几个阶段。

蒙昧时期（远古）

(1)《孟子》中说“食、色，性也”，是说人类的本能。

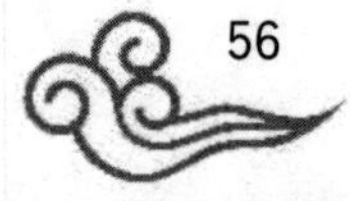

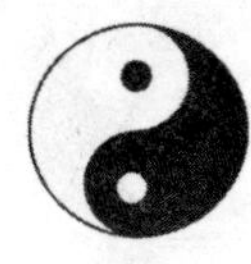

“民以食为天”这是一句古话，则指人类为了生存、繁衍后代，就必须“填饱肚子”的重要性，以维持身体新陈代谢的需要。

（2）原始人最重要的一件事就是觅食。当时的食物，完全依赖于大自然的赐予。吃的食物种类很多，不可避免误食不合适的食物，而引起不良反应。《韩非子·五蠹》说过：“上古之世……民食果瓜蚌蛤，腥臊恶臭，而伤害腹胃，民多疾病。”《淮南子·修务训》也说：“古者民，茹草饮水，采树木之实，食蠃之肉，时多疾病毒伤之害。”说明了远古时期的先民，确实曾受到有害饮食所致疾病的折磨和困扰。

（3）经过长期的生活实践，人们逐渐认识到哪些食物有益可以进食，哪些有害而不宜食用。《淮南子·修务训》说“神农……尝百草之滋味，水泉之甘苦，令民知所避就，当此之时，一日而遇七十毒”，生动地说明了先民在寻找食物的过程中，避开有毒的，摄取无毒食物的情况。同时，人们发现有许多种类的食物可以解除疾病所带来的痛苦，还有些食物吃后具有强身健体的作用。于是，许多既可果腹，又可疗疾的食物被人们所重视，这就是中医学中“药食同源”的理论依据。简言之，人类在发现食物的同时，也就包含了食疗药膳的出现。所谓“药食同源”，应理解为源于同一发现过程，并不是食即是药，药即是食。

（4）原始人利用自然野火到人工制造火（燧人钻木取火），由于“火上燔肉，石上燔谷”，使人获得更丰富的营养，使食品更符合卫生要求，提高了人体素质和增强了抗病能力，对于人体具有积极的保健意义，火在人类进化过程中意义更为重大。以上人们对食物的选择和加工以及保证身体健康的一些措施，都是生活中不自觉的行动，根本没有食疗药膳的概念，所以称为蒙昧时期。尽管处于蒙昧状态，却是艰难而漫长的一步，是人类发展史上重要的一步。

萌芽时期（夏～春秋）

据文献记载，我国药膳食疗保健起源可以追溯到夏禹时代。此时已有多种烹调方法，如商代伊尹制汤液，他的烹调技术高明，担任商汤王的厨师。

从甲骨文记载看，有禾、麦、黍、稷、稻等多种粮食作物，已能大量酿酒。在商汤之前新石器时代龙山文化遗址中，已发现有陶制的酒器。酒是饮料并具有明显的医疗作用，后人认为它有“邪气时至，服之万全”的作用。由于它是有机溶剂，能溶解出更多的有效成分，所以做成药酒，后来又发展成麻醉剂。在食疗烹调中也经常用酒。

相传仪狄曾做酒献给夏禹品尝以健体。《诗经·七月》所谓“为此春酒，以介寿眉”，是说酒有延缓衰老、益寿强身的作用。至商代，伊尹制汤液，著《汤液经》，以烹调之法疗疾。《吕氏春秋·本味篇》载有“阳朴

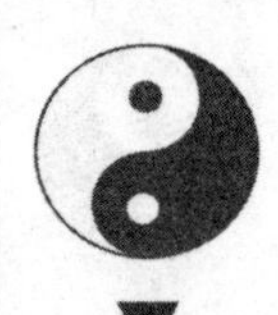

之姜，招摇之桂”，姜和桂都是辛温之品，有抵御风寒的作用，又是烹调中常用的调味品。以此烹调成汤液，既是食品，又可是汤药，说明商代已有朴素的饮食疗法，这已经具有食疗药膳的雏型了。

周代，人们对饮食已经相当讲究。尤其在统治阶级中已经建立与饮食有关的制度与官职。《周礼·天官》所载的四种医术中，食医居于疾医、疮医、兽医之首。食医的职责是“掌和王之六食、六欲、六膳、百馐、百酱、八珍之齐”，可见当时已经明确了饮食与健康的密切关系。

春秋末期的教育家孔子，对饮食卫生提出具体要求，如《论语·乡党》中有：“食不厌精，脍不厌细，食鱼馁而肉败不食，色恶不食”等提法，都是从保健的目的出发的。通过讲究饮食，以防止疾病的发生，保健食疗的目的是明确而自觉的心理和行为。说明食疗药膳已从早期发展进入到萌芽阶段。

奠基时期（战国～汉）

经过长期实践所积累的经验，使食疗药膳的知识逐渐向理论阶段过渡。到了战国时期，终于有了有关食疗的理论，标志着食疗的飞跃发展，具体体现在《黄帝内经》的有关章节，书中提出系统的食疗学理论，对我国的食养、食疗和药膳的实践产生了深远的影响。

（1）饮食营养的重要作用：若饮食合宜，则可健康，“是故谨和五味，骨正筋柔，气血以流，腠理以密，如实则筋骨以精。谨道如法，长有天命”。《灵枢·五味》首先提出饮食对于人体健康的重要意义：“谷始入于胃，其精微者，先出于胃之两焦，以溉五脏，别出两行营卫之道。”《灵枢·营卫生会》说：“人受气于谷，谷入于胃，以传于肺，五脏六腑皆以受气。”说明饮食营养对人体健康的重要意义。在病理情况下，即或借助药物治疗时，也要注重饮食以调治疾病，这是这一时期提出的食疗原则。

（2）使用药物治疗疾病，要适可而止，使用药物不可过分，以免身体受损。当用饮食方法调理使之痊愈。正如《素问·脏气法时论》所说：“五谷为养，五果为助，五畜为益，五菜为充，气味合而服之，以补益精气。”就是要求将多种动、植物食物互相配合，综合运用，取长补短，从而充分发挥饮食营养对人体的积极作用，最终达到治愈的目的。

（3）食物的性味：《黄帝内经》指出食物也有四性、五味。四性即寒、热、温、凉；五味是酸、苦、甘、辛、咸。根据不同性质的疾病，选用不同性质的食物，有针对性地进行调养治疗。在五味中，“辛甘发散为阳，酸苦涌泄为阴，咸味涌泄为阴，淡味渗泄为阳”。食物也分为阴阳两大类，按治病的要求，选择不同味道的食物。把食物作为药物对待，中药的性味理论对于食疗药膳有着重要的指导作用。

（4）五味对五脏各有所偏：在五行学说的积极引导下，先民发现食物

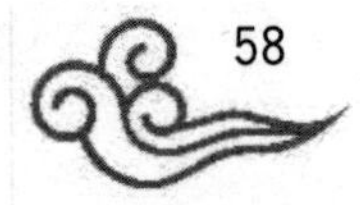

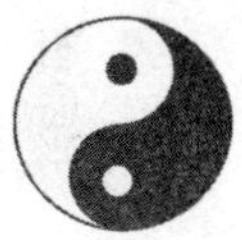

与药物一样，对人体内脏各有所偏。《素问・至真要大论》说："夫五味入胃，各归所喜，故酸先入肝，苦先入心，甘先入脾，辛先入肺，咸先入肾。"这说明不同性味的食物对不同内脏的亲和力，在调治内脏疾病时应有所区别，《黄帝内经》就根据五行生克的理论，分析内脏疾患时，利用了不同性味饮食调治的复杂性。在这一阶段，根据上述的食疗理论，人们把食物的宜忌进行分类。如《素问・脏气法时论》所说："肝色青，宜食甘，粳米、牛肉、枣、葵。心色赤，宜食酸，小枣、犬肉、李、韭皆酸。肺色白，宜食苦，麦、羊肉、薤皆苦。脾色黄，宜食咸，大豆、豕肉、粟、藿皆咸。肾色黑，宜食辛，黄黍、鸡肉、桃、葱皆辛。"这是五脏患病时所宜进食的谷肉果蔬。同时《黄帝内经》又明确指出多种病症的食物禁忌，如《灵枢・五味》指出："五味入于口也，各有所走，各有所病"，"酸走筋，多食之令人癃；咸走血，多食之令人渴；辛走气，多食之令人洞心；苦走骨，多食之令人变呕；甘走肉，多食之令人？心。"《素问・五脏生成篇》并指出过食五味之害为："多食咸，则脉泣而变色；多食苦，则皮槁而毛拔；多食辛，则筋急而爪枯；多食酸，则肉胝月刍而唇揭；多食甘，则骨痛而发落。"尽管这些说法含有机械套用五行生克学说之嫌，但原则上指出任何食物都有气味的偏胜，如果过食偏嗜都不利于身体健康的哲理，这确是一条应该遵循的食疗原则。1973 年湖南长沙马王堆三号汉墓出土的古医学帛书，相传是战国前的医学著作，书中谈到了饮料保健的方法，特别强调了酒和韭的延年益寿和滋补强身的作用，其中云"酒者，五谷之精气也，其入中散流，其入理也，彻而周"，韭"春三月食之，疴疾不昌"（《十问》）。

成书于汉代的《神农本草经》是我国最早的一部药物学专著，共收载药物 365 种，其中载药用食物 50 种左右，如酸枣、橘柚、葡萄、大枣、海蛤、干姜、赤小豆、粟米、龙眼、蟹、杏仁、桃仁等，包括米谷、菜蔬、虫鱼、禽肉等"食药物"，并记载了这些药物有"轻身延年"的功效。说明当时对于一些食物的药用价值已经给予重视和肯定。至于药膳之提出大抵在东汉时期已有记载，如《后汉书・列女传》中有"母亲调药膳……思情笃密"家庭药膳的记载，可谓药膳一词之肇端，下之以往，多有沿用。

东汉著名大医学家张仲景《伤寒杂病论》中不乏有食疗药膳的有关内容，《金匮要略》著有"食禁"专篇，列举了治少阴咽痛的猪肤汤和治产后腹痛的当归生姜羊肉汤，以及桂枝汤、百合鸡子黄汤等，这些食疗方至今还被临床所常用。张仲景所说"所食之味，有与病相宜，有与身为害，若得宜则益体，有害则成疾"，可见他对食物疗法在治疗过程中的重要作用，已经说得相当明确了。

这一时期有关食疗药膳的专著纷纷面世，据《汉书・艺文志》、梁代

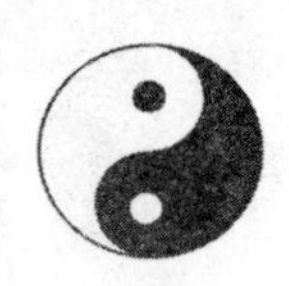

《七录》记载，如《神农黄帝食禁》、《黄帝杂饮食忌》、《食方》、《食经》、《太官食经》、《太官食法》，可见这一时期的食疗与药膳已得到相当重视，可惜这些专著都已遗失。

汉代以前的食疗，是理论奠基期，对于食疗药膳学的发展，具有重要影响与指导作用。

形成时期（晋～唐）

魏晋以来，食疗在一些医药著作中有充分反映。东晋著名医家葛洪著有《肘后备急方》，载有很多食疗方剂，如生梨汁治嗽；蜜水送炙鳖甲散催乳；小豆与白鸡炖汁、青雄鸭煮汁治疗水肿病；小豆汁治疗腹水；用豆豉与酒治疗脚气病；等等。他还进一步指出“欲预防不必待时，便也酒煮豉服之”把食疗应用到预防疾病方面。南北朝时期，陶弘景著有《本草经集注》，是我国药物学发展史上的第二个里程碑，记载大量的药用食物，诸如蟹、鱼、猪、麦、枣、豆、海藻、昆布、苦瓜、葱、姜等日常食物及较罕用的食物达百多种。并较深入地提出食物的禁忌和食品卫生。

唐代药王孙思邈所著的《备急千金要方》标志着食疗学已经是一门独立学问，成为独立的学科。书中除集中叙述五脏喜恶宜忌，食物气味、归经以外，还着重论述食疗在医药中的地位，指出其重要性。他提出：“不知食宜者，不足以存生也……是故食能排邪而安脏腑，悦神爽志，以资血气。若能用食平疴，释情遣疾者，可谓良工。”提出能否正确应用食疗药膳治病作为衡量医者技术水平的重要标准之一。并强调：“夫为医者，当须先调晓病源，知其所犯，以食治之。食疗不愈，然后命药。”他把食疗药膳作为治病疗疾的首选对策，可见他对食疗的重视，把食疗学提到相当高的地位。他还列述了可供药用食物共146种，其中果实类29种、菜蔬类50种，谷米类27种，鸟兽类40种。详述每种食物的性味、毒性、治疗作用、归经、宜忌、服法等。

唐代出现了我国现存最早的一部以食疗命名的药物学专著《食疗本草》，作者孟诜。该书早逸，但其内容被后代有关著作所引用。书中药用食物227种（包括动物、植物和矿物），对于药的性味、产地、鉴别、调制都做了叙述。每种药之下，列有该食物组成的方剂及其治疗适应病症。书中还注意到食疗药膳药具有地区性的差别。上述说明当时已经广泛应用食疗和药膳治病以及调理身体健康。如孙思邈的羊肉黄芪汤是治疗虚弱的食疗要方。这些药膳已成为我国民间常用食疗方剂，在实际生活中被普遍应用。唐代另一重要著作《外台秘要》中也有许多食疗药膳方剂。书中关于食物禁忌叙述尤其详细，对大多数病症下的治疗都列出明确的禁忌，包括忌食生冷、油腻、荤腥、酒等。这些都是通过长期实践所取得的宝贵经验。除上述外，隋唐时还有一些食疗专著，既有理论，又有实践的食疗药

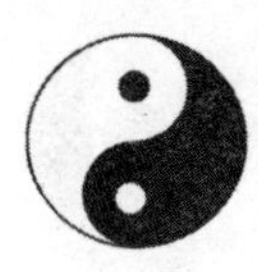

膳专著，终于使食疗药膳成为一门独立的学科，并为食疗药膳的全面发展打下更坚实的基础。

全面发展时期（宋～清）

北宋王朝几位统治者，对医学的发展颇为重视，采取了一些积极的措施，如成立整理医著的“校正医书局”以及药学机构“太平惠民和剂局”等。北宋官修的几部大型方书中，食疗学作为一门独立专科，得到了足够的重视。如《太平圣惠方》及《圣济总录》两部书中，都专设“食治门”，即食疗学的专篇，载方160首，大约用来治疗28种疾病，包括中风、骨蒸痨、三消、霍乱、耳聋、五淋、脾胃虚弱、痢疾等。在药膳方剂，以粥品最多（如豉粥、杏仁粥、黑豆粥、鲤鱼粥、薏苡仁粥等），成为食治门中的主流。此外还有羹、饼、茶等剂型。《圣济总录》中有酒、饼、面、饮、散等不同形式，且制作方法也较详细。

元代的饮膳太医忽思慧著的《饮膳正要》，是我国最早的一部营养学专著，它超越了药膳食疗的旧概念，从营养的观点出发，强调正常人加强饮食卫生，营养调摄以预防疾病。他在书中强调：“夫安乐之道，在乎保养……故善养性者，先饥而食，食勿令饱，先渴而饮，饮勿令过，食欲数而少，不欲顿而多。”在令书三卷内容中，首列“聚珍异馔”，作为正常人调摄，强身健体的滋补食品。他在中医药发展史上首先从养生预防的观点出发，提出食物营养的要求。介绍了多种日常饮食的制作，包括汤类16种、粉类6种、面类8种、羹类4种、粥类4种。至于食疗药谱，治疗各门类疾病的方剂也很多，如桃仁粥，桃仁三两去皮尖和入煮粥，治疗咳嗽胸满喘急；黑牛髓煎，用黑牛髓半斤，生地黄汁半斤，白沙蜜半斤共熬为膏，治疗肾弱、骨败、瘦弱等，都是典型的药膳。其他如香圆煎、枸杞茶、荔枝膏等都是简便易行的食疗方剂。末卷还把203种食品按米谷、兽、禽、鱼、果、菜和料物7类，介绍其性味及疗效。《饮膳正要》是中医食疗药膳学发展史上的一个里程碑，它不仅标志着中国食疗药膳的成熟和高度发展水平，同时它还有两个突出的特点，一是主要反映北方地区的饮食习惯，比较符合北方居民的需要；二是民族特色十分突出，为了当时统治阶级蒙古贵族的需要，书中收入很多民族食物，如果品中的八檐仁、必思答；料物有马思嗒吉、哈昔泥、回回青等。它基本上反映了当时我国食疗药膳总的水平。此外，还有吴瑞的《日用本草》，娄居中的《食治通说》，郑樵的《食鉴》等，都从不同侧面论述了食疗与药膳，并提高到相当的高度来对待。

明清时期是中医食疗药膳进入更加全面发展的阶段，几乎所有的本草著作都注意到中药与食疗学的密切关系。如明代伟大的医药学家李时珍的《本草纲目》，书中除数以百计的可供药用食物外，还有相当多的食疗药膳

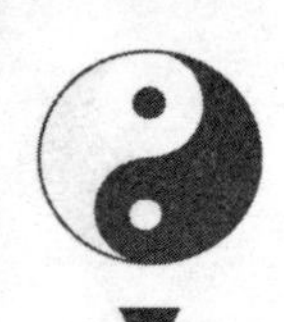

方，其中卷三、四“百病主治药”中，对一百几十门病症的治疗，提供了数百个药膳食疗方，诸如用酒煮食乌鸡治风虚；用怀香、赤小豆、豆制品等十多种食物和猪脂为丸治疗劳倦；各种米粥治脾胃症等都是典型药膳。明代还有一些特殊的本草著作，如朱棣的《救荒本草》，书中所载虽大多非日常的蔬菜水果，但可供荒年救饥拯灾之用，有很高的实用价值。这些都表明食疗营养学发展到了一个崭新阶段。

对食疗药膳的制作，也有新的发展，如徐春甫《古今医统》90卷中，载有各类饮食如茶、酒、醋、酱油、酱、菜蔬、肉、鲜果、酪酥、蜜饯等的制作法，多符合营养学的要求。明清时期对特殊疾病及年老者的食疗药膳尤为重视。其中较有名的高濂的《遵生八笺》，记载了适合老年人的饮食并极为详尽，如粥类38种，汤类共32种。清代曹慈山的《老老恒言》尤其注意老年的应用药膳防病养生，对老年人食粥论述最详，提出“粥能益人，老年尤宜”，并将药粥分为三品，上品“气味轻清，香美适口”，中品“少逊”，下品“重浊”，主张：“老年有竟日食粥，不汁顿，饥即食，亦能体强健，亨大寿。”书中提出上品粥36种，如莲米粥、芡实粥、杏仁粥、胡桃粥、枸杞叶粥等；中品粥27种，如茯苓粥、赤小豆粥、大枣粥、龙眼粥；下品粥37种，如地黄粥、羊肝粥等，都是后代常用老年滋补，健脾益肾及一般虚弱的常用药粥品。

明代时期食疗药膳著作达30种以上，其中有的是重点论述本草的，如沈李龙《食物本草会纂》、卢和《食物本草》、宁原《食鉴本草》、李时珍《食物本草》等；还有从饮食调理、药膳制作的观点出发撰成的食谱营养学专著，其中较为著名的如贾铭《饮食须知》、宋公玉《饮食书》、袁牧《随园食单》、王孟英的《随息居饮食谱》等，有的至今在临证中仍有较大的实用价值，是中医宝贵遗产中的珍品。

此阶段的食疗学还有一个突出特点，就是提倡素食的思想得到进一步发展，受到重视。《黄帝内经》中载有“膏粱之变，足生大疔”，人们早已注意到偏嗜偏食，尤其是高脂的危害，过食油腻已经引起医家们的注意和关注，因而明清时期强调素食的著作相应增多。如卢和的《食物本草》指出：“五谷乃天生养人之物”，“诸菜皆地产阴物，所以养阴，固宜食之……蔬有疏通之义焉，食之，则肠胃宜畅无壅滞之患。”这些思想不仅使食疗学、营养学思想得到深化，也大大推进了养生学的发展。

综上所述，中国食疗药膳学内容丰富，源远流长。当今，应用现代科技发展药膳学这门科学，更好地为中国人民和世界人民的健康服务，在医疗保健事业上作出更大的贡献。

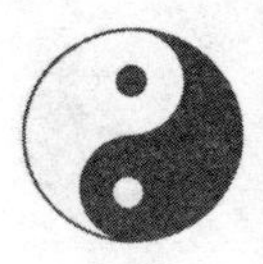

2. 要顺应盈虚消息以药食养生

世间万物都有一个盛衰变化过程，就拿我们自身来说，谁也逃离不了生、老、死的过程。《周易》更是强调盈虚消息，认为一年和一昼夜阴阳存在着盛衰变化。因此，药食养生就要讲究种药、采药及服药的时间，都要顺应阴阳消长的规律。就像农作物的种植一样，每一种农作物都要合时而种，违背了农时只能是劳而无获的结果。违背自然生长规律的菜，违背了春生夏长秋收冬藏的寒热消长规律，就会导致食品寒热不调，气味混乱，成为所谓的“形似菜”。没有时令的气质，是徒有其形而无其质。如夏天的白菜，外表可以，但味道远不如冬天的；冬天的西红柿大多质硬而无味。这些反季节菜，含激素太多，长期食用的话，对人体有害无益。孔夫子说：“不时，不食。”就是说，不符合节气的菜，尽量别吃。

药物和食物一样有讲究，一要讲究“气”，二要讲究“味”。中医认为，药物和食物都是由气味组成的，而它们的气味只有在当令时，即生长成熟符合节气的时候才能聚天地之精气。

《黄帝内经》有一句名言叫“司岁备物”，就是说要遵循大自然的阴阳气化采备药物、食物，如火运主岁之年应采集和栽培温热药，因该年所长的温热药，温热性最强；水运值年则适宜采备和栽培阴性药，因该年所长的寒凉药，凉性最大。这样的药、食物得天地之精气，气味醇厚，营养价值高，极为有利于强身健体。

《周易》认为，采备药食要顺应盛衰变化，服药时间应当以“盈虚消息”、“子午升降”为准则，这样药效会倍增。如一天24小时当中，子时至卯时（子夜十一时到早晨七时）或一年中之冬至到春分时期，这一个时间段为阴消阳长的时期，在这个阶段，我们可以服用一些益气温阳药，这样能更好地发挥其药效。而午至酉时（中午一时到黄昏七时）或一年之中夏至到秋分阶段，为阳消阴长的时期，在这个时间段以服用养阴药效果最好。可以说，服药时间的正确与否对药效是否能充分发挥起着十分重要的作用，自然，药效的好坏直接关系到人体健康的好坏，所以，以“盈虚消息”、“子午升降”为准则来指导服用药食有切实意义。

人体对五味的需求会随着阴阳的盛衰盈亏而发生周期性变化。如一天当中的中午时分，一年之中的夏季，一生当中的青壮年时期，是阳盛阴衰时期，在这一时间段，如果你稍加留意，就会发现人的饮食会偏向于酸、凉类食物。因为这类食物能敛阴生津；到了一天之中的夜晚，一年之中的冬季，一生当中的晚年，是阴盛阳虚时期，在这些阶段，人会比较喜欢吃一些甘温甜食，因为此类食品能助阳益阴。

遵从时令，顺应盛衰变化实用药膳，能达到事半功倍的效果，这一点

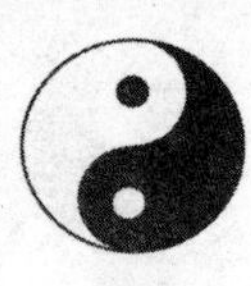

值得大家应用到实践中，学以致用。

3. “吃啥补啥”是真的吗

“吃啥补啥”是我们的生活语言，在我们生活当中时常能听到类似的话，比如，你和人说，我大脑发育不好，估计就会有人建议你吃核桃，要是你说肾虚，恐怕就会有人给你提议多吃猪腰子。你要是再深问下去，多问几个为什么，恐怕是十人有九人会答不出来。

那么，在民间流传甚广的“吃啥补啥”其理论依据到底是什么呢？

其实，“吃啥补啥”的理论依据来源于《周易》。

《周易》认为，自然界存在着这样一个普遍规律，矿物、动物与植物其性相通，所以，矿物、动物、植物都可互补。这个观点构成了药食同源及药食互补的基础。所以，中医主张“象形药食”及“象义药食”。

在“象形药食”的基础上，中医更是提出了“以脏补脏”的方法，就是主张吃猪腰子来补肾，吃牛眼来治疗眼疾，吃猪腰膀胱来治疗遗尿等，这就是民间所谓“吃啥补啥”的直接理论依据，有一定的科学性。

关于“象义药食”，是中医对《周易》卦象取义的结果。“象义药食”在药食应用中有一定的功效。在日常生活中，我们也可以有意识地据此进行适当的调理，达到协调各种器官和谐运行的目的。这样一来，自然就能延年益寿。

4. 常见病简易食疗法

治高血压验方：

1. 夏枯草 30 克，黄芩 10 克，水煎服，每日 1 剂。
2. 野菊花 15 克，钩藤 10 克，水煎服，每日 1 剂。
3. 花生米适量，浸泡在食醋中，10 天后服用，每次 3～5 粒，临睡前服为佳。
4. 生花生壳 10～20 克，水煎当茶饮。
5. 罗布麻叶 10～15 克，水煎当茶饮。
6. 经霜后的梧桐叶 100 克，水煎当茶饮。

丝瓜叶治扁平疣效果好：

采丝瓜叶数片，用凉水洗净。用消毒针头挑破较大扁平疣表皮，再拿丝瓜叶子反复用力摩擦扁平疣处。直到红、痛为止，使丝瓜叶汁浸入扁平疣内，擦完 1 小时内勿用水冲洗，每日 1 次，连用 1 个月可愈。

丝瓜叶是葫芦科草本植物丝瓜的叶子，绿色，形如心脏，味苦酸凉，无毒，外用具有解毒止血作用。一年中有 3 个季节可以采摘，无须泡制，使用简便，药源广，不失为一种治疗扁平疣的较好办法。

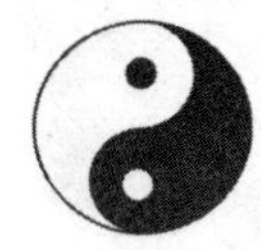

治脚干裂验方：

每晚睡前热水烫脚15～20分钟，干后涂抹甘油于患处。次日晨起（穿袜前），用合适的塑料袋套在脚上，防止皮肤干燥，保持湿润，三五日显著见效。

注意：塑料袋不宜久用，好了就停，否则易生脚气。

治慢性气管炎验方：

麻黄10克，桂枝10克，白芍10克，半夏2.5克，细辛2.5克，后下五味子10克，干姜5.9克，甘草10克，石膏20克，水煎服，忌辣食。

治老年皮肤瘙痒症验方：

1. 取泥鳅30克，红枣15克，食盐少许。把泥鳅剖开去内脏、洗净，与红枣同煮汤，加食盐调味服食，每日1剂，连服12～15剂。适用于全身性皮肤瘙痒症。

2. 取海带60克、绿豆30克和红糖10克，同煮粥服食，每日1剂，连服7～10剂。适用于皮肤湿毒瘙痒症。

3. 取干姜9克，红枣10枚，桂枝6克，同煎汤，每日1剂，连服10～12剂。适用于冬季局部皮肤瘙痒症。

治疗腮腺炎验方：

1. 连翘、银花、防风、黄芩、甘草、荆芥、淡竹叶、夏枯草、大青叶各10～13克。水煎，每日1剂，分3次口服。有清热解毒、疏风退肿的功效。

2. 黄芩、板蓝根、山豆根各6克，黄连、僵蚕、大黄各4.5克，银花12克，连翘、蒲公英各9克，牛蒡子、薄荷、桔梗、甘草各3克。水煎，每日1剂，分3～5次口服。有清热解毒、疏散风热的功效。

治疗老年性慢性支气管炎验方：

贝母12克，核桃仁40克，蜂蜜40克，麻油50克，白萝卜一个（500～600克）。先将白萝卜洗净，从一端挖洞，贝母、核桃仁共置萝卜洞中，把挖出的萝卜塞盖紧，放入锅内隔水蒸熟，取出，用勺压碎搅匀口服，为一日量，分三次服完，5日为一个疗程，连服15日即可痊愈。

治冻疮验方：

1. 取黄柏、桂枝各30克，红花、冰片各5克，干尖辣椒10个，用浓度95%的酒精500毫升，封盖浸泡10至20日即成药水，若赶在冬季到来之前，将患处涂擦7至10日，一般不会再复发。

2. 取茄子秸20克，干辣椒30克，红花15克，生姜15克，细辛15克，加水2000毫升，煎煮15分钟，去掉药料后，加入浓度95%酒精1000毫升，甘油3毫升，充分摇匀，再用干净纱布蘸药液反复擦洗患部，用量不限，5～10日为一个疗程，此方一般来说，疗效还是很理想的。

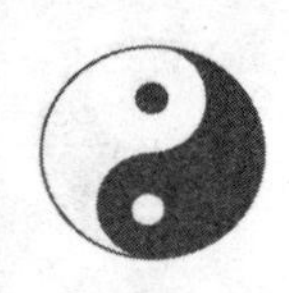

四、欲疗病先诊病——周易简易诊病法

八卦用于临床诊断，是一种由外而知内的生物全息诊断方法，生物全息的主要论点，是生物每一个单元，哪怕是一个细胞，都蕴藏着整个生物体的全部信息。运用八卦诊病，就是通过人体的每一个局部的微细变化来掌握人体的全部信息的变化现状及其发生发展规律的一种方法。

1. 面部形色八卦诊的临床应用

面部形色八卦诊法是通过面部的形态和色泽改变结合八卦方位诊察脏腑病变的方法。根据《黄帝内经》，面部分属脏腑分部。结合对应的八卦方位，观察其形态、色泽的变化即可诊断疾病。《灵枢·五色篇》把面部分为5个区域：额部称为庭（或叫颜），对应于乾卦；鼻部称为明堂，对应于坤卦；眉间称为阙，对应于离卦；颊侧称为藩，对应于兑、艮两卦；耳门称为蔽，对应于坎卦。

面部区域对应的脏腑是：庭——首面，阙上——咽喉，阙中（印堂）——肺，阙下（山根）——心，下极之下（年寿）——肝，肝部左右——胆，肝下（准头）——脾，方上（脾两旁）——胃，中央（颧下）——大肠，挟大肠——肾，明堂以上（鼻端）——小肠，明堂以下——膀胱、子处。

《素问·刺热论》的分部为：左颊部肝，右颊部肺，额心，颏肾，中央鼻为脾。“肝病者，左颊先赤、心病者，颜先赤、脾热病者，鼻先赤、肺热病者，右颊先赤、肾病者，颐先赤。”面部区域对应的八卦方位是按先天卦的顺序：离卦属心位于额，坎卦属肾位于颏，中央脾土在卦为艮、坤，居于东北、西南，位于右额角及左腮，震卦属肝位于左颊，兑卦属肺位于右颊。《此事难知》中根据八卦原理，结合五行学说，推断脏腑的病变，并载有八卦察色分部图。

面部颜色，以色泽浮露病在表在腑，隐藏于皮内，病在里在脏，初浮后沉，病由表入里；初沉后浮，病自里出表。色泽清亮病在阳，色泽晦浊病在阴。色泽轻浅而淡，属正气虚：色泽深浓而重，属邪气实；面部颜色浮泽显明，病有生机；色泽枯槁病趋严重。

面部形态是以肿、胖、丰厚，清瞿消瘦为辨。面肿为水肿，腮肿为热盛，浮胖为阳气虚，丰厚为正盛，清瞿气虚，消瘦阴虚精亏。

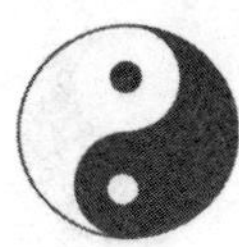

面部五色以青色主风主痛，病在肝。赤色主热病在心，黄色主湿病在脾，白色主虚、主寒病在肺，黑色主寒、主水、主痛病在肾。《四诊抉微》说："风则面青，燥则面枯，火则面赤，湿则面黄，寒则面黑，虚则面白，面黑阴寒，面赤阳热。青黑兼见为风为寒为痛相值，黄白兼见为虚为气，再者为湿，青白兼见为虚为风为痛三者。"

五色面诊只是就一般而言，不可拘泥，妞赤色虽为火热，但面色缘缘正赤，为阳气怫郁在表，表寒里热之象，面赤如醉人为胃热之象。面赤不烦，饮水不得入口，为元气虚，非为热证，是无根之虚火上炎。面部微红而汗出口不渴，是真寒假热之证，面赤色深而痒，是风邪郁阻血分。面微赤而色鲜，是气盛火炎，面赤而泽是血虚火旺，两颧面赤如妆，为阴火亢极，两颧时赤，为虚火上炎，面颊赤如桃花为劳症。临证时需详审，方可不误。再结合色泽及出现的部位就更为准确了。

面部形色诊还应注意，危重证候的审查。如：面赤如脂者为心气绝而虚阳发于上的表现，证属重证危证。《黄帝内经》说：赤见两颧大如拇指，病虽小愈，必将卒死。前人还总结了许多面部望诊以决生死之法。如："肺病见赤，心火刑金，证为难治"；"准头印堂有赤色，枯夭者死，润者生"；"赤而黄，赤而青，为相生则吉，赤而黑，为相克则凶"；"面忽如马肝色，望之如青，近之如黑者死"（《脉经》）；"面无精光若土色，不受饮食者四日死"；"色黄枯燥面夭，其证必死"；"病人卒肿而面色苍黑者死"（《四诊抉微》）。

望诊需结合八卦的生克关系，《脉鉴》说："颧上赤青唇带白，中风之疾恐难释。"颧属面部，八卦的震、兑之位，震为雷，青赤主风火。"震是动的意思，兑为泽是悦的意思。震兑相合为归妹卦《爻辞》说："归妹，征凶，无攸利。"兑震相合为随卦、卦德为人悦而我动。风火之气入于震兑之地，是邪随情志迅速变化，发疾如雷，所以主中风之疾来势迅速。

八卦形色诊，对于疾病的预后和发展规律有重要的参考价值。

2. 身形八卦诊在临床上的应用

身形八卦是人的体质和形神合一的征象，以形体而言：乾为首，坤为腹，震为足，巽为股，坎为耳，离为目，艮为手，兑为口。以身形部位而言，人体身形符合"太乙九宫图"。头部、首面、喉头、胸膺位九居于上天宫，在卦为离。腰、尻、下窍位一居于叶蛰宫，在卦为坎。左胁位三居于仓门宫，在卦为震。右胁位七，在卦为兑。右手位二居于玄委宫，在卦为坤。左手位四居于阴洛宫，在卦为巽。左足位八，居天留宫，在卦为艮。右足为六，居于新洛宫，在卦为乾。就精神而言，北方天一生水，人之精，故曰肾藏精；南方地二生火，为人之神，故曰心藏神；东方天三生

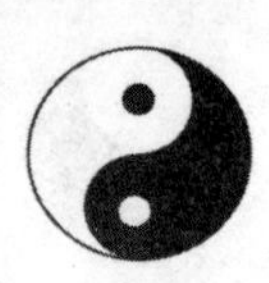

木，人之魂，故曰肝藏魂；西方地四生金，人之魄，故曰肺藏魄；中央，天五生土，人之意，故曰脾藏意。

人体的素质各有不同，也可用八卦分类。

乾卦之人：体质壮实，个子中等偏高，头颅宽大，脸方而宽，自尊心强，具有领导者气质，有组织才干，聪慧、刚健、自强多思。此种体质的人阳气较盛，常易患燥热性疾病，头部及肺部疾患。如脑血管扩张、慢性支气管炎、肺气肿、神经衰弱等疾病。由于阳盛阴衰，易患消渴和便秘。脉大有力或紧。

坤卦之人：个子中等偏下，体态敦实，面黄头大，温顺、厚道，宽容恭谦，性格内向，不善言表，反应较慢。此种体质的人阴气较盛，常易患寒湿症，脾胃系统疾病。如腹痛、泄泻、痰饮、积聚、水肿和消化功能减弱等疾病，脉多见缓或沉伏。

艮卦之人：个子中等或矮壮，面宽鼻大，口大，背宽，腿长或虽短而壮实，“性格沉静多疑；进退不决，内刚中软，犹豫不决，多患下肢疾病和脾胃病、手指疾病、腿病，如风湿病、关节病、痰饮、积聚、腹痛等，脉多见沉迟或濡缓。

震卦之人：体征多面青体瘦，个子偏高，性情急躁好动，思维活跃，善于外交，处事果断。多患肝经及足部病变，如肝风内动、中风、高血压、肝郁、癔病、神经官能症、惊怖不安、气积寒冷伤胃、四肢倦怠、脉浮洪或弦。

巽卦之人：体征多面青体瘦，个子小巧，思维敏捷，性情柔和，易于激动，情绪不安，善于心计，鼓动性强，进退不果断，艰苦朴素。易患肝胆疾、股肱疾，如胆结石、胁痛、饮食伤胃、宿食痞积、风湿病、气郁伤寒，脉濡弱或弦。

坎卦之人：体瘦面黑，目深耳大，中等体形，性格深沉内向，多谋善虑，外柔内刚，长于心计，阴冷诡秘，低沉消极，机智圆滑，善于委曲求全。易患心肾疾病、耳病、血病、水肿。如腰痛、厥症、五更泻、胃冷水泻、淤血、气血不通、经络不通、精神抑郁、宫寒不孕等。脉沉滑或芤或沉。

兑卦之人：体瘦面白或黑，体形优美，长于心计，善于辞令，喜欢说话，多议论别人。性格表面活泼内心深沉。易患肺肾疾病、水湿病、口舌咽喉疾病。如气逆喘咳、浮肿、困倦、口舌咽喉疼痛、饮食不下、舌痛齿痛、喜食辛辣、脉沉弱或沉细。

离卦之人：体质壮实，面赤目亮，生性聪明，外刚内柔，有才智，性格外向，热情激动，浮夸自大，骄傲好斗，感觉敏锐，多疑虑，喜读书，具有发明家的气质。易患心血管疾病和眼睛、小肠的病变。如冠心病、动

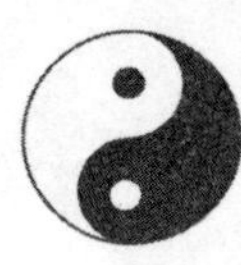

脉硬化、目赤肿痛、青光眼、白内障、中风、脑溢血等疾病。以及精神分裂、失眠、神经衰弱、阴虚火旺、精神亢奋小便短黄等疾病。脉数洪大。

八卦身形诊法，在临床上有一定的参考价值。由于不少的人具备两种卦型以上的综合气质和体质，在临床应用时，应将八卦型人的体质与身体局部八卦属性结合起来，综合分析。

3. 舌象八卦诊在临床上的应用

舌为心之苗，又为脾之外候，舌通过经络与许多脏腑有着直接和间接的联系，脏腑的精气皆可上营于舌，脏腑的病变亦可从舌象的变化中反映出来，舌诊在临床上是重要的一个诊断环节。舌的一定部位与一定脏腑相联系，在望诊时可做参考。

舌的分部，说法较多，概括起来有 3 种：一是按胃经划分，即舌尖属上脘，舌中属中脘，舌根属下脘；二是按三焦划分，舌尖属上焦，舌中属中焦，舌根属下焦；三是按脏腑划分，舌尖属心肺，舌边属肝胆（亦有按左为肝右为胆），中心属胃，四畔（即中心的周围）属脾，舌根属肾。还有一种是按五脏来分的：舌尖属心，舌中属脾胃，舌根属肾，舌左边属肝舌右边属肺，这种分法是结合后天八卦来划分的。《厘正按摩要术》载的全舌图就是按离南坎北、震东兑西分布的。离主心，故舌尖属心；坎主肾，故舌根属肾；震卦主肝，故左边为肝；兑卦主肺，故右边为肺。一般地说，肠胃病在观察舌苔时，按胃脘分法较为确切，若是观察气分病和全身的病变。察舌苔可按三焦分布，察舌质可按脏腑分布。如果结合动态观察，可按八卦方位分较为准确。按八卦分布，可有两种分法：一种是离为心，居南属火，见于舌尖；坎为肾，居北方，属水；震为肝，居左（东方）属木；兑为肺，居右（西方）属金；乾为大肠，居舌根右侧（西北）属金；艮坤为脾胃，居于舌中，四畔及中心（脾主四畔）胃居中心，以象太乙之位，卦象排列于舌尖右侧或舌根左侧。另一种是按卦爻相配，上焦为艮卦，在爻位为上爻；中焦为巽卦，在爻位为中爻；下焦为兑卦，在爻位为初爻。这几种分类方法不可机械应用，临床须综合分析。

例如：舌边有紫斑或青紫色，见于舌尖右侧，坤卦位置为妇女月经病或子宫的病变，见于舌左侧巽卦位为胆经气滞，常见有慢性胆囊炎、月经不调等疾病。裂纹舌，有人字纹见于舌边尖部，舌红为心火燔灼，热毒入于血分，治当根据裂纹所在部位而定，见于巽坤震兑位置的为阴亏火旺，风热内伤血分，以巽为风、离为火、坤为元阴，是风火烧伤真阴之象。治当熄风清火填补真阴，不可用芩连之属，当取酸甘化阴及辛寒咸寒之品。

舌苔花剥，见于中心，为胃阴不足，见于四畔为脾阴受损，见于震巽为病在肝胆，如肝癌、胆管癌患者可见。见于舌尖离、坤之位为心血管疾

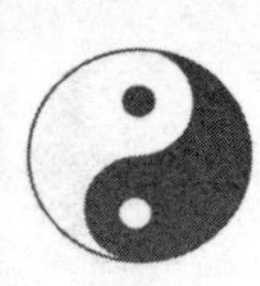

病。舌根部苔剥见于坎位的为肾阴亏虚。

舌红晦暗，挟有紫绀淤斑及红点，苔腐见于离艮震巽位或舌苔尚白，乾兑坤位紫绀，为肺脾血淤，湿热痰湿内阻，脾胃阳气不振，肝胆升降枢机不运，常见于肺心脑病、脑血栓形成等重症。

舌焦痿软不伸，艮巽兑位俱短缩者，为胃肾阴竭、痰火阻心之象，以巽为风，兑为泽，艮为山属土，脾胃损于后，真阴亏于前，风邪入络，是为中风之象。

舌象结合脏腑、经络参照八卦，能够更准确地分析病机，确定用药。舌象八卦诊，是八卦诊法的一部分，较单纯的舌诊更为准确。

4. 目形八卦诊在临床上的应用

《黄帝内经》说："神藏于心，外候在目"，"人之神气，栖于两目，历乎百体。"目是人体的重要器官，是人体信息的外露，目与脏腑，有着极为密切的关系。《灵枢·大惑论》说："五脏六腑之精气，皆上注于目而为精。"又说："精之窠为眼，骨之精为瞳子，筋之精为黑眼，血之精为络，其窠气之精为白眼；肌肉之精为约束。"（眼睑）目之变化在临床诊断中极为重要，凡在病危之时，必须观察两目，视其变化如何，借以了解脏腑的病情。《灵枢·邪气脏腑病形篇》说："十二经脉，三百六十五络，其气血皆上于面而走空窍。"目是人体精气神的外候器官，在卦为离。中医诊病察神，全在于目，目诊包括察目神，观外形和观察颜色动态几个方面。

《黄帝内经》说："头倾视深，精神将夺。"病人目视不明，是里有热，目不识人，病在阳明，实证可治，少阴虚证难治；黑睛晦暗，失却神采，浮光暴露，是无神的表现，瞳神散大为肾水不足，目眵多结为肝胆火盛，目反上视或瞪目直视或目睛正圆戴眼反折为五脏已绝之征。

后汉大医学家华佗将目诊与八卦学说结合起来，形成后世的五轮八廓学说。《证治准绳》说："八廓应乎八卦，脉络经纬于脑，贯通脏腑，达血气往来，以滋于目，廓为城郭，然后有行路往来，而匡郭卫御之意也。"八廓诊法是把瞳神周围分为8个区域，观察这8个区域中脉络的变化来测病的一种诊法。《审视瑶涵》谓："八廓之经络，乃验病之要领……轮以通部形色为证，而廓唯以轮上血脉经络为凭，或粗细连断，或乱或直，赤紫起于何位，侵犯何部，以辨何脏何腑之受病，浅深轻重，血气虚实，衰旺邪正之不同，察其自病传病，经络之生克顺逆而调治之耳。"八廓配八卦，是通过眼睛变化了解全身气血变化，主要是六腑病变的模式图。

八卦方位，配八廓分别是：乾主肺与大肠传导廓，坎主肾与膀胱津液廓，艮主命门上焦会阴廓，震主肝胆清净廓，巽主肝络中焦养化廓，离主心与小肠胞阳廓，坤主脾胃水谷廓，兑主肾络下焦关泉廓，两眼左右相

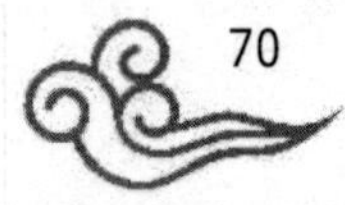

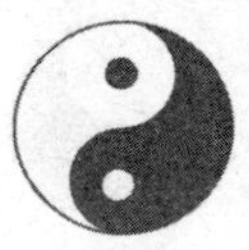

对应。

乾居于西北，乾为天属金，络通大肠之府，主肺脏，肺与大肠相表里，上运清阳，下输糟粕，是为传送之官，取名为传导廓，又称传送廓。临床有的患者因胸廓受伤积淤，在眼球白睛可见脉络充血，末端可见淤点。

坎居正北方，属水，络通膀胱之府，主肾脏，肾与膀胱相表里、主水化源以输送津液，称之为津液廓。儿童肾气未充，膀胱气化失常，发育不良，有的可在白睛眼球表面出现，灰白色小泡样颗粒。

艮居东北，艮为山属土，络通上焦之府，脏配命门。命门与上焦，同司气化，会合诸阴，分输百脉，取名为会阴廓。风热之邪入侵上焦，久郁不解的患者，可出现白睛有局限性，暗红色结节样隆起。

震居东方，震为雷属木，络通胆府属肝脏，肝胆相为表里，皆主清净，不受浊秽，称之为清净廓。湿热浊邪内侵，胆管阻塞及病毒性肝炎等证，可表现为白睛呈黄颜色。

巽居东南，巽为风，属木，络通中焦之府，脏配肝，肝为中焦输布精微气血，肝络通血以滋养中焦气分以化生，称之为养化廓。肝血淤滞，中焦生化不足及风湿内侵之患者，特别是妇女，有的可见到白睛色青，或有黑色或有淡紫色局限隆起，儿童中焦湿热，蛔虫内积可见到白睛有青紫色斑点。

离居正南，属火，络通小肠之府，脏属于心。心与小肠相为表里，为阳受盛之胞，称之为胞阳廓。心与小肠郁火炎上，可见白睛出现网状血丝。

坤位西南，坤为地属土，络通胃府，脏属于脾，脾胃相表里，主受纳水谷以养生，称之为水谷廓。脾胃虚弱，纳食极差的患者，常可表现为白睛淡黄，或有浅黄色结节隆起。

兑位正西，兑为泽属金，络通下焦之府，脏配肾络，通下焦之府，肾与下焦同司开合，为胃之关，关主阴精化生之源，称之为关泉廓。肾关不固，精微下注的患者，可表现目眶暗黑，眼睑上下有色素沉着的斑点或白睛色黑。

目睛八廓配八卦诊法，应与其他诊法相配合，灵活应用。

5. 手掌八卦诊在临床上的应用

手掌八卦诊，是根据手掌的形态、色泽、掌纹的变化来观察疾病的一种方法。按照后天八卦方位，将手掌分为乾、坎、艮、震、巽、离、坤、兑 8 个区域，排列在掌心周围，手心为中宫。八卦配以脏腑经络，组织器官，排列在周围八宫。坎居正北，位于掌根近腕处大小鱼际联合部位（即

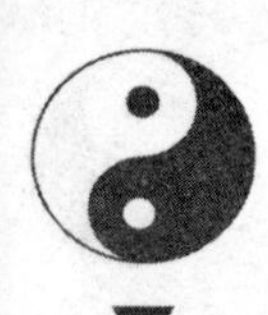

掌腱膜与腕横韧带结合处）主肾与泌尿生殖系统。离居正南，位于中指和无名指下方，主心与目。震居正东，位于手掌虎口处，食指下方至鱼际上方，主肝与胆。兑居正西，位于掌后侧，掌横纹下（感情线）至小鱼际上方，主肺、三焦与口舌。乾居西北，位于掌小指侧，小鱼际近腕处（小指外掌肌上），主肺、三焦、大肠、膀胱、首面。艮居东北，位于鱼际处（拇指短展肌及短曲肌），主胃与膀胱。巽居东南，位于食指下方，主肝胆。坤居西南，位于小指下方，主脾、腰、心胸。中宫属土，亦艮坤之所主，为脾胃、食管等脏器所居处。手掌带有人体各部分的信息，人体脏腑的信息反馈，按照八卦方位，错综复杂地排列着，像一幅小地图，隐藏了人体的全部生物密码。依据手掌卦象，可了解人体脏腑的变化情况，人体脏腑有病，可从掌中表现出来。

手掌红白交错，呈现斑点状或纹络散乱、皮肤粗糙，若见于震巽卦方位表示肝胆疾病，若见于兑乾之间表示金克木或木反侮金。鱼际处颜色晦暗位于艮方，表示肝木克土。手掌皮肤柔软嫩红，见于艮位，说明风湿感染着关节、肌肉。若掌呈暗褐色，见于中宫及艮、震、巽之方位，可疑胃癌。若掌色苍白或苍黄见于巽卦方位，属少阳气弱，生化失职。多见于疲乏无力、失眠、记忆力减退等证。若离卦部位肌肉隆起、颜色粉红、无乱纹，说明心脏功能健全、视力好。假若此处颜色发暗、纹路散乱，多见于心脏功能较差，若此处肌肉低陷、青筋浮起，多见于心力衰竭，或心火过旺。乾兑部位出现红色或黑色斑点是发热的先兆。乾兑之间至掌心有青筋色暗，为大肠有燥屎内积。若乾兑蛇形波伏出现，为饮酒过度伤及肝脏，是金克木之象。乾坎之间皮肤粗糙色暗为泌尿生殖系统疾患，妇女多患痛经，或子宫卵巢疾病。掌心中宫颜色浅灰黑者，提示有胃部疾病。掌心有斑片结节扁平隆起，色红或暗，为痰淤内积，结合八卦方位确定病变。掌色灰暗提示脏腑损伤，元气耗伤。

6. 脉形八卦诊在临床上的应用

八卦用于脉诊是天人合一整体观在脉诊中的具体应用。《图注脉诀》将脉象分属五行八卦，张景岳以易卦六爻提出：每卦的上三爻为外卦，下三爻为内卦，浮取为外，沉取为内。将诊脉方法与卦象结合起来。

《图注脉诀·七表八里总论》：“七表者，浮、芤、滑、实、弦、紧、洪也，八里者微、沉、缓、涩、迟、伏、濡、弱也。七表阳也，八里阴也。表脉多见于左，而客随主变。里脉多见于右，而主随客变……此脉法之大概。及其互相变见……脉理精微，非一言可尽，然其要不越乎阴阳五行而已。”

浮、涩、弱三脉属金，在卦为乾、兑。

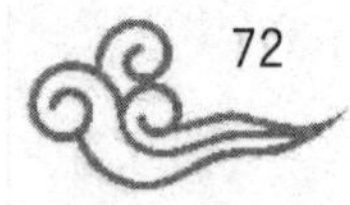

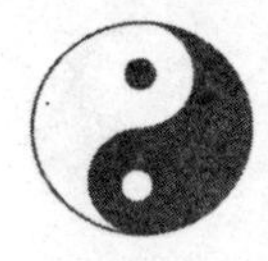

弦、紧、伏三脉属木，在卦为震、巽。

滑、沉、濡三脉属水，在卦为坎。

芤、实、洪三脉属火，在卦为离。

微、缓、迟三脉属土，在卦为艮、坤。

七表八里共15种脉象分属五行，每一行3种脉象。“每三部俱有轻重之分，至于五行当更相平，一有不平病即见焉。”

《图注脉诀·九道脉法论》：“九道脉者，从天地九数之理说也，经曰：善言天者必应于人，是以天有九星，地有九州，人有九藏，亦有九野，故立九道脉。以应天地阴阳之法也。以长为乾，清阳发腠理，以短为坤，浊阴归六腑，以虚为离，心中惊则血衰，以促为坎，脉进则死，退则生。以结为兑发在脐傍，以代为中土，主上中下三元正气。以牢为震，前后有水火相乘之势。以动为艮，主血山衰。以细为巽，主秋金有余。此九道脉以九宫九藏之法也。”

长脉，属金主大肠，在卦为乾。

短脉，属土主脾，在卦为坤。

促脉，属水主肾，在卦为坎。

虚脉，属火主心，在卦为离。

牢脉，属木主肝，在卦为震。

结脉，属金主肺，在卦为兑。

细脉，属木主脐，在卦为巽。

动脉，属火主小肠，在卦为艮。

《素问·脉要精微论》：“推而外之，内而不外有心腹积也，推而内之，外而不内身有热也，推而上之，上而不下，腰足清也，推而下之，下而不上，头顶痛也。”讲的是脉诊与八卦的结合，三部寸、关、尺，以应天、地、人为八卦之三爻。每部三候：浮、中、沉，以应天、地、人三才。又如八卦之三爻位，内外、上下、左右消息求寻指的是诊脉时，初诊脉形以应卦象，次诊上下推移，审脉之长短。左右推寻以应卦之内外，外卦主表，主邪气；内卦主里，主正气。讲的是诊脉时指法、脉象和卦象的结合。

如诊一患者头痛、眩晕、脉象弦细。弦脉为震卦，细脉为巽卦，上推一分脉仍弦，下推一分脉细弱，得卦体脉上卦为震下卦为巽，合而为恒卦。恒卦为体，归妹为用。以上一分为震，下推一分为兑。得归妹卦为用卦。恒卦（体卦）上动下缓，上卦二阴，为阳气不能达于上焦之故。肾水不宁，取体卦之互卦，夬的上卦为内卦。用卦之互卦，既济之下卦为外卦，得一睽卦，从体用互卦的关系分析可知病因为内遇喜悦而伤及心神，心火亢于上而肾水不足，治以降心火补肾水，法取泻南补北而病愈。

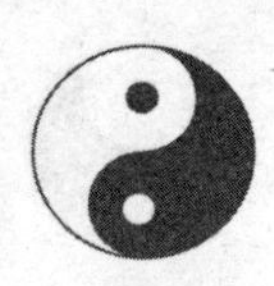

八卦诊法，多用于疑难病症，按常规治疗而不效的患者，应用卦体脉象的体用卦象。内外生克及体卦与互卦、用卦与互卦、体互卦与用互卦间的关系，结合患者的内应、外应等多方面条件关系分析，可收到良好的效果。

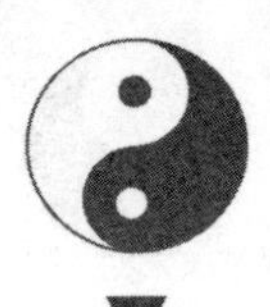

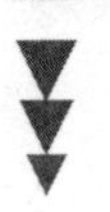

附 录

1930——2030年的历法样表

一九三〇年 岁次 庚午 马年 下半年

月份	闰六月				七月				八月				九月				十月				十一月				十二月			
干支					甲申				乙酉				丙戌				丁亥				戊子				己丑			
二十四节气 农历	十四				初一		十六		初三		十八		初三		十八		初四		十九		初三		十八		初三		十八	
节气	立秋				处暑		白露		秋分		寒露		霜降		立冬		小雪		大雪		冬至		小寒		大寒		立春	
公历	8月8日				8月24日		9月8日		9月24日		10月9日		10月24日		11月8日		11月23日		12月8日		12月22日		1月6日		1月21日		2月5日	
时辰	未时				卯时		酉时		丑时		辰时		午时		午时		辰时		寅时		亥时		未时		辰时		丑时	
农历	公历	星期	天地干支	五行	公历	星期	天地干支	五行	公历	星期	天地干支	五行	公历	星期	天地干支	五行	公历	星期	天地干支	五行	公历	星期	天地干支	五行	公历	星期	天地干支	五行
初一	26	六	丁丑	水	24	日	丙午	水	22	一	乙亥	火	22	三	乙巳	火	20	四	甲戌	火	20	六	甲辰	火	19	一	甲戌	火
初二	27	日	戊寅	土	25	一	丁未	水	23	二	丙子	水	23	四	丙午	水	21	五	乙亥	火	21	日	乙巳	火	20	二	乙亥	火
初三	28	一	己卯	土	26	二	戊申	土	24	三	丁丑	水	24	五	丁未	水	22	六	丙子	水	22	一	丙午	水	21	三	丙子	水
初四	29	二	庚辰	金	27	三	己酉	土	25	四	戊寅	土	25	六	戊申	土	23	日	丁丑	水	23	二	丁未	水	22	四	丁丑	水
初五	30	三	辛巳	金	28	四	庚戌	金	26	五	己卯	土	26	日	己酉	土	24	一	戊寅	土	24	三	戊申	土	23	五	戊寅	土
初六	31	四	壬午	木	29	五	辛亥	金	27	六	庚辰	金	27	一	庚戌	金	25	二	己卯	土	25	四	己酉	土	24	六	己卯	土
初七	8月	五	癸未	木	30	六	壬子	木	28	日	辛巳	金	28	二	辛亥	金	26	三	庚辰	金	26	五	庚戌	金	25	日	庚辰	金
初八	2	六	甲申	水	31	日	癸丑	木	29	一	壬午	木	29	三	壬子	木	27	四	辛巳	金	27	六	辛亥	金	26	一	辛巳	金
初九	3	日	乙酉	水	9月	一	甲寅	水	30	二	癸未	木	30	四	癸丑	木	28	五	壬午	木	28	日	壬子	木	27	二	壬午	木
初十	4	一	丙戌	土	2	二	乙卯	水	10月	三	甲申	水	31	五	甲寅	水	29	六	癸未	木	29	一	癸丑	木	28	三	癸未	木
十一	5	二	丁亥	土	3	三	丙辰	土	2	四	乙酉	水	11月	六	乙卯	水	30	日	甲申	水	30	二	甲寅	水	29	四	甲申	水
十二	6	三	戊子	火	4	四	丁巳	土	3	五	丙戌	土	2	日	丙辰	土	12月	一	乙酉	水	31	三	乙卯	水	30	五	乙酉	水
十三	7	四	己丑	火	5	五	戊午	火	4	六	丁亥	土	3	一	丁巳	土	2	二	丙戌	土	1月	日	丁亥	土	31	六	丙戌	土
十四	8	五	庚寅	木	6	六	丁亥	土	5	日	戊子	火	4	二	戊午	火	3	三	丁亥	土	2	五	丁巳	土	2月	日	丁亥	土
十五	9	六	辛卯	木	7	日	庚申	木	6	一	己丑	火	5	三	己未	火	4	四	戊子	火	3	六	戊午	火	3	二	戊子	火
十六	10	日	壬辰	水	8	一	辛酉	木	7	二	庚寅	木	6	四	庚申	木	5	五	己丑	火	4	日	己未	火	3	二	己丑	火
十七	11	一	癸巳	水	9	二	壬戌	水	8	三	辛卯	木	7	五	辛酉	木	6	六	庚寅	木	5	一	庚申	木	4	三	庚寅	木
十八	12	二	甲午	金	10	三	癸亥	水	9	四	壬辰	水	8	六	壬戌	水	7	日	辛卯	木	6	二	辛酉	木	5	四	辛卯	木
十九	13	三	乙未	金	11	四	甲子	金	10	五	癸巳	水	9	日	癸巳	水	8	一	壬辰	水	7	三	壬戌	水	6	五	壬辰	水
二十	14	四	丙申	火	12	五	乙丑	金	11	六	甲午	金	10	一	甲子	金	9	二	癸巳	水	8	四	癸亥	水	7	六	癸巳	水
廿一	15	五	丁酉	火	13	六	丙寅	火	12	日	乙未	金	11	二	乙丑	金	10	三	甲午	金	9	五	甲子	金	8	日	甲午	金
廿二	16	六	戊戌	火	14	日	丁卯	火	13	一	丙申	火	12	三	丙寅	火	11	四	乙未	金	10	六	乙丑	金	9	一	乙未	金
廿三	17	日	己亥	木	15	一	戊辰	木	14	二	丁酉	火	13	四	丁卯	火	12	五	丙申	火	11	日	丙寅	火	10	二	丙申	火
廿四	18	一	庚子	土	16	二	己巳	木	15	三	戊戌	木	14	五	戊辰	木	13	二	戊辰	木	12	四	戊戌	木	11	三	丁酉	火
廿五	19	二	辛丑	土	17	三	庚午	土	16	四	己亥	木	15	六	己巳	木	14	日	戊戌	木	13	二	戊辰	木	12	四	戊戌	木
廿六	20	三	壬寅	金	18	四	辛未	土	17	五	庚子	土	16	日	庚午	土	15	一	己亥	木	14	三	己巳	木	13	五	己亥	木
廿七	21	四	癸卯	金	19	五	壬申	金	18	六	辛丑	土	17	一	辛未	土	16	二	庚子	土	15	四	庚午	土	14	六	庚子	土
廿八	22	五	甲辰	火	20	六	癸酉	金	19	日	壬寅	金	18	二	壬申	金	17	日	辛丑	土	16	五	辛未	土	15	日	辛丑	土
廿九	23	六	乙巳	火	21	日	甲戌	火	20	一	癸卯	金	19	三	癸酉	金	18	四	壬寅	金	17	六	壬申	金	16	一	壬寅	金
三十									21	二	甲辰	火					19	五	癸卯	金	18	日	癸酉	金				

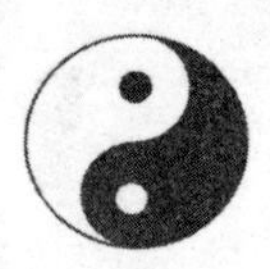

一九三一年 岁次 辛未 羊年 上半年

月份		正月		二月		三月		四月		五月		六月	
干支		庚寅		辛卯		壬辰		癸巳		甲午		乙未	
二十四节气	农历	初三	十八	初三	十九	初四	十九	初六	廿二	初七	廿三	初十	廿五
	节气	雨水	惊蛰	春分	清明	谷雨	立夏	小满	芒种	夏至	小暑	大暑	立秋
	公历	2月19日	3月6日	3月21日	4月6日	4月21日	5月6日	5月22日	6月6日	6月22日	7月8日	7月24日	8月8日
	时辰	亥时	亥时	亥时	丑时	巳时	戌时	巳时	子时	酉时	午时	寅时	戌时

农历	公历	星期	天地干支	五行	公历	星期	天地干支	五行	公历	星期	天地干支	五行	公历	星期	天地干支	五行	公历	星期	天地干支	五行	公历	星期	天地干支	五行
初一	17	二	癸卯	金	19	四	癸酉	金	18	六	癸卯	金	17	日	壬申	金	16	二	壬寅	金	15	三	辛未	土
初二	18	三	甲辰	火	20	五	甲戌	火	19	日	甲辰	火	18	一	癸酉	金	17	三	癸卯	金	16	四	壬申	金
初三	19	四	乙巳	火	21	六	乙亥	火	20	一	乙巳	火	19	二	甲戌	火	18	四	甲辰	火	17	五	癸酉	金
初四	20	五	丙午	水	22	日	丙子	水	21	二	丙午	水	20	三	乙亥	火	19	五	乙巳	火	18	六	甲戌	火
初五	21	六	丁未	水	23	一	丁丑	水	22	三	丁未	水	21	四	丙子	水	20	六	丙午	水	19	日	乙亥	火
初六	22	日	戊申	土	24	二	戊寅	土	23	四	戊申	土	22	五	丁丑	水	21	日	丁未	水	20	一	丙子	水
初七	23	一	己酉	土	25	三	己卯	土	24	五	己酉	土	23	六	戊寅	土	22	一	戊申	土	21	二	丁丑	水
初八	24	二	庚戌	金	26	四	庚辰	金	25	六	庚戌	金	24	日	己卯	土	23	二	己酉	土	22	三	戊寅	土
初九	25	三	辛亥	金	27	五	辛巳	金	26	日	辛亥	金	25	一	庚辰	金	24	三	庚戌	金	23	四	己卯	土
初十	26	四	壬子	木	28	六	壬午	木	27	一	壬子	木	26	二	辛巳	金	25	四	辛亥	金	24	五	庚辰	金
十一	27	五	癸丑	木	29	日	癸未	木	28	二	癸丑	木	27	六	壬午	木	26	五	壬子	木	25	六	辛巳	金
十二	28	六	甲寅	水	30	一	甲申	水	29	三	甲寅	水	28	四	癸未	木	27	六	癸丑	木	26	日	壬午	木
十三	3月	日	乙卯	水	31	二	乙酉	水	30	四	乙卯	水	29	五	甲申	水	28	日	甲寅	水	27	一	癸未	木
十四	2	一	丙辰	土	4月	三	丙戌	土	5月	五	丙辰	土	30	六	乙酉	水	29	一	乙卯	水	28	二	甲申	水
十五	3	二	丁巳	土	2	四	丁亥	土	2	六	丁巳	土	31	日	丙戌	土	30	二	丙辰	土	29	四	乙酉	水
十六	4	三	戊午	火	3	五	戊子	火	3	日	戊午	火	6月	一	丁亥	土	7月	三	丁巳	土	30	四	丙戌	土
十七	5	四	己未	火	4	六	己丑	火	4	一	己未	火	2	二	戊子	火	2	四	戊午	火	31	五	丁亥	土
十八	6	五	庚申	木	5	日	庚寅	木	5	二	庚申	木	3	三	己丑	火	3	五	己未	火	8月	六	戊子	火
十九	7	六	辛酉	木	6	一	辛卯	木	6	三	辛酉	木	4	四	庚寅	木	4	六	庚申	木	2	日	己丑	火
二十	8	日	壬戌	水	7	二	壬辰	水	7	四	壬戌	水	5	五	辛卯	木	5	日	辛酉	木	3	一	庚寅	木
廿一	9	一	癸亥	水	8	三	癸巳	水	8	五	癸亥	水	6	六	壬辰	水	6	一	壬戌	水	4	二	辛卯	木
廿二	10	二	甲子	金	9	四	甲午	金	9	六	甲子	金	7	日	癸巳	水	7	二	癸亥	水	5	三	壬辰	水
廿三	11	三	乙丑	金	10	五	乙未	金	10	日	乙丑	金	8	一	甲午	金	8	三	甲子	金	6	四	癸巳	水
廿四	12	四	丙寅	火	11	六	丙申	火	11	一	丙寅	火	9	二	乙未	金	9	四	乙丑	金	7	五	甲午	金
廿五	13	五	丁卯	火	12	日	丁酉	火	12	二	丁卯	火	10	三	丙申	火	10	五	丙寅	火	8	六	乙未	金
廿六	14	六	戊辰	木	13	一	戊戌	木	13	三	戊辰	木	11	四	丁酉	火	11	六	丁卯	火	9	日	丙申	火
廿七	15	日	己巳	木	14	二	己亥	木	14	四	己巳	木	12	五	戊戌	木	12	日	戊辰	木	10	五	丁酉	火
廿八	16	一	庚午	土	15	三	庚子	土	15	五	庚午	土	13	六	己亥	木	13	一	己巳	木	11	六	戊戌	木
廿九	17	二	辛未	土	16	四	辛丑	土	16	六	辛未	土	14	日	庚子	土	14	二	庚午	土	12	三	己	木
三十	18	三	壬申	金	17	五	壬寅	金					15	一	辛丑	土					13	四	庚子	土

一九三一年 岁次 辛未 羊年 下半年

月份	七月				八月				九月				十月				十一月				十二月			
干支	丙申				丁酉				戊戌				己亥				庚子				辛丑			
二十四节气 农历	十一		廿六		十三		廿八		十四		廿九		十四		廿九		十五		廿九		十四		廿九	
二十四节气 节气	处暑		白露		秋分		寒露		霜降		立冬		小雪		大雪		冬至		小寒		大寒		立春	
二十四节气 公历	8月24日		9月8日		9月24日		10月9日		10月24日		11月8日		11月23日		12月8日		12月22日		1月6日		1月21日		2月5日	
二十四节气 时辰	午时		子时		辰时		未时		酉时		酉时		未时		巳时		寅时		戌时		未时		辰时	
农历	公历	星期	天地干支	五行	公历	星期	天地干支	五行	公历	星期	天地干支	五行	公历	星期	天地干支	五行	公历	星期	天地干支	五行	公历	星期	天地干支	五行
初一	14	五	辛丑	土	12	六	庚午	土	11	日	己亥	木	10	二	己巳	木	9	三	戊戌	木	8	五	戊辰	木
初二	15	六	壬寅	金	13	日	辛未	土	12	一	庚子	土	11	三	庚午	土	10	四	己亥	木	9	六	己巳	木
初三	16	日	癸卯	金	14	一	壬申	金	13	二	辛丑	土	12	四	辛未	土	11	五	庚子	土	10	日	庚午	土
初四	17	一	甲辰	火	15	二	癸酉	金	14	三	壬寅	金	13	五	壬申	金	12	六	辛丑	土	11	一	辛未	土
初五	18	二	乙巳	火	16	三	甲戌	火	15	四	癸卯	金	14	六	癸酉	金	13	日	壬寅	金	12	二	壬申	金
初六	19	三	丙午	水	17	四	乙亥	火	16	五	甲辰	火	15	日	甲戌	火	14	一	癸卯	金	13	三	癸酉	金
初七	20	四	丁未	水	18	五	丙子	水	17	六	乙巳	火	16	一	乙亥	火	15	二	甲辰	火	14	四	甲戌	水
初八	21	五	戊申	土	19	六	丁丑	水	18	日	丙午	水	17	二	丙子	水	16	三	乙巳	火	15	五	乙亥	水
初九	22	六	己酉	土	20	日	戊寅	土	19	一	丁未	水	18	三	丁丑	水	17	四	丙午	水	16	六	丙子	水
初十	23	日	庚戌	金	21	一	己卯	土	20	二	戊申	土	19	四	戊寅	土	18	五	丁未	水	17	日	丁丑	火
十一	24	一	辛亥	金	22	二	庚辰	金	21	三	己酉	土	20	五	己卯	土	19	六	戊申	土	18	一	戊寅	土
十二	25	二	壬子	木	23	三	辛巳	金	22	四	庚戌	金	21	六	庚辰	金	20	日	己酉	土	19	二	己卯	土
十三	26	三	癸丑	木	24	四	壬午	木	23	五	辛亥	金	22	日	辛巳	金	21	一	庚戌	金	20	三	庚辰	金
十四	27	四	甲寅	水	25	五	癸未	木	24	六	壬子	木	23	一	壬午	木	22	二	辛亥	金	21	四	辛巳	金
十五	28	五	乙卯	水	26	六	甲申	水	25	日	癸丑	水	24	二	癸未	水	23	三	壬子	木	22	五	壬午	水
十六	29	六	丙辰	土	27	日	乙酉	水	26	一	甲寅	水	25	三	甲申	水	24	四	癸丑	木	23	六	癸未	水
十七	30	日	丁巳	土	28	一	丙戌	土	27	二	乙卯	水	26	四	乙酉	水	25	五	甲寅	水	24	日	甲申	水
十八	31	一	戊午	火	29	二	丁亥	土	28	三	丙辰	土	27	五	丙戌	土	26	六	乙卯	水	25	一	乙酉	木
十九	9月	四	己未	火	30	三	戊子	火	29	四	丁巳	土	28	六	丁亥	土	27	日	丙辰	土	26	二	丙戌	土
二十	2	三	庚申	水	10月	四	己丑	火	30	五	戊午	火	29	日	戊子	火	28	一	丁巳	土	27	三	丁亥	土
廿一	3	四	辛酉	木	2	五	庚寅	木	31	六	己未	火	30	一	己丑	火	29	二	戊午	火	28	四	戊子	火
廿二	4	五	壬戌	水	3	六	辛卯	木	11月	日	庚申	木	12月	二	庚寅	木	30	三	己未	火	29	五	己丑	火
廿三	5	六	癸亥	水	4	日	壬辰	水	2	一	辛酉	木	2	三	辛卯	木	31	四	庚申	木	30	六	庚寅	木
廿四	6	日	甲子	金	5	一	癸巳	水	3	二	壬戌	水	3	四	壬辰	水	1月	五	辛酉	木	31	日	辛卯	木
廿五	7	一	乙丑	金	6	二	甲午	金	4	三	癸亥	水	4	五	癸巳	水	2	六	壬戌	水	2月	一	壬辰	水
廿六	8	二	丙寅	火	7	三	乙未	金	5	四	甲子	金	5	六	甲午	金	3	日	癸亥	水	2	二	癸巳	水
廿七	9	三	丁卯	火	8	四	丙申	火	6	五	乙丑	金	6	日	乙未	金	4	一	甲子	金	3	三	甲午	金
廿八	10	四	戊辰	木	9	五	丁酉	火	7	六	丙寅	火	7	一	丙申	金	5	二	乙丑	金	4	五	丙申	火
廿九	11	五	己巳	木	10	六	戊戌	木	8	日	丁卯	火	8	二	丁酉	火	6	三	丙寅	火	5	五	丙申	火
三十									9	一	戊辰	木					7	四	丁卯	火				

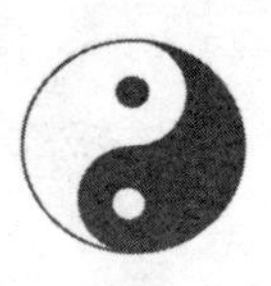

一九三二年 岁次 壬申 猴年 上半年

月份	正月		二月		三月		四月		五月		六月	
干支	壬寅		癸卯		甲辰		乙巳		丙午		丁未	
二十四节气 农历	十五	三十	十五	三十	十五		初一	十六	初三	十八	初四	二十
节气	雨水	惊蛰	春分	清明	谷雨		立夏	小满	芒种	夏至	小暑	大暑
公历	2月20日	3月6日	3月21日	4月5日	4月20日		5月6日	5月21日	6月6日	6月21日	7月7日	7月23日
时辰	寅时	丑时	寅时	辰时	申时		丑时	申时	卯时	子时	申时	巳时

农历	公历	星期	天地干支	五行	公历	星期	天地干支	五行	公历	星期	天地干支	五行	公历	星期	天地干支	五行	公历	星期	天地干支	五行	公历	星期	天地干支	五行
初一	6	六	丁酉	火	7	一	丁卯	火	6	三	丁酉	火	6	五	丁卯	火	4	六	丙申	火	4	一	丙寅	火
初二	7	日	戊戌	木	8	二	戊辰	木	7	四	戊戌	木	7	六	戊辰	木	5	日	丁酉	火	5	二	丁卯	火
初三	8	一	己亥	木	9	三	己巳	木	8	五	己亥	木	8	日	己巳	木	6	一	戊戌	木	6	三	戊辰	木
初四	9	二	庚子	土	10	四	庚午	土	9	六	庚子	土	9	一	庚午	土	7	二	己亥	木	7	四	己巳	木
初五	10	三	辛丑	土	11	五	辛未	土	10	日	辛丑	土	10	二	辛未	土	8	三	庚子	土	8	五	庚午	土
初六	11	四	壬寅	金	12	六	壬申	金	11	一	壬寅	金	11	三	壬申	金	9	四	辛丑	土	9	六	辛未	土
初七	12	五	癸卯	金	13	日	癸酉	金	12	二	癸卯	金	12	四	癸酉	金	10	五	壬寅	金	10	日	壬申	金
初八	13	六	甲辰	火	14	一	甲戌	火	13	三	甲辰	火	13	五	甲戌	火	11	六	癸卯	金	11	一	癸酉	金
初九	14	日	乙巳	火	15	二	乙亥	火	14	四	乙巳	火	14	六	乙亥	火	12	日	甲辰	火	12	二	甲戌	火
初十	15	一	丙午	水	16	三	丙子	水	15	五	丙午	水	15	日	丙子	水	13	一	乙巳	火	13	三	乙亥	火
十一	16	二	丁未	水	17	四	丁丑	水	16	六	丁未	水	16	一	丁丑	水	14	二	丙午	水	14	四	丙子	水
十二	17	三	戊申	土	18	五	戊寅	土	17	日	戊申	土	17	二	戊寅	土	15	三	丁未	水	15	五	丁丑	水
十三	18	四	己酉	土	19	六	己卯	土	18	一	己酉	土	18	三	己卯	土	16	四	戊申	土	16	六	戊寅	土
十四	19	五	庚戌	金	20	日	庚辰	金	19	二	庚戌	金	19	四	庚辰	金	17	五	己酉	土	17	日	己卯	土
十五	20	六	辛亥	金	21	一	辛巳	金	20	三	辛亥	金	20	五	辛巳	金	18	六	庚戌	金	18	一	庚辰	金
十六	21	日	壬子	木	22	二	壬午	木	21	四	壬子	木	21	六	壬午	木	19	日	辛亥	金	19	二	辛巳	金
十七	22	一	癸丑	木	23	三	癸未	木	22	五	癸丑	木	22	日	癸未	木	20	一	壬子	木	20	三	壬午	木
十八	23	二	甲寅	水	24	四	甲申	水	23	六	甲寅	水	23	一	甲申	水	21	二	癸丑	水	21	四	癸未	木
十九	24	三	乙卯	水	25	五	乙酉	水	24	日	乙卯	水	24	二	乙酉	水	22	三	甲寅	水	22	五	甲申	水
二十	25	四	丙辰	土	26	六	丙戌	土	25	一	丙辰	土	25	三	丙戌	土	23	四	乙卯	水	23	六	乙酉	水
廿一	26	五	丁巳	土	27	日	丁亥	土	26	二	丁巳	土	26	四	丁亥	土	23	六	乙酉	水	30	五	庚申	木
廿二	27	六	戊午	火	28	一	戊子	火	27	三	戊午	火	27	五	戊子	火	25	六	丁巳	土	25	一	丁亥	土
廿三	28	日	己未	火	29	二	己未	火	28	四	己丑	火	28	六	己丑	火	26	日	戊午	火	26	二	戊子	火
廿四	29	一	庚申	木	30	三	庚寅	木	29	五	庚申	木	29	日	庚寅	木	27	一	己未	火	27	三	己丑	火
廿五	3月	二	辛酉	木	31	四	辛卯	木	30	六	辛酉	木	30	一	辛卯	木	28	二	庚申	木	28	四	庚寅	木
廿六	2	三	壬戌	水	4月	五	壬辰	水	5月	日	壬戌	水	31	二	壬辰	水	29	三	辛酉	木	29	五	辛卯	木
廿七	3	四	癸亥	水	2	六	癸巳	水	2	一	癸亥	水	6月	三	癸巳	水	30	四	壬戌	水	30	六	壬辰	水
廿八	4	五	甲子	木	3	日	甲午	金	3	二	甲子	金	2	四	甲午	金	7月	五	癸亥	水	31	日	癸巳	水
廿九	5	六	乙丑	木	4	一	乙未	金	4	三	乙丑	金	3	五	乙未	金	2	六	甲子	金	8月	一	甲午	金
三十	6	日	丙寅	火	5	二	丙申	火	5	四	丙寅	火					3	日	乙丑	金				

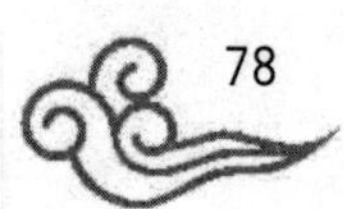

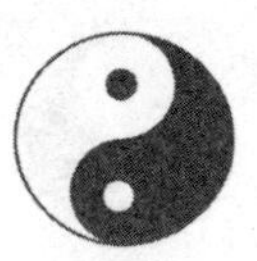

一九三二年 岁次 壬申 猴年 下半年

月份	七月				八月				九月				十月				十一月				十二月			
干支	戊申				己酉				庚戌				辛亥				壬子				癸丑			
二十四节气 农历	初七		廿二		初八		廿三		初九		廿四		初十		廿五		初十		廿五		十一		廿五	
节气	立秋		处暑		白露		秋分		寒露		霜降		立冬		小雪		大雪		冬至		小寒		大寒	
公历	8月8日		8月23日		9月8日		9月23日		10月8日		10月23日		11月7日		11月22日		12月7日		12月22日		1月6日		1月20日	
时辰	丑时		酉时		卯时		未时		戌时		子时		亥时		戌时		申时		巳时		丑时		戌时	
农历	公历	星期	天地干支	五行	公历	星期	天地干支	五行	公历	星期	天地干支	五行	公历	星期	天地干支	五行	公历	星期	天地干支	五行	公历	星期	天地干支	五行
初一	2	二	乙未	金	9月	四	乙丑	金	30	五	甲午	金	29	六	癸亥	水	28	一	癸巳	水	27	二	壬戌	水
初二	3	三	丙申	火	2	五	丙寅	火	10月	六	乙未	金	30	日	甲子	金	29	二	甲午	金	28	三	癸亥	水
初三	4	四	丁酉	火	3	六	丁卯	火	2	日	丙申	火	31	一	乙丑	金	30	三	乙未	金	29	四	甲子	金
初四	5	五	戊戌	木	4	日	戊辰	木	3	一	丁酉	火	11月	二	丙寅	火	12月	四	丙申	金	30	五	乙丑	金
初五	6	六	己亥	木	5	一	己巳	木	4	二	戊戌	木	2	三	丁卯	火	2	五	丁酉	火	31	六	丙寅	火
初六	7	日	庚子	土	6	二	庚午	土	5	三	己亥	木	3	四	戊辰	木	3	六	戊戌	木	1月	日	丁卯	火
初七	8	一	辛丑	土	7	三	辛未	土	6	四	庚子	土	4	五	己巳	木	4	日	己亥	木	2	一	戊辰	木
初八	9	二	壬寅	金	8	四	壬申	金	7	五	辛丑	土	5	六	庚午	土	5	一	庚子	土	3	二	己巳	木
初九	10	三	癸卯	金	9	五	癸酉	金	8	六	壬寅	金	6	日	辛未	土	6	二	辛丑	土	4	三	庚午	土
初十	11	四	甲辰	火	10	六	甲戌	木	9	日	癸卯	金	7	一	壬申	金	7	三	壬寅	金	5	四	辛未	土
十一	12	五	乙巳	火	11	日	乙亥	木	10	一	甲辰	火	8	二	癸酉	金	8	四	癸卯	金	6	五	壬申	金
十二	13	六	丙午	水	12	一	丙子	水	11	二	乙巳	火	9	三	甲戌	火	9	五	甲辰	火	7	六	癸酉	金
十三	14	日	丁未	水	13	二	丁丑	水	12	三	丙午	水	10	四	乙亥	火	10	六	乙巳	火	8	日	甲戌	火
十四	15	一	戊申	土	14	三	戊寅	土	13	四	丁未	水	11	五	丙子	水	11	日	丙午	水	9	一	乙亥	火
十五	16	二	乙酉	土	15	四	乙卯	土	14	五	戊申	土	12	六	丁丑	水	12	一	丁未	水	10	二	丙子	水
十六	17	三	庚戌	金	26	五	庚辰	金	15	六	乙酉	土	13	日	戊寅	土	13	二	戊申	土	11	三	丁丑	水
十七	18	四	辛亥	金	17	六	辛巳	金	16	日	庚戌	金	14	一	己卯	土	14	三	己酉	土	12	四	戊寅	土
十八	19	五	壬子	木	18	日	壬午	木	17	一	辛亥	金	15	二	庚辰	金	15	四	庚戌	金	13	五	己卯	土
十九	20	六	癸丑	木	19	一	癸未	木	18	二	壬子	木	16	三	辛巳	金	16	五	辛亥	金	14	六	庚辰	金
二十	21	日	甲寅	水	20	二	甲申	水	19	三	癸丑	木	17	四	壬午	木	17	六	壬子	木	15	日	辛巳	金
廿一	22	一	乙卯	水	21	三	己酉	水	20	四	己丑	火	18	五	癸未	木	18	日	癸丑	木	16	一	壬午	木
廿二	23	二	丙辰	土	22	四	丙戌	土	21	五	乙卯	水	19	六	甲申	水	19	一	甲寅	水	17	二	癸未	木
廿三	24	三	丁巳	土	23	五	丁亥	土	22	六	丙辰	土	20	日	乙酉	水	20	二	乙卯	水	18	三	甲申	水
廿四	25	四	戊午	火	24	六	戊子	水	23	日	丁巳	土	21	一	丙戌	土	21	三	丙辰	土	19	四	乙酉	水
廿五	26	五	己未	火	25	日	己丑	火	24	一	戊午	火	22	二	丁亥	土	22	四	丁巳	土	20	五	丙戌	土
廿六	27	六	庚申	木	26	一	庚寅	木	25	二	己未	火	23	三	戊子	火	23	五	戊午	火	21	六	丁亥	土
廿七	28	日	辛酉	木	27	二	辛卯	木	26	三	庚申	木	24	四	己丑	火	24	六	己未	火	22	日	戊子	火
廿八	29	一	壬戌	水	28	三	壬辰	水	27	四	辛酉	木	25	五	庚寅	木	25	日	庚申	木	23	一	己丑	火
廿九	30	二	癸亥	水	29	四	癸巳	水	28	五	壬戌	水	26	六	辛卯	木	26	一	辛酉	木	24	二	庚寅	木
三十	31	三	甲子	金									27	日	壬辰	水					25	三	辛卯	木

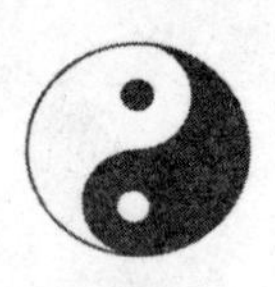

一九三三年 岁次 癸酉 鸡年 上半年

月份	正月				二月				三月				四月				五月				闰五月			
干支	甲寅				乙卯				丙辰				丁巳				戊午							
二十四节气 农历	初十		廿五		十一		廿六		十一		廿六		十二		廿七		十四		三十		十五			
节气	立春		雨水		惊蛰		春分		清明		谷雨		立夏		小满		芒种		夏至		小暑			
公历	2月4日		2月19日		3月6日		3月21日		4月5日		4月20日		5月6日		5月21日		6月6日		6月22日		7月7日			
时辰	未时		巳时		辰时		巳时		未时		亥时		辰时		戌时		午时		卯时		亥时			
农历	公历	星期	天地干支	五行	公历	星期	天地干支	五行	公历	星期	天地干支	五行	公历	星期	天地干支	五行	公历	星期	天地干支	五行	公历	星期	天地干支	五行
初一	26	四	壬辰	水	24	五	辛酉	木	26	日	辛卯	木	25	二	辛酉	木	24	三	庚寅	木	23	五	庚申	木
初二	27	五	癸巳	水	25	六	壬戌	水	27	一	壬辰	水	26	三	壬戌	水	25	四	辛卯	木	24	六	辛酉	木
初三	28	六	甲午	金	26	日	癸亥	水	28	二	癸巳	水	27	四	癸亥	水	26	五	壬辰	水	25	日	壬戌	水
初四	29	日	乙未	金	27	一	甲子	金	29	三	甲午	金	28	五	甲子	金	27	六	癸巳	水	26	一	癸亥	水
初五	30	一	丙申	火	28	二	乙丑	金	30	四	乙未	金	29	六	乙丑	金	28	日	甲午	金	27	二	甲子	金
初六	31	二	丁酉	火	3月	三	丙寅	火	31	五	丙申	火	30	日	丙寅	火	29	六	乙未	金	28	三	乙丑	金
初七	2月	三	戊戌	木	2	四	丁卯	火	4月	六	丁酉	火	5月	一	丁卯	火	30	二	丙申	火	29	四	丙寅	火
初八	2	四	己亥	木	3	五	戊辰	木	2	日	戊戌	木	2	二	戊辰	木	31	三	丁酉	木	30	五	丁卯	火
初九	3	五	庚子	土	4	六	己巳	木	3	一	己亥	木	3	三	己巳	木	6月	四	戊戌	木	7月	六	戊辰	木
初十	4	六	辛丑	土	5	日	庚午	土	4	二	庚子	土	4	四	庚午	土	2	五	己亥	木	2	日	己巳	木
十一	5	日	壬寅	金	6	一	辛未	土	5	三	辛丑	土	5	五	辛未	土	3	六	庚子	土	3	一	庚午	土
十二	6	一	癸卯	金	7	二	壬申	金	6	四	壬寅	金	6	六	壬申	金	4	日	辛丑	土	4	二	辛未	土
十三	7	二	甲辰	火	8	三	癸酉	金	7	五	癸卯	金	7	日	癸酉	金	5	一	壬寅	金	5	三	壬申	金
十四	8	三	乙巳	火	9	四	甲戌	水	8	六	甲辰	火	8	一	甲戌	火	6	二	癸卯	金	6	四	癸酉	金
十五	9	四	丙午	水	10	五	乙亥	水	9	日	乙巳	火	9	二	乙亥	火	7	三	甲辰	火	7	五	甲戌	火
十六	10	五	丁未	水	11	六	丙子	火	10	一	丙午	水	10	三	丙子	水	8	四	乙巳	火	8	六	乙亥	火
十七	11	六	戊申	土	12	日	丁丑	火	11	二	丁未	水	11	四	丁丑	水	9	五	丙午	水	9	日	丙子	水
十八	12	日	己酉	土	13	一	戊寅	土	12	三	戊申	土	12	五	戊寅	土	10	六	丁未	水	10	一	丁丑	水
十九	13	一	庚戌	金	14	二	己卯	土	13	四	己酉	土	13	六	己卯	土	11	日	戊申	土	11	二	戊寅	土
二十	14	二	辛亥	金	15	三	庚辰	金	14	五	庚戌	金	14	日	庚辰	金	12	一	己酉	土	12	三	己卯	土
廿一	15	三	壬子	木	16	四	辛巳	金	15	六	辛亥	金	15	一	辛巳	金	13	二	庚戌	金	13	四	庚辰	金
廿二	16	四	癸丑	木	17	五	壬午	木	16	日	壬子	木	16	二	壬午	木	14	三	辛亥	金	14	五	辛巳	金
廿三	17	五	甲寅	水	18	六	癸未	木	17	一	癸丑	木	17	三	癸未	木	15	四	壬子	木	15	六	壬午	木
廿四	18	六	乙卯	水	19	日	甲申	水	18	二	甲寅	水	18	四	甲申	水	16	五	癸丑	火	16	日	癸未	木
廿五	19	日	丙辰	土	20	一	乙酉	水	19	三	乙卯	水	19	五	乙酉	水	17	六	甲寅	木	17	一	甲申	水
廿六	20	一	丁巳	土	21	二	丙戌	土	20	四	丙辰	土	20	六	丙戌	土	18	日	乙卯	木	18	二	乙酉	水
廿七	21	二	戊午	火	22	三	丁亥	土	21	五	丁巳	土	21	日	丁亥	土	19	一	丙辰	土	19	三	丙戌	土
廿八	22	三	己未	火	23	四	戊子	火	22	六	戊午	火	22	一	戊子	火	20	二	丁巳	土	20	四	丁亥	土
廿九	23	四	庚申	木	24	五	己丑	火	23	日	己未	火	23	二	己丑	火	21	三	戊午	火	21	五	戊子	火
三十					25	六	庚寅	木	24	一	庚申	木					22	四	己未	火	22	六	己丑	火

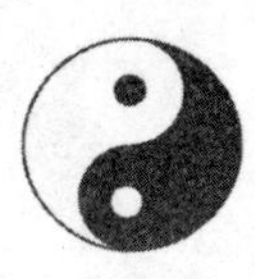

一九三三年 岁次 癸酉 鸡年 下半年

月份		六月		七月		八月		九月		十月		十一月		十二月	
干支		己未		庚申		辛酉		壬戌		癸亥		甲子		乙丑	
二十四节气	农历	初一	十七	初三	十九	初四	二十	初六	廿一	初六	二十	初六	廿一	初七	廿一
	节气	大暑	立秋	处暑	白露	秋分	寒露	霜降	立冬	小雪	大雪	冬至	小寒	大寒	立春
	公历	7月23日	8月8日	8月23日	9月8日	9月23日	10月9日	10月24日	11月8日	11月23日	12月7日	12月22日	1月6日	1月21日	2月4日
	时辰	申时	辰时	亥时	巳时	戌时	寅时	寅时	寅时	丑时	亥时	未时	辰时	丑时	戌时

农历	公历	星期	天地干支	五行	公历	星期	天地干支	五行	公历	星期	天地干支	五行	公历	星期	天地干支	五行	公历	星期	天地干支	五行	公历	星期	天地干支	五行	公历	星期	天地干支	五行
初一	23	日	庚寅	木	21	一	己未	火	20	三	己丑	火	19	四	戊午	火	18	六	戊子	火	17	日	丁巳	土	15	一	丙戌	土
初二	24	一	辛卯	木	22	二	庚申	木	21	四	庚寅	木	20	五	己未	火	19	日	己丑	火	18	一	戊午	火	16	二	丁亥	土
初三	25	二	壬辰	水	23	三	辛酉	木	22	五	辛卯	木	21	六	庚申	木	20	一	庚寅	木	19	二	己未	火	17	三	戊子	火
初四	26	三	癸巳	水	24	四	壬戌	水	23	六	壬辰	水	22	日	辛酉	木	21	二	辛卯	木	20	三	庚申	木	18	四	己丑	火
初五	27	四	甲午	金	25	五	癸亥	水	24	日	癸巳	水	23	一	壬戌	水	22	三	壬辰	水	21	四	辛酉	木	19	五	庚寅	木
初六	28	五	乙未	金	26	六	甲子	金	25	一	甲午	金	24	二	癸亥	水	23	四	癸巳	水	22	五	壬戌	水	20	六	辛卯	木
初七	29	六	丙申	火	27	日	乙丑	金	26	二	乙未	金	25	三	甲子	金	24	五	甲午	金	23	六	癸亥	水	21	日	壬辰	水
初八	30	日	丁酉	火	28	一	丙寅	火	27	三	丙申	火	26	四	乙丑	金	25	六	乙未	金	24	日	甲子	金	22	一	癸巳	水
初九	31	一	戊戌	木	29	二	丁卯	火	28	四	丁酉	火	27	五	丙寅	火	26	日	丙申	火	25	一	乙丑	金	23	二	甲午	金
初十	8月	二	己亥	木	30	三	戊辰	木	29	五	戊戌	木	28	六	丁卯	火	27	一	丁酉	火	26	二	丙寅	火	24	三	乙未	金
十一	2	三	庚子	土	31	四	己巳	木	30	六	己亥	木	29	日	戊辰	木	28	二	戊戌	木	27	三	丁卯	火	25	四	丙申	火
十二	3	四	辛丑	土	9月	五	庚午	土	10月	日	庚子	土	30	一	己巳	木	29	三	己亥	木	28	四	戊辰	木	26	五	丁酉	火
十三	4	五	壬寅	金	2	六	辛未	土	2	一	辛丑	土	31	二	庚午	土	30	四	庚子	土	29	五	己巳	木	27	六	戊戌	木
十四	5	六	癸卯	金	3	日	壬申	金	3	二	壬寅	金	11月	三	辛未	土	12月	五	辛丑	土	30	六	庚午	土	28	日	己亥	木
十五	6	日	甲辰	火	4	一	癸酉	金	4	三	癸卯	金	2	四	壬申	金	2	六	壬寅	金	31	日	辛未	土	29	一	庚子	土
十六	7	一	乙巳	火	5	二	甲戌	火	5	四	甲辰	火	3	五	癸酉	金	3	日	癸卯	金	1月	一	壬申	金	30	二	辛丑	金
十七	8	二	丙午	水	6	三	乙亥	火	6	五	乙巳	火	4	六	甲戌	火	4	一	甲辰	火	2	二	癸酉	金	31	三	壬寅	金
十八	9	三	丁未	水	7	四	丙子	水	7	六	丙午	水	5	日	乙亥	火	5	二	乙巳	火	3	三	甲戌	火	2月	四	癸卯	金
十九	10	四	戊申	土	8	五	丁丑	水	8	日	丁未	水	6	一	丙子	水	6	三	丙午	水	4	四	乙亥	火	2	五	甲辰	火
二十	11	五	己酉	土	9	六	戊寅	土	9	一	戊申	土	7	二	丁丑	水	7	四	丁未	水	5	五	丙子	水	3	六	乙巳	火
廿一	12	六	庚戌	金	10	日	己卯	土	10	二	己酉	土	8	三	戊寅	土	8	五	戊申	土	6	六	乙巳	火	4	日	丙午	水
廿二	13	日	辛亥	金	11	一	庚辰	金	11	三	庚戌	金	9	四	己卯	土	9	六	己酉	土	7	日	戊寅	土	5	一	丁未	水
廿三	14	一	壬子	木	12	二	辛巳	金	12	四	辛亥	金	10	五	庚辰	金	10	日	庚戌	金	8	一	己卯	土	6	二	戊申	土
廿四	15	二	癸丑	木	13	三	壬午	木	13	五	壬子	木	11	六	辛巳	金	11	一	辛亥	金	9	二	庚辰	金	7	三	己酉	土
廿五	16	三	甲寅	水	14	四	癸未	水	14	六	癸丑	水	12	日	壬午	木	12	二	壬子	木	10	三	辛巳	金	8	四	庚戌	金
廿六	17	四	乙卯	水	15	五	甲申	水	15	日	甲寅	水	13	一	癸未	木	13	三	癸丑	木	11	四	壬午	木	9	五	辛亥	金
廿七	18	五	丙辰	土	16	六	乙酉	水	16	一	乙卯	水	14	二	甲申	水	14	四	甲寅	水	12	五	癸未	水	10	六	壬子	木
廿八	19	六	丁巳	土	17	日	丙戌	土	17	二	丙辰	土	15	三	乙酉	水	15	五	乙卯	水	13	六	甲申	水	11	日	癸丑	木
廿九	20	日	戊午	火	18	一	丁亥	土	18	三	丁巳	土	16	四	丙戌	土	16	六	丙辰	土	14	日	乙酉	水	12	一	甲寅	水
三十					19	二	戊子	火					17	五	丁亥	土									13	二	乙卯	水

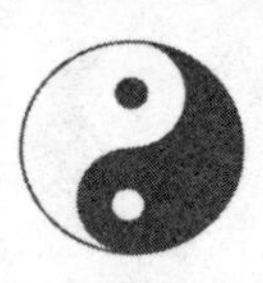

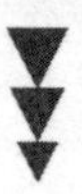

一九三四年 岁次 甲戌 狗年 上半年

月份		正月								二月								三月								四月								五月								六月							
干支		丙寅								丁卯								戊辰								己巳								庚午								辛未							
二十四节气	农历	初六				廿一				初七				廿二				初八				廿三				初十				廿五				十一				廿七				十二				廿八			
	节气	雨水				惊蛰				春分				清明				谷雨				立夏				小满				芒种				夏至				小暑				大暑				立秋			
	公历	2月19日				3月6日				3月21日				4月5日				4月21日				5月6日				5月22日				6月6日				6月22日				7月9日				7月23日				8月日			
	时辰	申时				未时				申时				戌时				寅时				未时				丑时				酉时				巳时				寅时				亥时				未时			

农历	公历	星期	天地干支	五行	公历	星期	天地干支	五行	公历	星期	天地干支	五行	公历	星期	天地干支	五行	公历	星期	天地干支	五行	公历	星期	天地干支	五行
初一	14	三	丙辰	土	15	四	乙酉	水	14	六	乙卯	水	13	日	甲申	水	12	二	甲寅	水	12	四	甲申	水
初二	15	四	丁巳	土	16	五	丙戌	土	15	日	丙辰	土	14	一	乙酉	水	13	三	乙卯	水	13	五	乙酉	水
初三	16	五	戊午	火	17	六	丁亥	土	16	一	丁巳	土	15	二	丙戌	土	14	四	丙辰	土	14	六	丙戌	土
初四	17	六	己未	火	18	日	戊子	火	17	二	戊午	火	16	三	丁亥	土	15	五	丁巳	土	15	日	丁亥	土
初五	18	日	庚申	木	19	一	己丑	火	18	三	己未	火	17	四	戊子	火	16	六	戊午	火	16	一	戊子	火
初六	19	一	辛酉	木	20	二	庚寅	木	19	四	庚申	木	18	五	己丑	火	17	日	己未	火	16	一	戊子	火
初七	20	二	壬戌	水	21	三	辛卯	木	20	五	辛酉	木	19	六	庚寅	木	18	一	庚申	木	18	三	庚寅	木
初八	21	三	癸亥	水	22	四	壬辰	水	21	一	壬戌	水	20	日	辛卯	木	19	二	辛酉	木	19	四	辛卯	木
初九	22	四	甲子	金	23	五	癸巳	水	22	日	癸亥	水	21	一	壬辰	水	20	三	壬戌	水	20	五	壬辰	水
初十	23	五	乙丑	金	24	六	甲午	金	23	一	甲子	金	22	二	癸巳	水	21	四	癸亥	水	21	六	癸巳	水
十一	24	六	丙寅	火	25	日	乙未	金	24	二	乙丑	金	23	三	甲午	金	22	五	甲子	金	22	日	甲午	金
十二	25	日	丁卯	火	26	一	丙申	火	25	三	丙寅	火	24	四	乙未	金	23	六	乙丑	金	23	一	乙未	金
十三	26	一	戊辰	木	27	二	丁酉	火	26	四	丁卯	火	25	五	丙申	火	24	日	丙寅	火	24	二	丙申	火
十四	27	二	己巳	木	28	三	戊戌	木	27	五	戊辰	水	26	六	丁酉	火	25	一	丁卯	火	25	三	丁酉	火
十五	28	三	庚午	土	29	四	己亥	木	28	六	己巳	木	27	日	戊戌	木	26	二	戊辰	木	26	四	戊戌	木
十六	3月	四	辛未	土	30	五	庚子	土	29	日	庚午	土	28	一	己巳	木	27	三	己巳	木	27	五	己亥	木
十七	2	五	壬申	金	31	六	辛丑	土	30	一	辛未	土	29	二	庚子	土	28	四	庚午	土	28	六	庚子	土
十八	3	洋	癸酉	金	4月	日	壬寅	金	5月	二	壬申	金	30	三	辛丑	土	29	五	辛未	土	29	日	辛丑	土
十九	4	日	甲戌	火	2	一	癸卯	金	2	三	癸酉	金	31	四	壬寅	金	30	六	壬申	金	30	一	壬寅	金
二十	5	一	乙亥	火	3	二	甲辰	火	3	四	甲戌	火	6月	五	癸卯	金	7月	日	癸酉	金	31	二	癸卯	金
廿一	6	二	丙子	水	4	蛄	乙巳	火	4	五	乙亥	火	2	六	甲辰	火	2	一	甲戌	火	8月	三	甲辰	火
廿二	7	三	丁丑	水	5	四	丙午	水	5	六	丙子	水	3	日	乙巳	火	3	二	乙亥	火	2	四	乙巳	火
廿三	8	四	戊寅	土	6	五	丁未	水	6	日	丁丑	水	4	一	丙午	水	4	三	丙子	水	3	五	丙午	水
廿四	9	五	乙卯	土	7	六	戊申	土	7	一	戊寅	土	5	二	丁未	水	5	四	丁丑	水	4	六	丁未	水
廿五	10	六	庚辰	金	8	日	己酉	土	8	二	己卯	土	6	三	戊申	土	6	五	戊寅	土	5	日	戊申	土
廿六	11	日	辛巳	金	9	一	庚戌	金	9	三	庚辰	金	7	四	己酉	土	7	六	己卯	土	6	一	己酉	土
廿七	12	一	壬午	木	10	二	辛亥	金	10	四	辛巳	金	8	五	庚戌	金	8	日	庚辰	金	7	二	庚戌	金
廿八	13	二	癸未	木	11	三	壬子	木	11	五	壬戌	木	9	六	辛亥	金	9	一	辛巳	金	8	三	辛亥	金
廿九	14	三	甲申	水	12	四	癸丑	木	12	六	癸未	木	10	日	壬子	木	10	二	壬午	木	9	四	壬子	木
三十					13	五	甲寅	水					11	一	癸丑	木	11	三	癸未	木				

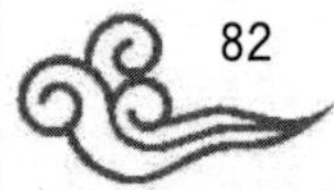

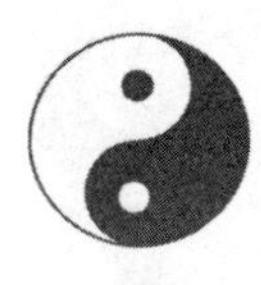

一九三四年 岁次 甲戌 狗年 下半年

月份	七月				八月				九月				十月				十一月				十二月			
干支	壬申				癸酉				甲戌				乙亥				丙子				丁丑			
二十四节气 农历	十五		三十		十六				初二		十七		初二		十七		初二		十六		初二		十七	
节气	处暑		白露		秋分				寒露		霜降		立冬		小雪		大雪		冬至		小寒		大寒	
公历	8月24日		9月8日		9月24日				10月9日		10月24日		11月8日		11月23日		12月8日		12月22日		1月6日		1月21日	
时辰	寅时		申时		丑时				辰时		巳时		巳时		辰时		丑时		戌时		未时		辰时	
农历	公历	星期	天地干支	五行	公历	星期	天地干支	五行	公历	星期	天地干支	五行	公历	星期	天地干支	五行	公历	星期	天地干支	五行	公历	星期	天地干支	五行
初一	10	五	癸丑	木	9	日	癸未	木	8	一	壬子	木	7	三	壬午	木	7	五	壬子	木	5	六	辛巳	金
初二	11	二	甲寅	水	10	一	甲申	水	9	二	癸丑	木	8	四	癸未	木	8	六	癸丑	木	6	日	壬午	木
初三	12	日	乙卯	水	11	二	乙酉	水	10	三	甲帘	水	9	五	甲申	水	9	日	甲寅	水	7	一	癸未	木
初四	13	一	丙辰	土	12	三	丙戌	土	11	四	乙卯	水	10	六	乙酉	水	10	一	乙卯	水	8	二	甲申	水
初五	14	二	丁巳	土	13	四	丁亥	土	12	五	丙辰	土	11	日	丙戌	土	11	二	丙辰	土	9	三	乙酉	水
初六	15	三	戊午	火	14	五	戊子	火	13	六	丁巳	土	12	一	丁亥	土	12	三	丁巳	土	10	四	丙戌	土
初七	16	四	己未	火	15	六	己丑	火	14	日	戊午	火	13	二	戊子	火	13	四	戊午	火	11	五	丁亥	火
初八	17	五	庚申	木	16	日	庚寅	木	15	一	己未	火	14	三	己丑	火	14	五	己未	火	12	六	戊子	金
初九	18	六	辛酉	木	17	一	辛卯	木	16	二	庚申	木	15	四	庚寅	木	15	六	庚申	木	13	日	己丑	金
初十	19	日	壬戌	木	18	二	壬辰	水	17	三	辛酉	木	16	五	辛卯	木	16	日	辛酉	木	14	一	庚寅	木
十一	20	一	癸亥	水	19	三	癸巳	水	18	四	壬戌	水	17	六	壬辰	水	17	一	壬戌	水	15	二	辛卯	木
十二	21	二	甲子	金	20	四	甲午	金	19	五	癸亥	水	18	日	癸巳	水	18	二	癸亥	水	16	三	壬辰	水
十三	22	三	乙丑	金	21	五	乙未	金	20	六	甲子	金	19	一	甲午	金	19	三	甲子	金	17	四	癸巳	水
十四	23	四	丙寅	火	22	六	丙申	火	21	日	乙丑	金	20	二	乙未	金	20	四	乙丑	金	18	五	甲午	金
十五	24	五	丁卯	火	23	二	丁酉	火	22	一	丙寅	火	21	三	丙申	火	21	五	丙寅	火	19	六	乙未	金
十六	25	六	戊辰	木	24	一	戊戌	木	23	二	丁卯	火	22	四	丁酉	火	22	六	丁卯	火	20	日	丙申	火
十七	26	日	己巳	木	25	二	己亥	木	24	三	戊辰	木	23	五	戊戌	木	23	日	戊辰	木	21	一	丁酉	火
十八	27	一	庚午	土	26	三	庚子	土	25	四	己巳	水	24	六	己亥	木	24	一	己巳	木	22	二	戊戌	木
十九	28	二	辛未	土	27	四	辛丑	土	26	五	庚午	土	25	日	庚子	土	25	二	庚午	土	23	三	己亥	木
二十	29	三	壬申	金	28	五	壬寅	金	27	六	辛未	土	26	一	辛丑	土	26	三	辛未	土	24	四	庚子	土
廿一	30	四	癸酉	金	29	六	癸卯	金	28	日	壬申	金	27	二	壬寅	金	27	四	壬申	金	25	五	辛丑	土
廿二	31	五	甲戌	火	30	日	甲辰	火	29	四	癸酉	金	28	三	辛未	土	28	五	癸酉	金	26	六	壬寅	金
廿三	9月	六	乙亥	火	10月	一	乙巳	火	30	二	甲戌	火	29	四	甲辰	火	23	六	甲戌	火	27	日	癸卯	金
廿四	2	日	丙子	水	2	二	丙戌	水	31	三	乙亥	水	30	五	乙巳	火	30	日	乙亥	火	28	一	甲辰	火
廿五	3	一	丁丑	水	3	三	丁未	水	11月	四	丙子	水	12月	六	丙午	水	31	一	丙午	水	29	二	乙巳	火
廿六	4	二	戊寅	土	4	四	戊申	土	2	五	丁丑	水	2	日	丁未	水	1月	二	丁丑	水	30	三	丙午	水
廿七	5	三	乙卯	土	5	五	己酉	土	3	六	戊寅	土	3	一	戊申	土	2	三	戊寅	土	31	四	丁未	水
廿八	6	四	庚辰	金	6	六	庚戌	金	4	日	乙卯	土	4	二	己酉	土	3	四	己卯	土	2月	五	戊申	土
廿九	7	五	辛巳	金	7	日	辛亥	金	5	一	庚辰	金	5	三	庚戌	金	4	五	庚辰	金	2	六	己酉	土
三十	8	六	壬戌	木					6	二	辛巳	金	6	四	辛亥	金					3	日	庚戌	金

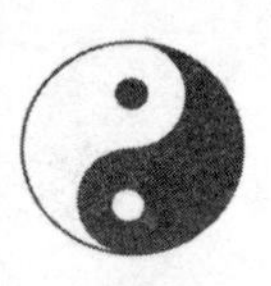

一九三五年 岁次 乙亥 猪年 上半年

月份	正月								二月								三月								四月								五月								六月							
干支	戊寅								己卯								庚辰								辛巳								壬午								癸未							
二十四节气 农历	初二				十六				初二				十七				初四				十九				初四				二十				初六				廿二				初八				廿四			
节气	立春				雨水				惊蛰				春分				清明				谷雨				立夏				小满				芒种				夏至				小暑				大暑			
公历	2月5日				2月19日				3月6日				3月21日				4月5日				4月21日				5月6日				5月22日				6月6日				6月22日				7月8日				7月24日			
时辰	丑时				亥时				戌时				亥时				丑时				辰时				戌时				辰时				子时				申时				巳时				寅时			

农历	公历	星期	天地干支	五行	公历	星期	天地干支	五行	公历	星期	天地干支	五行	公历	星期	天地干支	五行	公历	星期	天地干支	五行	公历	星期	天地干支	五行
初一	4	一	辛亥	金	5	二	庚辰	金	3	三	己酉	土	3	五	乙卯	土	6月	六	戊申	土	7月	一	戊寅	土
初二	5	二	壬子	火	6	三	辛巳	金	4	四	庚戌	金	4	六	庚辰	金	2	日	己酉	土	2	二	己卯	土
初三	6	三	癸丑	木	7	四	壬午	木	5	五	辛亥	金	5	日	辛巳	金	3	一	庚戌	金	3	三	庚辰	金
初四	7	四	甲寅	水	8	五	癸未	木	6	六	壬子	木	6	一	壬午	木	4	二	辛亥	金	4	四	辛巳	金
初五	8	五	乙卯	水	9	六	甲申	水	7	日	癸丑	水	7	二	癸未	木	5	三	壬子	木	5	五	壬午	木
初六	9	六	丙辰	土	10	日	乙酉	水	8	一	甲寅	水	8	三	甲寅	水	6	四	癸丑	木	6	六	癸未	木
初七	10	日	丁巳	土	11	一	丙戌	土	9	二	乙卯	水	9	四	乙酉	水	7	五	甲寅	水	7	日	甲申	水
初八	11	一	戊午	金	12	二	丁亥	土	10	三	丙辰	土	10	五	丙戌	土	8	六	乙卯	水	8	一	乙酉	水
初九	12	二	己未	金	13	三	戊子	火	11	四	丁巳	土	11	六	丁亥	土	9	日	丙辰	土	9	二	丙戌	土
初十	13	三	庚申	木	14	四	己丑	火	12	五	戊午	火	12	日	戊子	火	10	一	丁巳	土	10	三	丁亥	土
十一	14	四	辛酉	木	16	五	庚寅	木	13	六	乙未	火	13	一	己丑	火	11	二	戊午	火	11	四	戊子	火
十二	15	五	壬戌	水	16	六	癸丑	木	14	日	庚申	木	14	二	庚寅	木	12	三	己未	火	12	五	己丑	火
十三	16	六	癸亥	水	17	日	壬辰	水	15	一	辛酉	木	15	三	辛卯	木	13	四	庚申	木	13	六	庚寅	木
十四	17	日	甲子	土	18	一	癸巳	水	16	二	壬戌	水	16	四	壬辰	水	14	五	辛酉	木	14	日	辛卯	木
十五	18	一	乙丑	土	19	二	甲午	金	17	三	癸亥	水	17	五	癸巳	水	15	六	壬戌	水	15	一	壬辰	水
十六	19	二	丙寅	火	20	三	乙未	土	18	四	甲子	金	18	六	甲午	金	16	日	癸亥	水	16	二	癸巳	水
十七	20	三	丁卯	火	21	四	丙申	火	19	五	乙丑	金	19	日	乙未	金	17	一	甲子	金	17	三	甲午	金
十八	21	四	戊辰	木	22	五	丁酉	火	20	六	丙寅	火	20	一	丙申	火	18	二	乙丑	金	18	四	乙未	金
十九	22	五	己巳	木	23	六	戊戌	木	21	日	己丑	火	21	二	丁酉	火	19	三	丙寅	火	19	五	丙申	火
二十	23	六	庚午	水	24	日	己亥	木	22	一	戊辰	木	22	三	戊戌	木	20	四	丁卯	火	20	六	丁酉	火
廿一	24	日	辛未	水	25	一	庚子	土	23	二	己巳	木	23	四	己亥	木	21	五	戊辰	木	21	日	戊戌	木
廿二	25	一	壬申	金	26	二	辛丑	土	24	三	庚午	土	24	五	庚子	土	22	六	己巳	木	22	一	己亥	水
廿三	26	二	癸酉	金	27	三	壬寅	金	25	四	辛未	土	25	六	辛丑	土	23	日	庚午	土	24	三	辛丑	土
廿四	27	三	甲戌	火	28	四	癸卯	金	26	五	壬申	金	26	日	壬寅	金	24	一	辛未	土	24	三	辛丑	土
廿五	28	四	乙亥	火	29	五	甲辰	火	27	六	癸酉	金	27	一	癸卯	金	25	二	壬申	金	25	四	壬寅	金
廿六	3月	五	丙子	木	30	六	乙巳	火	28	日	甲戌	火	28	二	甲辰	火	26	三	癸酉	金	26	五	癸卯	金
廿七	2	六	丁丑	木	31	日	丙午	水	29	一	乙亥	火	29	三	乙巳	火	27	四	甲戌	火	27	六	甲辰	火
廿八	3	日	戊寅	土	4月	一	丁未	水	30	二	丙子	水	30	四	丙午	水	28	五	乙亥	火	28	日	乙巳	火
廿九	4	一	己卯	土	2	二	戊申	土	5月	三	丁丑	水	31	五	丁未	水	29	六	丙子	水	29	一	丙午	水
三十									2	四	戊寅	土					30	日	丁丑	水				

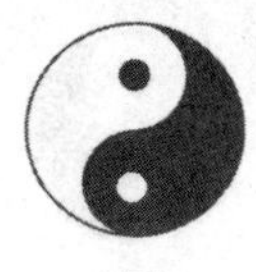

一九三五年 岁次 丙寅 猪年 下半年

月份	七月				八月				九月				十月				十一月				十二月			
干支	甲申				乙酉				丙戌				丁亥				戊子				己丑			
二十四节气 农历	初十		廿六		十一		廿七		十二		廿七		十三		廿八		十三		廿八		十二		廿七	
二十四节气 节气	立秋		处暑		白露		秋分		寒露		霜降		立冬		小雪		大雪		冬至		小寒		大寒	
二十四节气 公历	8月8日		8月24日		9月8日		9月24日		10月9日		10月24日		11月8日		11月23日		12月8日		12月23日		1月6日		1月21日	
二十四节气 时辰	戌时		巳时		亥时		辰时		未时		申时		申时		未时		辰时		丑时		戌时		未时	
农历	公历	星期	天地干支	五行	公历	星期	天地干支	五行	公历	星期	天地干支	五行	公历	星期	天地干支	五行	公历	星期	天地干支	五行	公历	星期	天地干支	五行
初一	30	二	丁未	水	29	四	丁丑	水	28	六	丁未	水	27	日	丙子	水	26	二	丙午	水	26	四	丙子	水
初二	31	三	戊申	土	30	五	戊寅	土	29	日	戊申	土	28	一	丁丑	水	27	三	丁未	水	27	五	丁丑	水
初三	8月	四	己酉	土	31	四	辛丑	土	30	六	辛未	土	29	二	庚子	土	28	二	庚午	土	28	四	庚子	土
初四	2	五	庚戌	金	9月	日	庚辰	金	10月	二	庚戌	金	30	三	己卯	土	29	五	己酉	土	29	日	己卯	土
初五	3	六	辛亥	金	2	一	辛巳	金	2	三	辛亥	金	31	四	庚辰	金	30	六	庚戌	金	30	一	庚辰	金
初六	4	日	壬子	木	3	二	壬午	木	3	四	壬子	木	11月	五	辛巳	金	12月	日	辛亥	金	31	二	辛巳	金
初七	5	一	癸丑	木	4	三	癸未	木	4	五	癸丑	木	2	六	壬午	木	2	一	壬子	木	1月	三	壬午	木
初八	6	二	甲寅	水	5	四	甲申	水	5	六	甲寅	水	3	日	癸未	木	3	二	癸丑	木	2	四	癸未	木
初九	7	三	乙卯	水	6	五	乙酉	水	6	日	乙卯	水	4	一	甲申	水	4	三	甲寅	水	3	五	甲申	水
初十	8	四	丙辰	土	7	六	丙戌	土	7	一	丙辰	土	5	二	乙酉	水	5	四	乙卯	水	4	六	乙酉	水
十一	9	五	丁巳	土	8	日	丁亥	土	8	二	丁巳	土	6	三	丙戌	土	6	五	丙辰	土	5	日	丙戌	土
十二	10	六	戊午	火	9	一	戊子	火	9	三	戊午	火	7	四	丁亥	土	7	六	丁巳	土	6	一	丁亥	土
十三	11	日	己未	火	10	二	己丑	火	10	四	己未	火	8	五	戊子	火	8	日	戊午	火	7	二	戊子	火
十四	12	一	庚申	木	11	三	庚寅	木	11	五	庚申	木	9	六	己丑	火	9	一	己未	火	8	三	己丑	火
十五	13	二	辛酉	木	12	四	辛卯	木	12	六	辛酉	木	10	日	庚寅	木	10	二	庚申	木	9	四	庚寅	木
十六	14	三	壬戌	水	13	五	壬辰	水	13	日	壬戌	水	11	一	辛卯	木	11	三	辛酉	木	10	五	辛卯	木
十七	15	六	癸亥	水	15	一	癸巳	水	14	三	癸亥	水	14	四	壬辰	水	12	六	壬戌	水	11	一	壬辰	水
十八	16	五	甲子	金	15	日	甲午	金	15	二	甲子	金	13	三	癸巳	水	13	五	癸亥	水	12	日	癸巳	水
十九	17	六	乙丑	金	16	一	乙未	金	16	三	乙丑	金	14	四	甲午	金	14	六	甲子	金	13	一	甲午	金
二十	18	日	丙寅	火	17	二	丙申	火	17	四	丙寅	火	15	五	乙未	金	15	日	乙丑	金	14	二	乙未	金
廿一	19	一	丁卯	火	18	三	丁酉	火	18	五	丁卯	火	16	六	丙申	火	16	一	丙寅	火	15	三	丙申	火
廿二	20	二	戊辰	木	19	四	戊戌	木	19	六	戊辰	木	17	日	丁酉	火	17	二	丁卯	火	16	四	丁酉	火
廿三	21	三	己巳	木	20	五	己亥	木	20	日	己巳	木	18	一	戊戌	木	18	三	戊辰	木	17	五	戊戌	木
廿四	22	四	庚午	土	21	六	庚子	土	21	一	庚午	土	19	二	己亥	木	19	四	己巳	木	18	六	己亥	木
廿五	23	五	辛未	土	22	日	辛丑	土	22	二	辛未	土	20	三	庚子	土	20	二	庚午	土	19	日	庚子	土
廿六	24	六	壬申	金	26	一	壬寅	金	23	三	壬申	金	21	四	辛丑	土	31	六	辛未	土	20	一	辛丑	土
廿七	25	日	癸酉	金	24	二	癸卯	金	24	四	癸酉	金	2	五	壬寅	金	22	日	壬申	金	21	二	壬寅	金
廿八	26	一	甲戌	水	25	三	甲辰	火	25	五	甲戌	火	23	六	癸卯	金	23	一	癸酉	金	22	三	癸卯	金
廿九	27	二	乙亥	火	26	四	乙巳	火	26	六	乙亥	火	24	日	甲辰	火	24	二	甲戌	火	23	四	甲辰	火
三十	28	三	丙子	水	27	五	丙午	水					25	一	乙巳	火	25	三	乙亥	火				

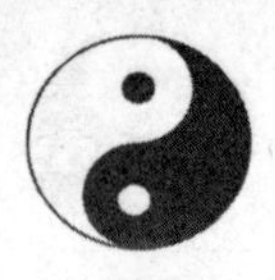

一九三六年 岁次 丙子 鼠年 上半年

月份		正月		二月		三月		闰三月	四月		五月	
干支		庚寅		辛卯		壬辰			癸巳		甲午	
二十四节气	农历	十三	廿八	十三	廿八	十四	廿九	十六	初一	十七	初三	十九
	节气	立春	雨水	惊蛰	春分	清明	谷雨	立夏	小满	芒种	夏至	小暑
	公历	2月5日	2月20日	3月6日	3月21日	4月5日	4月20日	5月6日	5月21日	6月6日	6月21日	7月7日
	时辰	辰时	寅时	丑时	丑时	辰时	未时	子时	未时	卯时	亥时	申时

农历	公历	星期	天地干支	五行	公历	星期	天地干支	五行	公历	星期	天地干支	五行	公历	星期	天地干支	五行	公历	星期	天地干支	五行	公历	星期	天地干支	五行
初一	24	五	乙巳	火	23	日	乙亥	火	23	一	甲辰	火	21	二	癸酉	金	21	四	癸卯	金	19	五	壬申	金
初二	25	六	丙午	水	24	一	丙子	水	24	二	乙巳	火	22	三	甲戌	火	22	五	甲辰	火	20	六	癸酉	金
初三	26	日	丁未	水	25	二	丁丑	水	25	三	丙午	水	23	四	乙亥	火	23	六	乙巳	火	21	日	甲戌	火
初四	27	一	戊申	土	26	三	戊寅	土	26	四	丁未	水	24	五	丙子	水	24	日	丙午	水	22	一	乙亥	火
初五	28	二	己酉	土	27	四	己卯	土	27	五	戊申	土	25	六	丁丑	水	25	一	丁未	水	23	二	丙子	水
初六	29	三	庚戌	金	28	五	庚辰	金	26	六	己酉	金	26	日	戊寅	土	24	二	戊申	土	26	三	丁丑	水
初七	30	四	辛亥	金	29	六	辛巳	金	29	日	庚戌	金	27	一	己卯	土	27	三	己酉	土	25	四	戊寅	土
初八	31	五	壬子	水	3月	日	壬午	木	30	一	辛亥	木	28	二	庚辰	金	26	四	庚戌	金	26	五	庚辰	土
初九	2月	六	癸丑	木	2	一	癸未	木	31	二	壬子	木	29	三	辛巳	金	27	五	辛亥	金	27	六	庚辰	金
初十	2	二	甲寅	水	3	三	甲申	水	4月	三	癸丑	木	30	四	壬午	木	30	六	壬子	木	28	日	辛巳	金
十一	3	一	乙卯	水	4	三	乙酉	水	2	四	甲寅	水	5月	五	癸未	木	31	日	癸丑	木	29	一	壬午	木
十二	4	二	丙辰	土	5	四	丙戌	土	3	五	乙卯	水	2	六	甲申	水	6月	一	甲寅	水	30	二	壬午	木
十三	5	三	丁巳	土	6	五	丁亥	土	4	六	丙辰	土	3	日	乙酉	水	2	二	乙卯	水	7月	三	甲申	水
十四	6	四	戊午	火	7	六	戊子	火	5	日	丁巳	火	4	一	丙戌	土	3	三	丙辰	土	2	四	乙酉	水
十五	7	五	己未	火	8	日	己丑	火	6	一	戊午	火	5	二	丁亥	土	4	四	丁巳	土	3	五	丙戌	土
十六	8	六	庚申	木	9	一	庚寅	木	7	二	己未	火	6	三	戊子	火	5	五	戊午	火	4	六	丁亥	土
十七	9	日	辛酉	木	10	二	辛卯	木	8	三	庚申	木	7	四	己丑	火	6	六	己未	火	5	日	戊子	火
十八	10	一	壬戌	水	11	三	壬辰	水	9	四	辛酉	木	8	五	庚寅	木	7	日	庚申	木	6	一	己丑	火
十九	11	二	癸亥	水	12	四	癸巳	水	10	五	壬戌	水	9	六	辛卯	木	8	一	辛酉	木	7	二	庚寅	木
二十	12	三	甲子	金	13	五	甲午	金	11	六	癸亥	水	10	日	壬辰	水	9	二	壬戌	水	8	三	辛卯	木
廿一	13	四	乙丑	金	14	六	乙未	金	12	日	甲子	金	11	一	癸巳	水	10	三	癸亥	不	9	四	壬辰	水
廿二	14	五	丙寅	火	15	日	丙申	火	13	一	乙丑	金	12	二	甲午	金	11	四	甲子	金	10	五	癸巳	水
廿三	15	六	丁卯	火	16	一	丁酉	火	14	二	丙寅	火	13	三	乙未	金	12	四	乙丑	金	11	五	甲午	金
廿四	16	日	戊辰	木	17	二	戊戌	木	15	三	丁卯	火	14	四	丙申	火	13	六	丙寅	火	12	日	乙未	金
廿五	17	一	己巳	木	18	三	己亥	木	16	四	戊辰	木	15	五	丁酉	火	14	日	丁卯	火	13	一	丙申	火
廿六	18	二	庚午	土	19	四	庚子	土	17	五	己巳	木	16	六	戊戌	木	15	一	戊辰	木	14	二	丁酉	火
廿七	19	三	辛未	土	20	五	辛丑	土	18	六	庚午	土	17	日	己亥	木	16	二	己巳	木	15	三	戊戌	木
廿八	20	四	壬申	金	21	六	壬寅	金	19	日	辛未	土	18	一	庚子	土	17	三	庚午	土	16	四	己亥	木
廿九	21	五	癸酉	金	22	日	癸卯	金	20	一	壬申	金	19	二	辛丑	土	18	四	辛未	土	17	五	庚子	木
三十	22	六	甲戌	火									20	三	壬寅	金								

一九三六年 岁次 丙子 鼠年 下半年

月份	六月				七月				八月				九月				十月				十一月				十二月			
干支	乙未				丙申				丁酉				戊戌				己亥				庚子				辛丑			
二十四节气 农历	初六		廿二		初七		廿三		初八		廿三		初九		廿四		初九		廿四		初九		廿四		初八		廿三	
节气	大暑		立秋		处暑		白露		秋分		寒露		霜降		立冬		小雪		大雪		冬至		小寒		大寒		立春	
公历	7月23日		8月8日		8月23日		9月8日		9月23日		10月8日		10月23日		11月7日		11月22日		12月7日		12月22日		1月6日		1月20日		2月4日	
时辰	巳时		丑时		申时		寅时		未时		戌时		亥时		亥时		戌时		未时		辰时		丑时		戌时		未时	
农历	公历	星期	天地干支	五行	公历	星期	天地干支	五行	公历	星期	天地干支	五行	公历	星期	天地干支	五行	公历	星期	天地干支	五行	公历	星期	天地干支	五行	公历	星期	天地干支	五行
初一	18	六	辛丑	土	17	一	辛未	土	16	三	辛丑	土	15	四	庚午	土	14	六	庚子	土	14	一	庚午	土	13	三	庚子	土
初二	19	日	壬寅	金	18	二	壬申	金	17	四	壬寅	金	16	五	辛未	土	15	日	辛丑	土	15	二	辛未	土	14	四	辛丑	土
初三	20	一	癸卯	金	19	三	癸酉	金	18	五	癸卯	金	17	六	壬申	金	16	一	壬寅	金	16	三	壬申	金	15	五	壬寅	金
初四	21	二	甲辰	火	20	四	甲戌	火	19	六	甲辰	火	18	目	癸酉	金	17	二	癸卯	金	17	四	癸酉	金	16	六	癸卯	金
初五	22	三	乙巳	火	21	五	乙亥	火	20	日	乙巳	火	19	一	甲戌	火	18	三	甲辰	火	18	五	甲戌	火	17	日	甲辰	火
初六	23	四	丙午	水	22	六	丙子	水	21	一	丙午	水	20	二	乙亥	火	19	四	乙巳	火	19	六	乙亥	火	18	一	乙巳	火
初七	24	五	丁未	水	23	日	丁丑	水	22	二	丁未	水	21	三	丙子	水	20	五	丙午	水	20	日	丙子	水	19	二	丙午	水
初八	25	六	戊申	土	24	一	戊寅	土	23	三	戊申	土	22	四	丁丑	水	21	六	丁未	水	21	一	丁丑	水	20	三	丁未	水
初九	26	日	己酉	土	25	二	己卯	土	24	四	己酉	土	23	五	戊寅	土	22	日	戊申	土	22	二	戊寅	土	21	四	戊申	土
初十	27	一	庚辰	金	26	三	庚辰	金	25	五	庚戌	金	24	六	己卯	土	23	一	己酉	土	23	三	己卯	土	22	五	己酉	土
十一	28	二	辛亥	金	27	四	辛巳	金	26	六	辛亥	金	25	日	庚辰	金	24	二	庚戌	金	24	四	庚辰	金	23	六	庚戌	金
十二	29	三	壬子	木	28	五	壬午	木	27	日	壬子	木	26	一	辛巳	金	25	三	辛亥	金	25	五	辛巳	金	24	日	辛亥	金
十三	30	四	癸丑	木	29	六	癸未	木	28	一	癸丑	木	27	二	壬午	木	26	四	壬子	木	26	六	壬午	木	25	一	壬子	木
十四	31	五	甲寅	水	30	日	甲申	水	29	二	甲寅	水	28	三	癸未	木	27	五	癸丑	木	27	日	癸未	木	26	二	癸丑	木
十五	8月	六	乙卯	水	31	一	乙酉	水	30	三	乙卯	水	29	四	甲申	水	28	六	甲寅	水	28	一	甲申	水	27	三	甲寅	水
十六	2	日	丙辰	土	9月	二	丙戌	土	10月	四	丙辰	土	30	五	乙酉	水	29	日	乙卯	水	29	二	乙酉	水	28	四	乙卯	水
十七	3	一	丁巳	土	2	三	丁亥	土	2	五	丁巳	土	31	六	丙戌	土	30	一	丙辰	土	30	三	丙戌	土	29	五	丙辰	土
十八	4	二	戊午	火	3	四	戊子	火	3	六	戊午	火	11月	日	丁亥	土	12月	二	丁巳	土	31	四	丁亥	土	30	六	丁巳	土
十九	5	三	己未	火	4	五	己丑	火	4	日	己未	火	2	一	戊子	火	2	三	戊午	火	1月	五	戊子	火	31	日	戊午	火
二十	6	四	庚申	木	5	六	庚寅	木	5	一	庚申	木	3	二	己丑	火	3	四	己未	火	2	六	己丑	火	2月	一	己未	火
廿一	7	五	辛酉	木	6	日	辛卯	木	6	二	辛酉	木	4	三	庚寅	木	4	五	庚申	木	3	日	庚寅	木	2	二	庚申	木
廿二	8	六	壬戌	水	7	一	壬辰	水	7	三	壬戌	水	5	四	辛卯	木	5	六	辛酉	木	4	一	辛卯	木	3	三	辛酉	木
廿三	9	日	癸亥	水	8	二	癸巳	水	8	四	癸亥	水	6	五	壬辰	水	6	日	壬戌	水	5	二	壬辰	水	4	四	壬戌	水
廿四	10	一	甲子	金	9	三	甲午	金	9	五	甲子	金	7	六	癸巳	水	7	一	癸亥	水	6	三	癸巳	水	5	五	癸亥	水
廿五	11	二	乙丑	金	10	四	乙未	金	10	六	乙丑	金	8	日	甲午	金	8	二	甲子	金	7	四	甲午	金	6	六	甲子	金
廿六	12	三	丙寅	火	11	五	丙申	火	11	日	丙寅	火	9	一	乙未	金	9	三	乙丑	金	8	五	乙未	金	7	日	乙丑	金
廿七	13	四	丁卯	火	12	六	丁酉	火	12	一	丁卯	火	10	二	丙申	火	10	四	丙寅	火	9	六	丙申	火	8	一	丙寅	火
廿八	14	五	戊辰	木	13	日	戊戌	木	13	二	戊辰	木	11	三	丁酉	火	11	五	丁卯	火	10	日	丁酉	火	9	二	丁卯	火
廿九	15	六	己巳	木	14	一	己亥	木	14	三	己巳	木	12	四	戊戌	木	12	六	戊辰	木	11	一	戊戌	木	10	三	戊辰	木
三十	16	日	庚午	土	15	二	庚子	土					13	五	己亥	木	13	日	己巳	木	12	二	己亥	木				

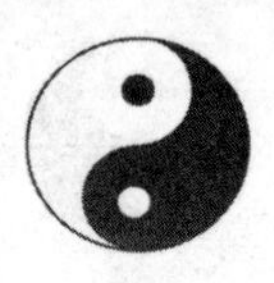

一九三七年 岁次 丁丑 牛年 上半年

月份	正月		二月		三月		四月		五月		六月
干支	壬寅		癸卯		甲辰		乙巳		丙午		丁未
二十四节气 农历	初九	廿四	初九	廿四	初十	廿六	十二	廿八	十四	廿九	十六
节气	雨水	惊蛰	春分	清明	谷雨	立夏	小满	芒种	夏至	小暑	大暑
公历	2月19日	3月6日	3月21日	4月5日	4月20日	5月6日	5月21日	6月6日	6月22日	7月7日	7月23日
时辰	巳时	辰时	辰时	未时	戌时	卯时	戌时	午时	寅时	亥时	申时

农历	公历	星期	天地干支	五行	公历	星期	天地干支	五行	公历	星期	天地干支	五行	公历	星期	天地干支	五行	公历	星期	天地干支	五行	公历	星期	天地干支	五行
初一	11	四	己巳	木	13	六	己亥	木	11	日	戊辰	木	10	一	丁酉	火	9	三	丁卯	火	8	四	丙申	火
初二	12	五	庚午	土	14	日	庚子	土	12	一	己巳	金	11	二	戊戌	木	10	四	戊辰	木	9	五	丁酉	火
初三	13	六	辛未	土	15	一	辛丑	土	16	二	庚午	土	12	三	己亥	木	11	五	己巳	木	10	六	戊戌	木
初四	14	日	壬申	金	16	二	壬寅	金	14	三	辛未	土	13	四	庚子	土	12	六	庚午	土	11	日	己亥	木
初五	15	一	癸酉	金	17	三	癸卯	金	15	四	壬申	金	14	五	辛丑	土	13	日	辛未	土	12	一	庚子	土
初六	16	二	甲戌	火	18	四	甲辰	火	16	五	癸酉	金	15	六	壬寅	金	14	一	壬申	金	13	二	辛丑	土
初七	17	三	乙亥	火	19	五	乙巳	火	17	六	甲戌	火	16	日	癸卯	金	15	二	癸酉	金	14	三	壬寅	金
初八	18	四	丙子	水	20	六	丙午	水	18	日	乙亥	火	17	一	甲辰	火	16	三	甲戌	火	15	四	癸卯	金
初九	19	五	丁丑	水	21	日	丁未	水	19	一	丙子	水	18	二	乙巳	火	17	四	乙亥	火	16	五	甲辰	火
初十	20	六	戊寅	土	22	一	戊申	土	20	二	丁丑	水	19	三	丙午	水	18	五	丙子	水	17	六	乙巳	水
十一	21	日	己卯	土	23	二	己酉	土	21	三	戊寅	土	19	四	丁未	水	18	六	丁丑	水	17	日	丙午	火
十二	22	一	庚辰	金	24	三	庚戌	金	22	四	己卯	土	21	五	戊申	土	20	日	戊寅	土	19	一	丁未	水
十三	23	二	辛巳	金	25	四	辛亥	金	23	五	庚辰	金	22	六	己酉	土	21	一	己卯	土	20	二	戊申	土
十四	24	三	壬午	木	26	五	壬子	木	24	六	辛巳	金	23	日	庚戌	金	22	二	庚辰	金	21	三	己酉	土
十五	25	四	癸未	木	27	六	癸丑	木	25	日	壬午	木	24	一	辛亥	金	23	三	辛巳	金	22	四	庚戌	金
十六	26	五	甲申	水	28	日	甲寅	水	26	一	癸未	木	25	二	壬子	木	24	四	壬午	木	23	五	辛亥	金
十七	27	六	乙酉	水	29	一	乙卯	水	27	二	甲申	水	26	三	癸丑	木	25	五	癸未	木	24	六	壬子	木
十八	28	日	丙戌	土	30	二	丙辰	土	28	三	乙酉	水	27	四	甲寅	水	26	六	甲申	水	25	日	癸丑	木
十九	3月	一	丁亥	火	31	三	丁巳	土	29	四	丙戌	土	28	五	乙卯	水	27	日	乙酉	水	26	一	甲寅	水
二十	2	二	戊子	火	4月	四	戊午	火	30	五	丁亥	土	29	六	丙辰	土	28	一	丙戌	土	27	二	乙卯	水
廿一	3	三	己丑	火	2	五	己未	火	5月	六	戊子	火	30	日	丁巳	土	29	二	丁亥	土	28	三	丙辰	土
廿二	4	四	庚寅	木	3	六	庚申	木	2	日	己丑	火	31	一	戊午	火	30	三	戊子	火	29	四	丁巳	土
廿三	5	五	辛卯	木	4	日	辛酉	木	3	一	庚寅	木	6月	二	己未	火	7月	四	己丑	火	30	五	戊午	火
廿四	6	六	壬辰	水	5	一	壬戌	水	4	二	辛卯	木	2	三	庚申	木	2	五	庚寅	木	31	六	己未	火
廿五	7	日	癸巳	水	6	二	癸亥	水	5	三	壬辰	水	3	四	辛酉	木	3	六	辛卯	木	8月	日	庚申	木
廿六	8	一	甲午	金	7	三	甲子	金	6	四	癸巳	水	4	五	壬戌	水	4	日	壬辰	水	2	一	辛酉	木
廿七	9	二	乙未	金	8	四	乙丑	金	7	五	甲午	金	5	六	癸亥	水	5	一	癸巳	水	3	二	壬戌	水
廿八	10	三	丙申	火	9	五	丙寅	火	8	六	乙未	金	6	日	甲子	金	6	二	甲午	金	4	三	癸亥	水
廿九	11	四	丁酉	火	10	六	丁卯	火	9	日	丙申	火	7	一	乙丑	金	7	三	乙未	金	5	四	甲子	金
三十	12	五	戊戌	木									8	二	丙寅	火								

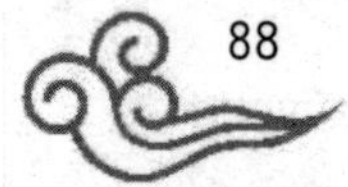

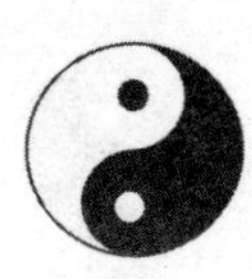

一九三七年 岁次 丁丑 牛年 下半年

月份	七月				八月				九月				十月				十一月				十二月			
干支	戊申				己酉				庚戌				辛亥				壬子				癸丑			
二十四节气 农历	初三		十八		初四		十九		初六		廿一		初六		廿一		初五		二十		初五		二十	
二十四节气 节气	立秋		处暑		白露		秋分		寒露		霜降		立冬		小雪		大雪		冬至		小寒		大寒	
二十四节气 公历	8月8日		8月23日		9月8日		9月23日		10月9日		10月24日		11月8日		11月23日		12月7日		12月11日		1月6日		1月21日	
二十四节气 时辰	辰时		亥时		巳时		戌时		丑时		寅时		寅时		丑时		戌时		未时		辰时		子时	
农历	公历	星期	天地干支	五行	公历	星期	天地干支	五行	公历	星期	天地干支	五行	公历	星期	天地干支	五行	公历	星期	天地干支	五行	公历	星期	天地干支	五行
初一	6	五	乙丑	金	5	日	乙未	金	4	一	甲子	金	3	三	甲午	金	3	五	甲子	金	2	日	甲午	金
初二	7	六	丙寅	火	6	一	丙申	火	5	二	乙丑	金	4	四	乙未	金	4	六	乙丑	金	3	一	乙未	金
初三	8	日	丁卯	火	7	二	丁酉	火	6	三	丙酉	火	5	五	丙申	火	5	日	丙寅	火	4	二	丙申	火
初四	9	一	戊辰	木	8	三	戊戌	木	7	四	丁卯	火	6	六	丁酉	火	6	一	丁卯	火	5	三	丁酉	火
初五	10	二	己巳	木	9	四	己亥	木	8	五	戊辰	木	7	日	戊戌	木	7	二	戊辰	木	6	四	戊戌	木
初六	11	三	庚午	土	10	五	庚子	土	9	六	己巳	木	8	一	己亥	木	8	三	己巳	木	7	五	己亥	木
初七	12	四	辛未	土	11	六	辛丑	土	10	日	庚午	土	9	二	庚子	土	9	四	庚午	土	8	六	己亥	木
初八	13	五	壬申	金	12	日	壬寅	金	11	一	辛未	土	10	三	辛丑	土	10	五	辛未	土	9	日	辛丑	土
初九	14	六	癸酉	金	13	一	癸卯	金	12	二	壬申	金	11	四	壬寅	金	11	六	壬申	金	10	一	壬寅	金
初十	15	日	甲戌	火	14	二	甲辰	火	13	三	癸酉	金	12	五	癸卯	金	12	日	癸酉	金	11	二	癸卯	金
十一	16	一	乙亥	火	15	三	乙巳	火	14	四	甲戌	火	13	六	甲辰	火	13	一	甲戌	火	12	三	甲辰	火
十二	17	二	丙子	水	16	四	丙午	水	15	五	乙亥	火	14	日	乙巳	火	14	二	乙亥	火	13	四	乙巳	火
十三	18	三	丁丑	水	17	五	丁未	水	16	六	丙子	水	15	一	丙午	水	15	三	丙子	水	14	五	丙午	水
十四	19	四	戊寅	土	18	六	戊申	土	17	日	丁丑	水	16	二	丁未	水	16	四	丁丑	水	15	六	丁未	水
十五	20	五	己卯	土	19	日	己酉	土	18	一	戊寅	土	17	三	戊申	土	17	五	戊寅	土	16	日	戊申	土
十六	21	六	庚辰	金	20	一	庚戌	金	19	二	己卯	土	18	四	己酉	土	18	六	己卯	土	17	一	己酉	土
十七	22	日	辛巳	金	21	二	辛亥	金	20	三	庚辰	金	19	五	庚戌	金	19	日	庚辰	金	18	二	庚戌	金
十八	23	一	壬午	木	22	三	壬子	木	21	四	辛巳	金	20	六	辛亥	金	20	一	辛巳	金	19	三	辛亥	金
十九	24	二	癸未	木	23	四	癸丑	木	22	五	壬午	木	21	日	壬子	木	21	二	壬午	木	20	四	壬子	木
二十	25	三	甲申	水	24	五	甲寅	水	23	六	癸未	木	22	一	癸丑	木	22	三	癸未	木	21	五	癸丑	木
廿一	26	四	乙酉	水	25	六	乙卯	水	24	日	甲申	水	23	二	甲寅	水	23	四	甲申	水	22	六	甲寅	水
廿二	27	五	丙戌	土	26	日	丙辰	土	25	一	乙酉	水	24	三	乙卯	水	24	五	乙酉	水	23	日	乙卯	水
廿三	28	六	丁亥	土	27	一	丁巳	土	26	二	丙戌	土	25	四	丙辰	土	25	六	丙戌	土	24	一	丙辰	土
廿四	29	日	戊子	火	28	二	戊午	火	27	三	丁亥	土	26	五	丁巳	土	26	日	丁亥	土	25	二	丁巳	土
廿五	30	一	己丑	火	29	三	己未	火	28	四	戊子	火	27	六	戊午	火	27	一	戊子	火	26	三	戊午	火
廿六	31	二	庚寅	木	30	四	庚申	木	29	五	己丑	火	28	日	己未	火	28	二	己丑	火	27	四	己未	火
廿七	9月	三	辛卯	木	10月	五	辛酉	木	30	六	庚寅	木	29	一	庚申	木	29	三	庚寅	木	28	五	庚申	木
廿八	2	四	壬辰	水	2	六	壬戌	水	31	日	辛卯	木	30	二	辛酉	木	30	四	辛卯	木	29	六	辛酉	木
廿九	3	五	癸巳	水	3	日	癸亥	水	11月	一	壬辰	水	12月	三	壬戌	水	31	五	壬辰	水	30	日	壬戌	水
三十	4	六	甲午	金					2	二	癸巳	水	2	四	癸亥	水	1月	六	癸巳	水				

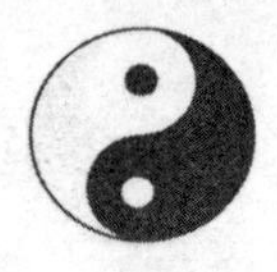

一九三八年　岁次　戊寅　虎年　上半年

月份	正月				二月				三月				四月				五月				六月			
干支	甲寅				乙卯				丙辰				丁巳				戊午				己未			
二十四节气 农历	初五		二十		初五		二十		初五		廿一		初七		廿三		初九		廿五		十一		廿六	
节气	立春		雨水		惊蛰		春分		清明		谷雨		立夏		小满		芒种		夏至		小暑		大暑	
公历	2月4日		2月19日		3月6日		3月21日		4月5日		4月21日		5月6日		5月22日		6月6日		6月22日		7月8日		7月23日	
时辰	未时		午时		巳时		巳时		未时		亥时		辰时		亥时		未时		卯时		子时		酉时	
农历	公历	星期	天地干支	五行	公历	星期	天地干支	五行	公历	星期	天地干支	五行	公历	星期	天地干支	五行	公历	星期	天地干支	五行	公历	星期	天地干支	五行
初一	31	一	癸亥	水	2	三	癸巳	水	4月	五	癸亥	水	30	六	壬辰	水	29	日	辛酉	木	28	二	辛卯	木
初二	2月	二	甲子	金	3	四	甲午	金	2	六	甲子	金	5月	日	癸巳	水	30	一	壬戌	水	29	三	壬辰	水
初三	2	三	乙丑	金	4	五	乙未	金	3	日	乙丑	金	2	一	甲午	金	31	二	癸亥	水	30	四	癸巳	水
初四	3	四	丙寅	火	5	六	丙申	火	4	一	丙寅	火	3	二	乙未	金	6月	三	甲子	金	7月	五	甲午	金
初五	4	五	丁卯	火	6	日	丁酉	火	5	二	丁卯	火	4	三	丙申	火	2	四	乙丑	金	2	六	乙未	金
初六	5	六	戊辰	木	7	一	戊戌	木	6	三	戊辰	木	5	四	丁酉	火	3	五	丙寅	火	3	日	丙申	火
初七	6	日	己巳	木	8	二	己亥	木	7	四	己巳	木	6	五	戊戌	木	4	六	丁卯	火	4	一	丁酉	火
初八	7	一	庚午	土	9	三	庚子	土	8	五	庚午	土	7	六	己亥	木	5	日	戊辰	木	5	二	戊戌	木
初九	8	二	辛未	土	10	四	辛丑	土	9	六	辛未	土	8	日	庚子	土	6	一	己巳	木	6	三	己亥	土
初十	9	三	壬申	金	11	五	壬寅	金	10	日	壬申	金	9	一	辛丑	土	7	二	庚午	土	7	四	庚子	土
十一	10	四	癸酉	金	12	六	癸卯	金	11	一	癸酉	金	10	二	壬寅	金	8	三	辛未	土	8	五	辛丑	土
十二	11	五	甲戌	火	13	日	甲辰	火	12	二	甲戌	火	11	三	癸卯	金	9	四	壬申	金	9	六	壬寅	金
十三	12	六	乙亥	火	14	一	乙巳	火	13	三	乙亥	火	12	四	甲辰	火	10	五	癸酉	金	10	日	癸卯	金
十四	13	日	丙子	水	15	二	丙午	水	14	四	丙子	水	13	五	乙巳	火	11	六	甲戌	火	11	一	甲辰	火
十五	14	一	丁丑	水	16	三	丁未	水	15	五	丁丑	水	14	六	丙午	水	12	日	乙亥	火	12	二	乙巳	火
十六	15	二	戊寅	土	17	四	戊申	土	16	六	戊寅	土	15	日	丁未	水	13	一	丙子	水	13	三	丙午	水
十七	16	三	己卯	土	18	五	己酉	土	17	日	己卯	土	16	一	戊申	土	14	二	丁丑	水	14	四	丁未	水
十八	17	四	庚辰	金	19	六	庚戌	金	18	一	庚辰	金	17	二	己酉	土	15	三	戊寅	土	15	五	戊申	土
十九	18	五	辛巳	金	20	日	辛亥	金	19	二	辛巳	金	18	三	庚戌	金	16	四	己卯	土	16	六	己酉	土
二十	19	六	壬午	木	21	一	壬子	木	20	三	壬午	木	19	四	辛亥	金	17	五	庚辰	金	17	日	庚戌	金
廿一	20	日	癸未	木	22	二	癸丑	木	21	四	癸未	木	20	五	壬子	木	18	六	辛巳	金	18	一	辛亥	金
廿二	21	一	甲申	水	23	三	甲寅	水	22	五	甲申	水	21	六	癸丑	木	19	日	壬午	木	19	二	壬子	木
廿三	22	二	乙酉	水	24	四	乙卯	水	23	六	乙酉	水	22	日	甲寅	水	20	一	癸未	木	20	三	癸丑	木
廿四	23	三	丙戌	土	25	五	丙辰	土	24	日	丙戌	土	23	一	乙卯	水	21	二	甲申	水	21	四	甲寅	水
廿五	24	四	丁亥	土	26	六	丁巳	土	25	一	丁亥	土	24	二	丙辰	土	22	三	乙酉	水	22	五	乙卯	水
廿六	25	五	戊子	火	27	日	戊午	火	26	二	戊子	火	25	三	丁巳	土	23	四	丙戌	土	23	六	丙辰	土
廿七	26	六	己丑	火	28	一	己未	火	27	三	己丑	火	26	四	戊午	火	24	五	丁亥	土	24	日	丁巳	土
廿八	27	日	庚寅	木	29	二	庚申	木	28	四	庚寅	木	27	五	己未	火	25	六	戊子	火	25	一	戊午	火
廿九	28	一	辛卯	木	30	三	辛酉	木	29	五	辛卯	木	28	六	庚申	木	26	日	己丑	火	26	二	己未	火
三十	3月	二	壬辰	水	31	四	壬戌	水									27	一	庚寅	木				

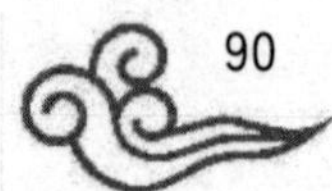

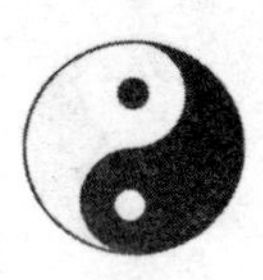

一九三八年 岁次 戊寅 虎年 下半年

月份	七月				闰七月				八月				九月				十月				十一月				十二月			
干支	庚申								辛酉				壬戌				癸亥				甲子				乙丑			
二十四节气 农历	十三		廿九		十五				初一		十六		初二		十七		初二		十七		初一		十六		初二		十七	
二十四节气 节气	立秋		处暑		白露				秋分		寒露		霜降		立冬		小雪		大雪		冬至		小寒		大寒		立春	
二十四节气 公历	8月8日		8月24日		9月8日				9月24日		10月9日		10月24日		11月8日		11月23日		12月8日		12月22日		1月6日		1月20日		2月5日	
二十四节气 时辰	巳时		子时		午时				亥时		丑时		卯时		卯时		丑时		亥时		申时		辰时		丑时		戌时	
农历	公历	星期	天地干支	五行	公历	星期	天地干支	五行	公历	星期	天地干支	五行	公历	星期	天地干支	五行	公历	星期	天地干支	五行	公历	星期	天地干支	五行	公历	星期	天地干支	五行
初一	27	三	庚申	木	25	四	己丑	火	24	六	己未	火	23	日	戊子	火	22	二	戊午	火	22	四	戊子	火	20	五	丁巳	土
初二	28	四	辛酉	木	26	五	庚寅	木	25	日	庚申	木	24	一	己丑	火	23	三	己未	火	23	五	己丑	火	21	六	戊午	火
初三	29	五	壬戌	水	27	六	辛卯	木	26	一	辛酉	木	25	二	庚寅	木	24	四	庚申	木	24	六	庚寅	木	22	日	己未	火
初四	30	六	癸亥	水	28	日	壬辰	水	27	二	壬戌	水	26	三	辛卯	木	25	五	辛酉	木	25	日	辛卯	木	23	一	庚申	木
初五	31	日	甲子	金	29	一	癸巳	水	28	三	癸亥	水	27	四	壬辰	水	26	六	壬戌	水	26	一	壬辰	水	24	二	辛酉	木
初六	8月	一	乙丑	金	30	二	甲午	金	29	四	甲子	金	28	五	癸巳	水	27	日	癸亥	水	27	二	癸巳	水	25	三	壬戌	水
初七	2	二	丙寅	火	31	三	乙未	金	30	五	乙丑	金	29	六	甲午	金	28	一	甲子	金	28	三	甲午	金	26	四	癸亥	水
初八	3	三	丁卯	火	9月	四	丙申	火	10月	六	丙寅	火	30	日	乙未	金	29	二	乙丑	金	29	四	乙未	金	27	五	甲子	金
初九	4	四	戊辰	木	2	五	丁酉	火	2	日	丁卯	火	31	一	丙申	火	30	三	丙寅	火	30	五	丙申	火	28	六	乙丑	金
初十	5	五	己巳	木	3	六	戊戌	木	3	一	戊辰	木	11月	二	丁酉	火	12月	四	丁卯	火	31	六	丁酉	火	29	日	丙寅	火
十一	6	六	庚午	土	4	日	己亥	木	4	二	己巳	木	2	三	戊戌	木	2	五	戊辰	木	1月	日	戊戌	木	30	一	丁卯	火
十二	7	日	辛未	土	5	一	庚子	土	5	三	庚午	土	3	四	己亥	木	3	六	己巳	木	2	一	己亥	木	31	二	戊辰	木
十三	8	一	壬申	金	6	二	辛丑	土	6	四	辛未	土	4	五	庚子	土	4	日	庚午	土	3	二	庚子	土	2月	三	己巳	木
十四	9	二	癸酉	金	7	三	壬寅	金	7	五	壬申	金	5	六	辛丑	土	5	一	辛未	土	4	三	辛丑	土	2	四	庚午	土
十五	10	三	甲戌	火	8	四	癸卯	金	8	六	癸酉	金	6	日	壬寅	金	6	二	壬申	金	5	四	壬寅	金	3	五	辛未	土
十六	11	四	乙亥	火	9	五	甲辰	火	9	日	甲戌	火	7	一	癸卯	金	7	三	癸酉	金	6	五	癸卯	金	4	六	壬申	金
十七	12	五	丙子	水	10	六	乙巳	火	10	一	乙亥	火	8	二	甲辰	火	8	四	甲戌	火	7	六	甲辰	火	5	日	癸酉	金
十八	13	六	丁丑	水	11	日	丙午	水	11	二	丙子	水	9	三	乙巳	火	9	五	乙亥	火	8	日	乙巳	火	6	一	甲戌	火
十九	14	日	戊寅	土	12	一	丁未	水	12	三	丁丑	水	10	四	丙午	水	10	六	丙子	水	9	一	丙午	水	7	二	乙亥	火
二十	15	一	乙卯	土	13	二	戊申	土	13	四	戊寅	土	11	五	丁未	水	11	日	丁丑	水	10	二	丁未	水	8	三	丙子	水
廿一	16	二	庚辰	金	14	三	己酉	土	14	五	己卯	土	12	六	戊申	土	12	一	戊寅	土	11	三	戊申	土	9	四	丁丑	火
廿二	17	三	辛巳	金	15	四	庚戌	金	15	六	庚辰	金	13	日	己酉	土	13	二	己卯	土	12	四	己酉	土	10	五	戊寅	土
廿三	18	四	壬午	木	16	五	辛亥	金	16	日	辛巳	金	14	一	庚戌	金	14	三	庚辰	金	13	五	庚戌	金	11	六	己卯	土
廿四	19	五	癸未	木	17	六	壬子	木	17	一	壬午	木	15	二	辛亥	金	15	四	辛巳	金	14	六	辛亥	金	12	日	庚辰	金
廿五	20	六	甲申	水	18	日	癸丑	木	18	二	癸未	木	16	三	壬子	木	16	五	壬午	木	15	日	壬子	木	13	一	辛巳	金
廿六	21	日	乙酉	木	19	一	甲寅	水	19	三	甲申	水	17	四	癸丑	木	17	六	癸未	木	16	一	癸丑	木	14	二	壬午	木
廿七	22	一	丙戌	土	20	二	乙卯	水	20	四	乙酉	水	18	五	甲寅	水	18	日	甲申	水	17	二	甲寅	水	15	三	癸未	木
廿八	23	二	丁亥	土	21	三	丙辰	土	21	五	丙戌	土	19	六	乙卯	水	19	一	乙酉	水	18	三	乙卯	水	16	四	甲申	水
廿九	24	三	戊子	火	22	四	丁巳	土	22	六	丁亥	土	20	日	丙辰	土	20	二	丙戌	土	19	四	丙辰	土	17	五	乙酉	水
三十					23	五	戊午	火					21	一	丁巳	土	21	三	丁亥	土					18	六	丙戌	土

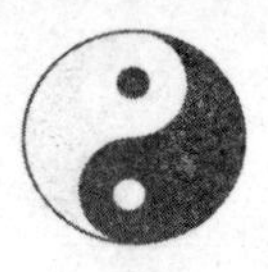

月份	正月				二月				三月				四月				五月				六月			
干支	丙寅				丁卯				戊辰				己巳				庚午				辛未			
二十四节气 农历	初一		十六		初一		十七		初二		十七		初四		十九		初六		廿二		初八		廿三	
二十四节气 节气	雨水		惊蛰		春分		清明		谷雨		立夏		小满		芒种		夏至		小暑		大暑		立秋	
二十四节气 公历	2月19日		3月6日		3月21日		4月5日		4月21日		5月6日		5月22日		6月6日		6月22日		7月8日		7月24日		8月8日	
二十四节气 时辰	亥时		戌时		戌时		子时		辰时		酉时		辰时		亥时		申时		巳时		丑时		戌时	
农历	公历	星期	天地干支	五行	公历	星期	天地干支	五行	公历	星期	天地干支	五行	公历	星期	天地干支	五行	公历	星期	天地干支	五行	公历	星期	天地干支	五行
初一	19	日	丁亥	土	21	二	丁巳	土	20	四	丁亥	土	19	五	丙辰	土	17	六	乙酉	水	17	一	乙卯	水
初二	20	一	戊子	火	22	三	戊午	火	21	五	戊子	火	20	六	丁巳	土	18	日	丙戌	土	18	二	丙辰	土
初三	21	二	己丑	火	23	四	己未	火	22	六	己丑	火	21	日	戊午	火	19	一	丁亥	土	19	三	丁巳	土
初四	22	三	庚寅	木	24	五	庚申	木	23	日	庚寅	木	22	一	己未	火	20	二	戊子	火	20	四	戊午	火
初五	23	四	辛卯	木	25	六	辛酉	木	24	一	辛卯	木	23	二	庚申	木	21	三	己丑	火	21	五	己未	火
初六	24	五	壬辰	水	26	日	壬戌	水	25	二	壬辰	水	24	三	辛酉	木	22	四	庚寅	木	22	六	庚申	木
初七	25	六	癸巳	水	27	一	癸亥	水	26	三	癸巳	水	25	四	壬戌	水	23	五	辛卯	土	23	日	辛酉	土
初八	26	日	甲午	金	28	二	甲子	金	27	四	甲午	金	26	五	癸亥	水	24	六	壬辰	水	24	一	壬戌	水
初九	27	一	乙未	金	29	三	乙丑	金	28	五	乙未	金	27	六	甲子	金	25	日	癸巳	水	25	二	癸亥	水
初十	28	二	丙申	火	30	四	丙寅	火	29	六	丙申	火	28	日	乙丑	金	26	一	甲午	金	26	三	甲子	金
十一	3月	三	丁酉	火	31	五	丁卯	火	30	日	丁酉	火	29	一	丙寅	火	27	二	乙未	金	27	四	乙丑	金
十二	2	四	戊戌	木	4月	六	戊辰	木	5月	一	戊戌	木	30	二	丁卯	火	28	三	丙申	火	28	五	丙寅	火
十三	3	五	己亥	木	2	日	己巳	木	2	二	己亥	木	31	三	戊辰	木	29	四	丁酉	火	29	六	丁卯	火
十四	4	六	庚子	土	3	一	庚午	土	3	三	庚子	土	5月	四	己巳	木	30	五	戊戌	木	30	日	戊辰	木
十五	5	日	辛丑	土	4	二	辛未	土	4	四	辛丑	土	2	五	庚午	土	7月	六	己亥	木	31	一	己巳	木
十六	6	一	壬寅	金	5	三	壬申	金	5	五	壬寅	金	3	六	辛未	土	2	日	庚子	土	8月	二	庚午	土
十七	7	二	癸卯	金	6	四	癸酉	金	6	六	癸卯	金	4	日	壬申	金	3	一	辛丑	土	2	三	辛未	土
十八	8	三	甲辰	火	7	五	甲戌	火	7	日	甲辰	火	5	一	癸酉	金	4	二	壬寅	金	3	四	壬申	金
十九	9	四	乙巳	火	8	六	乙亥	火	8	一	乙巳	火	6	二	甲戌	火	5	三	癸卯	金	4	五	癸酉	金
二十	10	五	丙午	水	9	日	丙子	水	9	二	丙午	水	7	三	乙亥	火	6	四	甲辰	火	5	六	甲戌	火
廿一	11	六	丁未	水	10	一	丁丑	水	10	三	丁未	水	8	四	丙子	火	7	五	乙巳	火	6	日	乙亥	火
廿二	12	日	戊申	土	11	二	戊寅	土	11	四	戊申	土	9	五	丁丑	水	8	六	丙午	水	7	一	丙子	水
廿三	13	一	己酉	土	12	三	己卯	土	12	五	己酉	土	10	六	戊寅	土	9	日	丁未	子	8	二	丁丑	子
廿四	14	二	庚戌	金	13	四	庚辰	金	13	六	庚戌	金	11	日	己卯	土	10	一	戊申	土	9	三	戊寅	土
廿五	15	三	辛亥	金	14	五	辛巳	金	14	日	辛亥	金	12	一	庚辰	金	11	二	己酉	土	10	四	己卯	土
廿六	16	四	壬子	木	15	六	壬午	木	15	一	壬子	木	13	二	辛巳	金	12	三	庚戌	金	11	五	庚辰	金
廿七	17	五	癸丑	木	16	日	癸未	木	16	二	癸丑	木	14	三	壬午	木	13	四	辛亥	金	12	六	辛巳	金
廿八	18	六	甲寅	水	17	一	甲申	水	17	三	甲寅	水	15	四	癸未	木	14	五	壬子	木	13	日	壬午	木
廿九	19	日	乙卯	水	18	二	乙酉	水	18	四	乙卯	水	16	五	甲申	木	15	六	癸丑	木	14	一	癸未	木
三十	20	一	丙辰	土	19	三	丙戌	土									16	日	甲寅	水				

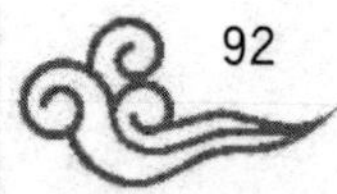

一九三九年 岁次 己卯 兔年 下半年

月份		七月		八月		九月		十月		十一月		十二月	
干支		壬申		癸酉		甲戌		乙亥		丙子		丁丑	
二十四节气	农历	初十	廿五	十二	廿七	十二	廿七	十七	廿八	十三	廿七	十三	廿八
	节气	处暑	白露	秋分	寒露	霜降	立冬	小雪	大雪	冬至	小寒	大寒	立春
	公历	8月24日	9月8日	9月24日	10月9日	10月24日	11月80日	11月23日	12月8日	12月23日	1月6日	1月21日	2月5日
	时辰	巳时	亥时	卯时	午时	申时	申时	午时	辰时	丑时	戌时	午时	辰时

农历	公历	星期	天地干支	五行	公历	星期	天地干支	五行	公历	星期	天地干支	五行	公历	星期	天地干支	五行	公历	星期	天地干支	五行	公历	星期	天地干支	五行
初一	15	二	甲申	水	13	三	癸丑	木	11	六	癸未	木	11	一	壬子	木	11	一	壬午	木	9	二	辛亥	金
初二	16	三	乙酉	水	14	四	甲寅	水	14	六	甲申	水	12	日	癸丑	木	12	二	癸未	木	10	三	壬子	木
初三	17	四	丙戌	土	15	五	乙卯	水	15	日	乙酉	水	13	一	甲寅	水	13	三	甲申	水	11	四	癸丑	木
初四	18	五	丁亥	土	16	六	丙辰	土	16	一	丙戌	土	14	二	乙卯	水	14	四	乙酉	水	12	五	甲寅	水
初五	19	六	戊子	火	17	日	丁巳	土	17	二	丁亥	土	15	三	丙辰	土	15	五	丙戌	土	13	六	乙卯	水
初六	20	日	己丑	火	18	一	戊午	火	18	三	戊子	火	16	四	丁巳	土	16	六	丁亥	土	14	日	丙辰	土
初七	21	一	庚寅	木	19	二	己未	火	19	四	己丑	火	17	五	戊午	火	17	日	戊子	火	15	一	丁巳	土
初八	22	二	辛卯	木	20	三	庚申	木	20	五	庚寅	木	18	六	己未	金	18	一	己丑	金	16	二	戊午	金
初九	23	三	壬辰	水	21	四	辛酉	木	21	六	辛卯	木	19	日	庚申	木	19	二	庚寅	木	17	三	己未	火
初十	24	四	癸巳	水	22	五	壬戌	水	22	日	壬辰	水	20	一	辛酉	木	20	三	辛卯	木	18	四	庚申	木
十一	25	五	甲午	金	23	六	癸亥	水	23	一	癸巳	水	21	二	壬戌	水	21	四	壬辰	水	19	五	辛酉	木
十二	26	六	乙未	金	24	日	甲子	金	24	二	甲午	金	22	三	癸亥	水	22	五	癸巳	水	20	六	壬戌	水
十三	27	日	丙申	火	25	一	乙丑	金	25	三	乙未	金	23	四	甲子	金	23	六	甲午	金	21	日	癸亥	水
十四	28	一	丁酉	火	26	二	丙寅	火	26	四	丙申	火	24	五	乙丑	金	24	日	乙未	金	22	一	甲子	金
十五	29	二	戊戌	木	27	三	丁卯	火	27	五	丁酉	火	25	六	丙寅	火	25	一	丙申	火	23	二	乙丑	金
十六	30	三	乙亥	木	28	四	戊辰	木	28	六	戊戌	木	26	日	丁卯	火	26	二	丁酉	火	24	三	丙寅	火
十七	31	四	庚子	土	29	五	己巳	木	29	日	己亥	木	27	一	戊辰	木	27	三	戊戌	木	25	四	丁卯	火
十八	9月	五	辛丑	土	30	六	庚午	土	30	一	庚子	土	28	二	己巳	木	28	四	己亥	木	26	五	戊辰	木
十九	2	六	壬寅	金	10月	日	辛未	土	31	二	辛丑	土	29	三	庚午	土	29	五	庚子	土	27	六	己巳	水
二十	3	日	癸卯	金	2	一	壬申	金	11月	三	壬寅	金	30	四	辛未	土	30	六	辛丑	土	28	日	庚午	土
廿一	4	一	甲辰	火	3	二	癸酉	金	2	四	癸卯	金	12月	五	壬申	金	31	日	壬寅	金	29	一	辛未	土
廿二	5	二	乙巳	火	4	三	甲戌	火	3	五	甲辰	火	2	六	癸酉	金	1月	一	癸卯	金	30	二	壬申	金
廿三	6	三	丙午	水	5	四	乙亥	火	4	六	乙巳	火	3	日	甲戌	火	2	二	甲辰	火	31	三	癸酉	金
廿四	7	四	丁未	水	6	五	丙子	水	5	日	丙午	水	4	一	乙亥	火	3	三	乙巳	火	2月	四	甲戌	火
廿五	8	五	戊申	土	7	六	丁丑	水	6	一	丁未	水	5	二	丙子	水	4	四	丙午	水	2	五	乙亥	火
廿六	9	六	乙酉	土	8	日	戊寅	土	7	二	戊申	土	6	三	丁丑	水	5	五	丁未	水	3	六	丙子	水
廿七	10	日	庚戌	金	9	一	己卯	土	8	三	己酉	土	7	四	戊寅	土	6	六	戊申	土	4	日	丁丑	水
廿八	11	一	辛亥	金	10	二	庚辰	金	9	四	庚戌	金	8	五	己卯	土	7	日	己酉	土	5	一	戊寅	土
廿九	12	二	壬子	木	11	三	辛巳	金	10	五	辛亥	金	9	六	庚辰	金	8	一	庚戌	金	6	二	己卯	土
三十					12	四	壬午	木					10	日	辛巳	金					7	三	庚辰	金

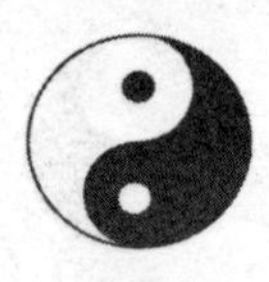

月份	正月				二月				三月				四月				五月				六月			
干支	戊寅				己卯				庚辰				辛巳				壬午				癸未			
二十四节气 农历	十三		廿八		十二		廿八		十三		廿九		十五				初一		十六		初三		十九	
节气	雨水		惊蛰		春分		清明		谷雨		立夏		小满				芒种		夏至		小暑		大暑	
公历	2月20日		3月6日		3月21日		4月5日		4月20日		5月6日		5月21日				6月6日		6月21日		7月7日		7月23日	
时辰	寅时		丑时		丑时		卯时		未时		子时		未时				寅时		亥时		申时		辰时	
农历	公历	星期	天地干支	五行	公历	星期	天地干支	五行	公历	星期	天地干支	五行	公历	星期	天地干支	五行	公历	星期	天地干支	五行	公历	星期	天地干支	五行
初一	8	四	辛巳	金	9	六	辛亥	金	8	一	辛巳	金	7	二	庚戌	金	6	四	庚辰	金	5	五	己酉	土
初二	9	五	壬午	木	10	日	壬子	木	9	二	壬午	木	8	三	辛亥	金	7	五	辛巳	金	6	六	庚戌	金
初三	10	六	癸未	木	11	一	癸丑	木	10	三	癸未	木	9	四	壬子	木	8	六	壬午	木	7	日	辛亥	金
初四	11	日	甲申	水	12	二	甲寅	水	11	四	甲申	水	10	五	癸丑	木	9	日	癸未	木	8	一	壬子	木
初五	12	一	乙酉	水	13	三	乙卯	水	12	五	乙酉	水	11	六	甲寅	水	10	一	甲申	水	9	二	癸丑	木
初六	13	二	丙戌	土	14	四	丙辰	土	13	六	丙戌	土	12	日	乙卯	水	11	二	乙酉	水	10	三	甲寅	水
初七	14	三	丁亥	土	15	五	丁巳	土	14	日	丁亥	土	13	一	丙辰	土	12	三	丙戌	土	11	四	乙卯	水
初八	15	四	戊子	火	16	六	戊午	火	15	一	戊子	火	14	二	丁巳	土	13	四	丁亥	土	12	五	丙辰	土
初九	16	五	己丑	火	17	日	己未	火	16	二	己丑	火	15	三	戊午	火	14	五	戊子	火	13	六	丁巳	土
初十	17	六	庚寅	木	18	一	庚申	木	17	三	庚寅	木	16	四	己未	火	15	六	己丑	火	14	日	戊午	火
十一	18	日	辛卯	木	19	二	辛酉	木	18	四	辛卯	木	17	五	庚申	木	16	日	庚寅	木	15	一	己未	火
十二	19	一	壬辰	水	20	三	壬戌	水	19	五	壬辰	水	18	六	辛酉	木	17	一	辛卯	木	16	二	庚申	木
十三	20	二	癸巳	水	21	四	癸亥	水	20	六	癸巳	水	19	日	壬戌	水	18	二	壬辰	水	17	三	辛酉	木
十四	21	三	甲午	金	22	五	甲子	金	21	日	甲午	金	20	一	癸亥	水	19	三	癸巳	水	18	四	壬戌	水
十五	22	四	乙未	金	23	六	乙丑	金	22	一	乙未	金	21	二	甲子	金	20	四	甲午	金	19	五	癸亥	水
十六	23	五	丙申	火	24	日	丙寅	火	23	二	丙申	火	22	三	乙丑	金	21	五	乙未	金	20	六	甲子	金
十七	24	六	丁酉	火	25	一	丁卯	火	24	三	丁酉	火	23	四	丙寅	火	22	六	丙申	火	21	日	乙丑	金
十八	25	日	戊戌	木	26	二	戊辰	木	25	四	戊戌	木	24	五	丁卯	火	23	日	丁酉	火	22	一	丙寅	火
十九	26	一	己亥	木	27	三	己巳	木	26	五	己亥	木	25	六	戊辰	木	24	一	戊戌	木	23	二	丁卯	火
二十	27	二	庚子	土	28	四	庚午	土	27	六	庚子	土	26	日	己巳	木	25	二	己亥	木	24	三	戊辰	木
廿一	28	三	辛丑	土	29	五	辛未	土	28	日	辛丑	土	27	一	庚午	土	26	三	庚子	土	25	四	己巳	木
廿二	29	四	壬寅	金	30	六	壬申	金	29	一	壬寅	金	28	二	辛未	土	27	四	辛丑	土	26	五	庚午	土
廿三	3月	五	癸卯	金	31	日	癸酉	金	30	二	癸卯	金	29	三	壬申	金	28	五	壬寅	金	27	六	辛未	土
廿四	2	六	甲辰	火	4月	一	甲戌	火	5月	三	甲辰	火	30	四	癸酉	金	29	六	癸卯	金	28	日	壬申	金
廿五	3	日	乙巳	火	2	二	乙亥	火	2	四	乙巳	火	31	五	甲戌	火	30	六	甲辰	火	29	一	癸酉	金
廿六	4	一	丙午	水	3	三	丙子	水	3	五	丙午	水	6月	六	乙亥	火	7月	一	乙巳	火	30	二	甲戌	火
廿七	5	二	丁未	水	4	四	丁丑	水	4	六	丁未	水	2	日	丙子	水	2	二	丙午	水	31	三	乙亥	火
廿八	6	三	戊申	土	5	五	戊寅	土	5	日	戊申	土	3	一	丁丑	水	3	三	丁未	水	8月	四	丙子	水
廿九	7	四	己酉	土	6	六	己卯	土	6	一	己酉	土	4	二	戊寅	土	4	四	戊申	土	2	五	丁丑	水
三十	8	五	庚戌	金	7	日	庚辰	金					5	三	己卯	土					3	六	戊寅	土

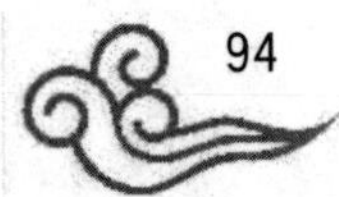

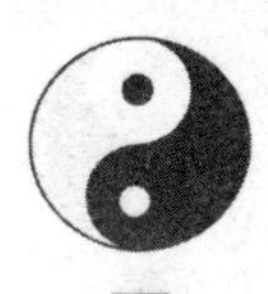

一九四〇年 岁次 庚辰 龙年 下半年

月份	七月				八月				九月				十月				十一月				十二月			
干支	甲申				乙酉				丙戌				丁亥				戊子				己丑			
二十四节气 农历	初五		二十		初七		廿二		初八		廿三		初八		廿三		初九		廿四		初九		廿三	
二十四节气 节气	立秋		处暑		白露		秋分		寒露		霜降		立冬		小雪		大雪		冬至		小寒		大寒	
二十四节气 公历	8月8日		8月23日		9月8日		9月23日		10月8日		10月23日		11月7日		11月22日		12月7日		12月22日		1月6日		1月20日	
二十四节气 时辰	子时		申时		寅时		午时		酉时		亥时		亥时		酉时		未时		辰时		丑时		酉时	
农历	公历	星期	天地干支	五行	公历	星期	天地干支	五行	公历	星期	天地干支	五行	公历	星期	天地干支	五行	公历	星期	天地干支	五行	公历	星期	天地干支	五行
初一	4	日	己卯	土	2	一	戊申	土	10月	二	丁丑	水	31	四	丁未	水	29	五	丙子	水	29	日	丙午	水
初二	5	一	庚辰	金	3	二	己酉	土	2	三	戊寅	土	11月	五	戊申	土	30	六	丁丑	水	30	一	丁未	水
初三	6	二	辛巳	金	4	三	庚戌	金	3	四	乙卯	土	2	六	乙酉	土	12月	日	戊寅	土	31	二	戊申	土
初四	7	三	壬午	木	5	四	辛亥	金	4	五	庚辰	金	3	日	庚戌	金	2	一	己卯	土	1月	三	己酉	土
初五	8	四	癸未	木	6	五	壬子	木	5	六	辛巳	金	4	一	辛亥	金	3	二	庚辰	金	2	四	庚戌	金
初六	9	五	甲申	水	7	六	癸丑	木	6	日	壬午	木	5	二	壬子	木	4	三	辛巳	金	3	五	辛亥	金
初七	10	六	乙酉	水	8	日	甲寅	水	7	一	癸未	木	6	三	癸丑	木	5	四	壬午	木	4	六	壬子	木
初八	11	日	丙戌	土	9	一	乙卯	水	8	二	甲申	水	7	四	甲寅	水	6	五	癸未	木	5	日	癸丑	木
初九	12	一	丁亥	土	10	二	丙辰	土	9	三	乙酉	水	8	五	乙卯	水	7	六	甲申	水	6	一	甲寅	水
初十	13	二	戊子	火	11	三	丁巳	土	10	四	丙戌	土	9	六	丙辰	土	8	日	乙酉	水	7	二	乙卯	水
十一	14	三	己丑	火	12	四	戊午	火	11	五	丁亥	土	10	日	丁巳	土	9	一	丙戌	土	8	三	丙辰	土
十二	15	四	庚寅	木	13	五	己未	火	12	六	戊子	火	11	一	戊午	火	10	二	丁亥	土	9	四	丁巳	土
十三	16	五	辛卯	木	14	六	庚申	木	13	日	己丑	火	12	二	己未	火	11	三	戊子	火	10	五	戊午	火
十四	17	六	壬辰	水	15	日	辛酉	木	14	一	庚寅	木	13	三	庚申	木	12	四	己丑	火	11	六	己未	火
十五	18	日	癸巳	水	16	一	壬戌	水	15	二	辛卯	木	14	四	辛酉	木	13	五	庚寅	木	12	日	庚甲	木
十六	19	一	甲午	金	17	二	癸亥	水	16	三	壬辰	水	15	五	壬戌	水	14	六	辛卯	木	13	一	辛酉	木
十七	20	二	乙未	金	18	三	甲子	金	17	四	癸巳	水	16	六	癸亥	水	15	日	壬辰	水	14	二	壬戌	水
十八	21	三	丙申	水	19	四	乙丑	金	18	五	甲午	金	17	日	甲子	金	16	一	癸巳	水	15	三	癸亥	水
十九	22	四	丁酉	火	20	五	丙寅	火	19	六	乙未	金	18	一	乙丑	金	17	二	甲午	金	16	四	甲子	金
二十	23	五	戊戌	木	21	六	丁卯	火	20	日	丙申	火	19	二	丙寅	火	18	三	乙未	金	17	五	乙丑	金
廿一	24	六	己亥	木	22	日	戊亥	木	21	一	丁酉	火	20	三	丁卯	火	19	四	丙申	火	18	六	丙寅	火
廿二	25	日	庚子	土	25	一	己巳	木	22	二	戊戌	木	21	四	戊辰	木	20	五	丁酉	火	19	日	丁卯	火
廿三	26	一	辛丑	土	24	二	庚午	土	23	三	己亥	木	22	五	己巳	木	21	六	戊戌	木	20	一	戊辰	木
廿四	27	二	壬寅	金	25	三	辛未	土	24	四	庚子	土	23	六	庚午	土	22	日	己亥	木	21	二	己巳	木
廿五	28	三	癸卯	金	26	四	壬申	金	25	五	辛丑	土	24	日	辛未	土	23	一	庚子	土	22	三	庚午	土
廿六	29	四	甲辰	火	27	五	癸酉	金	26	六	壬寅	金	25	一	壬申	金	24	二	辛丑	土	23	四	辛未	土
廿七	30	五	乙巳	火	28	六	甲戌	火	27	日	癸卯	金	26	二	癸酉	金	25	三	壬寅	金	24	五	壬申	金
廿八	31	六	丙午	水	29	日	乙亥	火	28	一	甲辰	火	27	三	甲戌	火	26	四	癸卯	金	25	六	癸酉	金
廿九	9月	日	丁未	水	30	一	丙子	水	29	二	乙巳	火	28	四	乙亥	火	27	五	甲亥	火	26	日	甲戌	火
三十									30	三	丙午	水					28	六	乙巳	火				

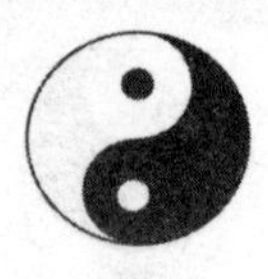

一九四一年 岁次 辛巳 蛇年 上半年

月份		正月		二月		三月		四月		五月		六月	
干支		庚寅		辛卯		壬辰		癸巳		甲午		乙未	
二十四节气	农历	初九	廿四	初七	廿四	初九	廿四	十一	廿六	十二	廿八	十三	廿九
	节气	立春	雨水	惊蛰	春分	清明	谷雨	立夏	小满	芒种	夏至	小暑	大暑
	公历	2月4日	2月19日	3月6日	3月21日	4月5日	4月20日	5月6日	5月21日	6月6日	6月22日	7月7日	7月23日
	时辰	午时	辰时	辰时	辰时	午时	戌时	卯时	戌时	巳时	寅时	亥时	未时

农历	公历	星期	天地干支	五行	公历	星期	天地干支	五行	公历	星期	天地干支	五行	公历	星期	天地干支	五行	公历	星期	天地干支	五行	公历	星期	天地干支	五行
初一	27	一	乙亥	火	26	三	乙巳	火	28	五	乙亥	火	26	六	甲辰	火	26	一	甲戌	火	25	三	甲辰	火
初二	28	二	丙子	水	27	四	丙午	水	29	六	丙子	水	27	日	乙巳	火	27	二	乙亥	火	26	四	乙巳	火
初三	29	三	丁丑	水	28	五	丁未	水	30	日	丁丑	水	28	一	丙午	水	28	三	丙子	水	27	五	丙午	水
初四	30	四	戊寅	土	3月	六	戊申	土	31	一	戊寅	土	29	二	丁未	水	29	四	丁丑	水	28	六	丁未	水
初五	31	五	己卯	土	2	日	己酉	土	4月	二	己卯	土	30	三	戊申	土	30	五	戊寅	土	29	日	戊申	土
初六	2月	六	庚辰	金	3	一	庚戌	金	2	三	庚辰	金	5月	四	己酉	土	31	六	己卯	土	30	一	己酉	土
初七	2	日	辛巳	金	4	二	辛亥	金	3	四	辛巳	金	2	五	庚戌	金	6月	日	庚辰	金	7月	二	庚戌	金
初八	3	一	壬午	木	5	三	壬子	木	4	五	壬午	木	3	六	辛亥	金	2	一	辛巳	金	2	三	辛亥	金
初九	4	二	癸未	木	6	四	癸丑	木	5	六	癸未	木	4	日	壬子	木	3	二	壬午	木	3	四	壬子	木
初十	5	三	甲申	水	7	五	甲寅	水	6	日	甲申	水	5	一	癸丑	木	4	三	癸未	木	4	五	癸丑	木
十一	6	四	乙酉	水	8	六	乙卯	水	7	一	乙酉	水	6	二	甲寅	水	5	四	甲申	水	5	六	甲寅	水
十二	7	五	丙戌	土	9	日	丙辰	土	8	二	丙戌	土	7	三	乙卯	水	6	五	乙酉	水	6	日	乙卯	水
十三	8	六	丁亥	土	10	一	丁巳	土	9	三	丁亥	土	8	四	丙辰	土	7	六	丙戌	土	7	一	丙辰	土
十四	9	日	戊子	火	11	二	戊午	火	10	四	戊子	火	9	五	丁巳	土	8	日	丁亥	土	8	二	丁巳	土
十五	10	一	己丑	火	12	三	己未	火	11	五	己丑	火	10	六	戊午	火	9	一	戊子	火	9	三	戊午	火
十六	11	二	庚寅	木	13	四	庚申	木	12	六	庚寅	木	11	日	己未	火	10	二	己丑	火	10	四	己未	火
十七	12	三	辛卯	木	14	五	辛酉	木	13	日	辛卯	木	12	一	庚申	木	11	三	庚寅	木	11	五	庚申	木
十八	13	四	壬辰	水	15	六	壬戌	水	14	一	壬辰	水	13	二	辛酉	木	12	四	辛卯	木	12	六	辛酉	木
十九	14	五	癸巳	水	16	日	癸亥	水	15	二	癸巳	水	14	三	壬戌	水	13	五	壬辰	水	13	日	壬戌	水
二十	15	六	甲午	金	17	一	甲子	金	16	三	甲午	金	15	四	癸亥	水	14	六	癸巳	水	14	一	癸亥	水
廿一	16	日	乙未	金	18	二	乙丑	金	17	四	乙未	金	16	五	甲子	金	15	日	甲午	金	15	二	甲子	金
廿二	17	一	丙申	火	19	三	丙寅	火	18	五	丙申	火	17	六	乙丑	金	16	一	乙未	金	16	三	乙丑	金
廿三	18	二	丁酉	火	20	四	丁卯	火	19	六	丁酉	火	18	日	丙寅	火	17	二	丙申	火	17	四	丙寅	火
廿四	19	三	戊戌	木	21	五	戊辰	木	20	日	戊戌	木	19	一	丁卯	火	18	三	丁酉	火	18	五	丁卯	火
廿五	20	四	己亥	木	22	六	己巳	木	21	一	己亥	木	20	二	戊辰	木	19	四	戊戌	木	19	六	戊辰	木
廿六	21	五	庚子	土	23	日	庚午	土	22	二	庚子	土	21	三	己巳	木	20	五	己亥	木	20	日	己巳	木
廿七	22	六	辛丑	土	24	一	辛未	土	23	三	辛丑	土	22	四	庚午	土	21	六	庚子	土	21	一	庚午	土
廿八	23	日	壬寅	金	25	二	壬申	金	24	四	壬寅	金	23	五	辛未	土	22	日	辛丑	土	22	二	辛未	土
廿九	24	一	癸卯	金	26	三	癸酉	金	25	五	癸卯	金	24	六	壬申	金	23	一	壬寅	金	23	三	壬申	金
三十	25	二	甲辰	火	27	四	甲戌	火					25	日	癸酉	金	24	二	癸卯	金				

一九四一年 岁次 辛巳 蛇年 下半年

月份	闰六月	七月		八月		九月		十月		十一月		十二月	
干支		丙申		丁酉		戊戌		己亥		庚子		辛丑	
二十四节气 农历	十六	初一	十七	初三	十九	初五	二十	初五	十九	初五	二十	初二	十九
二十四节气 节气	立秋	处暑	白露	秋分	寒露	霜降	立冬	小雪	大雪	冬至	小寒	大寒	立春
二十四节气 公历	8月8日	8月23日	9月8日	9月23日	10月9日	10月24日	11月8日	11月23日	12月7日	12月22日	1月6日	1月21日	2月4日
二十四节气 时辰	卯时	亥时	巳时	酉时	子时	寅时	寅时	子时	戌时	未时	辰时	子时	酉时

农历	公历	星期	天地干支	五行	公历	星期	天地干支	五行	公历	星期	天地干支	五行	公历	星期	天地干支	五行	公历	星期	天地干支	五行	公历	星期	天地干支	五行	公历	星期	天地干支	五行
初一	24	四	癸酉	金	23	六	癸卯	金	21	日	壬申	金	20	一	辛丑	土	19	三	辛未	土	18	四	庚子	土	17	六	庚午	土
初二	25	五	甲戌	火	24	日	甲辰	火	22	一	癸酉	金	21	二	壬寅	金	20	四	壬申	金	19	五	辛丑	土	18	日	辛未	土
初三	26	六	乙亥	火	25	一	乙巳	火	23	二	甲戌	火	22	三	癸卯	金	21	五	癸酉	金	20	六	壬寅	金	19	一	壬申	金
初四	27	日	丙子	水	26	二	丙午	水	24	三	乙亥	火	23	四	甲辰	火	22	六	甲戌	火	21	日	癸卯	金	20	二	癸酉	金
初五	28	一	丁丑	水	27	三	丁未	水	25	四	丙子	水	24	五	乙巳	火	23	日	乙亥	火	22	一	甲辰	火	21	三	甲戌	火
初六	29	二	戊寅	土	28	四	戊申	土	26	五	丁丑	水	25	六	丙午	水	24	一	丙子	水	23	二	乙巳	火	22	四	乙亥	火
初七	30	三	己卯	土	29	五	己酉	土	27	六	戊寅	土	26	日	丁未	水	25	二	丁丑	水	24	三	丙午	水	23	五	丙子	水
初八	31	四	庚辰	金	30	六	庚戌	金	28	日	己卯	金	27	一	戊申	土	26	三	戊寅	土	25	四	丁未	水	24	六	丁丑	水
初九	8月	五	辛巳	金	31	日	辛亥	金	29	一	庚辰	金	28	二	己酉	土	27	四	己卯	土	26	五	戊申	土	25	日	戊寅	土
初十	2	六	壬午	木	9月	一	壬子	木	30	二	辛巳	金	29	三	庚戌	金	28	五	庚辰	金	27	六	己酉	土	26	一	己卯	土
十一	3	日	癸未	木	2	二	癸丑	木	10月	三	壬午	木	30	四	辛亥	金	29	六	辛巳	金	28	日	庚戌	金	27	二	庚辰	金
十二	4	一	甲申	水	3	三	甲寅	水	2	四	癸未	木	31	五	壬子	木	30	日	壬午	木	29	一	辛亥	金	28	三	辛巳	金
十三	5	二	乙酉	水	4	四	乙卯	水	3	五	甲申	水	11月	六	癸丑	木	12月	一	癸未	木	30	二	壬子	木	29	四	壬午	木
十四	6	三	丙戌	土	5	五	丙辰	土	4	六	乙酉	水	2	日	甲寅	水	2	二	甲申	水	31	三	癸丑	木	30	五	癸未	木
十五	7	四	丁亥	土	6	六	丁巳	土	5	日	丙戌	土	3	一	乙卯	水	3	三	乙酉	水	1月	四	甲寅	水	31	六	甲申	水
十六	8	五	戊子	火	7	日	戊午	火	6	一	丁亥	土	4	二	丙辰	土	4	四	丙戌	土	2	五	乙卯	水	2月	日	乙酉	水
十七	9	六	乙丑	火	8	一	乙未	火	7	二	戊子	火	5	三	丁巳	土	5	五	丁亥	土	3	六	丙辰	土	2	一	丙戌	土
十八	10	日	庚寅	木	9	二	庚申	木	8	三	己丑	火	6	四	戊午	火	6	六	戊子	火	4	日	丁巳	土	3	二	丁亥	土
十九	11	一	辛卯	木	10	三	辛酉	木	9	四	庚寅	木	7	五	己未	火	7	日	己丑	火	5	一	戊午	火	4	三	戊子	火
二十	12	二	壬辰	水	11	四	壬戌	水	10	五	辛卯	木	8	六	庚申	木	8	一	庚寅	木	6	二	己未	火	5	四	己丑	火
廿一	13	三	癸巳	水	12	五	癸亥	水	11	六	壬辰	水	9	日	辛酉	木	9	二	辛卯	木	7	三	庚申	木	6	五	庚寅	木
廿二	14	四	甲午	金	13	六	甲子	金	12	日	癸巳	水	10	一	壬戌	水	10	三	壬辰	水	8	四	辛酉	木	7	六	辛卯	木
廿三	15	五	乙午	金	14	日	乙丑	金	13	一	甲午	金	11	二	癸亥	水	11	四	癸巳	水	9	五	壬戌	水	8	日	壬辰	水
廿四	16	六	丙申	火	15	一	丙寅	火	14	二	乙未	金	12	三	甲子	金	12	五	甲午	金	10	六	癸亥	水	9	一	癸巳	水
廿五	17	日	丁酉	火	16	二	丁卯	火	15	三	丙申	火	13	四	乙丑	金	13	六	乙未	金	11	日	甲子	金	10	二	甲午	金
廿六	18	一	戊戌	木	17	三	戊辰	木	16	四	丁酉	火	14	五	丙寅	火	14	日	丙申	火	12	一	乙丑	金	11	三	乙未	金
廿七	19	二	乙亥	木	18	四	乙巳	木	17	五	戊戌	木	15	六	丁卯	火	15	一	丁酉	火	13	二	丙寅	火	12	四	丙申	火
廿八	20	三	庚子	土	19	五	庚午	土	18	六	己亥	木	16	日	戊辰	木	16	二	戊戌	木	14	三	丁卯	火	13	五	丁酉	火
廿九	21	四	辛丑	土	20	六	辛未	土	19	日	庚子	土	17	一	己巳	木	17	三	己亥	木	15	四	戊辰	木	14	六	戊戌	木
三十	22	五	壬寅	金									18	二	庚午	土					16	五	己巳	木				

一九四二年 岁次 壬午 马年 上半年

月份	正月								二月								三月								四月								五月								六月							
干支	壬寅								癸卯								甲辰								乙巳								丙午								丁未							
二十四节气 农历	初五				二十				初五				二十				初七				廿二				初八				廿三				初九				廿五				十一				廿七			
节气	雨水				惊蛰				春分				清明				谷雨				立夏				小满				芒种				夏至				小暑				大暑				立秋			
公历	2月19日				3月6日				3月21日				4月5日				4月21日				5月6日				5月22日				6月6日				6月22日				7月8日				7月23日				8月8日			
时辰	未时				未时				未时				酉时				丑时				午时				丑时				申时				巳时				丑时				戌时				午时			

农历	公历	星期	天地干支	五行	公历	星期	天地干支	五行	公历	星期	天地干支	五行	公历	星期	天地干支	五行	公历	星期	天地干支	五行	公历	星期	天地干支	五行
初一	15	日	己亥	木	17	二	己巳	木	15	三	戊戌	木	15	五	戊辰	木	14	日	戊戌	木	13	一	丁卯	火
初二	16	一	庚子	土	18	三	庚午	土	16	四	己亥	木	16	六	己巳	木	15	一	己亥	木	14	二	戊辰	木
初三	17	二	辛丑	土	19	四	辛未	土	17	五	庚子	土	17	日	庚午	土	16	二	庚子	土	15	三	己巳	木
初四	18	三	壬寅	金	20	五	壬申	金	18	六	辛丑	土	18	一	辛未	土	17	三	辛丑	土	16	四	庚午	土
初五	19	四	癸卯	金	21	六	癸酉	金	19	日	壬寅	金	19	二	壬申	金	18	四	壬寅	金	17	五	辛未	土
初六	20	五	甲辰	火	22	日	甲戌	火	20	一	癸卯	金	20	三	癸酉	金	19	五	癸卯	金	18	六	壬申	金
初七	21	六	乙巳	火	23	一	乙亥	火	21	二	甲辰	火	21	四	甲戌	火	20	六	甲辰	火	19	日	癸酉	金
初八	22	日	丙午	水	24	二	丙子	水	22	三	乙巳	火	22	五	乙亥	火	21	日	乙巳	火	20	一	甲戌	火
初九	23	一	丁未	水	25	三	丁丑	水	23	四	丙午	水	23	六	丙子	水	22	一	丙午	水	21	二	乙亥	火
初十	24	二	戊申	土	26	四	戊寅	土	24	五	丁未	水	24	日	丁丑	水	23	二	丁未	水	22	三	丙子	水
十一	25	三	己酉	土	27	五	己卯	土	25	六	戊申	土	25	一	戊寅	土	24	三	戊申	土	23	四	丁丑	水
十二	26	四	庚戌	金	28	六	庚辰	金	26	日	己酉	土	26	二	己卯	土	25	四	己酉	土	24	五	戊寅	土
十三	27	五	辛亥	金	29	日	辛巳	金	27	一	庚戌	金	27	三	庚辰	金	26	五	庚戌	金	25	六	己卯	土
十四	28	六	壬子	木	30	一	壬午	木	28	二	辛亥	金	28	四	辛巳	金	27	六	辛亥	金	26	日	庚辰	金
十五	3月	日	癸丑	木	31	二	癸未	木	29	三	壬子	木	29	五	壬午	木	28	日	壬子	木	27	一	辛巳	金
十六	2	一	甲寅	水	4月	三	甲申	水	30	四	癸丑	木	30	六	癸未	木	29	一	癸丑	木	28	二	壬午	木
十七	3	二	乙卯	水	2	四	乙酉	水	5月	五	甲寅	水	31	日	甲申	水	30	二	甲寅	水	29	三	癸未	木
十八	4	三	丙辰	土	3	五	丙戌	土	2	六	乙卯	水	6月	一	乙酉	水	7月	三	乙卯	水	30	四	甲申	水
十九	5	四	丁巳	土	4	六	丁亥	土	3	日	丙辰	土	2	二	丙戌	土	2	四	丙辰	土	31	五	乙酉	水
二十	6	五	戊午	火	5	日	戊子	火	4	一	丁巳	土	3	三	丁亥	土	3	五	丁巳	土	8月	六	丙戌	土
廿一	7	六	己未	火	6	一	己丑	火	5	二	戊午	火	4	四	戊子	火	4	六	戊午	火	2	日	丁亥	土
廿二	8	日	庚申	木	7	二	庚寅	木	6	三	己未	火	5	五	己丑	火	5	日	己未	火	3	一	戊子	火
廿三	9	一	辛酉	木	8	三	辛卯	木	7	四	庚申	木	6	六	庚寅	木	6	一	庚申	木	4	二	己丑	火
廿四	10	二	壬戌	水	9	四	壬辰	水	8	五	辛酉	木	7	日	辛卯	木	7	二	辛酉	木	5	三	庚寅	木
廿五	11	三	癸亥	水	10	五	癸巳	水	9	六	壬戌	水	8	一	壬辰	水	8	三	壬戌	水	6	四	辛卯	木
廿六	12	四	甲子	金	11	六	甲午	金	10	日	癸亥	水	9	二	癸巳	水	9	四	癸亥	水	7	五	壬辰	水
廿七	13	五	乙丑	金	12	日	乙未	金	11	一	甲子	金	10	三	甲午	金	10	五	甲子	金	8	六	癸巳	水
廿八	14	六	丙寅	火	13	一	丙申	火	12	二	乙丑	金	11	四	乙未	金	11	六	乙丑	金	9	日	甲午	金
廿九	15	日	丁卯	火	14	二	丁酉	火	13	三	丙寅	火	12	五	丙申	火	12	日	丙寅	火	10	一	乙未	金
三十	16	一	戊辰	木					14	四	丁卯	火	13	六	丁酉	火					11	二	丙申	火

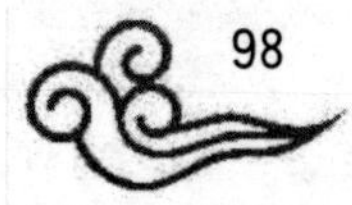

一九四二年　岁次　壬午　马年　下半年

月份	七月				八月				九月				十月				十一月				十二月			
干支	戊寅				己酉				庚戌				辛亥				壬子				癸丑			
二十四节气 农历	十三		廿八		十五		三十		十五				初一		十六		初一		十五		初一		十六	
节气	处暑		白露		秋分		寒露		霜降				立冬		小雪		大雪		冬至		小寒		大寒	
公历	8月24日		9月8日		9月24日		10月9日		10月24日				11月8日		11月23日		12月8日		12月22日		1月6日		1月21日	
时辰	丑时		申时		子时		卯时		巳时				巳时		卯时		丑时		戌时		午时		卯时	
农历	公历	星期	天地干支	五行	公历	星期	天地干支	五行	公历	星期	天地干支	五行	公历	星期	天地干支	五行	公历	星期	天地干支	五行	公历	星期	天地干支	五行
初一	12	三	丁酉	火	10	四	丙寅	火	10	六	丙申	火	8	日	乙丑	金	8	二	乙未	金	6	三	甲子	金
初二	13	四	戊戌	木	11	五	丁卯	火	11	日	丁酉	火	9	一	丙寅	火	9	三	丙申	火	7	四	乙丑	金
初三	14	五	己亥	木	12	六	戊辰	木	12	一	戊戌	木	10	二	丁卯	火	10	四	丁酉	火	8	五	丙寅	火
初四	15	六	庚子	土	13	日	己巳	木	13	二	己亥	木	11	三	戊辰	木	11	五	戊戌	木	9	六	丁卯	火
初五	16	日	辛丑	土	14	一	庚午	土	14	三	庚子	土	12	四	己巳	木	12	六	己亥	木	10	日	戊辰	木
初六	17	一	壬寅	金	15	二	辛未	土	15	四	辛丑	土	13	五	庚午	土	13	日	庚子	土	11	一	己巳	木
初七	18	二	癸卯	金	16	三	壬申	金	16	五	壬寅	金	14	六	辛未	土	14	一	辛丑	土	12	二	庚午	土
初八	19	三	甲辰	火	17	四	癸酉	金	17	六	癸卯	金	15	日	壬申	金	15	二	壬寅	金	13	三	辛未	土
初九	20	四	乙巳	火	18	五	甲戌	火	18	日	甲辰	火	16	一	癸酉	金	16	三	癸卯	金	14	四	壬申	金
初十	21	五	丙午	水	19	六	乙亥	火	19	一	乙巳	火	17	二	甲戌	火	17	四	甲辰	火	15	五	癸酉	金
十一	22	六	丁未	水	20	日	丙子	水	20	二	丙午	水	18	三	乙亥	火	18	五	乙巳	火	16	六	甲戌	火
十二	23	日	戊申	土	21	一	丁丑	水	21	三	丁未	水	19	四	丙子	水	19	六	丙午	水	17	日	乙亥	火
十三	24	一	己酉	土	22	二	戊寅	土	22	四	戊申	土	20	五	丁丑	水	20	日	丁未	水	18	一	丙子	水
十四	25	二	庚戌	金	23	三	己卯	土	23	五	己酉	土	21	六	戊寅	土	21	一	戊申	土	19	二	丁丑	水
十五	26	三	辛亥	金	24	四	庚辰	金	24	六	庚戌	金	22	日	己卯	土	22	二	己酉	土	20	三	戊寅	土
十六	27	四	壬子	木	25	五	辛巳	金	25	日	辛亥	金	23	一	庚辰	金	23	三	庚戌	金	21	四	己卯	土
十七	28	五	癸丑	木	26	六	壬午	木	26	一	壬子	木	24	二	辛巳	金	24	四	辛亥	金	22	五	庚辰	金
十八	29	六	甲寅	水	27	日	癸未	木	27	二	癸丑	木	25	三	壬午	木	25	五	壬子	木	23	六	辛巳	金
十九	30	日	乙卯	水	28	一	甲申	水	28	三	甲寅	水	26	四	癸未	木	26	六	癸丑	木	24	日	壬午	木
二十	31	一	丙辰	土	29	二	乙酉	水	29	四	乙卯	水	27	五	甲申	水	27	日	甲寅	水	25	一	癸未	木
廿一	9月	二	丁巳	土	30	三	丙戌	土	30	五	丙辰	土	28	六	乙酉	水	28	一	乙卯	水	26	二	甲申	水
廿二	2	三	戊午	火	10月	四	丁亥	土	31	六	丁巳	土	29	日	丙戌	土	29	二	丙辰	土	27	三	乙酉	水
廿三	3	四	己未	火	2	五	戊子	火	11月	日	戊午	火	30	一	丁亥	土	30	三	丁巳	土	28	四	丙戌	土
廿四	4	五	庚申	木	3	六	己丑	火	2	一	己未	火	12月	二	戊子	火	31	四	戊午	火	29	五	丁亥	土
廿五	5	六	辛酉	木	4	日	庚寅	木	3	二	庚申	木	2	三	己丑	火	1月	五	己未	火	30	六	戊子	火
廿六	6	日	壬戌	水	5	一	辛卯	木	4	三	辛酉	木	3	四	庚寅	木	2	六	庚申	木	31	日	己丑	火
廿七	7	一	癸亥	水	6	二	壬辰	水	5	四	壬戌	水	4	五	辛卯	木	3	日	辛酉	木	2月	一	庚寅	木
廿八	8	二	甲子	金	7	三	癸巳	水	6	五	癸亥	水	5	六	壬辰	水	4	一	壬戌	水	2	二	辛卯	木
廿九	9	三	乙丑	金	8	四	甲午	金	7	六	甲子	金	6	日	癸巳	水	5	二	癸亥	水	3	三	壬辰	水
三十					9	五	乙未	金					7	一	甲午	金					4	四	癸巳	水

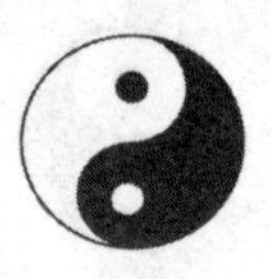

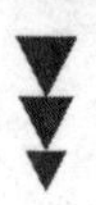

月份	正月				二月				三月				四月				五月				六月			
干支	甲寅				乙卯				丙辰				丁巳				戊午				未巳			
二十四节气 农历	初一		十五		初一		十六		初二		十七		初三		十九		初四		二十		初七		廿三	
节气	立春		雨水		惊蛰		春分		清明		谷雨		立夏		小满		芒种		夏至		小暑		大暑	
公历	2月5日		2月19日		3月6日		3月21日		4月5日		4月21日		5月6日		5月22日		6月6日		6月22日		7月8日		7月24日	
时辰	子时		戌时		酉时		戌时		子时		辰时		酉时		辰时		亥时		申时		辰时		丑时	
农历	公历	星期	天地干支	五行	公历	星期	天地干支	五行	公历	星期	天地干支	五行	公历	星期	天地干支	五行	公历	星期	天地干支	五行	公历	星期	天地干支	五行
初一	5	五	甲午	金	6	六	癸亥	水	5	一	癸巳	水	4	二	壬戌	水	3	四	壬辰	水	2	五	辛酉	木
初二	6	六	乙未	金	7	日	甲子	金	6	二	甲午	金	5	三	癸亥	水	4	五	癸巳	水	3	六	壬戌	水
初三	7	日	丙申	火	8	一	乙丑	金	7	三	乙未	金	6	四	甲子	金	5	六	甲午	金	4	日	癸亥	水
初四	8	一	丁寅	火	9	二	丙寅	火	8	四	丙申	火	7	五	乙丑	金	6	日	乙未	金	5	一	甲子	金
初五	9	二	戊戌	木	10	三	丁卯	火	9	五	丁酉	火	8	六	丙寅	火	7	一	丙申	火	6	二	乙丑	金
初六	10	三	己亥	木	11	四	戊辰	木	10	六	戊戌	木	9	日	丁卯	火	8	二	丁酉	火	7	三	丙寅	火
初七	11	四	庚子	土	12	五	己巳	木	11	日	己亥	木	10	一	戊辰	木	9	三	戊戌	木	8	四	丁卯	火
初八	12	五	辛丑	土	13	六	庚午	土	12	一	庚子	土	11	二	己巳	木	10	四	己亥	木	9	五	戊辰	木
初九	13	六	壬寅	金	14	日	辛未	土	13	二	辛丑	土	12	三	庚午	土	11	五	庚子	土	10	六	己巳	木
初十	14	日	癸卯	金	15	一	壬申	金	14	三	壬寅	金	13	四	辛未	土	12	六	辛丑	土	11	日	庚午	土
十一	15	一	甲辰	火	16	二	癸酉	金	15	四	癸卯	金	14	五	壬申	金	13	日	壬寅	金	12	一	辛未	土
十二	16	二	乙巳	火	17	三	甲戌	火	16	五	甲辰	火	15	六	癸酉	金	14	一	癸卯	金	13	二	壬申	金
十三	17	三	丙午	水	18	四	乙亥	火	17	六	乙巳	火	16	日	甲戌	火	15	二	甲辰	火	14	三	癸酉	金
十四	18	四	丁未	水	19	五	丙子	水	18	日	丙午	水	17	一	乙亥	火	16	三	乙巳	火	15	四	甲戌	火
十五	19	五	戊申	土	20	六	丁丑	水	19	一	丁未	水	18	二	丙子	水	17	四	丙午	水	16	五	乙亥	火
十六	20	六	己酉	土	21	日	戊寅	土	20	二	戊申	土	19	三	丁丑	水	18	五	丁未	水	17	六	丙子	水
十七	21	日	庚戌	金	22	一	己卯	土	21	三	己酉	土	20	四	戊寅	土	19	六	戊申	土	18	日	丁丑	水
十八	22	一	辛亥	金	23	二	庚辰	金	22	四	庚戌	金	21	五	己卯	水	20	日	己酉	土	19	一	戊寅	土
十九	23	二	壬子	木	24	三	辛巳	金	23	五	辛亥	金	22	六	庚辰	金	21	一	庚戌	金	20	二	己卯	土
二十	24	三	癸丑	木	25	四	壬午	木	24	六	壬子	木	23	日	辛巳	金	22	二	辛亥	金	21	三	庚辰	金
廿一	25	四	甲寅	水	26	五	癸未	木	25	日	癸丑	木	24	一	壬午	木	23	三	壬子	木	22	四	辛巳	金
廿二	26	五	乙卯	水	27	六	甲申	水	26	一	甲寅	水	25	二	癸未	木	24	四	癸丑	木	23	五	壬午	木
廿三	27	六	丙辰	土	28	日	乙酉	水	27	二	乙卯	水	26	三	甲申	水	25	五	甲寅	水	24	六	癸未	木
廿四	28	日	丁巳	土	29	一	丙戌	土	28	三	丙辰	土	27	四	乙酉	水	26	六	乙卯	水	25	日	甲申	水
廿五	3月	一	戊午	火	30	二	丁亥	土	29	四	丁巳	土	28	五	丙戌	土	27	日	丙辰	土	26	一	乙酉	水
廿六	2	二	己未	火	31	三	戊子	火	30	五	戊午	火	29	六	丁亥	土	28	一	丁巳	土	27	二	丙戌	土
廿七	3	三	庚申	木	4月	四	己丑	火	5月	六	己未	火	30	日	戊子	火	29	二	戊午	火	28	三	丁亥	土
廿八	4	四	辛酉	木	2	五	庚寅	木	2	日	庚申	木	31	一	己丑	火	30	三	己未	火	29	四	戊子	火
廿九	5	五	壬戌	水	3	六	辛卯	木	3	一	辛酉	木	6月	二	庚寅	木	7月	四	庚申	木	30	五	己丑	火
三十					4	日	壬辰	水					2	三	辛卯	木					31	六	庚寅	木

一九四三年 岁次 癸未 羊年 下半年

月份	七月				八月				九月				十月				十一月				十二月			
干支	庚申				辛酉				壬戌				癸亥				甲子				乙丑			
二十四节气 农历	初八		廿四		初九		廿五		十一		廿六		十一		廿六		十二		廿七		十一		廿六	
节气	立秋		处暑		白露		秋分		寒露		霜降		立冬		小雪		大雪		冬至		小寒		大寒	
公历	8月8日		8月24日		9月8日		9月24日		10月9日		10月24日		11月8日		11月23日		12月8日		12月23日		1月6日		1月21日	
时辰	酉时		辰时		戌时		卯时		午时		申时		未时		午时		辰时		丑时		酉时		午时	
农历	公历	星期	天地干支	五行	公历	星期	天地干支	五行	公历	星期	天地干支	五行	公历	星期	天地干支	五行	公历	星期	天地干支	五行	公历	星期	天地干支	五行
初一	8月	日	辛卯	木	31	二	辛酉	木	29	三	庚申	木	29	五	庚申	木	27	六	己丑	火	27	一	己未	火
初二	2	一	壬辰	水	9月	三	壬戌	水	30	四	辛卯	木	30	六	辛酉	木	28	日	庚寅	木	28	二	庚申	木
初三	3	二	癸巳	水	2	四	癸亥	水	10月	五	壬辰	水	31	日	壬戌	水	29	一	辛卯	木	29	三	辛酉	木
初四	4	三	甲午	金	3	五	甲子	金	2	六	癸巳	水	11月	一	癸亥	水	30	二	壬辰	水	30	四	壬戌	水
初五	5	四	乙未	金	4	六	乙丑	金	3	日	甲午	金	2	二	甲子	金	12月	三	癸巳	水	31	五	癸亥	水
初六	6	五	丙申	火	5	日	丙寅	火	4	一	乙未	金	3	三	乙丑	金	2	四	甲午	金	1月	六	甲子	金
初七	7	六	丁酉	火	6	一	丁卯	火	5	二	丙申	火	4	四	丙寅	火	3	五	乙未	金	2	日	乙丑	金
初八	8	日	戊戌	木	7	二	戊辰	木	6	三	丁酉	火	5	五	丁卯	火	4	六	丙申	火	3	一	丙寅	火
初九	9	一	己亥	木	8	三	己巳	木	7	四	戊戌	木	6	六	戊辰	木	5	日	丁酉	火	4	二	丁卯	火
初十	10	二	庚子	土	9	四	庚午	土	8	五	己亥	木	7	日	己巳	木	6	一	戊戌	木	5	三	戊辰	木
十一	11	三	辛丑	土	10	五	辛未	土	9	六	庚子	土	8	一	庚午	土	7	二	己亥	木	6	四	己巳	木
十二	12	四	壬寅	金	11	六	壬申	金	10	日	辛丑	土	9	二	辛未	土	8	三	庚子	土	7	五	庚午	土
十三	13	五	癸卯	金	12	日	癸酉	金	11	一	壬寅	金	10	三	壬申	金	9	四	辛丑	土	8	六	辛未	土
十四	14	六	甲辰	火	13	一	甲戌	火	12	二	癸卯	金	11	四	癸酉	金	10	五	壬寅	金	9	日	壬申	金
十五	15	日	乙巳	火	14	二	乙亥	火	13	三	甲辰	火	12	五	甲戌	火	11	六	癸卯	金	10	一	癸酉	金
十六	16	一	丙午	水	15	三	丙子	水	14	四	乙巳	火	13	六	乙亥	火	12	日	甲辰	火	11	二	甲戌	火
十七	17	二	丁未	水	16	四	丁丑	水	15	五	丙午	水	14	日	丙子	水	13	一	乙巳	火	12	三	乙亥	火
十八	18	三	戊申	土	17	五	戊寅	土	16	六	丁未	水	15	一	丁丑	水	14	二	丙午	水	13	四	丙子	水
十九	19	四	己酉	土	18	六	己卯	土	17	日	戊申	土	16	二	戊寅	土	15	三	丁未	水	14	五	丁丑	水
二十	20	五	庚戌	金	19	日	庚辰	金	18	一	己酉	土	17	三	己卯	土	16	四	戊申	土	15	六	戊寅	土
廿一	21	六	辛亥	金	20	一	辛巳	金	19	二	庚戌	金	18	四	庚辰	金	17	五	己酉	土	16	日	己卯	土
廿二	22	日	壬子	木	21	二	壬午	木	20	三	辛亥	金	19	五	辛巳	金	18	六	庚戌	金	17	一	庚辰	金
廿三	23	一	癸丑	木	22	三	癸未	木	21	四	壬子	木	20	六	壬午	木	19	日	辛亥	金	18	二	辛巳	金
廿四	24	二	甲寅	水	23	四	甲申	水	22	五	癸丑	木	21	日	癸未	木	20	一	壬子	木	19	三	壬午	木
廿五	25	三	乙卯	水	24	五	乙酉	水	23	六	甲寅	水	22	一	甲申	水	21	二	癸丑	木	20	四	癸未	木
廿六	26	四	丙辰	土	25	六	丙戌	土	24	日	乙卯	水	23	二	乙酉	水	22	三	甲寅	水	21	五	甲申	水
廿七	27	五	丁巳	土	26	日	丁亥	土	25	一	丙辰	土	24	三	丙戌	土	23	四	乙卯	水	22	六	乙酉	水
廿八	28	六	戊午	火	27	一	戊子	火	26	二	丁巳	土	25	四	丁亥	土	24	五	丙辰	土	23	日	丙戌	土
廿九	29	日	己未	火	28	二	己丑	火	27	三	戊午	火	26	五	戊子	火	25	六	丁巳	土	24	一	丁亥	土
三十	30	一	庚申	木					28	四	己未	火					26	日	戊午	火				

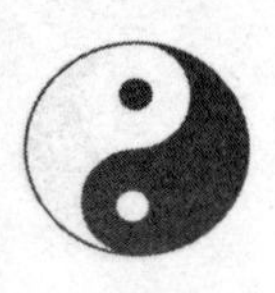

月份		正月				二月				三月				四月				闰四月				五月		
干支		丙寅				丁卯				戊辰				己巳								庚午		
二十四节气	农历	十二		廿七		十二		廿七		十三		廿八		十三		廿九		十六				初一		十七
	节气	立春		雨水		惊蛰		春分		清明		谷雨		立夏		小满		芒种				夏至		小暑
	公历	2月5日		2月20日		3月6日		3月21日		4月5日		4月20日		5月5日		5月21日		6月6日				6月21日		7月7日
	时辰	卯时		丑时		子时		丑时		卯时		未时		子时		午时		寅时				亥时		未时
农历	公历	星期	天地干支	五行	公历	星期	天地干支	五行	公历	星期	天地干支	五行	公历	星期	天地干支	五行	公历	星期	天地干支	五行	公历	星期	天地干支	五行
初一	25	二	戊子	火	24	四	戊午	火	24	五	丁亥	土	23	日	丁巳	土	22	一	丙戌	土	21	三	丙辰	土
初二	26	三	己丑	火	25	五	己未	火	25	六	戊子	火	24	一	戊午	火	23	二	丁亥	土	22	四	丁巳	土
初三	27	四	庚寅	木	26	六	庚申	木	26	日	己丑	火	25	二	己未	火	24	三	戊子	火	23	五	戊午	火
初四	28	五	辛卯	木	27	日	辛酉	木	27	一	庚寅	木	26	三	庚申	木	25	四	己丑	火	24	六	己未	火
初五	29	六	壬辰	水	28	一	壬戌	水	28	二	辛卯	木	27	四	辛酉	木	26	五	庚寅	木	25	日	庚申	木
初六	30	日	癸巳	水	29	二	癸亥	水	29	三	壬辰	水	28	五	壬戌	水	27	六	辛卯	木	26	一	辛酉	木
初七	31	一	甲午	金	3月	三	甲子	金	30	四	癸巳	水	29	六	癸亥	水	28	日	壬辰	水	27	二	壬戌	水
初八	2月	二	乙未	金	2	四	乙丑	金	31	五	甲午	金	30	日	甲子	金	29	一	癸巳	水	28	三	癸亥	水
初九	2	三	丙申	火	3	五	丙寅	火	4月	六	乙未	金	5月	一	乙丑	金	30	二	甲午	金	29	四	甲子	金
初十	3	四	丁酉	火	4	六	丁卯	火	2	日	丙申	火	2	二	丙寅	火	31	三	乙未	金	30	五	乙丑	金
十一	4	五	戊戌	木	5	日	戊辰	木	3	一	丁酉	火	3	三	丁卯	火	6月	四	丙申	火	7月	六	丙寅	火
十二	5	六	己亥	木	6	一	己巳	木	4	二	戊戌	木	4	四	戊辰	木	2	五	丁酉	火	2	日	丁卯	火
十三	6	日	庚子	土	7	二	庚午	土	5	三	己亥	木	5	五	己巳	木	3	六	戊戌	木	3	一	戊辰	木
十四	7	一	辛丑	土	8	三	辛未	土	6	四	庚子	土	6	六	庚午	土	4	日	己亥	木	4	二	己巳	木
十五	8	二	壬寅	金	9	四	壬申	金	7	五	辛丑	土	7	日	辛未	土	5	一	庚子	土	5	三	庚午	土
十六	9	三	癸卯	金	10	五	癸酉	金	8	六	壬寅	金	8	一	壬申	金	6	二	辛丑	土	6	四	辛未	土
十七	10	四	甲辰	火	11	六	甲戌	火	9	日	癸卯	金	9	二	癸酉	金	7	三	壬寅	金	7	五	壬申	金
十八	11	五	乙巳	火	12	日	乙亥	火	10	一	甲辰	火	10	三	甲戌	火	8	四	癸卯	金	8	六	癸酉	金
十九	12	六	丙午	水	13	一	丙子	水	11	二	乙巳	水	11	四	乙亥	火	9	五	甲辰	火	9	日	甲戌	火
二十	13	日	丁未	水	14	二	丁丑	水	12	三	丙午	水	12	五	丙子	水	10	六	乙巳	火	10	一	乙亥	火
廿一	14	一	戊申	土	15	三	戊寅	土	13	四	丁未	水	13	六	丁丑	水	11	日	丙午	水	11	二	丙子	水
廿二	15	二	己酉	土	16	四	己卯	土	14	五	戊申	土	14	日	戊寅	土	12	一	丁未	水	12	三	丁丑	水
廿三	16	三	庚戌	金	17	五	庚辰	金	15	六	己酉	土	15	一	己卯	土	13	二	戊申	土	13	四	戊寅	土
廿四	17	四	辛亥	金	18	六	辛巳	金	16	日	庚戌	金	16	二	庚辰	金	14	三	己酉	土	14	五	己卯	土
廿五	18	五	壬子	木	19	日	壬午	木	17	一	辛亥	金	17	三	辛巳	金	15	四	庚戌	金	15	六	庚辰	金
廿六	19	六	癸丑	木	20	一	癸未	木	18	二	壬子	木	18	四	壬午	木	16	五	辛亥	金	16	日	辛巳	金
廿七	20	日	甲寅	水	21	二	甲申	水	19	三	癸丑	木	19	五	癸未	木	17	六	壬子	木	17	一	壬午	木
廿八	21	一	乙卯	水	22	三	乙酉	水	20	四	甲寅	水	20	六	甲申	水	18	日	癸丑	木	18	二	癸未	木
廿九	22	二	丙辰	土	23	四	丙戌	土	21	五	乙卯	水	21	日	乙酉	水	19	一	甲寅	水	19	三	甲申	水
三十	23	三	丁巳	土					22	六	丙辰	土					20	二	乙卯	水				

月份	六月				七月				八月				九月				十月				十一月				十二月			
干支	辛未				壬申				癸酉				甲戌				乙亥				丙子				丁丑			
二十四节气 农历	初四		二十		初五		廿一		初七		廿二		初七		廿二		初七		廿三		初八		廿三		初七		廿二	
节气	大暑		立秋		处暑		白露		秋分		寒露		霜降		立冬		小雪		大雪		冬至		小寒		大寒		立春	
公历	7月23日		8月8日		8月23日		9月8日		9月23日		10月8日		10月23日		11月7日		11月22日		12月7日		12月22日		1月6日		1月20日		2月4日	
时辰	辰时		子时		未时		丑时		午时		酉时		戌时		戌时		酉时		未时		辰时		子时		酉时		午时	
农历	公历	星期	天地干支	五行	公历	星期	天地干支	五行	公历	星期	天地干支	五行	公历	星期	天地干支	五行	公历	星期	天地干支	五行	公历	星期	天地干支	五行	公历	星期	天地干支	五行
初一	20	四	乙酉	水	19	六	乙卯	水	17	日	甲申	水	17	二	甲寅	水	16	四	甲申	水	15	五	癸丑	木	14	日	癸未	木
初二	21	五	丙戌	土	20	日	丙辰	土	18	一	乙酉	水	18	三	乙卯	水	17	五	乙酉	水	16	六	甲寅	水	15	一	甲申	水
初三	22	六	丁亥	土	21	一	丁巳	土	19	二	丙戌	土	19	四	丙辰	土	18	六	丙戌	土	17	日	乙卯	水	16	二	乙酉	水
初四	23	日	戊子	火	22	二	戊午	火	20	三	丁亥	土	20	五	丁巳	土	19	日	丁亥	土	18	一	丙辰	土	17	三	丙戌	土
初五	24	一	己丑	火	23	三	己未	火	21	四	戊子	火	21	六	戊午	火	20	一	戊子	火	19	一	丁巳	土	18	四	丁亥	土
初六	25	二	庚寅	木	24	四	庚申	木	22	五	己丑	火	22	日	己未	火	21	二	己丑	火	20	三	戊午	火	19	五	戊子	火
初七	26	三	辛卯	木	25	五	辛酉	木	23	六	庚寅	木	23	一	庚申	木	22	三	庚寅	木	21	四	己未	火	20	六	己丑	火
初八	27	四	壬辰	水	26	六	壬戌	水	24	日	辛卯	木	24	二	辛酉	木	23	四	辛卯	木	22	五	庚申	木	21	日	庚寅	木
初九	28	五	癸巳	水	27	日	癸亥	水	25	一	壬辰	水	25	三	壬戌	水	24	五	壬辰	水	23	六	辛酉	木	22	一	辛卯	木
初十	29	六	甲午	金	28	一	甲子	金	26	二	癸巳	水	26	四	癸亥	水	25	六	癸巳	水	24	日	壬戌	水	23	二	壬辰	水
十一	30	日	乙未	金	29	二	乙丑	金	27	三	甲午	金	27	五	甲子	金	26	日	甲午	金	25	一	癸亥	水	24	三	癸巳	水
十二	31	一	丙申	火	30	三	丙寅	火	28	四	乙未	金	28	六	乙丑	金	27	一	乙未	金	26	二	甲子	金	25	四	甲午	金
十三	8月	二	丁酉	火	31	四	丁卯	火	29	五	丙申	火	29	日	丙寅	火	28	二	丙申	火	27	三	乙丑	金	26	五	乙未	金
十四	2	三	戊戌	木	9月	五	戊辰	木	30	六	丁酉	火	30	一	丁卯	火	29	三	丁酉	火	28	四	丙寅	火	27	六	丙申	火
十五	3	四	乙亥	木	2	六	己巳	木	10月	日	戊戌	木	31	二	戊辰	木	30	四	戊戌	木	29	五	丁卯	火	28	日	丁酉	火
十六	4	五	庚子	土	3	日	庚午	土	2	一	己亥	木	11月	三	己巳	木	12月	五	己亥	木	30	六	戊辰	木	29	一	戊戌	木
十七	5	六	辛丑	土	4	一	辛未	土	3	二	庚子	土	2	四	庚午	土	2	六	庚子	土	31	日	己巳	木	30	二	己亥	木
十八	6	日	壬寅	金	5	二	壬申	金	4	三	辛丑	土	3	五	辛未	土	3	日	辛丑	土	1月	一	庚午	土	31	三	庚子	土
十九	7	一	癸卯	金	6	三	癸酉	金	5	四	壬寅	金	4	六	壬申	金	4	一	壬寅	金	2	二	辛未	土	2月	四	辛丑	土
二十	8	二	甲辰	火	7	四	甲戌	火	6	五	癸卯	金	5	日	癸酉	金	5	二	癸卯	金	3	三	壬申	金	2	五	壬寅	金
廿一	9	三	乙巳	火	8	五	乙亥	火	7	六	甲辰	火	6	一	甲戌	火	6	三	甲辰	火	4	四	癸酉	金	3	六	癸卯	金
廿二	10	四	丙午	水	9	六	丙子	水	8	日	乙巳	火	7	二	乙亥	火	7	四	乙巳	火	5	五	甲戌	火	4	日	甲辰	火
廿三	11	五	丁未	水	10	日	丁丑	水	9	一	丙午	水	8	三	丙子	水	8	五	丙午	水	6	六	乙亥	火	5	一	乙巳	火
廿四	12	六	戊申	土	10	二	戊寅	土	9	四	丁未	水	9	六	丁丑	水	7	日	丁未	水	6	二	丙子	水	9	一	丙午	水
廿五	13	日	己酉	土	12	二	己卯	土	11	三	戊申	土	10	五	戊寅	土	10	日	戊申	土	8	一	丁丑	水	7	三	丁未	水
廿六	14	一	庚戌	金	13	三	庚辰	金	12	四	己酉	土	11	六	己卯	土	11	一	己酉	土	9	二	戊寅	土	8	四	戊申	土
廿七	15	二	辛亥	金	14	四	辛巳	金	13	五	庚戌	金	12	日	庚辰	金	12	二	庚戌	金	10	三	己卯	土	9	五	己酉	土
廿八	16	三	壬子	木	15	五	壬午	木	14	六	辛亥	金	13	一	辛巳	金	13	三	辛亥	金	11	四	庚辰	金	10	六	庚戌	金
廿九	17	四	癸丑	木	16	六	癸未	木	15	日	壬子	木	14	二	壬午	木	14	四	壬子	木	12	五	辛巳	金	11	日	辛亥	金
三十	18	五	甲寅	水					16	一	癸丑	木	15	三	癸未	木					13	六	壬午	木	12	一	壬子	木

一九四四年 岁次 甲申 猴年 下半年

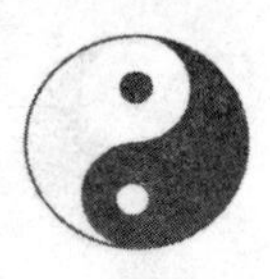

一九四五年 岁次 乙酉 鸡年 上半年

月份		正月				二月				三月				四月				五月				六月			
干支		戊寅				己卯				庚辰				辛巳				壬午				癸未			
二十四节气	农历	初七		廿二		初八		廿三		初九		廿五		初十		廿六		十三		廿八		十五			
	节气	雨水		惊蛰		春分		清明		谷雨		立夏		小满		芒种		夏至		小暑		大暑			
	公历	2月19日		3月6日		3月21日		4月5日		4月20日		5月6日		5月21日		6月6日		6月22日		7月8日		7月23日			
	时辰	辰时		卯时		辰时		午时		戌时		卯时		酉时		巳时		丑时		戌时		未时			
农历		公历	星期	天地干支	五行	公历	星期	天地干支	五行	公历	星期	天地干支	五行	公历	星期	天地干支	五行	公历	星期	天地干支	五行	公历	星期	天地干支	五行
初一		13	二	癸丑	木	14	三	壬午	木	12	四	辛亥	金	12	六	辛巳	金	10	日	庚戌	金	9	一	己卯	土
初二		14	三	甲寅	水	15	四	癸未	木	13	五	壬子	木	13	日	壬午	木	11	一	辛亥	金	10	二	庚辰	金
初三		15	四	乙卯	水	16	五	甲申	水	14	六	癸丑	木	14	一	癸未	木	12	二	壬子	木	11	三	辛巳	金
初四		16	五	丙辰	土	17	六	乙酉	水	15	日	甲寅	水	15	二	甲申	水	13	三	癸丑	木	12	四	壬午	木
初五		17	六	丁巳	土	18	日	丙戌	土	16	一	乙卯	水	16	三	乙酉	水	14	四	甲寅	水	13	五	癸未	木
初六		18	日	戊午	火	19	一	丁亥	土	17	二	丙辰	土	17	四	丙戌	土	15	五	乙卯	水	14	六	甲申	水
初七		19	一	己未	火	20	二	戊子	火	18	三	丁巳	土	18	五	丁亥	土	16	六	丙辰	土	15	日	乙酉	水
初八		20	二	庚申	木	21	三	己丑	火	19	四	戊午	火	19	六	戊子	火	17	日	丁巳	土	16	一	丙戌	土
初九		21	三	辛酉	木	22	四	庚寅	木	20	五	己未	火	20	日	己丑	火	18	一	戊午	火	17	二	丁亥	土
初十		22	四	壬戌	水	23	五	辛卯	木	21	六	庚申	木	21	一	庚寅	木	19	二	己未	火	18	三	戊子	火
十一		23	五	癸亥	水	24	六	壬辰	水	22	日	辛酉	木	22	二	辛卯	木	20	三	庚申	木	19	四	己丑	火
十二		24	六	甲子	金	25	日	癸巳	水	23	一	壬戌	水	23	三	壬辰	水	21	四	辛酉	木	20	五	庚寅	木
十三		25	日	乙丑	金	26	一	甲午	金	24	二	癸亥	水	24	四	癸巳	水	22	五	壬戌	水	21	六	辛卯	木
十四		26	一	丙寅	火	27	二	乙未	金	25	三	甲子	金	25	五	甲午	金	23	六	癸亥	水	22	日	壬辰	水
十五		27	二	丁卯	火	28	三	丙申	火	26	四	乙丑	金	26	六	乙未	金	24	日	甲子	金	23	一	癸巳	水
十六		28	三	戊辰	木	29	四	丁酉	火	27	五	丙寅	火	27	日	丙申	火	25	一	乙丑	金	24	二	甲午	金
十七		3月	四	己巳	木	30	五	戊戌	木	28	六	丁卯	火	28	一	丁酉	火	26	二	丙寅	火	25	三	乙未	金
十八		2	五	庚午	土	31	六	己亥	木	29	日	戊辰	木	29	二	戊戌	木	27	三	丁卯	火	26	四	丙申	火
十九		3	六	辛未	土	4月	日	庚子	土	30	一	己巳	木	30	三	己亥	木	28	四	戊辰	木	27	五	丁酉	火
二十		4	日	壬申	金	2	一	辛丑	土	5月	二	庚午	土	31	四	庚子	土	29	五	己巳	木	28	六	戊戌	木
廿一		5	一	癸酉	金	3	二	壬寅	金	2	三	辛未	土	6月	五	辛丑	土	30	六	庚午	土	29	日	己亥	木
廿二		6	二	甲戌	火	4	三	癸卯	金	3	四	壬申	金	2	六	壬寅	金	7月	日	辛未	土	30	一	庚子	土
廿三		7	三	乙亥	火	5	四	甲辰	火	4	五	癸酉	金	3	日	癸卯	金	2	一	壬申	金	31	二	辛丑	土
廿四		8	四	丙子	水	6	五	乙巳	火	5	六	甲戌	火	4	一	甲辰	火	3	二	癸酉	金	8月	三	壬寅	金
廿五		9	五	丁丑	水	7	六	丙午	水	6	日	乙亥	火	5	二	乙巳	火	4	三	甲戌	火	2	四	癸卯	金
廿六		10	六	戊寅	土	8	日	丁未	水	7	一	丙子	水	6	三	丙午	水	5	四	乙亥	火	3	五	甲辰	火
廿七		11	日	己卯	土	9	一	戊申	土	8	二	丁丑	水	7	四	丁未	水	6	五	丙子	水	4	六	乙巳	火
廿八		12	一	庚辰	金	10	二	己酉	土	9	三	戊寅	土	8	五	戊申	土	7	六	丁丑	水	5	日	丙午	水
廿九		13	二	辛巳	金	11	三	庚戌	金	10	四	己卯	土	9	六	己酉	土	8	日	戊寅	土	6	一	丁未	水
三十										11	五	庚辰	金									7	二	戊申	土

一九四五年 岁次 乙酉 鸡年 下半年

月份	七月				八月				九月				十月				十一月				十二月			
干支	甲申				乙酉				丙戌				丁亥				戊子				己丑			
二十四节气 农历	初一		十六		十三		十八		初三		十九		初四		十八		初三		十八		初四		十八	
节气	立秋		处暑		白露		秋分		寒露		霜降		立冬		小雪		大雪		冬至		小寒		大寒	
公历	8月8日		2月23日		9月8日		9月23日		10月8日		10月24日		11月8日		11月22日		12月7日		12月22日		1月6日		1月20日	
时辰	卯时		戌时		辰时		酉时		丑时		丑时		丑时		子时		戌时		未时		卯时		子时	
农历	公历	星期	天地干支	五行	公历	星期	天地干支	五行	公历	星期	天地干支	五行	公历	星期	天地干支	五行	公历	星期	天地干支	五行	公历	星期	天地干支	五行
初一	8	三	己酉	土	6	四	戊寅	土	6	六	戊申	土	5	一	戊寅	土	5	三	戊申	土	3	四	丁丑	水
初二	9	四	庚戌	金	7	五	己卯	土	7	日	己酉	土	6	二	己卯	土	6	四	己酉	土	4	五	戊寅	土
初三	10	五	辛亥	金	8	六	庚辰	金	8	一	庚戌	金	7	三	庚辰	金	7	五	庚戌	金	5	六	己卯	土
初四	11	六	壬子	木	9	日	辛巳	金	9	二	辛亥	金	8	四	辛巳	金	8	六	辛亥	金	6	日	庚辰	金
初五	12	日	癸丑	木	10	一	壬午	木	10	三	壬子	木	9	五	壬午	木	9	日	壬子	木	7	一	辛巳	金
初六	13	一	甲寅	水	11	二	癸未	木	11	四	癸丑	木	10	六	癸未	木	10	一	癸丑	木	8	二	壬午	木
初七	14	二	乙卯	水	12	三	甲申	水	12	五	甲寅	水	11	日	甲申	水	11	二	甲寅	水	9	三	癸未	木
初八	15	三	丙辰	土	13	四	乙酉	水	13	六	乙卯	水	12	一	乙酉	水	12	三	乙卯	水	10	四	甲申	水
初九	16	四	丁巳	土	14	五	丙戌	土	14	日	丙辰	土	13	二	丙戌	土	13	四	丙辰	土	11	五	乙酉	水
初十	17	五	戊午	火	15	六	丁亥	土	15	一	丁巳	土	14	三	丁亥	土	14	五	丁巳	土	12	六	丙戌	土
十一	18	六	己未	火	16	日	戊子	火	16	二	戊午	火	15	四	戊子	火	15	六	戊午	火	13	日	丁亥	土
十二	19	日	庚申	木	17	一	己丑	火	17	三	己未	火	16	五	己丑	火	16	日	己未	火	14	一	戊子	火
十三	20	一	辛酉	木	18	二	庚寅	木	18	四	庚申	木	17	六	庚寅	木	17	一	庚申	木	15	二	己丑	火
十四	21	二	壬戌	水	19	三	辛卯	木	19	五	辛酉	木	18	日	辛卯	木	18	二	辛酉	木	16	三	庚寅	木
十五	22	三	癸亥	水	20	四	壬辰	水	20	六	壬戌	水	19	一	壬辰	水	19	三	壬戌	水	17	四	辛卯	木
十六	23	四	甲子	金	21	五	癸巳	水	21	日	癸亥	水	20	二	癸巳	水	20	四	癸亥	水	18	五	壬辰	水
十七	24	五	乙丑	金	22	六	甲午	金	22	一	甲子	金	21	三	甲午	金	21	五	甲子	金	19	六	癸巳	水
十八	25	六	丙寅	火	23	日	乙未	金	23	二	乙丑	金	22	四	乙未	金	22	六	乙丑	金	20	日	甲午	金
十九	26	日	丁卯	火	24	一	丙申	火	24	三	丙寅	火	23	五	丙申	火	23	日	丙寅	火	21	一	乙未	金
二十	27	一	戊辰	木	25	二	丁酉	火	25	四	丁卯	火	24	六	丁酉	火	24	一	丁卯	火	22	二	丙申	火
廿一	28	二	己巳	木	26	三	戊戌	木	26	五	戊辰	木	25	日	戊戌	木	25	二	戊辰	木	23	三	丁酉	火
廿二	29	三	庚午	土	27	四	己亥	木	27	六	己巳	木	26	一	己亥	木	26	三	己巳	木	24	四	戊戌	木
廿三	30	四	辛未	土	28	五	庚子	土	28	日	庚午	土	27	二	庚子	土	27	四	庚午	土	25	五	己亥	木
廿四	31	五	壬申	金	29	六	辛丑	土	29	一	辛未	土	28	三	辛丑	土	28	五	辛未	土	26	六	庚子	土
廿五	9月	六	癸酉	金	30	日	壬寅	金	30	二	壬申	金	29	四	壬寅	金	29	六	壬申	金	27	日	辛丑	土
廿六	2	日	甲戌	火	10月	一	癸卯	金	31	三	癸酉	金	30	五	癸卯	金	30	日	癸酉	金	28	一	壬寅	金
廿七	3	一	乙亥	火	2	二	甲辰	火	11月	四	甲戌	火	12月	六	甲辰	火	31	一	甲戌	火	29	二	癸卯	金
廿八	4	二	丙子	水	3	三	乙巳	火	2	五	乙亥	火	2	日	乙巳	火	1月	二	乙亥	火	30	三	甲辰	火
廿九	5	三	丁丑	水	4	四	丙午	水	3	六	丙子	水	3	一	丙午	水	2	三	丙子	水	31	四	乙巳	火
三十					5	五	丁未	水	4	日	丁丑	水	4	二	丁未	水					2月	五	丙午	水

一九四六年 岁次 丙戌 狗年 上半年

月份		正月		二月		三月		四月		五月		六月	
干支		庚寅		辛卯		壬辰		癸巳		甲午		乙未	
二十四节气	农历	初三	十八	初三	十八	初四	二十	初六	廿二	初七	廿三	初十	廿五
	节气	立春	雨水	惊蛰	春分	清明	谷雨	立夏	小满	芒种	夏至	小暑	大暑
	公历	2月4日	2月19日	3月6日	3月21日	4月5日	4月21日	5月6日	5月22日	6月6日	6月22日	7月8日	7月23日
	时辰	酉时	未时	午时	未时	酉时	丑时	午时	子时	申时	辰时	丑时	戌时

农历	公历	星期	天地干支	五行	公历	星期	天地干支	五行	公历	星期	天地干支	五行	公历	星期	天地干支	五行	公历	星期	天地干支	五行	公历	星期	天地干支	五行
初一	2	六	丁未	水	4	一	丁丑	水	2	二	丙午	水	5月	三	乙亥	火	31	五	乙巳	火	29	六	甲戌	火
初二	3	日	戊申	土	5	二	戊寅	土	3	三	丁未	水	2	四	丙子	水	6月	六	丙午	水	30	日	乙亥	火
初三	4	一	己酉	土	6	三	己卯	土	4	四	戊申	土	3	五	丁丑	水	2	日	丁未	水	7月	一	丙子	水
初四	5	二	庚戌	金	7	四	庚辰	金	5	五	己酉	土	4	六	戊寅	土	3	一	戊申	土	2	二	丁丑	水
初五	6	三	辛亥	金	8	五	辛巳	金	6	六	庚戌	金	5	日	己卯	土	4	二	己酉	土	3	三	戊寅	土
初六	7	四	壬子	木	9	六	壬午	木	7	日	辛亥	金	6	一	庚辰	金	5	三	庚戌	金	4	四	己卯	土
初七	8	日	癸丑	木	10	日	癸未	木	8	一	壬子	木	7	二	辛巳	金	6	四	辛亥	金	5	五	庚辰	金
初八	9	六	甲寅	水	11	一	甲申	水	9	二	癸丑	木	8	三	壬午	木	7	五	壬子	木	6	六	辛巳	金
初九	10	日	乙卯	水	12	二	乙酉	水	10	三	甲寅	水	9	四	癸未	木	8	六	癸丑	木	7	日	壬午	木
初十	11	一	丙辰	土	13	三	丙戌	土	11	四	乙卯	水	10	五	甲申	水	9	日	甲寅	水	8	一	癸未	木
十一	12	二	丁巳	土	14	四	丁亥	土	12	五	丙辰	土	11	六	乙酉	水	10	一	乙卯	水	9	二	甲申	水
十二	13	三	戊午	火	15	五	戊子	火	13	六	丁巳	土	12	日	丙戌	土	11	二	丙辰	土	10	三	乙酉	水
十三	14	四	己未	火	16	六	己丑	火	14	日	戊午	火	13	一	丁亥	土	12	三	丁巳	土	11	四	丙戌	土
十四	15	五	庚申	木	17	日	庚寅	木	15	一	己未	火	14	二	戊子	火	13	四	戊午	火	12	五	丁亥	土
十五	16	六	辛酉	木	18	一	辛卯	木	16	二	庚申	木	15	三	己丑	火	14	五	己未	火	13	六	戊子	火
十六	17	日	壬戌	水	19	二	壬辰	水	17	三	辛酉	木	16	四	庚寅	木	15	六	庚申	木	14	日	己丑	火
十七	18	一	癸亥	水	20	三	癸巳	水	18	四	壬戌	水	17	五	辛卯	木	16	日	辛酉	木	15	一	庚寅	木
十八	19	二	甲子	金	21	四	甲午	金	19	五	癸亥	水	18	六	壬辰	水	17	一	壬戌	水	16	二	辛卯	木
十九	20	三	乙丑	金	22	五	乙未	金	20	六	甲子	金	19	日	癸巳	水	18	二	癸亥	水	17	三	壬辰	水
二十	21	四	丙寅	火	23	六	丙申	火	21	日	乙丑	金	20	一	甲午	金	19	三	甲子	金	18	四	癸巳	水
廿一	22	五	丁卯	火	24	日	丁酉	火	22	一	丙寅	火	21	二	乙未	金	20	四	乙丑	金	19	五	甲午	金
廿二	23	六	戊辰	木	25	一	戊戌	木	23	二	丁卯	火	22	三	丙申	火	21	五	丙寅	火	20	六	乙未	金
廿三	24	日	己巳	木	26	二	己亥	木	24	三	戊辰	木	23	四	丁酉	火	22	六	丁卯	火	21	日	丙申	火
廿四	25	一	庚午	土	27	三	庚子	土	25	四	己巳	木	24	五	戊戌	木	23	日	戊辰	木	22	一	丁酉	火
廿五	26	二	辛未	土	28	四	辛丑	土	26	五	庚午	土	25	六	己亥	木	24	一	己巳	木	23	二	戊戌	木
廿六	27	三	壬申	金	29	五	壬寅	金	27	六	辛未	土	26	日	庚子	木	25	二	庚午	土	24	三	己亥	木
廿七	28	四	癸酉	金	30	六	癸卯	金	28	日	壬申	金	27	一	辛丑	土	26	三	辛未	土	25	四	庚子	土
廿八	3月	五	甲戌	火	31	日	甲辰	火	29	一	癸酉	金	28	二	壬寅	金	27	四	壬申	金	26	五	辛丑	土
廿九	2	六	乙亥	火	4月	一	乙巳	火	30	二	甲戌	火	29	三	癸卯	金	28	五	癸酉	金	27	六	壬寅	金
三十	3	日	丙子	水									30	四	甲辰	火								

一九四六年 岁次 丙戌 狗年 下半年

月份		七月				八月				九月				十月				十一月				十二月			
干支		丙申				丁酉				戊戌				己亥				庚子				辛丑			
二十四节气	农历	十二		廿八		十三		廿八		十五		三十		十五		三十		十五		廿九		十五		三十	
	节气	立秋		处暑		白露		秋分		寒露		霜降		立冬		小雪		大雪		冬至		小寒		大寒	
	公历	8月8日		8月24日		9月8日		9月23日		10月9日		10月24日		11月8日		11月23日		12月8日		12月22日		1月6日		1月21日	
	时辰	午时		丑时		未时		子时		卯时		辰时		辰时		卯时		丑时		酉时		午时		卯时	
农历		公历	星期	天地干支	五行	公历	星期	天地干支	五行	公历	星期	天地干支	五行	公历	星期	天地干支	五行	公历	星期	天地干支	五行	公历	星期	天地干支	五行
初一		28	日	癸卯	金	27	二	癸酉	金	25	三	壬寅	金	25	五	壬申	金	24	日	壬寅	金	23	一	辛未	土
初二		29	一	甲辰	火	28	三	甲戌	火	26	四	癸卯	金	26	六	癸酉	金	25	一	癸卯	金	24	二	壬申	金
初三		30	二	乙巳	火	29	四	乙亥	火	27	五	甲辰	火	27	日	甲戌	火	26	二	甲辰	火	25	三	癸酉	金
初四		31	三	丙午	水	30	五	丙子	水	28	六	乙巳	火	28	一	乙亥	火	27	三	乙巳	火	26	四	甲戌	火
初五		8月	四	丁未	水	31	六	丁丑	水	29	日	丙午	水	29	二	丙子	水	28	四	丙午	水	27	五	乙亥	火
初六		2	五	戊申	土	9月	日	戊寅	土	30	一	丁未	水	30	三	丁丑	水	29	五	丁未	水	28	六	丙子	水
初七		3	六	己酉	土	2	一	己卯	土	10月	二	戊申	土	31	四	戊寅	土	30	六	戊申	土	29	日	丁丑	水
初八		4	日	庚戌	金	3	二	庚辰	金	2	三	己酉	土	11月	五	己卯	土	12月	日	己酉	土	30	一	戊寅	土
初九		5	一	辛亥	金	4	三	辛巳	金	3	四	庚戌	金	2	六	庚辰	金	2	一	庚戌	金	31	二	己卯	土
初十		6	二	壬子	木	5	四	壬午	木	4	五	辛亥	金	3	日	辛巳	金	3	二	辛亥	金	1月	三	庚辰	金
十一		7	三	癸丑	木	6	五	癸未	木	5	六	壬子	木	4	一	壬午	木	4	三	壬子	木	2	四	辛巳	金
十二		8	四	甲寅	水	7	六	甲申	水	6	日	癸丑	木	5	二	癸未	木	5	四	癸丑	木	3	五	壬午	木
十三		9	五	乙卯	水	8	日	乙酉	水	7	一	甲寅	水	6	三	甲申	水	6	五	甲寅	水	4	六	癸未	木
十四		10	六	丙辰	土	9	一	丙戌	土	8	二	乙卯	水	7	四	乙酉	水	7	六	乙卯	水	5	日	甲申	水
十五		11	日	丁巳	土	10	二	丁亥	土	9	三	丙辰	土	8	五	丙戌	土	8	日	丙辰	土	6	一	乙酉	水
十六		12	一	戊午	火	11	三	戊子	火	10	四	丁巳	土	9	六	丁亥	土	9	一	丁巳	土	7	二	丙戌	土
十七		13	二	己未	火	12	四	己丑	火	11	五	戊午	火	10	日	戊子	火	10	二	戊午	火	8	三	丁亥	土
十八		14	三	庚申	木	13	五	庚寅	木	12	六	己未	火	11	一	己丑	火	11	三	己未	火	9	四	戊子	火
十九		15	四	辛酉	木	14	六	辛卯	木	13	日	庚申	木	12	二	庚寅	木	12	四	庚申	木	10	五	己丑	火
二十		16	五	壬戌	水	15	日	壬辰	水	14	一	辛酉	木	13	三	辛卯	木	13	五	辛酉	木	11	六	庚寅	木
廿一		17	六	癸亥	水	16	一	癸巳	水	15	二	壬戌	水	14	四	壬辰	水	14	六	壬戌	水	12	日	辛卯	木
廿二		18	日	甲子	金	17	二	甲午	金	16	三	癸亥	水	15	五	癸巳	水	15	日	癸亥	水	13	一	壬辰	水
廿三		19	一	乙丑	金	18	三	乙未	金	17	四	甲子	金	16	六	甲午	金	16	一	甲子	金	14	二	癸巳	水
廿四		20	二	丙寅	火	19	四	丙申	火	18	五	乙丑	金	17	日	乙未	金	17	二	乙丑	金	15	三	甲午	金
廿五		21	三	丁卯	火	20	五	丁酉	火	19	六	丙寅	火	18	一	丙申	火	18	三	丙寅	火	16	四	乙未	金
廿六		22	四	戊辰	木	21	六	戊戌	木	20	日	丁卯	火	19	二	丁酉	火	19	四	丁卯	火	17	五	丙申	火
廿七		23	五	己巳	木	22	日	己亥	木	21	一	戊辰	木	20	三	戊戌	木	20	五	戊辰	木	18	六	丁酉	火
廿八		24	六	庚午	土	23	一	庚子	土	22	二	己巳	木	21	四	己亥	木	21	六	己巳	木	19	日	戊戌	木
廿九		25	日	辛未	土	24	二	辛丑	土	23	三	庚午	土	22	五	庚子	土	22	日	庚午	土	20	一	己亥	木
三十		26	一	壬申	金					24	四	辛未	土	23	六	辛丑	土					21	二	庚子	土

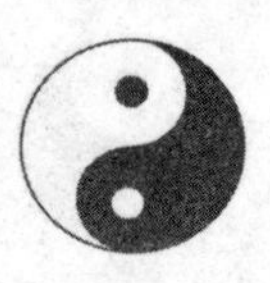

一九四七年 岁次 丁亥 猪年 上半年

月份	正月				二月				闰二月				三月				四月				五月			
干支	壬寅				癸卯								甲辰				乙巳				丙午			
二十四节气 农历	十四		廿九		十四				廿九		十四		初一		十六		初三		十八		初四		二十	
二十四节气 节气	立春		雨水		惊蛰				春分		清明		谷雨		立夏		小满		芒种		夏至		小暑	
二十四节气 公历	2月4日		2月11日		3月6日				3月21日		4月5日		4月21日		5月5日		5月22日		6月6日		6月22日		7月8日	
二十四节气 时辰	子时		戌时		酉时				戌时		子时		卯时		酉时		卯时		亥时		未时		辰时	
农历	公历	星期	天地干支	五行	公历	星期	天地干支	五行	公历	星期	天地干支	五行	公历	星期	天地干支	五行	公历	星期	天地干支	五行	公历	星期	天地干支	五行
初一	22	三	辛丑	土	21	五	辛未	土	23	日	辛丑	土	21	一	庚午	土	20	二	己亥	木	19	四	己巳	木
初二	23	四	壬寅	金	22	六	壬申	金	24	一	壬寅	金	22	二	辛未	土	21	三	庚子	土	20	五	庚午	土
初三	24	五	癸卯	金	23	日	癸酉	金	25	二	癸卯	金	23	三	壬申	金	22	四	辛丑	土	21	六	辛未	土
初四	25	六	甲辰	火	24	一	甲戌	火	26	三	甲辰	火	24	四	癸酉	金	23	五	壬寅	金	22	日	壬申	金
初五	26	日	乙巳	火	25	二	乙亥	火	27	四	乙巳	火	25	五	甲戌	火	24	六	癸卯	金	23	一	癸酉	金
初六	27	一	丙午	水	26	三	丙子	水	28	五	丙午	水	26	六	乙亥	火	25	日	甲辰	火	24	二	甲戌	火
初七	28	二	丁未	水	27	四	丁丑	水	29	六	丁未	水	27	日	丙子	水	26	一	乙巳	火	25	三	乙亥	火
初八	29	三	戊申	土	28	五	戊寅	土	30	日	戊申	土	28	一	丁丑	水	27	二	丙午	水	26	四	丙子	水
初九	30	四	己酉	土	3月	六	己卯	土	31	一	己酉	土	29	二	戊寅	土	28	三	丁未	水	27	五	丁丑	水
初十	31	五	庚戌	金	2	日	庚辰	金	4月	二	庚戌	金	30	三	己卯	土	29	四	戊申	土	28	六	戊寅	土
十一	2月	六	辛亥	金	3	一	辛巳	金	2	三	辛亥	金	5月	四	庚辰	金	30	五	己酉	土	29	日	己卯	土
十二	2	日	壬子	木	4	二	壬午	木	3	四	壬子	木	2	五	辛巳	金	31	六	庚戌	金	30	一	庚辰	金
十三	3	一	癸丑	木	5	三	癸未	木	4	五	癸丑	木	3	六	壬午	木	6月	日	辛亥	金	7月	二	辛巳	金
十四	4	二	甲寅	水	6	四	甲申	水	5	六	甲寅	水	4	日	癸未	土	2	一	壬子	土	2	三	壬午	土
十五	5	三	乙卯	水	7	五	乙酉	水	6	日	乙卯	水	5	一	甲申	水	3	二	癸丑	木	3	四	癸未	木
十六	6	四	丙辰	土	8	六	丙戌	土	7	一	丙辰	土	6	二	乙酉	水	4	三	甲寅	水	4	五	甲申	水
十七	7	五	丁巳	土	9	日	丁亥	土	8	二	丁巳	土	7	三	丙戌	土	5	四	乙卯	水	5	六	乙酉	水
十八	8	六	戊午	火	10	一	戊子	火	9	三	戊午	火	8	四	丁亥	土	6	五	丙辰	土	6	日	丙戌	土
十九	9	日	己未	火	11	二	己丑	火	10	四	己未	火	9	五	戊子	火	7	六	丁巳	土	7	一	丁亥	土
二十	10	一	庚申	木	12	三	庚寅	木	11	五	庚申	木	10	六	己丑	火	8	日	戊午	火	8	二	戊子	火
廿一	11	二	辛酉	木	13	四	辛卯	木	12	六	辛酉	木	11	日	庚寅	木	9	一	己未	火	9	三	己丑	火
廿二	12	三	壬戌	水	14	五	壬辰	水	13	日	壬戌	水	12	一	辛卯	木	10	二	庚申	木	10	四	庚寅	木
廿三	13	四	癸亥	水	15	六	癸巳	水	14	一	癸亥	水	13	二	壬辰	水	11	三	辛酉	木	11	五	辛卯	木
廿四	14	五	甲子	金	16	日	甲午	金	15	二	甲子	金	14	三	癸巳	水	12	四	壬戌	水	12	六	壬辰	水
廿五	15	六	乙丑	金	17	一	乙未	金	16	三	乙丑	金	15	四	甲午	金	13	五	癸亥	水	13	日	癸巳	水
廿六	16	日	丙寅	火	18	二	丙申	火	17	四	丙寅	火	16	五	乙未	金	14	六	甲子	金	14	一	甲午	金
廿七	17	一	丁酉	火	19	三	丁酉	火	18	五	丁卯	火	17	六	丙申	火	15	日	乙丑	金	15	二	乙未	金
廿八	18	二	戊辰	木	20	四	戊戌	木	19	六	戊辰	木	18	日	丁酉	火	16	一	丙寅	火	16	三	丙申	火
廿九	19	三	己巳	木	21	五	己亥	木	20	日	己巳	木	19	一	戊戌	木	17	二	丁卯	火	17	四	丁酉	火
三十	20	四	庚午	土	22	六	庚子	土									18	三	戊辰	木				

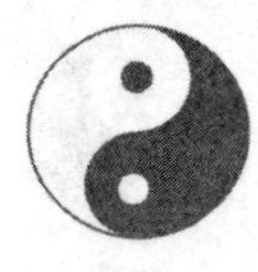

一九四七年 岁次 丁亥 猪年 下半年

月份	六月				七月				八月				九月				十月				十一月				十二月			
干支	丁未				戊申				己酉				庚戌				辛亥				壬子				癸丑			
二十四节气 农历	初七		廿二		初九		廿四		初十		廿五		十一		廿六		十一		廿六		十二		廿六		十一		廿六	
节气	大暑		立秋		处暑		白露		秋分		寒露		霜降		立冬		小雪		大雪		冬至		小寒		大寒		立春	
公历	7月24日		8月8日		8月24日		9月8日		9月24日		10月9日		10月24日		11月8日		11月23日		12月8日		12月23日		1月6日		1月21日		2月5日	
时辰	丑时		酉时		辰时		戌时		卯时		午时		未时		未时		午时		卯时		子时		酉时		午时		卯时	
农历	公历	星期	天地干支	五行	公历	星期	天地干支	五行	公历	星期	天地干支	五行	公历	星期	天地干支	五行	公历	星期	天地干支	五行	公历	星期	天地干支	五行	公历	星期	天地干支	五行
初一	18	五	戊戌	木	16	六	丁卯	火	15	一	丁酉	火	14	二	丙寅	火	13	四	丙申	火	12	五	乙丑	金	11	日	乙未	金
初二	19	六	己亥	木	17	日	戊辰	木	16	二	戊戌	木	15	三	丁卯	火	14	五	丁酉	火	13	六	丙寅	火	12	一	丙申	火
初三	20	日	庚子	土	18	一	己巳	木	17	三	己亥	木	16	四	戊辰	木	15	六	戊戌	木	14	日	丁卯	火	13	二	丁酉	火
初四	21	一	辛丑	土	19	二	庚午	土	18	四	庚子	土	17	五	己巳	木	16	日	己亥	木	15	一	戊辰	木	14	三	戊戌	木
初五	22	二	壬寅	金	20	三	辛未	土	19	五	辛丑	土	18	六	庚午	土	17	一	庚子	土	16	二	己巳	木	15	四	己亥	木
初六	23	三	癸卯	金	21	四	壬申	金	20	六	壬寅	金	19	日	辛未	土	18	二	辛丑	土	17	三	庚午	土	16	五	庚子	土
初七	24	四	甲辰	火	22	五	癸酉	金	21	日	癸卯	金	20	一	壬申	金	19	三	壬寅	金	18	四	辛未	土	17	六	辛丑	土
初八	25	五	乙巳	火	23	六	甲戌	火	22	一	甲辰	火	21	二	癸酉	金	20	四	癸卯	金	19	五	壬申	金	18	日	壬寅	金
初九	26	六	丙午	水	24	日	乙亥	火	23	二	乙巳	火	22	三	甲戌	火	21	五	甲辰	火	20	六	癸酉	金	19	一	癸卯	金
初十	27	日	丁未	水	25	一	丙子	水	24	三	丙午	水	23	四	乙亥	火	22	六	乙巳	火	21	日	甲戌	火	20	二	甲辰	火
十一	28	一	戊申	土	26	二	丁丑	水	25	四	丁未	水	24	五	丙子	水	23	日	丙午	水	22	一	乙亥	火	21	三	乙巳	火
十二	29	二	己酉	土	27	三	戊寅	土	26	五	戊申	土	25	六	丁丑	水	24	一	丁未	水	23	二	丙子	水	22	四	丙午	水
十三	30	三	庚戌	金	28	四	己卯	土	27	六	己酉	土	26	日	戊寅	土	25	二	戊申	土	24	三	丁丑	水	23	五	丁未	水
十四	31	四	辛亥	金	29	五	庚辰	金	28	日	庚戌	金	27	一	己卯	土	26	三	己酉	土	25	四	戊寅	土	24	六	戊申	土
十五	8月	五	壬子	木	30	六	辛巳	金	29	G	辛亥	金	28	二	庚辰	金	27	四	庚戌	金	26	五	己卯	土	25	日	己酉	土
十六	2	六	癸丑	木	31	日	壬午	木	30	二	壬子	木	29	三	辛巳	金	28	五	辛亥	金	27	六	庚辰	金	26	一	庚戌	金
十七	3	日	甲寅	水	9月	一	癸未	木	10月	三	癸丑	木	30	四	壬午	木	29	六	壬子	木	28	日	辛巳	金	27	二	辛亥	金
十八	4	一	乙卯	水	2	二	甲申	水	2	四	甲寅	水	31	五	癸未	木	30	日	癸丑	木	29	一	壬午	木	28	三	壬子	木
十九	5	二	丙辰	土	3	三	乙酉	水	3	五	乙卯	水	11月	六	甲申	水	12月	一	甲寅	水	30	二	癸未	木	29	四	癸丑	木
二十	6	三	丁巳	土	4	四	丙戌	土	4	六	丙辰	土	2	日	乙酉	水	2	二	乙卯	水	31	三	甲申	水	30	五	甲寅	水
廿一	7	四	戊午	火	5	五	丁亥	土	5	日	丁巳	土	3	一	丙戌	土	3	三	丙辰	土	1月	四	乙酉	水	31	六	乙卯	水
廿二	8	五	己未	火	6	六	戊子	火	6	一	戊午	火	4	二	丁亥	土	4	四	丁巳	土	2	五	丙戌	土	2月	日	丙辰	土
廿三	9	六	庚申	木	7	日	己丑	火	7	二	己未	火	5	三	戊子	火	5	五	戊午	火	3	六	丁亥	土	2	一	丁巳	土
廿四	10	日	辛酉	木	8	一	庚寅	木	8	三	庚申	木	6	四	己丑	火	6	六	己未	火	4	日	戊子	火	3	二	戊午	火
廿五	11	一	壬戌	水	9	二	辛卯	木	9	四	辛酉	木	7	五	庚寅	木	7	日	庚申	木	5	一	己丑	火	4	三	己未	火
廿六	12	二	癸亥	水	10	三	壬辰	水	10	五	壬戌	水	8	六	辛卯	木	8	一	辛酉	木	6	二	庚寅	木	5	四	庚申	木
廿七	13	三	甲子	金	11	四	癸巳	水	11	六	癸亥	水	9	日	壬辰	水	9	二	壬戌	水	7	三	辛卯	木	6	五	辛酉	木
廿八	14	四	乙丑	金	12	五	甲午	金	12	日	甲子	金	10	一	癸巳	水	10	三	癸亥	水	8	四	壬辰	水	7	六	壬戌	水
廿九	15	五	丙寅	火	13	六	乙未	金	13	一	乙丑	金	11	二	甲午	金	11	四	甲子	金	9	五	癸巳	水	8	日	癸亥	水
三十					14	日	丙申	火					12	三	乙未	金					10	六	甲午	金	9	一	甲子	金

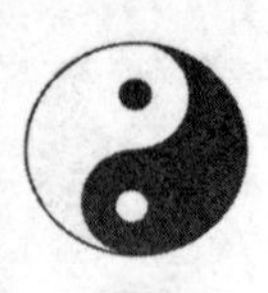

一九四八年 岁次 戊子 鼠年 上半年

月份	正月				二月				三月				四月				五月				六月			
干支	甲寅				乙卯				丙辰				丁巳				戊午				己未			
二十四节气 农历	十一		廿五		十一		廿六		十二		廿七		十三		廿九		十五				初一		十七	
二十四节气 节气	雨水		惊蛰		春分		清明		谷雨		立夏		小满		芒种		夏至				小暑		大暑	
二十四节气 公历	2月20日		3月5日		3月211日		4月5日		4月20日		5月5日		5月12日		6月6日		6月21日				7月7日		7月23日	
二十四节气 时辰	丑时		子时		子时		卯时		午时		亥时		午时		寅时		戌时				未时		辰时	
农历	公历	星期	天地干支	五行	公历	星期	天地干支	五行	公历	星期	天地干支	五行	公历	星期	天地干支	五行	公历	星期	天地干支	五行	公历	星期	天地干支	五行
初一	10	二	乙丑	金	11	四	乙未	金	9	五	甲子	金	9	日	甲午	金	7	一	癸亥	水	7	三	癸巳	水
初二	11	三	丙寅	火	12	五	丙申	火	10	六	乙丑	金	10	一	乙未	金	8	二	甲子	金	8	四	甲午	金
初三	12	四	丁卯	火	13	六	丁酉	火	11	日	丙寅	火	11	二	丙申	火	9	三	乙丑	金	9	五	乙未	金
初四	13	五	戊辰	木	14	日	戊戌	木	12	一	丁卯	火	12	三	丁酉	火	10	四	丙寅	火	10	六	丙申	火
初五	14	六	己巳	木	15	一	己亥	木	13	二	戊辰	木	13	四	戊戌	木	11	五	丁卯	火	11	日	丁酉	火
初六	15	日	庚午	土	16	二	庚子	土	14	三	己巳	木	14	五	己亥	木	12	六	戊辰	木	12	一	戊戌	木
初七	16	一	辛未	土	17	三	辛丑	土	15	四	庚午	土	15	六	庚子	土	13	日	己巳	木	13	二	己亥	木
初八	17	二	壬申	金	18	四	壬寅	金	16	五	辛未	土	16	日	辛丑	土	14	一	庚午	土	14	三	庚子	土
初九	18	三	癸酉	金	19	五	癸卯	金	17	六	壬申	金	17	一	壬寅	金	15	二	辛未	土	15	四	辛丑	土
初十	19	四	甲戌	火	20	六	甲辰	火	18	日	癸酉	金	18	二	癸卯	金	16	三	壬申	金	16	五	壬寅	金
十一	20	五	乙亥	火	21	日	乙巳	火	19	一	甲戌	火	19	三	甲辰	火	17	四	癸酉	金	17	六	癸卯	金
十二	21	六	丙子	水	22	一	丙午	水	20	二	乙亥	火	20	四	乙巳	火	18	五	甲戌	火	18	日	甲辰	火
十三	22	日	丁丑	水	23	二	丁未	水	21	三	丙子	水	21	五	丙午	水	19	六	乙亥	火	19	一	乙巳	火
十四	23	一	戊寅	土	24	三	戊申	土	22	四	丁丑	水	22	六	丁未	水	20	日	丙子	水	20	二	丙午	水
十五	24	二	己卯	土	25	四	己酉	土	23	五	戊寅	土	23	日	戊申	土	21	一	丁丑	水	21	三	丁未	水
十六	25	三	庚辰	金	26	五	庚戌	金	24	六	己卯	土	24	一	己酉	土	22	二	戊寅	土	22	四	戊申	土
十七	26	四	辛巳	金	27	六	辛亥	金	25	日	庚辰	金	25	二	庚戌	金	23	三	己卯	土	23	五	己酉	土
十八	27	五	壬午	木	28	日	壬子	木	26	一	辛巳	金	26	三	辛亥	金	24	四	庚辰	金	24	六	庚戌	金
十九	28	六	癸未	木	29	一	癸丑	木	27	二	壬午	木	27	四	壬子	木	25	五	辛巳	金	25	日	辛亥	金
二十	29	日	甲申	水	30	二	甲寅	水	28	三	癸未	木	28	五	癸丑	木	26	六	壬午	木	26	一	壬子	木
廿一	3月	一	乙酉	水	31	三	乙卯	水	29	四	甲申	水	29	六	甲寅	水	27	日	癸未	木	27	二	癸丑	木
廿二	2	二	丙戌	土	4月	四	丙辰	土	30	五	乙酉	水	30	日	乙卯	水	28	一	甲申	水	28	三	甲寅	水
廿三	3	三	丁亥	土	2	五	丁巳	土	5月	六	丙戌	土	31	一	丙辰	土	29	二	乙酉	水	29	四	乙卯	水
廿四	4	四	戊子	火	3	六	戊午	火	2	日	丁亥	土	6月	二	丁巳	土	30	三	丙戌	土	30	五	丙辰	土
廿五	5	五	己丑	火	4	日	己未	火	3	一	戊子	火	2	三	戊午	火	7月	四	丁亥	土	31	六	丁巳	土
廿六	6	六	庚寅	木	5	一	庚申	木	4	二	己丑	火	3	四	己未	火	2	五	戊子	火	8月	日	戊午	火
廿七	7	日	辛卯	木	6	二	辛酉	木	5	三	庚寅	木	4	五	庚申	木	3	六	己丑	火	2	一	己未	火
廿八	8	一	壬辰	水	7	三	壬戌	水	6	四	辛卯	木	5	六	辛酉	木	4	日	庚寅	木	3	二	庚申	木
廿九	9	二	癸巳	水	8	四	癸亥	水	7	五	壬辰	水	6	日	壬戌	水	5	一	辛卯	木	4	三	辛酉	木
三十	10	三	甲午	金					8	六	癸巳	水					6	二	壬辰	水				

一九四八年 岁次 戊子 鼠年 下半年

月份	七月				八月				九月				十月				十一月				十二月			
干支	庚申				辛酉				壬戌				癸亥				甲子				乙丑			
二十四节气 农历	初三		十九		初六		廿一		初六		廿一		初一		廿二		初七		廿二		初七		廿二	
二十四节气 节气	立秋		处暑		白露		秋分		寒露		霜降		立冬		小雪		大雪		冬至		小寒		大寒	
二十四节气 公历	8月7日		8月23日		9月8日		9月23日		10月8日		10月23日		11月7日		11月22日		12月7日		12月22日		1月5日		1月20日	
二十四节气 时辰	子时		未时		丑时		午时		酉时		戌时		戌时		酉时		午时		卯时		子时		酉时	
农历	公历	星期	天地干支	五行	公历	星期	天地干支	五行	公历	星期	天地干支	五行	公历	星期	天地干支	五行	公历	星期	天地干支	五行	公历	星期	天地干支	五行
初一	5	四	壬戌	水	3	五	辛卯	木	3	日	辛酉	木	11月	一	庚寅	木	12月	三	庚申	木	30	四	己丑	火
初二	6	五	癸亥	水	4	六	壬辰	水	4	一	壬戌	水	2	二	辛卯	木	2	四	辛酉	木	31	五	庚寅	木
初三	7	六	甲子	金	5	日	癸巳	水	5	二	癸亥	水	3	三	壬辰	水	3	五	壬戌	水	1月	六	辛卯	木
初四	8	日	乙丑	金	6	一	甲午	金	6	三	甲子	金	4	四	癸巳	水	4	六	癸亥	水	2	日	壬辰	水
初五	9	一	丙寅	火	7	二	乙未	金	7	四	乙丑	金	5	五	甲午	金	5	日	甲子	金	3	一	癸巳	水
初六	10	二	丁卯	火	8	三	丙申	火	8	五	丙寅	火	6	六	乙未	金	6	一	乙丑	金	4	二	甲午	金
初七	11	三	戊辰	木	9	四	丁酉	火	9	六	丁卯	火	7	日	丙申	火	7	二	丙寅	火	5	三	乙未	金
初八	12	四	己巳	木	10	五	戊戌	木	10	日	戊辰	木	8	一	丁酉	火	8	三	丁卯	火	6	四	丙申	火
初九	13	五	庚子	土	11	六	己亥	木	11	一	己巳	木	9	二	戊戌	木	9	四	戊辰	木	7	五	丁酉	火
初十	14	六	辛未	土	12	日	庚子	土	12	二	庚午	土	10	三	己亥	木	10	五	己巳	木	8	六	戊戌	木
十一	15	日	壬申	金	13	一	辛丑	土	13	三	辛未	土	11	四	庚子	土	11	六	庚午	土	9	日	己亥	木
十二	16	一	癸酉	金	14	二	壬寅	金	14	四	壬申	金	12	五	辛丑	土	12	日	辛未	土	10	一	庚子	土
十三	17	二	甲戌	火	15	三	癸卯	金	15	五	癸酉	金	13	六	壬寅	金	13	一	壬申	金	11	二	辛丑	土
十四	18	三	乙亥	火	16	四	甲辰	火	16	六	甲戌	火	14	日	癸卯	金	14	二	癸酉	金	12	三	壬寅	金
十五	19	四	丙子	水	17	五	乙巳	火	17	日	乙亥	火	15	一	甲辰	火	15	三	甲戌	火	13	四	癸卯	金
十六	20	五	丁丑	水	18	六	丙午	水	18	一	丙子	水	16	二	乙巳	火	16	四	乙亥	火	14	五	甲辰	火
十七	21	六	戊寅	土	19	日	丁未	水	19	二	丁丑	水	17	三	丙午	水	17	五	丙子	水	15	六	乙巳	火
十八	22	日	己卯	土	20	一	戊申	土	20	三	戊寅	土	18	四	丁未	水	18	六	丁丑	水	16	日	丙午	水
十九	23	一	庚辰	金	21	二	己酉	土	21	四	己卯	土	19	五	戊申	土	19	日	戊寅	土	17	一	丁未	水
二十	24	二	辛巳	金	22	三	庚戌	金	22	五	庚辰	金	20	六	己酉	土	20	一	己卯	土	18	二	戊申	土
廿一	25	三	壬午	木	23	四	辛亥	金	23	六	辛巳	金	21	日	庚戌	金	21	二	庚辰	金	19	三	己酉	土
廿二	26	四	癸未	木	24	五	壬子	木	24	日	壬午	木	22	一	辛亥	金	22	三	辛巳	金	20	四	庚戌	金
廿三	27	五	甲申	水	25	六	癸丑	木	25	一	癸未	木	23	二	壬子	木	23	四	壬午	木	21	五	辛亥	金
廿四	28	六	乙酉	水	26	日	甲寅	水	26	二	甲申	水	24	三	癸丑	木	24	五	癸未	木	22	六	壬子	木
廿五	29	日	丙戌	土	27	一	乙卯	水	27	三	乙酉	水	25	四	甲寅	水	25	六	甲申	水	23	日	癸丑	木
廿六	30	一	丁亥	土	28	二	丙辰	土	28	四	丙戌	土	26	五	乙卯	水	26	日	乙酉	水	24	一	甲寅	水
廿七	31	二	戊子	火	29	三	丁巳	土	29	五	丁亥	土	27	六	丙辰	土	27	一	丙戌	土	25	二	乙卯	水
廿八	9月	三	己丑	火	30	四	戊午	火	30	六	戊子	火	28	日	丁巳	土	28	二	丁亥	土	26	三	丙辰	土
廿九	2	四	庚寅	木	10月	五	己未	火	31	日	己丑	火	29	一	戊午	火	29	三	戊子	火	27	四	丁巳	土
三十					2	六	庚申	木					30	二	己未	火					28	五	戊午	火

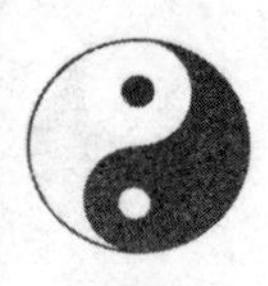

一九四九年 岁次 己丑 牛年 上半年

月份	正月				二月				三月				四月				五月				六月			
干支	丙寅				丁卯				戊辰				己巳				庚午				辛未			
二十四节气 农历	廿七		廿二		初七		廿二		初八		廿三		初九		廿四		初十		廿六		十二		廿八	
节气	立春		雨水		惊蛰		春分		清明		谷雨		立夏		小满		芒种		夏至		小暑		大暑	
公历	2月4日		2月19日		3月6日		3月21日		4月5日		4月20日		5月6日		5月21日		6月6日		6月22日		7月7日		7月23日	
时辰	午时		辰时		卯时		卯时		巳时		酉时		寅时		酉时		巳时		丑时		戌时		午时	
农历	公历	星期	天地干支	五行	公历	星期	天地干支	五行	公历	星期	天地干支	五行	公历	星期	天地干支	五行	公历	星期	天地干支	五行	公历	星期	天地干支	五行
初一	29	六	己未	火	28	一	己丑	火	29	二	戊午	火	28	四	戊子	火	28	六	戊午	火	26	日	丁亥	土
初二	30	日	庚申	木	3月	二	庚寅	木	30	三	己未	火	29	五	己丑	火	29	日	己未	火	27	一	戊子	火
初三	31	一	辛酉	木	2	三	辛卯	木	31	四	庚申	木	30	六	庚寅	木	30	一	庚申	木	28	二	己丑	火
初四	2月	二	壬戌	水	3	四	壬辰	水	4月	五	辛酉	木	5月	日	辛卯	木	31	二	辛酉	木	29	三	庚寅	木
初五	2	三	癸亥	水	4	五	癸巳	水	2	六	壬戌	水	2	一	壬辰	水	6月	三	壬戌	水	30	四	辛卯	木
初六	3	四	甲子	金	5	六	甲午	金	3	日	癸亥	水	3	二	癸巳	水	2	四	癸亥	水	7月	五	壬辰	水
初七	4	五	乙丑	金	6	日	乙未	金	4	一	甲子	金	4	三	甲午	金	3	五	甲子	金	2	六	癸巳	水
初八	5	六	丙寅	火	7	一	丙申	火	5	二	乙丑	金	5	四	乙未	金	4	六	乙丑	金	3	日	甲午	金
初九	6	日	丁卯	火	8	二	丁酉	火	6	三	丙寅	火	6	五	丙申	火	5	日	丙寅	火	4	一	乙未	金
初十	7	一	戊辰	木	9	三	戊戌	木	7	四	丁卯	火	7	六	丁酉	火	6	一	丁卯	火	5	二	丙申	火
十一	8	二	己巳	木	10	四	己亥	木	8	五	戊辰	木	8	日	戊戌	木	7	二	戊辰	木	6	三	丁酉	火
十二	9	三	庚午	土	11	五	庚子	土	9	六	己巳	木	9	一	己亥	木	8	三	己巳	木	7	四	戊戌	木
十三	10	四	辛未	土	12	六	辛丑	土	10	日	庚午	土	10	二	庚子	土	9	四	庚午	土	8	五	己亥	木
十四	11	五	壬申	金	13	日	壬寅	金	11	一	辛未	土	11	三	辛丑	土	10	五	辛未	土	9	六	庚子	土
十五	12	六	癸酉	金	14	一	癸卯	金	12	二	壬申	金	12	四	壬寅	金	11	六	壬申	金	10	日	辛丑	土
十六	13	日	甲戌	火	15	二	甲辰	火	13	三	癸酉	金	13	五	癸卯	金	12	日	癸酉	金	11	一	壬寅	金
十七	14	一	乙亥	火	16	三	乙巳	火	14	四	甲戌	火	14	六	甲辰	火	13	一	甲戌	火	12	二	癸卯	金
十八	15	二	丙子	水	17	四	丙午	水	15	五	乙亥	火	15	日	乙巳	火	14	二	乙亥	火	13	三	甲辰	火
十九	16	三	丁丑	水	18	五	丁未	水	16	六	丙子	水	16	一	丙午	水	15	三	丙子	水	14	四	乙巳	火
二十	17	四	戊寅	土	19	六	戊申	土	17	日	丁丑	水	17	二	丁未	水	16	四	丁丑	水	15	五	丙午	水
廿一	18	五	己卯	土	20	日	己酉	土	18	一	戊寅	土	18	三	戊申	土	17	五	戊寅	土	16	六	丁未	水
廿二	19	六	庚辰	金	21	一	庚戌	金	19	二	己卯	土	19	四	己酉	土	18	六	己卯	土	17	日	戊申	土
廿三	20	日	辛巳	金	22	二	辛亥	金	20	三	庚辰	金	20	五	庚戌	金	19	日	庚辰	金	18	一	己酉	土
廿四	21	一	壬午	木	23	三	壬子	木	21	四	辛巳	金	21	六	辛亥	金	20	一	辛巳	金	19	二	庚戌	金
廿五	22	二	癸未	木	24	四	癸丑	木	22	五	壬午	木	22	日	壬子	木	21	二	壬午	木	20	三	辛亥	金
廿六	23	三	甲申	水	25	五	甲寅	水	23	六	癸未	木	23	一	癸丑	木	22	三	癸未	木	21	四	壬子	木
廿七	24	四	乙酉	水	26	六	乙卯	水	24	日	甲申	水	24	二	甲寅	水	23	四	甲申	水	22	五	癸丑	木
廿八	25	五	丙戌	土	27	日	丙辰	土	25	一	乙酉	水	25	三	乙卯	水	24	五	乙酉	水	23	六	甲寅	水
廿九	26	六	丁亥	土	28	一	丁巳	土	26	二	丙戌	土	26	四	丙辰	土	25	六	丙戌	土	24	日	乙卯	水
三十	27	日	戊子	火					27	三	丁亥	土	27	五	丁巳	土	25	一	丙辰	土				

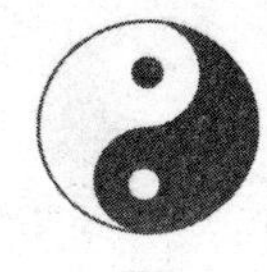

附录

一九四九年 岁次 己丑 牛年 下半年

月份	七月				闰七月				八月				九月				十月				十一月				十二月			
干支	壬申								癸酉				甲戌				乙亥				丙子				丁丑			
二十四节气 农历	十四		廿九		十六				初二		十七		初三		十八		初三		十八		初三		十八		初三		十八	
节气	立秋		处暑		白露				秋分		寒露		霜降		立冬		小雪		大雪		冬至		小寒		大寒		立春	
公历	8月8日		8月23日		9月8日				9月23日		10月9日		10月24日		11月8日		11月22日		12月7日		12月22日		1月6日		1月20日		2月4日	
时辰	卯时		戌时		辰时				酉时		子时		丑时		丑时		子时		酉时		午时		卯时		子时		酉时	
农历	公历	星期	天地干支	五行	公历	星期	天地干支	五行	公历	星期	天地干支	五行	公历	星期	天地干支	五行	公历	星期	天地干支	五行	公历	星期	天地干支	五行	公历	星期	天地干支	五行
初一	26	二	丁巳	土	24	三	丙辰	土	22	四	乙卯	水	22	六	乙酉	水	20	日	甲寅	水	20	二	甲申	水	18	三	癸丑	木
初二	27	三	戊午	火	25	四	丁亥	土	23	五	丙辰	土	23	日	丙戌	土	21	一	乙卯	水	21	三	乙酉	水	19	四	甲寅	水
初三	28	四	己未	火	26	五	戊子	火	24	六	丁巳	土	24	一	丁亥	土	22	二	丙辰	土	22	四	丙戌	土	20	五	乙卯	水
初四	29	五	庚申	木	27	六	己丑	火	25	日	戊午	火	25	二	戊子	火	23	三	丁巳	土	23	五	丁亥	土	21	六	丙辰	土
初五	30	六	辛酉	木	28	日	庚寅	木	26	一	己未	火	26	三	己丑	火	24	四	戊午	火	24	六	戊子	火	22	日	丁巳	土
初六	31	日	壬戌	水	29	一	辛卯	木	27	二	庚申	木	27	四	庚寅	木	25	五	己未	火	24	日	己丑	火	23	一	戊午	火
初七	8月	一	癸亥	水	30	二	壬辰	水	28	三	辛酉	木	28	五	辛卯	木	26	六	庚申	木	26	一	庚寅	木	24	二	己未	火
初八	2	二	甲子	金	31	三	癸巳	水	29	四	壬戌	水	29	六	壬辰	水	27	日	辛酉	木	27	二	辛卯	木	25	三	庚申	木
初九	3	三	乙丑	金	9月	四	甲午	金	30	五	癸亥	水	30	日	癸巳	水	28	一	壬戌	水	28	三	壬辰	水	26	四	辛酉	木
初十	4	四	丙寅	火	2	五	乙未	金	10月	六	甲子	金	31	一	甲午	金	29	二	癸亥	水	29	四	甲午	水	27	五	壬戌	水
十一	5	五	丁卯	火	3	六	丙申	火	2	日	乙丑	金	11月	二	乙未	金	30	六	甲子	金	30	五	甲午	金	28	六	癸亥	水
十二	6	六	戊辰	木	4	日	丁酉	火	3	一	丙寅	火	2	三	丙申	火	12月	四	乙丑	金	31	六	乙未	金	29	日	甲子	金
十三	7	日	己巳	木	5	一	戊戌	木	4	二	丁卯	火	3	四	丁酉	火	2	五	丙寅	火	1月	日	丙申	火	30	一	乙丑	火
十四	8	一	庚午	木	6	二	己亥	木	5	三	戊辰	木	4	五	戊戌	木	3	六	丁卯	火	2	一	丁酉	火	31	二	丙寅	火
十五	9	二	辛未	土	7	三	庚子	土	6	四	己巳	木	5	六	己亥	木	4	日	戊辰	木	3	二	戊戌	木	2月	三	丁卯	火
十六	10	三	壬申	金	8	四	辛丑	土	7	五	庚午	土	6	日	庚子	土	5	一	己巳	木	4	三	己亥	木	2	四	戊辰	木
十七	11	四	癸酉	金	9	五	壬寅	金	8	六	辛未	土	7	一	辛丑	土	7	二	庚午	土	5	四	庚子	土	3	五	己巳	木
十八	12	五	甲戌	火	10	六	癸卯	金	9	日	壬申	金	8	二	壬寅	金	7	三	辛未	土	6	五	辛丑	土	4	六	庚午	土
十九	13	六	乙亥	火	11	日	甲辰	火	10	一	癸酉	金	9	三	癸卯	金	8	四	壬申	金	7	六	壬寅	金	5	日	辛未	土
二十	14	日	丙子	水	12	一	乙巳	火	11	二	甲戌	火	10	四	甲辰	火	9	五	癸酉	金	8	日	癸卯	金	6	一	壬申	金
廿一	15	一	丁丑	水	13	二	丙午	水	12	三	乙亥	火	11	五	乙巳	火	10	六	甲戌	火	9	一	甲辰	火	7	二	癸酉	金
廿二	16	二	戊寅	土	14	三	丁未	水	13	四	丙子	水	12	六	丙午	水	11	日	乙亥	火	10	二	乙巳	火	8	三	甲戌	火
廿三	17	三	乙卯	土	15	四	戊申	土	14	五	丁丑	水	13	日	丁未	水	12	一	丙子	水	11	三	丙午	水	9	四	乙亥	火
廿四	18	四	庚辰	金	16	五	己酉	土	15	六	戊寅	土	14	一	戊申	土	13	二	丁丑	水	12	四	丁未	水	10	五	丙子	水
廿五	19	五	辛巳	金	17	六	庚戌	金	16	日	己卯	土	15	二	己酉	土	14	三	戊寅	土	13	五	戊申	土	11	六	丁丑	水
廿六	20	六	壬午	木	18	日	辛亥	金	17	一	庚辰	金	16	三	庚戌	金	15	四	己卯	土	14	六	己酉	土	12	日	戊寅	土
廿七	21	日	癸未	木	19	一	壬子	木	18	二	辛巳	金	17	四	辛亥	金	16	五	庚辰	金	15	日	庚戌	金	13	一	己卯	土
廿八	22	一	甲申	水	20	二	癸丑	木	19	三	壬午	木	18	五	壬子	木	17	六	辛巳	金	16	一	辛亥	金	14	二	庚辰	金
廿九	23	二	乙酉	水	21	三	甲寅	水	20	四	癸未	木	19	六	癸丑	木	18	日	壬午	木	17	二	壬子	木	15	三	辛巳	金
三十									21	五	甲申	水					19	一	癸未	木					16	四	壬午	木

一九五〇年 岁次 庚寅 虎年 上半年

月份	正月				二月				三月				四月				五月				六月			
干支	戊寅				己卯				庚辰				辛巳				壬午				癸未			
二十四节气 农历	初三		十八		初四		十九		初四		二十		初五		廿一		初八		廿四		初九		廿五	
节气	雨水		惊蛰		春分		清明		谷雨		立夏		小满		芒种		夏至		小暑		大暑		立秋	
公历	2月19日		3月6日		3月21日		4月5日		4月20日		5月6日		5月21日		6月6日		6月22日		7月8日		7月23日		8月8日	
时辰	未时		午时		午时		申时		子时		巳时		子时		未时		辰时		丑时		酉时		巳时	
农历	公历	星期	天地干支	五行	公历	星期	天地干支	五行	公历	星期	天地干支	五行	公历	星期	天地干支	五行	公历	星期	天地干支	五行	公历	星期	天地干支	五行
初一	17	五	癸未	木	18	六	壬子	木	17	一	壬午	木	17	三	壬子	木	15	四	辛巳	金	15	六	辛亥	金
初二	18	六	甲申	水	19	日	癸丑	木	18	二	癸未	木	18	四	癸丑	木	16	五	壬午	木	16	日	壬子	木
初三	19	日	乙酉	水	20	一	甲寅	水	19	三	甲申	水	19	五	甲寅	水	17	六	癸未	木	17	一	癸丑	木
初四	20	一	丙戌	土	21	二	乙卯	水	20	四	乙酉	水	20	六	乙卯	水	18	日	甲申	水	18	二	甲寅	水
初五	21	二	丁亥	土	22	三	丙辰	土	21	五	丙戌	土	21	日	丙辰	土	19	一	乙酉	水	19	三	乙卯	水
初六	22	三	戊子	火	23	四	丁巳	土	22	六	丁亥	土	22	一	丁巳	土	20	二	丙戌	土	20	四	丙辰	土
初七	23	四	己丑	火	24	五	戊午	火	23	日	戊子	火	23	二	戊午	火	21	三	丁亥	土	21	五	丁巳	土
初八	24	五	庚寅	木	25	六	己未	火	24	一	己丑	火	24	三	己未	火	22	四	戊子	火	22	六	戊午	火
初九	25	六	辛卯	木	26	日	庚申	木	25	二	庚寅	木	25	四	庚申	木	23	五	己丑	火	23	日	己未	火
初十	26	日	壬辰	水	27	一	辛酉	木	26	三	辛卯	木	26	五	辛酉	木	24	六	庚寅	木	24	一	庚申	木
十一	27	一	癸巳	水	28	二	壬戌	水	27	四	壬辰	水	27	六	壬戌	水	25	日	辛卯	木	25	二	辛酉	木
十二	28	二	甲午	金	29	三	癸亥	水	28	五	癸巳	水	28	日	癸亥	水	26	一	壬辰	水	26	三	壬戌	水
十三	3月	三	乙未	金	30	四	甲子	金	29	六	甲午	金	29	一	甲子	金	27	二	癸巳	水	27	四	癸亥	水
十四	2	四	丙申	火	31	五	乙丑	金	30	日	乙未	金	30	二	乙丑	金	28	三	甲午	金	28	五	甲子	金
十五	3	五	丁酉	火	4月	六	丙寅	火	5月	一	丙申	火	31	三	丙寅	火	29	四	乙未	金	29	六	乙丑	金
十六	4	六	戊戌	木	2	日	丁卯	火	2	二	丁酉	火	6月	四	丁卯	火	30	五	丙申	火	30	日	丙寅	火
十七	5	日	己亥	木	3	一	戊辰	木	3	三	戊戌	木	2	五	戊辰	木	7月	六	丁酉	火	31	一	丁卯	火
十八	6	一	庚子	土	4	二	己巳	木	4	四	己亥	木	3	六	己巳	木	2	日	戊戌	木	8月	二	戊辰	木
十九	7	二	辛丑	土	5	三	庚午	土	5	五	庚子	土	4	日	庚午	土	3	一	己亥	木	2	三	己巳	木
二十	8	三	壬寅	金	6	四	辛未	土	6	六	辛丑	土	5	一	辛未	土	4	二	庚子	土	3	四	庚午	土
廿一	9	四	癸卯	金	7	五	壬申	金	7	日	壬寅	金	6	二	壬申	金	5	三	辛丑	土	4	五	辛未	土
廿二	10	五	甲辰	火	8	六	癸酉	金	8	一	癸卯	金	7	三	癸酉	金	6	四	壬寅	金	5	六	壬申	金
廿三	11	六	乙巳	火	9	日	甲戌	火	9	二	甲辰	火	8	四	甲戌	火	7	五	癸卯	金	6	日	癸酉	金
廿四	12	日	丙午	水	10	一	乙亥	水	10	三	乙巳	火	9	五	乙亥	火	8	六	甲辰	火	7	一	甲戌	火
廿五	13	一	丁未	水	11	二	丙子	水	11	四	丙午	水	10	六	丙子	水	9	日	乙巳	火	8	二	乙亥	火
廿六	14	二	戊申	土	12	三	丁丑	水	12	五	丁未	水	11	日	丁丑	水	10	一	丙午	水	9	三	丙子	水
廿七	15	三	己酉	土	13	四	戊寅	土	13	六	戊申	土	12	一	戊寅	土	11	二	丁未	水	10	四	丁丑	水
廿八	16	四	庚戌	金	14	五	己卯	土	14	日	己酉	土	13	二	己卯	土	12	三	戊申	土	11	五	戊寅	土
廿九	17	五	辛亥	金	15	六	庚辰	金	15	一	庚戌	土	14	三	庚辰	土	13	四	己酉	土	12	六	己卯	土
三十					16	日	辛巳	金	16	二	辛亥	金					14	五	庚戌	金	13	日	庚辰	金

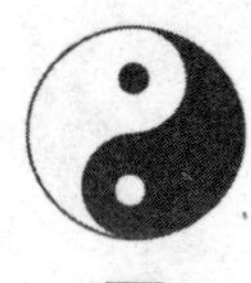

附录

一九五〇年 岁次 庚寅 虎年 下半年

月份		七月		八月		九月		十月		十一月		十二月	
干支		甲申		乙酉		丙戌		丁亥		戊子		己丑	
二十四节气	农历	十一	廿六	初一	廿八	十四	廿九	十四	廿九	十四	廿九	十四	廿九
	节气	处暑	白露	秋分	寒露	霜降	立冬	小雪	大雪	冬至	小寒	大寒	立春
	公历	8月23日	9月8日	9月23日	10月9日	10月24日	11月8日	11月23日	12月8日	12月22日	1月6日	1月21日	2月4日
	时辰	丑时	未时	亥时	寅时	辰时	辰时	卯时	子时	酉时	午时	寅时	子时

农历	公历	星期	天地干支	五行	公历	星期	天地干支	五行	公历	星期	天地干支	五行	公历	星期	天地干支	五行	公历	星期	天地干支	五行	公历	星期	天地干支	五行
初一	14	一	辛巳	金	12	二	庚戌	金	11	三	己卯	土	10	五	己酉	土	9	六	戊寅	土	8	一	戊申	土
初二	15	二	壬午	木	13	三	辛亥	金	12	四	庚辰	金	11	六	庚戌	金	10	日	己卯	土	9	二	己酉	土
初三	16	三	癸未	木	14	四	壬子	木	13	五	辛巳	金	12	日	辛亥	金	11	一	庚辰	金	10	三	庚戌	金
初四	17	四	甲申	水	15	五	癸丑	木	14	六	壬午	木	13	一	壬子	木	12	二	辛巳	金	11	四	辛亥	金
初五	18	五	乙酉	水	16	六	甲寅	水	15	日	癸未	木	14	二	癸丑	木	13	三	壬午	木	12	五	壬子	木
初六	19	六	丙戌	土	17	日	乙卯	水	16	一	甲申	水	15	三	甲寅	水	14	四	癸未	木	13	六	癸丑	木
初七	20	日	丁亥	土	18	一	丙辰	土	17	二	乙酉	水	16	四	乙卯	水	15	五	甲申	水	14	日	甲寅	水
初八	21	一	戊子	火	19	二	丁巳	土	18	三	丙戌	土	17	五	丙辰	土	16	六	乙酉	水	15	一	乙卯	水
初九	22	二	己丑	火	20	三	戊午	火	19	四	丁亥	土	18	六	丁巳	土	17	日	丙戌	土	16	二	丙辰	土
初十	23	三	庚寅	木	21	四	己未	火	20	五	戊子	火	19	日	戊午	火	18	一	丁亥	土	17	三	丁巳	土
十一	24	四	辛卯	木	22	五	庚申	木	21	六	己丑	火	20	一	己未	火	19	二	戊子	火	18	四	戊午	火
十二	25	五	壬辰	水	23	六	辛酉	木	22	日	庚寅	木	21	二	庚申	木	20	三	己丑	火	19	五	己未	火
十三	26	六	癸巳	水	24	日	壬戌	水	23	一	辛卯	木	22	三	辛酉	木	21	四	庚寅	木	20	六	庚申	木
十四	27	日	甲午	金	25	一	癸亥	水	24	二	壬辰	水	23	四	壬戌	水	22	五	辛卯	木	21	日	辛酉	木
十五	28	一	乙未	金	26	二	甲子	金	25	三	癸巳	水	24	五	癸亥	水	23	六	壬辰	水	22	一	壬戌	水
十六	29	二	丙申	火	27	三	乙丑	金	26	四	甲午	金	25	六	甲子	金	24	日	癸巳	水	23	二	癸亥	水
十七	30	三	丁酉	火	28	四	丙寅	火	27	五	乙未	金	26	日	乙丑	金	25	一	甲午	金	24	三	甲子	金
十八	31	四	戊戌	木	29	五	丁卯	火	28	六	丙申	火	27	一	丙寅	火	26	二	乙未	金	25	四	乙丑	金
十九	9月	五	己亥	木	30	六	戊辰	木	29	日	丁酉	火	28	二	丁卯	火	27	三	丙申	火	26	五	丙寅	火
二十	2	六	庚子	土	10月	日	己巳	木	30	一	戊戌	木	29	三	戊辰	木	28	四	丁酉	火	27	六	丁卯	火
廿一	3	日	辛丑	土	2	一	庚午	土	31	二	己亥	木	30	四	己巳	木	29	五	戊戌	木	28	日	戊辰	木
廿二	4	一	壬寅	金	3	二	辛未	土	11月	三	庚子	土	12月	五	庚午	土	30	六	己亥	木	29	一	己巳	木
廿三	5	二	癸卯	金	4	三	壬申	金	2	四	辛丑	土	2	六	辛未	土	31	日	庚子	土	30	二	庚午	土
廿四	6	三	甲辰	火	5	四	癸酉	金	3	五	壬寅	金	3	日	壬申	金	1月	一	辛丑	土	31	三	辛未	土
廿五	7	四	乙巳	火	6	五	甲戌	火	4	六	癸卯	金	4	一	癸酉	金	2	二	壬寅	金	2月	四	壬申	金
廿六	8	五	丙午	水	7	六	乙亥	火	5	日	甲辰	火	5	二	甲戌	火	3	三	癸卯	金	2	五	癸酉	金
廿七	9	六	丁未	水	8	日	丙子	水	6	一	乙巳	火	6	三	乙亥	火	4	四	甲辰	火	3	六	甲戌	火
廿八	10	日	戊申	土	9	一	丁丑	水	7	二	丙午	水	7	四	丙子	水	5	五	乙巳	火	4	日	乙亥	火
廿九	11	一	己酉	土	10	二	戊寅	土	8	三	丁未	水	8	五	丁丑	水	6	六	丙午	水	5	一	丙子	水
三十									9	四	戊申	土					7	日	丁未	水				

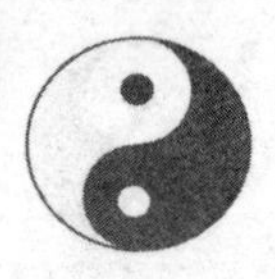

一九五一年 岁次 辛卯 兔年 上半年

月份	正月				二月				三月				四月				五月				六月			
干支	戊寅				辛卯				壬辰				癸巳				甲午				乙未			
二十四节气 农历	十四		廿九		十四		廿九		十六				初一		十七		初二		十八		初五		廿一	
节气	雨水		惊蛰		春分		清明		谷雨				立夏		小满		芒种		夏至		小暑		大暑	
公历	2月19日		3月6日		3月21日		4月5日		4月21日				5月6日		5月22日		6月6日		6月22日		7月8日		7月24日	
时辰	戌时		酉时		酉时		亥时		卯时				申时		卯时		戌时		未时		卯时		子时	
农历	公历	星期	天地干支	五行	公历	星期	天地干支	五行	公历	星期	天地干支	五行	公历	星期	天地干支	五行	公历	星期	天地干支	五行	公历	星期	天地干支	五行
初一	6	二	丁丑	水	8	四	丁未	水	6	五	丙子	水	6	日	丙午	水	5	二	丙子	水	4	三	乙巳	火
初二	7	三	戊寅	土	9	五	戊申	土	7	六	丁丑	水	7	一	丁未	水	6	三	丁丑	水	5	四	丙午	水
初三	8	四	己卯	土	10	六	己酉	土	8	日	戊寅	土	8	二	戊申	土	7	四	戊寅	土	6	五	丁未	水
初四	9	五	庚辰	金	11	日	庚戌	金	9	一	己卯	土	9	三	己酉	土	8	五	己卯	土	7	六	戊申	土
初五	10	六	辛巳	金	12	一	辛亥	金	10	二	庚辰	金	10	四	庚戌	金	9	六	庚辰	金	8	日	己酉	土
初六	11	日	壬午	木	13	二	壬子	木	11	三	辛巳	金	11	五	辛亥	金	10	日	辛巳	金	9	一	庚戌	金
初七	12	一	癸未	木	14	三	癸丑	木	12	四	壬午	木	12	六	壬子	木	11	一	壬午	木	10	二	辛亥	金
初八	13	二	甲申	水	15	四	甲寅	水	13	五	癸未	木	13	日	癸丑	木	12	二	癸未	木	11	三	壬子	木
初九	14	三	乙酉	水	16	五	乙卯	水	14	六	甲申	水	14	一	甲寅	水	13	三	甲申	水	12	四	癸丑	木
初十	15	四	丙戌	土	17	六	丙辰	土	15	日	乙酉	水	15	二	乙卯	水	14	四	乙酉	水	13	五	甲寅	水
十一	16	五	丁亥	土	18	日	丁巳	土	16	一	丙戌	土	16	三	丙辰	土	15	五	丙戌	土	14	六	乙卯	水
十二	17	六	戊子	火	19	一	戊午	火	17	二	丁亥	土	17	四	丁巳	土	16	六	丁亥	土	15	日	丙辰	土
十三	18	日	己丑	火	20	二	己未	火	18	三	戊子	火	18	五	戊午	火	17	日	戊子	火	16	一	丁巳	土
十四	19	一	庚寅	木	21	三	庚申	木	19	四	己丑	火	19	六	己未	火	18	一	己丑	火	17	二	戊午	火
十五	20	二	辛卯	木	22	四	辛酉	木	20	五	庚寅	木	20	日	庚申	木	19	二	庚寅	木	18	三	己未	火
十六	21	三	壬辰	水	23	五	壬戌	水	21	六	辛卯	木	21	一	辛酉	木	20	三	辛卯	木	19	四	庚申	木
十七	22	四	癸巳	水	24	六	癸亥	水	22	日	壬辰	水	22	二	壬戌	水	21	四	壬辰	木	20	五	辛酉	木
十八	23	五	甲午	金	25	日	甲子	金	23	一	癸巳	水	23	三	癸亥	水	22	五	癸巳	水	21	六	壬戌	水
十九	24	六	乙未	金	26	一	乙丑	金	24	二	甲午	金	24	四	甲子	金	23	六	甲午	金	22	日	癸亥	水
二十	25	日	丙申	火	27	二	丙寅	火	25	三	乙未	金	25	五	乙丑	金	24	日	乙未	金	23	一	甲子	金
廿一	26	一	丁酉	火	28	三	丁卯	火	26	四	丙申	火	26	六	丙寅	火	25	一	丙申	火	24	二	乙丑	金
廿二	27	二	戊戌	木	29	四	戊辰	木	27	五	丁酉	火	27	日	丁卯	火	26	二	丁酉	火	25	三	丙寅	火
廿三	28	三	己亥	木	30	五	己巳	木	28	六	戊戌	木	28	一	戊辰	木	27	三	戊戌	木	26	四	丁卯	火
廿四	3月	四	庚子	土	31	六	庚子	土	29	日	庚午	木	29	二	己亥	木	28	四	己巳	木	27	五	戊辰	木
廿五	2	五	辛丑	土	4月	日	辛未	土	30	一	庚午	土	30	三	庚子	土	29	五	庚子	土	28	六	己巳	木
廿六	3	六	壬寅	金	2	一	壬申	金	5月	二	辛丑	土	31	四	辛未	土	30	六	辛丑	土	29	日	庚午	土
廿七	4	日	癸卯	金	3	二	癸酉	金	2	三	壬寅	金	6月	五	壬申	金	7月	日	壬寅	金	30	一	辛未	土
廿八	5	一	甲辰	火	4	三	甲戌	火	3	四	癸卯	金	2	六	癸酉	金	2	一	癸卯	金	31	二	壬申	金
廿九	6	二	乙巳	火	5	四	乙亥	火	4	五	甲辰	火	3	日	甲戌	火	3	二	甲辰	火	8月	三	癸酉	金
三十	7	三	丙午	水					5	六	乙巳	火	4	一	乙亥	火					2	四	甲戌	火

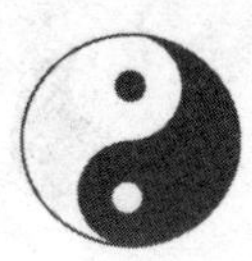

一九五一年 岁次 辛卯 兔年 下半年

月份		七月				八月				九月				十月				十一月				十二月			
干支		丙申				丁酉				戊戌				己亥				庚子				辛丑			
二十四节气	农历	初五		廿二		初六		廿四		初九		廿四		初十		廿五		初十		廿五		初十		廿五	
	节气	立秋		处暑		白露		秋分		寒降		霜降		立冬		小雪		大雪		冬至		小寒		大寒	
	公历	8月8日		8月24日		9月8日		9月24日		10月9日		10月24日		11月8日		11月23日		12月8日		12月23日		1月6日		1月21日	
	时辰	申时		辰时		戌时		寅时		巳时		未时		未时		巳时		卯时		子时		酉时		巳时	
农历		公历	星期	天地干支	五行	公历	星期	天地干支	五行	公历	星期	天地干支	五行	公历	星期	天地干支	五行	公历	星期	天地干支	五行	公历	星期	天地干支	五行
初一		3	五	乙亥	火	9月	六	甲辰	火	10月	一	甲戌	火	30	二	癸卯	金	29	四	癸酉	金	28	五	壬寅	金
初二		4	六	丙子	水	2	日	乙巳	火	2	二	乙亥	火	31	三	甲辰	火	30	五	甲戌	火	29	六	癸卯	金
初三		5	日	丁丑	水	3	一	丙午	水	3	三	丙子	水	11月	四	乙巳	火	12月	六	乙亥	火	30	日	甲辰	火
初四		6	一	戊寅	土	4	二	丁未	水	4	四	丁丑	水	2	五	丙午	水	2	日	丙子	水	31	一	乙巳	火
初五		7	二	乙卯	土	5	三	戊申	土	5	五	戊寅	土	3	六	丁未	水	3	一	丁丑	水	1月	二	丙午	水
初六		8	三	庚辰	金	6	四	乙酉	土	6	六	乙卯	土	4	日	戊申	土	4	二	戊寅	土	2	三	丁未	水
初七		9	四	辛巳	金	7	五	庚戌	金	7	日	庚辰	金	5	一	己酉	土	5	三	己卯	土	3	四	戊申	土
初八		10	五	壬午	木	8	六	辛亥	金	8	一	辛巳	金	6	二	庚戌	金	6	四	庚辰	金	4	五	己酉	土
初九		11	六	癸未	木	9	日	壬子	木	9	二	壬午	木	7	三	辛亥	金	7	五	辛巳	金	5	六	庚戌	金
初十		12	日	甲申	水	10	一	癸丑	木	10	三	癸未	木	8	四	壬子	木	8	六	壬午	木	6	日	辛亥	金
十一		13	一	乙酉	水	11	二	甲寅	水	11	四	甲申	水	9	五	癸丑	木	9	日	癸未	木	7	一	壬子	木
十二		14	二	丙戌	土	12	三	乙卯	水	12	五	乙酉	水	10	六	甲寅	水	10	一	甲申	水	8	二	癸丑	木
十三		15	三	丁亥	土	13	四	丙辰	土	13	六	丙戌	土	11	日	乙卯	水	11	二	乙酉	水	9	三	甲寅	水
十四		16	四	戊子	火	14	五	丁巳	土	14	日	丁亥	土	12	一	丙辰	土	12	三	丙戌	土	10	四	乙卯	水
十五		17	五	己丑	火	15	六	戊午	火	15	一	戊子	火	13	二	戊午	土	13	四	丁亥	土	11	五	丙辰	土
十六		18	六	庚寅	木	16	日	己未	火	16	二	己丑	火	14	三	戊午	火	14	五	戊子	火	12	六	丁巳	土
十七		19	日	辛卯	木	17	一	庚申	木	17	三	庚寅	木	15	四	己未	火	15	六	己丑	火	13	日	戊午	火
十八		20	一	壬辰	水	18	二	辛酉	木	18	四	辛卯	木	16	五	庚申	木	16	日	庚寅	木	14	一	己未	火
十九		21	二	癸巳	水	19	三	壬戌	水	19	五	壬辰	水	17	六	辛酉	木	17	一	辛卯	木	15	二	庚申	木
二十		22	三	甲午	金	20	四	癸亥	水	20	六	癸巳	水	18	日	壬戌	水	18	二	壬辰	水	16	三	辛酉	木
廿一		23	四	乙未	金	21	五	甲子	金	21	日	甲午	金	19	一	癸亥	水	19	三	癸巳	水	17	四	壬戌	水
廿二		24	五	丙申	火	22	六	乙丑	金	22	一	乙未	金	20	二	甲子	金	20	四	甲午	金	18	五	癸亥	水
廿三		25	六	丁酉	火	23	日	丙寅	火	23	二	丙申	火	21	三	乙丑	金	21	五	乙未	金	19	六	甲子	金
廿四		26	日	戊戌	木	24	一	丁卯	火	24	三	丁酉	火	22	四	丙寅	火	22	六	丙申	火	20	日	乙丑	金
廿五		27	一	己亥	木	25	二	戊辰	木	25	四	戊戌	木	23	五	丁卯	火	23	日	丁酉	火	21	一	丙寅	火
廿六		28	二	庚子	土	26	三	己巳	木	26	五	己亥	木	24	六	戊辰	木	24	一	戊戌	木	22	二	丁卯	火
廿七		29	三	辛丑	土	27	四	庚午	土	27	六	庚子	土	25	日	己巳	木	25	二	己亥	木	23	三	戊辰	木
廿八		30	四	壬寅	金	28	五	辛未	土	28	日	辛丑	土	26	一	庚午	土	26	三	庚子	土	24	四	己巳	木
廿九		31	五	癸卯	金	29	六	壬申	金	29	一	壬寅	金	27	二	辛未	土	27	四	辛丑	土	25	五	庚午	土
三十						30	日	癸酉	金					28	三	壬申	金					26	六	辛未	土

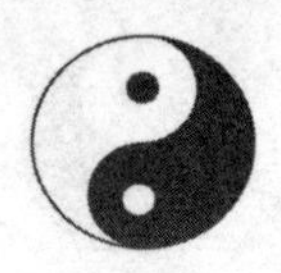

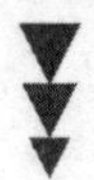

一九五二年 岁次 壬辰 龙年 上半年

月份	正月		二月		三月		四月		五月		闰五月
干支	壬寅		癸卯		甲辰		乙巳		丙午		
二十四节气 农历	初十	廿五	初十	廿六	十一	廿六	十二	廿八	十四	廿九	十六
节气	立春	雨水	惊蛰	春分	清明	谷雨	立夏	小满	芒种	夏至	小暑
公历	2月5日	2月20日	3月5日	3月21日	4月5日	4月20日	5月5日	5月21日	6月6日	6月21日	7月7日
时辰	寅时	子时	子时	子时	寅时	午时	亥时	午时	丑时	戌时	午时

农历	正月 公历	星期	天地干支	五行	二月 公历	星期	天地干支	五行	三月 公历	星期	天地干支	五行
初一	27	日	壬申	金	25	一	辛丑	土	26	三	辛未	土
初二	28	一	癸酉	金	26	二	壬寅	金	27	四	壬申	金
初三	29	二	甲戌	火	27	三	癸卯	金	28	五	癸酉	金
初四	30	三	乙亥	火	28	四	甲辰	火	29	六	甲戌	火
初五	31	四	丙子	水	29	五	乙巳	火	30	日	乙亥	火
初六	2月	五	丁丑	水	3月	六	丙午	水	31	一	丙子	水
初七	2	六	戊寅	土	2	日	丁未	水	4月	二	丁丑	水
初八	3	日	己卯	土	3	一	戊申	土	2	三	戊寅	土
初九	4	一	庚辰	金	4	二	乙酉	土	3	四	乙卯	土
初十	5	二	辛巳	金	5	三	庚戌	金	4	五	庚辰	金
十一	6	三	壬午	木	6	四	辛亥	金	5	六	辛巳	金
十二	7	四	癸未	木	7	五	壬子	木	6	日	壬午	木
十三	8	五	甲申	水	8	六	癸丑	木	7	一	癸未	木
十四	9	六	乙酉	水	9	日	甲寅	水	8	二	甲申	水
十五	10	日	丙戌	土	10	一	乙卯	水	9	三	乙酉	水
十六	11	一	丁亥	土	11	二	丙辰	土	10	四	丙戌	土
十七	12	二	戊子	火	12	三	丁巳	土	11	五	丁亥	土
十八	13	三	己丑	火	13	四	戊午	火	12	六	戊子	火
十九	14	四	庚寅	木	14	五	己未	火	13	日	己丑	火
二十	15	五	辛卯	木	15	六	庚申	木	14	一	庚寅	木
廿一	16	六	壬辰	水	16	日	辛酉	木	15	二	辛卯	木
廿二	17	日	癸巳	水	17	一	壬戌	水	16	三	壬辰	水
廿三	18	一	甲午	金	18	二	癸亥	水	17	四	癸巳	水
廿四	19	二	乙未	金	19	三	甲子	金	18	五	甲午	金
廿五	20	三	丙申	火	20	四	乙丑	金	19	六	乙未	金
廿六	21	四	丁酉	火	21	五	丙寅	火	20	日	丙申	火
廿七	22	五	戊戌	木	22	六	丁卯	火	21	一	丁酉	火
廿八	23	六	己亥	木	23	日	戊辰	木	22	二	戊戌	木
廿九	24	日	庚子	土	24	一	己巳	木	23	三	己亥	木
三十					25	二	庚午	土				

农历	四月 公历	星期	天地干支	五行	五月 公历	星期	天地干支	五行	闰五月 公历	星期	天地干支	五行
初一	24	四	庚子	土	24	六	庚午	土	22	日	己亥	木
初二	25	五	辛丑	土	25	日	辛未	土	23	一	庚子	木
初三	26	六	壬寅	金	26	一	壬申	金	24	二	辛丑	土
初四	27	日	癸卯	金	27	二	癸酉	金	25	三	壬寅	金
初五	28	一	甲辰	火	28	三	甲戌	火	26	四	癸卯	金
初六	29	二	乙巳	火	29	四	乙亥	火	27	五	甲辰	火
初七	30	三	丙午	水	30	五	丙子	水	28	六	乙巳	火
初八	5月	四	丁未	水	31	六	丁丑	水	29	日	丙午	水
初九	2	五	戊申	土	6月	日	戊寅	土	30	一	丁未	水
初十	3	六	己酉	土	2	一	己卯	土	7月	二	戊申	土
十一	4	日	庚戌	金	3	二	庚辰	金	2	三	己酉	土
十二	5	一	辛亥	金	4	三	辛巳	金	3	四	庚戌	金
十三	6	二	壬子	木	5	四	壬午	木	4	五	辛亥	金
十四	7	三	癸丑	木	6	五	癸未	木	5	六	壬子	木
十五	8	四	甲寅	水	7	六	甲申	水	6	日	癸丑	木
十六	9	五	乙卯	水	8	日	乙酉	水	7	一	甲寅	水
十七	10	六	丙辰	土	9	一	丙戌	土	8	二	乙卯	水
十八	11	日	丁巳	土	10	二	丁亥	土	9	三	丙辰	土
十九	12	一	戊午	火	11	三	戊子	火	10	四	丁巳	土
二十	13	二	己未	火	12	四	己丑	火	11	五	戊午	火
廿一	14	三	庚申	木	13	五	庚寅	木	12	六	己未	火
廿二	15	四	辛酉	木	14	六	辛卯	木	13	日	庚申	木
廿三	16	五	壬戌	水	15	日	壬辰	水	14	一	辛酉	木
廿四	17	六	癸亥	水	16	一	癸巳	水	15	二	壬戌	水
廿五	18	日	甲子	金	17	二	甲午	金	16	三	癸亥	水
廿六	19	一	乙丑	金	18	三	乙未	金	17	四	甲子	金
廿七	20	二	丙寅	火	19	四	丙申	火	18	五	乙丑	金
廿八	21	三	丁卯	火	20	五	丁酉	火	19	六	丙寅	火
廿九	22	四	戊辰	木	21	六	戊戌	木	20	日	丁卯	火
三十	23	五	己巳	木					21	一	戊辰	木

一九五二年 岁次 壬辰 龙年 下半年

月份	六月				七月				八月				九月				十月				十一月				十二月			
干支	丁未				戊申				己酉				庚戌				辛亥				壬子				癸丑			
二十四节气 农历	初二		十七		初四		二十		初五		二十		初五		二十		初六		廿一		初六		廿二		初六		廿一	
二十四节气 节气	大暑		立秋		处暑		白露		秋分		寒露		霜降		立冬		小雪		大雪		冬至		小寒		大寒		立春	
二十四节气 公历	7月23日		8月8日		8月22日		9月8日		9月23日		10月8日		10月23日		11月7日		11月22日		12月7日		12月22日		1月5日		1月20日		2月4日	
二十四节气 时辰	卯时		亥时		未时		丑时		巳时		申时		戌时		戌时		申时		午时		卯时		子时		申时		巳时	
农历	公历	星期	天地干支	五行	公历	星期	天地干支	五行	公历	星期	天地干支	五行	公历	星期	天地干支	五行	公历	星期	天地干支	五行	公历	星期	天地干支	五行	公历	星期	天地干支	五行
初一	22	二	己巳	木	20	三	戊戌	木	19	五	戊辰	木	19	日	戊戌	木	17	一	丁卯	火	17	三	丁酉	火	15	四	丙寅	火
初二	23	三	庚午	土	21	四	己亥	木	20	六	己巳	木	20	一	己亥	木	18	二	戊辰	木	18	四	戊戌	木	16	五	丁卯	火
初三	24	四	辛未	土	22	五	庚子	土	21	日	庚午	土	21	二	庚子	土	19	三	己巳	木	19	五	己亥	木	17	六	戊辰	木
初四	25	五	壬申	金	23	六	辛丑	土	22	一	辛未	土	22	三	辛丑	土	20	四	庚午	土	20	六	庚子	土	18	日	己巳	木
初五	26	六	癸酉	金	24	日	壬寅	金	23	二	壬申	金	23	四	壬寅	土	21	五	辛未	土	21	日	辛丑	土	19	一	庚午	土
初六	27	日	甲戌	火	25	一	癸卯	金	24	三	癸酉	金	24	五	癸卯	金	22	六	壬申	金	22	一	壬寅	金	20	二	辛未	土
初七	28	一	乙亥	火	26	二	甲辰	火	25	四	甲戌	火	25	六	甲辰	火	23	日	癸酉	金	23	二	癸卯	金	21	三	壬申	金
初八	29	二	丙子	水	27	三	乙巳	火	26	五	乙亥	火	26	日	乙巳	火	24	一	甲戌	火	24	三	甲辰	火	22	四	癸酉	金
初九	30	三	丁丑	水	28	四	丙午	水	27	六	丙子	水	27	一	丙午	水	25	二	乙亥	火	25	四	乙亥	火	23	五	乙巳	火
初十	31	四	戊寅	土	29	五	丁未	水	28	日	丁丑	水	28	二	丁未	水	26	三	丙子	水	26	五	丙午	水	24	六	乙亥	火
十一	8月	五	己卯	土	30	六	戊申	土	29	一	戊寅	土	29	三	戊申	土	27	四	丁丑	水	27	六	丁未	水	25	日	丙子	水
十二	2	六	庚辰	金	31	日	己酉	土	30	二	己卯	土	30	四	己酉	土	28	五	戊寅	土	28	日	戊申	土	26	一	丁丑	水
十三	3	日	辛巳	金	9月	一	庚戌	金	10月	三	庚辰	金	31	五	庚戌	金	29	六	己卯	土	29	一	己酉	土	27	二	戊寅	土
十四	4	一	壬午	木	2	二	辛亥	金	2	四	辛巳	金	11月	六	辛亥	金	30	日	庚辰	金	30	二	庚戌	金	28	三	己卯	土
十五	5	二	癸未	木	3	三	壬子	木	3	五	壬午	木	2	日	壬子	木	12月	一	辛巳	金	31	三	庚戌	金	29	四	己卯	金
十六	6	三	甲申	水	4	四	癸丑	木	4	六	癸未	木	3	一	癸丑	木	2	二	壬午	木	1月	四	壬子	木	30	五	辛巳	金
十七	7	四	乙酉	水	5	五	甲寅	水	5	日	甲申	水	4	二	甲寅	水	3	三	癸未	木	2	五	癸丑	木	31	六	壬午	木
十八	8	五	丙戌	土	6	六	乙卯	水	6	一	乙酉	水	5	三	乙卯	水	4	四	甲申	水	3	六	甲寅	水	2月	日	癸未	木
十九	9	六	丁亥	土	7	日	丙辰	土	7	二	丙戌	土	6	四	丙辰	土	5	五	乙酉	水	4	日	乙卯	水	2	一	甲申	水
二十	10	日	戊子	火	8	一	丁巳	土	8	三	丁亥	土	7	五	丁巳	土	6	六	丙戌	土	5	一	丙辰	土	3	二	乙酉	水
廿一	11	一	乙丑	火	9	二	戊午	火	9	四	戊子	火	8	六	戊午	火	7	日	丁亥	土	6	二	丁巳	土	4	三	丙戌	土
廿二	12	二	庚寅	木	10	三	己未	火	10	五	己丑	火	9	日	己未	火	8	一	戊子	火	7	三	戊午	火	5	四	丁亥	土
廿三	13	三	辛卯	木	11	四	庚申	木	11	六	庚寅	木	10	一	庚申	木	9	二	己丑	火	8	四	己未	火	6	五	戊子	火
廿四	14	四	壬辰	水	12	五	辛酉	木	12	日	辛卯	木	11	二	辛酉	木	10	三	庚寅	木	9	五	庚申	木	7	六	己丑	火
廿五	15	五	癸巳	水	13	六	壬戌	水	13	一	壬辰	水	12	三	壬戌	水	11	四	辛卯	木	10	六	辛酉	木	8	日	庚寅	木
廿六	16	六	甲午	金	14	日	癸亥	水	14	二	癸巳	水	13	四	癸亥	水	12	五	壬辰	水	11	日	壬戌	水	9	一	辛卯	木
廿七	17	日	乙未	金	15	一	甲子	金	15	三	甲午	金	14	五	甲子	金	13	六	癸巳	水	12	一	癸亥	水	10	二	壬辰	水
廿八	18	一	丙申	火	16	二	乙丑	金	16	四	乙未	金	15	六	乙丑	金	14	日	甲午	金	13	二	甲子	金	11	三	癸巳	水
廿九	19	二	丁酉	火	17	三	丙寅	火	17	五	丙申	火	16	日	丙寅	火	15	一	乙未	金	14	三	乙丑	金	12	四	甲午	金
三十					18	四	丁卯	火	18	六	丁酉	火					16	二	丙申	火					13	五	乙未	金

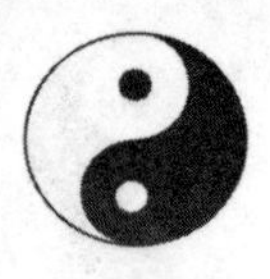

一九五三年 岁次 癸巳 蛇年 上半年

月份	正月				二月				三月				四月				五月				六月			
干支	甲寅				己卯				丙辰				丁巳				戊午				己未			
二十四节气 农历	初六		廿一		初七		廿二		初七		廿三		初九		廿五		十二		廿七		十三		廿九	
节气	雨水		惊蛰		春分		清明		谷雨		立夏		小满		芒种		夏至		小暑		大暑		立秋	
公历	2月19日		3月6日		3月21日		4月5日		4月20日		5月6日		5月21日		6月6日		6月22日		7月7日		7月23日		8月8日	
时辰	卯时		午时		卯时		巳时		酉时		寅时		申时		辰时		丑时		酉时		午时		寅时	
农历	公历	星期	天地干支	五行	公历	星期	天地干支	五行	公历	星期	天地干支	五行	公历	星期	天地干支	五行	公历	星期	天地干支	五行	公历	星期	天地干支	五行
初一	14	六	丙申	火	15	日	乙丑	金	14	二	乙未	金	13	三	甲子	金	11	四	癸巳	水	11	六	癸亥	水
初二	15	日	丁酉	火	16	一	丙寅	火	15	三	丙申	火	14	四	乙丑	金	12	五	甲午	金	12	日	甲子	金
初三	16	一	戊戌	木	17	二	丁卯	火	16	四	丁酉	火	15	五	丙寅	火	13	六	乙未	金	13	一	乙丑	金
初四	17	二	己亥	木	18	三	戊辰	木	17	五	戊戌	木	16	六	丁卯	火	14	日	丙申	火	14	二	丙寅	火
初五	18	三	庚子	土	19	四	己巳	木	18	六	己亥	木	17	日	戊辰	木	15	一	丁酉	火	15	三	丁卯	火
初六	19	四	辛丑	土	20	五	庚午	土	19	日	庚子	土	18	一	己巳	木	16	二	戊戌	木	16	四	戊辰	木
初七	20	五	壬寅	金	21	六	辛未	土	20	一	辛丑	土	19	二	庚午	土	17	三	己亥	木	17	五	己巳	木
初八	21	六	癸卯	金	22	日	壬申	金	21	二	壬寅	金	20	三	辛未	土	18	四	庚子	土	18	六	庚午	土
初九	22	日	甲辰	火	23	一	癸酉	金	22	三	癸卯	金	21	四	壬申	金	19	五	辛丑	土	19	日	辛未	土
初十	23	一	乙巳	火	24	二	甲戌	火	23	四	甲辰	火	22	五	癸酉	金	20	六	壬寅	金	20	一	壬申	金
十一	24	二	丙午	水	25	三	乙亥	火	24	五	乙巳	火	23	六	甲戌	火	21	日	癸卯	金	21	二	癸酉	金
十二	25	三	丁未	水	26	四	丙子	水	25	六	丙午	水	24	日	乙亥	火	22	一	甲辰	火	22	三	甲戌	火
十三	26	四	戊申	土	27	五	丁丑	水	26	日	丁未	水	25	一	丙子	水	23	二	乙巳	火	23	四	乙亥	火
十四	27	五	己酉	土	28	六	戊寅	土	27	一	戊申	土	26	二	丁丑	水	24	三	丙午	水	24	五	丙子	水
十五	28	六	庚戌	金	29	日	乙卯	土	28	二	乙酉	土	27	三	戊寅	土	25	四	丁未	水	25	六	丁丑	水
十六	3月	日	辛亥	金	30	一	庚辰	金	29	三	庚戌	金	28	四	己卯	土	26	五	戊申	土	26	日	戊寅	土
十七	2	一	壬子	木	31	二	辛巳	金	30	四	辛亥	金	29	五	庚辰	金	27	六	己酉	土	27	一	己卯	土
十八	3	二	癸丑	木	4月	三	壬午	木	5月	五	壬子	木	30	六	辛巳	金	28	日	庚戌	金	28	二	庚辰	金
十九	4	三	甲寅	水	2	四	癸未	木	2	六	癸丑	木	31	日	壬午	木	29	一	辛亥	金	29	三	辛巳	金
二十	5	四	乙卯	水	3	五	甲申	水	3	日	甲寅	水	6月	一	癸未	木	30	二	壬子	木	30	四	壬午	木
廿一	6	五	丙辰	土	4	六	乙酉	水	4	一	乙卯	水	2	二	甲申	水	7月	三	癸未	木	31	五	癸未	木
廿二	7	六	丁巳	土	5	日	丙戌	土	5	二	丙辰	土	3	三	乙酉	水	2	四	甲寅	水	8月	六	甲申	水
廿三	8	日	戊午	火	6	一	丁亥	土	6	三	丁巳	土	4	四	丙戌	土	3	五	乙卯	水	2	日	乙酉	水
廿四	9	一	己未	火	7	二	戊子	火	7	四	戊午	火	5	五	丁亥	土	4	六	丙辰	土	3	一	丙戌	土
廿五	10	二	庚申	木	8	三	己丑	火	8	五	己未	火	6	六	戊子	火	5	日	丁巳	土	4	二	丁亥	土
廿六	11	三	辛酉	木	9	四	庚寅	木	9	六	庚申	木	7	日	己丑	火	6	一	戊午	火	5	三	戊子	火
廿七	12	四	壬戌	水	10	五	辛卯	木	10	日	辛酉	木	8	一	庚寅	木	7	二	己未	火	6	四	己丑	火
廿八	13	五	癸亥	水	11	六	壬辰	水	11	一	壬戌	水	9	二	辛卯	木	8	三	庚申	木	7	五	庚寅	木
廿九	14	六	甲子	金	12	日	癸巳	水	12	二	癸亥	水	10	三	壬辰	水	9	四	辛酉	木	8	六	辛卯	木
三十					13	一	甲午	金									10	五	壬戌	水	9	日	壬辰	水

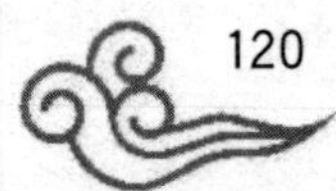

一九五三年 岁次 癸巳 蛇年 下半年

月份	七月				八月				九月				十月				十一月				十二月			
干支	庚申				辛酉				壬戌				癸亥				甲子				乙丑			
二十四节气 农历	十四				初一		十六		初一		十七		初二		十六		初二		十七		初二		十六	
二十四节气 节气	处暑				白露		秋分		寒露		霜降		立冬		小雪		大雪		冬至		小寒		大寒	
二十四节气 公历	8月23日				9月8日		9月23日		10月8日		10月23日		11月8日		11月22日		12月7日		12月22日		1月6日		1月20日	
二十四节气 时辰	酉时				卯时		申时		亥时		丑时		丑时		亥时		酉时		午时		寅时		亥时	
农历	公历	星期	天地干支	五行	公历	星期	天地干支	五行	公历	星期	天地干支	五行	公历	星期	天地干支	五行	公历	星期	天地干支	五行	公历	星期	天地干支	五行
初一	10	一	癸巳	水	8	二	壬戌	水	8	四	壬辰	水	7	六	壬戌	水	6	日	辛卯	木	5	二	辛酉	木
初二	11	二	甲午	金	9	三	癸亥	水	9	五	癸巳	水	8	日	癸亥	水	7	一	壬辰	水	6	三	壬戌	水
初三	12	三	乙未	金	10	四	甲子	金	10	六	甲午	金	9	一	甲子	金	8	二	癸巳	水	7	四	癸亥	水
初四	13	四	丙申	火	11	五	乙丑	金	11	日	乙未	金	10	二	乙丑	金	9	三	甲午	金	8	五	甲子	金
初五	14	五	丁酉	火	12	六	丙寅	火	12	一	丙申	火	11	三	丙寅	火	10	四	乙未	金	9	六	乙丑	金
初六	15	六	戊戌	木	13	日	丁卯	火	13	二	丁酉	火	12	四	丁卯	火	11	五	丙申	火	10	日	丙寅	火
初七	16	日	己亥	木	14	一	戊辰	木	14	三	戊戌	木	13	五	戊辰	木	12	六	丁酉	火	11	一	丁卯	火
初八	17	一	庚子	土	15	二	己巳	木	15	四	己亥	木	14	六	己巳	木	13	日	戊戌	木	12	二	戊辰	木
初九	18	二	辛丑	土	16	三	庚午	土	16	五	庚子	土	15	日	庚午	土	14	一	己亥	木	13	三	己巳	木
初十	19	三	壬寅	金	17	四	辛未	土	17	六	辛丑	土	16	一	辛未	土	15	二	庚子	土	14	四	庚午	土
十一	20	四	癸卯	金	18	五	壬申	金	18	日	壬寅	金	17	二	壬申	金	16	三	辛丑	土	15	五	辛未	土
十二	21	五	甲辰	火	19	六	癸酉	金	19	一	癸卯	金	18	三	癸酉	金	17	四	壬寅	金	16	六	壬申	金
十三	22	六	乙巳	火	20	日	甲戌	火	20	二	甲辰	火	19	四	甲戌	火	18	五	癸卯	金	17	日	癸酉	金
十四	23	日	丙午	水	21	一	乙亥	火	21	三	乙巳	火	20	五	乙亥	火	19	六	甲辰	火	18	一	甲戌	火
十五	24	一	丁未	水	22	二	丙子	水	22	四	丙午	水	21	六	丙子	水	20	日	乙巳	火	19	二	乙亥	火
十六	25	二	戊申	木	23	三	丁丑	水	23	五	丁未	水	22	日	丁丑	水	21	一	丙午	水	20	三	丙子	水
十七	26	三	乙酉	木	24	四	戊寅	土	24	六	戊申	木	23	一	戊寅	土	22	二	丁未	水	21	四	丁丑	水
十八	27	四	庚戌	金	25	五	乙卯	土	25	日	乙酉	木	24	二	乙卯	土	23	三	戊申	木	22	五	戊寅	土
十九	28	五	辛亥	金	26	六	庚辰	金	26	一	庚戌	金	25	三	庚辰	金	24	四	乙酉	木	23	六	乙卯	土
二十	29	六	壬子	木	27	日	辛巳	金	27	二	辛亥	金	26	四	辛巳	金	25	五	庚戌	金	24	日	庚辰	金
廿一	30	日	癸丑	木	28	一	壬午	木	28	三	壬子	木	27	五	壬午	木	26	六	辛亥	金	25	一	辛巳	金
廿二	31	一	甲寅	水	29	二	癸未	木	29	四	癸丑	木	28	六	癸未	木	27	日	壬子	木	26	二	壬午	木
廿三	9月	二	乙卯	水	30	三	甲申	水	30	五	甲寅	水	29	日	甲申	水	28	一	癸丑	木	27	三	癸未	木
廿四	2	三	丙辰	土	10月	四	乙酉	水	31	六	乙卯	水	30	一	乙酉	水	29	二	甲寅	水	28	四	甲申	水
廿五	3	四	丁巳	土	2	五	丙戌	土	11月	日	丙辰	土	12月	二	丙戌	土	30	三	乙卯	水	29	五	乙酉	水
廿六	4	五	戊午	火	3	六	丁亥	土	2	一	丁巳	土	2	三	丁亥	土	31	四	丙辰	土	30	六	丙戌	土
廿七	5	六	己未	火	4	日	戊子	火	3	二	戊午	火	3	四	戊子	火	1月	五	丁巳	土	31	日	丁亥	土
廿八	6	日	庚申	木	5	一	乙丑	火	4	三	己未	火	4	五	己丑	火	2	六	戊午	火	2月	一	戊子	火
廿九	7	一	辛酉	木	6	二	庚寅	木	5	四	庚申	木	5	六	庚寅	木	3	日	己未	火	2	二	己丑	火
三十					7	三	辛卯	木	6	五	辛酉	木					4	一	庚申	木				

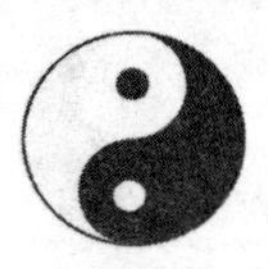

一九五四年 岁次 甲午 马年 上半年

月份	正月				二月				三月				四月				五月				六月			
干支	丙寅				丁卯				戊辰				己巳				庚午				辛未			
二十四节气 农历	初二		十七		初二		十七		初二		十八		初四		十九		初六		廿二		初九		廿四	
二十四节气 节气	立春		雨水		惊蛰		春分		清明		谷雨		立夏		小满		芒种		夏至		小暑		大暑	
二十四节气 公历	2月4日		2月19日		3月6日		3月21日		4月5日		4月20日		5月6日		5月21日		6月6日		6月22日		7月7日		7月23日	
二十四节气 时辰	申时		午时		巳时		午时		申时		了时		巳时		亥时		未时		卯时		子时		酉时	
农历	公历	星期	天地干支	五行	公历	星期	天地干支	五行	公历	星期	天地干支	五行	公历	星期	天地干支	五行	公历	星期	天地干支	五行	公历	星期	天地干支	五行
初一	3	三	庚寅	木	5	五	庚申	木	3	六	己丑	木	3	一	己未	火	6月	二	戊子	火	30	三	丁巳	土
初二	4	四	辛卯	木	6	六	辛酉	木	4	日	庚寅	木	4	二	庚申	木	2	三	己丑	火	7月	四	戊午	火
初三	5	五	壬辰	水	7	日	壬戌	水	5	一	辛卯	木	5	三	辛酉	木	3	四	庚寅	木	2	五	己未	火
初四	6	六	癸巳	水	8	一	癸亥	水	6	二	壬辰	水	6	四	壬戌	水	4	五	辛卯	木	3	六	庚申	木
初五	7	日	甲午	金	9	二	甲子	金	7	三	癸巳	水	7	五	癸亥	水	5	六	壬辰	水	4	日	辛酉	木
初六	8	一	乙未	金	10	三	乙丑	金	8	四	甲午	金	8	六	甲子	金	6	日	癸巳	水	5	一	壬戌	水
初七	9	二	丙申	火	11	四	丙寅	火	9	五	乙未	金	9	日	乙丑	金	7	一	甲午	金	6	二	癸亥	水
初八	10	三	丁酉	火	12	五	丁卯	火	10	六	丙申	火	10	一	丙寅	火	8	二	乙未	金	7	三	甲子	金
初九	11	四	戊戌	木	13	六	戊辰	木	11	日	丁酉	火	11	二	丁卯	火	9	三	丙申	火	8	四	乙丑	金
初十	12	五	己亥	木	14	日	己巳	木	12	一	戊戌	木	12	三	戊辰	木	10	四	丁酉	火	9	五	丙寅	火
十一	13	六	庚子	土	15	一	庚午	土	13	二	己亥	木	13	四	己巳	木	11	五	戊戌	木	10	六	戊戌	火
十二	14	日	辛丑	土	16	二	辛未	土	14	三	庚子	土	14	五	庚子	土	12	六	己亥	木	11	日	戊辰	木
十三	15	一	壬寅	金	17	三	壬申	金	15	四	辛丑	土	15	六	辛未	土	13	日	庚子	土	12	一	己巳	木
十四	16	二	癸卯	金	18	四	癸酉	金	16	五	壬寅	金	16	日	辛未	金	14	一	壬申	土	13	二	庚午	土
十五	17	三	甲辰	火	19	五	甲戌	火	17	六	癸卯	金	17	一	癸酉	金	15	二	壬寅	金	14	三	辛午	土
十六	18	四	乙巳	火	20	六	乙亥	火	18	日	甲辰	火	18	二	甲戌	火	16	三	癸卯	金	15	四	壬申	金
十七	19	五	丙午	水	21	日	丙子	水	19	一	乙巳	火	19	三	乙亥	火	17	四	甲辰	火	16	五	癸酉	金
十八	20	六	丁未	水	22	一	丁丑	水	20	二	丙午	水	20	四	丙子	水	18	五	乙巳	火	17	六	甲戌	火
十九	21	日	戊申	土	23	二	戊寅	土	21	三	丁未	水	21	五	丁丑	水	19	六	丙午	火	18	日	乙亥	火
二十	22	一	己酉	土	24	三	己卯	土	22	四	戊申	土	22	六	戊寅	土	20	日	丁未	水	19	一	丙子	水
廿一	23	二	庚戌	金	25	四	庚辰	金	23	五	己酉	土	23	日	己卯	土	21	一	戊申	土	20	二	丁丑	水
廿二	24	三	辛亥	金	26	五	辛巳	金	24	六	庚戌	金	24	一	庚辰	金	22	二	己酉	土	21	三	戊寅	土
廿三	25	四	壬子	木	27	六	壬午	木	25	日	辛亥	金	25	二	辛巳	金	23	三	庚戌	金	22	四	己卯	土
廿四	26	五	癸丑	木	28	日	癸未	木	26	一	壬子	木	26	三	壬午	木	24	四	辛亥	金	23	五	庚辰	金
廿五	27	六	甲寅	水	29	一	甲申	水	27	二	癸丑	木	27	四	癸未	木	25	五	壬子	木	24	六	辛巳	金
廿六	28	日	乙卯	水	30	二	乙酉	水	28	三	甲寅	水	28	五	甲申	水	26	六	癸丑	木	25	日	壬午	木
廿七	3月	一	丙辰	土	31	三	丙戌	土	29	四	乙卯	水	29	六	乙酉	水	27	日	甲寅	水	26	一	癸未	木
廿八	2	二	丁巳	土	4月	四	丁亥	土	30	五	丙辰	土	30	日	丙戌	土	28	一	乙卯	水	27	二	甲申	水
廿九	3	三	戊午	火	2	五	戊子	火	5月	六	丁巳	土	31	一	丁亥	土	29	二	丙辰	土	28	三	乙酉	水
三十	4	四	己未	火					2	日	戊午	火									29	四	丙戌	土

月份	七月				八月				九月				十月				十一月				十二月			
干支	壬申				癸酉				甲戌				乙亥				丙子				丁丑			
二十四节气 农历	初十		廿六		十二		廿七		十三		廿八		十三		廿八		十三		廿八		十三		廿八	
二十四节气 节气	立秋		处暑		白露		秋分		寒露		霜降		立冬		小雪		大雪		冬至		小寒		大寒	
二十四节气 公历	8月8日		8月24日		9月8日		9月23日		10月9日		10月24日		11月8日		11月23日		12月7日		12月22日		1月6日		1月21日	
二十四节气 时辰	巳时		子时		午时		亥时		寅时		寅时		卯时		寅时		子时		酉时		巳时		寅时	
农历	公历	星期	天地干支	五行	公历	星期	天地干支	五行	公历	星期	天地干支	五行	公历	星期	天地干支	五行	公历	星期	天地干支	五行	公历	星期	天地干支	五行
初一	30	五	丁亥	土	28	六	丙辰	土	27	一	丙戌	土	27	三	丙辰	土	25	四	乙酉	水	25	六	乙卯	水
初二	31	六	戊子	火	29	日	丁巳	土	28	二	丁亥	土	28	四	丁巳	土	26	五	丙戌	土	26	日	丙辰	土
初三	8月	日	己丑	火	30	一	戊午	火	29	三	戊子	火	29	五	戊午	火	27	六	丁亥	土	27	一	丁巳	土
初四	2	一	庚寅	木	31	二	己未	火	30	四	己丑	火	30	六	己未	火	28	日	戊子	火	28	二	戊午	火
初五	3	二	辛卯	木	9月	三	庚申	木	10月	五	庚寅	木	31	日	庚申	木	29	一	己丑	火	29	三	己未	火
初六	4	三	壬辰	水	2	四	辛酉	木	2	六	辛卯	木	11月	一	辛酉	木	30	二	庚寅	木	30	四	庚申	木
初七	5	四	癸巳	水	3	五	壬戌	水	3	日	壬辰	水	2	二	壬戌	水	12月	三	辛卯	木	31	五	辛酉	木
初八	6	五	甲午	金	4	六	癸亥	水	4	一	癸巳	水	3	三	癸亥	水	2	四	壬辰	水	1月	六	壬戌	水
初九	7	六	乙未	金	5	日	甲子	金	5	二	甲午	金	4	四	甲子	金	3	五	癸巳	水	2	日	癸亥	水
初十	8	日	丙申	火	6	一	乙丑	金	6	三	乙未	金	5	五	乙丑	金	4	六	甲午	金	3	一	甲子	金
十一	9	一	丁酉	火	7	二	丙寅	火	7	四	丙申	火	6	六	丙寅	火	5	日	乙未	金	4	二	乙丑	金
十二	10	二	戊戌	木	8	三	丁卯	火	8	五	丁酉	火	7	日	丁卯	火	6	一	丙申	火	5	三	丙寅	火
十三	11	三	己亥	木	9	四	戊辰	木	9	六	戊戌	木	8	一	戊辰	木	7	二	丁酉	火	6	四	丁卯	火
十四	12	四	庚子	土	10	五	己巳	木	10	日	己亥	木	9	二	己巳	木	8	三	戊戌	木	7	五	戊辰	木
十五	13	五	辛丑	土	11	六	庚午	土	11	一	庚子	土	10	三	庚午	土	9	四	己亥	木	8	六	己巳	木
十六	14	六	壬寅	金	12	日	辛未	土	12	二	辛丑	土	11	四	辛未	土	10	五	庚子	土	9	日	庚午	土
十七	15	日	癸卯	金	13	一	壬申	金	13	三	壬寅	金	12	五	壬申	金	11	六	辛丑	土	10	一	辛未	土
十八	16	一	甲辰	火	14	二	癸酉	金	14	四	癸卯	金	13	六	癸酉	金	12	日	壬寅	金	11	二	壬申	金
十九	17	二	乙巳	火	15	三	甲戌	火	15	五	甲辰	火	14	日	甲戌	火	13	一	癸卯	金	12	三	癸酉	金
二十	18	三	丙午	水	16	四	乙亥	火	16	六	乙巳	火	15	一	乙亥	火	14	二	甲辰	火	13	四	甲戌	火
廿一	19	四	丁未	水	17	五	丙子	水	17	日	丙午	水	16	二	丙子	水	15	三	乙巳	火	14	五	乙亥	火
廿二	20	五	戊申	土	18	六	丁丑	水	18	一	丁未	水	17	三	丁丑	水	16	四	丙午	水	15	六	丙子	水
廿三	21	六	己酉	土	19	日	戊寅	土	19	二	戊申	土	18	四	戊寅	土	17	五	丁未	水	16	日	丁丑	水
廿四	22	日	庚戌	金	20	一	己卯	土	20	三	己酉	土	19	五	己卯	土	18	六	戊申	土	17	一	戊寅	土
廿五	23	一	辛亥	金	21	二	庚辰	金	21	四	庚戌	金	20	六	庚辰	金	19	日	己酉	土	18	二	己卯	土
廿六	24	二	壬子	木	22	三	辛巳	金	22	五	辛亥	金	21	日	辛巳	金	20	一	庚戌	金	19	三	庚辰	金
廿七	25	三	癸丑	木	23	四	壬午	木	23	六	壬子	木	22	一	壬午	木	21	二	辛亥	金	20	四	辛巳	金
廿八	26	四	甲寅	水	24	五	癸未	木	24	日	癸丑	木	23	二	癸未	木	22	三	壬子	木	21	五	壬午	木
廿九	27	五	乙卯	水	25	六	甲申	水	25	一	甲寅	水	24	三	甲申	水	23	四	癸丑	木	22	六	癸未	木
三十					26	日	乙酉	水	26	二	乙卯	水					24	五	甲寅	水	23	日	甲申	水

一九五四年 岁次 甲午 马年 下半年

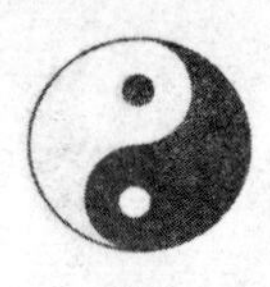

一九五五年 岁次 乙未 羊年 上半年

月份	正月				二月				三月				闰三月				四月				五月			
干支	戊寅				己卯				庚辰								辛巳				壬午			
二十四节气 农历	十二		廿七		十三		廿八		十三		廿九		十五				初一		十六		初三		十九	
节气	立春		雨水		惊蛰		春分		清明		谷雨		立夏				小满		芒种		夏至		小暑	
公历	2月4日		2月19日		3月6日		3月21日		4月5日		4月21日		5月6日				5月22日		6月6日		6月22日		7月8日	
时辰	亥时		丑时		申时		酉时		亥时		寅时		申时				寅时		戌时		午时		卯时	
农历	公历	星期	天地干支	五行	公历	星期	天地干支	五行	公历	星期	天地干支	五行	公历	星期	天地干支	五行	公历	星期	天地干支	五行	公历	星期	天地干支	五行
初一	24	一	乙酉	水	22	二	甲寅	水	24	四	甲申	水	22	五	癸丑	木	22	日	癸未	木	20	一	壬子	木
初二	25	二	丙戌	土	23	三	乙卯	水	25	五	乙酉	水	23	六	甲寅	水	23	一	甲申	水	21	二	癸丑	木
初三	26	三	丁亥	土	24	四	丙辰	土	26	六	丙戌	土	24	日	乙卯	水	24	二	乙酉	水	22	三	甲寅	水
初四	27	四	戊子	火	25	五	丁巳	土	27	日	丁亥	土	25	一	丙辰	土	25	三	丙戌	土	23	四	乙卯	水
初五	28	五	己丑	火	26	六	戊午	火	28	一	戊子	火	26	二	丁巳	土	26	四	丁亥	土	24	五	丙辰	土
初六	29	六	庚寅	木	27	日	己未	火	29	二	己丑	火	27	三	戊午	火	27	五	戊子	火	25	六	丁巳	土
初七	30	日	辛卯	木	28	一	庚申	木	30	三	庚寅	木	28	四	己未	火	28	六	己丑	火	26	日	戊午	火
初八	31	一	壬辰	水	3月	二	辛酉	木	31	四	辛卯	木	29	五	庚申	木	29	日	庚寅	木	27	一	己未	火
初九	2月	二	癸巳	水	2	三	壬戌	水	4月	五	壬辰	水	30	六	辛酉	木	30	一	辛卯	木	28	二	庚申	木
初十	2	三	甲午	金	3	四	癸亥	水	2	六	癸巳	水	5月	日	壬戌	水	31	二	壬辰	水	29	三	辛酉	木
十一	3	四	乙未	金	4	五	甲子	金	3	日	甲午	金	2	一	癸亥	水	6月	三	癸巳	水	30	四	壬戌	水
十二	4	五	丙申	火	5	六	乙丑	金	4	一	乙未	金	3	二	甲子	金	2	四	甲午	金	7月	五	癸亥	水
十三	5	六	丁酉	火	6	日	丙寅	火	5	二	丙申	火	4	三	乙丑	金	3	五	乙未	金	2	六	甲子	金
十四	6	日	戊戌	木	7	一	丁卯	火	6	三	丁酉	火	5	四	丙寅	火	4	六	丙申	火	3	日	乙丑	金
十五	7	一	乙亥	木	8	二	戊辰	木	7	四	戊戌	木	6	五	丁卯	火	5	日	丁酉	火	4	一	丙寅	火
十六	8	二	庚子	土	9	三	己巳	木	8	五	己亥	木	7	六	戊辰	木	6	一	戊戌	木	5	二	丁卯	火
十七	9	三	辛丑	土	10	四	庚午	土	9	六	庚子	土	8	日	己巳	木	7	二	己亥	木	6	三	戊辰	木
十八	10	四	壬寅	金	11	五	辛未	土	10	日	辛丑	土	9	一	庚午	土	8	三	庚子	土	7	四	己巳	木
十九	11	五	癸卯	金	12	六	壬申	金	11	一	壬寅	金	10	二	辛未	土	9	四	辛丑	土	8	五	庚午	土
二十	12	六	甲辰	火	13	日	癸酉	金	12	二	癸卯	金	11	三	壬申	金	10	五	壬寅	金	9	六	辛未	土
廿一	13	日	乙巳	火	14	一	甲戌	火	13	三	甲辰	火	12	四	癸酉	金	11	六	癸卯	金	10	日	壬申	金
廿二	14	一	丙午	水	15	二	乙亥	火	14	四	乙巳	火	13	五	甲戌	火	12	日	甲辰	火	11	一	癸酉	金
廿三	15	二	丁未	水	16	三	丙子	水	15	五	丙午	水	14	六	乙亥	火	13	一	乙巳	火	12	二	甲戌	火
廿四	16	三	戊申	土	17	四	丁丑	水	16	六	丁未	水	15	日	丙子	水	14	二	丙午	水	13	三	乙亥	火
廿五	17	四	乙酉	土	18	五	戊寅	土	17	日	戊申	土	16	一	丁丑	水	15	三	丁未	水	14	四	丙子	水
廿六	18	五	庚戌	金	19	六	乙卯	土	18	一	乙酉	土	17	二	戊寅	土	16	四	戊申	土	15	五	戊申	水
廿七	19	六	辛亥	金	20	日	庚辰	金	19	二	庚戌	金	18	三	己卯	土	17	五	乙酉	土	16	六	戊寅	土
廿八	20	日	壬子	木	21	一	辛巳	金	20	三	辛亥	金	19	四	庚辰	金	18	六	庚戌	金	17	日	己卯	土
廿九	21	一	癸丑	木	22	二	壬午	木	21	四	壬子	木	20	五	辛巳	金	19	日	辛亥	金	18	一	庚辰	金
三十					23	三	癸未	木					21	六	壬午	木								

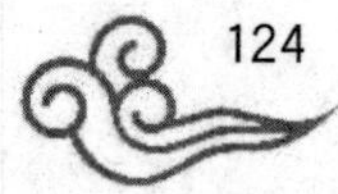

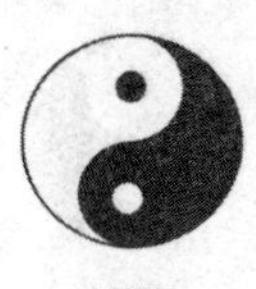

附录

一九五五年 岁次 乙未 羊年 下半年

月份	六月				七月				八月				九月				十月				十一月				十二月			
干支	癸未				甲申				乙酉				丙戌				丁亥				戊子				己丑			
二十四节气 农历	初五		廿一		初七		廿二		初九		廿四		初九		廿四		初十		廿五		初九		廿四		初九		廿四	
节气	大暑		立秋		处暑		白露		秋分		寒露		霜降		立冬		小雪		大雪		冬至		小寒		大寒		立春	
公历	7月23日		8月8日		8月24日		9月8日		9月24日		10月9日		10月24日		11月8日		11月23日		12月8日		12月22日		1月6日		1月21日		2月5日	
时辰	子时		申时		卯时		酉时		寅时		巳时		午时		午时		巳时		卯时		子时		申时		巳时		寅时	
农历	公历	星期	天地干支	五行	公历	星期	天地干支	五行	公历	星期	天地干支	五行	公历	星期	天地干支	五行	公历	星期	天地干支	五行	公历	星期	天地干支	五行	公历	星期	天地干支	五行
初一	19	二	辛巳	金	18	四	辛亥	金	16	五	庚辰	金	16	日	庚戌	金	14	一	己卯	土	14	三	己酉	土	13	五	己卯	土
初二	20	三	壬午	木	19	五	壬子	木	17	六	辛巳	金	17	一	辛亥	金	15	二	庚辰	金	15	四	庚戌	金	14	六	庚辰	金
初三	21	四	癸未	木	20	六	癸丑	木	18	日	壬午	木	18	二	壬子	木	16	三	辛巳	金	16	五	辛亥	金	15	日	辛巳	金
初四	22	五	甲申	水	21	日	甲寅	水	19	一	癸未	木	19	三	癸丑	木	17	四	壬午	木	17	六	壬子	木	16	一	壬午	木
初五	23	六	乙酉	水	22	一	乙卯	水	20	二	甲申	水	20	四	甲寅	水	18	五	癸未	木	18	日	癸丑	木	17	二	癸未	木
初六	24	日	丙戌	土	23	二	丙辰	土	21	三	乙酉	水	21	五	乙卯	水	19	六	甲申	水	19	一	甲寅	水	18	三	甲申	水
初七	25	一	丁亥	土	24	三	丁巳	土	22	四	丙戌	土	22	六	丙辰	土	20	日	乙酉	水	20	二	乙卯	水	19	四	乙酉	水
初八	26	二	戊子	火	25	四	戊午	火	23	五	丁亥	土	23	日	丁巳	土	21	一	丙戌	土	21	三	丙辰	土	20	五	丙戌	土
初九	27	三	己丑	火	26	五	己未	火	24	六	戊子	火	24	一	戊午	火	22	二	丁亥	土	22	四	丁巳	土	21	六	丁亥	土
初十	28	四	庚寅	木	27	六	庚申	木	25	日	己丑	火	25	二	己未	火	23	三	戊子	火	23	五	戊午	火	22	日	戊子	火
十一	29	五	辛卯	木	28	日	辛酉	木	26	一	庚寅	木	26	三	庚申	木	24	四	己丑	火	24	六	己未	火	23	一	己丑	火
十二	30	六	壬辰	水	29	一	壬戌	水	27	二	辛卯	木	27	四	辛酉	木	25	五	庚寅	木	25	日	庚申	木	24	二	庚寅	木
十三	31	日	癸巳	水	30	二	癸亥	水	28	三	壬辰	水	28	五	壬戌	水	26	六	辛卯	木	26	一	辛酉	木	25	三	辛卯	木
十四	8月	一	甲午	金	31	三	甲子	金	29	四	癸巳	水	29	六	癸亥	水	27	日	壬辰	水	27	二	壬戌	水	26	四	壬辰	水
十五	2	二	乙未	金	9月	四	乙丑	金	30	五	甲午	金	30	日	甲子	金	28	一	癸巳	水	28	三	癸亥	水	27	五	癸巳	水
十六	3	三	丙申	火	2	五	丙寅	火	10月	六	乙未	金	31	一	乙丑	金	29	二	甲午	金	29	四	甲子	金	28	六	甲午	金
十七	4	四	丁酉	火	3	六	丁卯	火	2	日	丙申	火	11月	二	丙寅	火	30	三	乙未	金	30	五	乙丑	金	29	日	乙未	金
十八	5	五	戊戌	木	4	日	戊辰	木	3	一	丁酉	火	2	三	丁卯	火	12月	四	丙申	火	31	六	丙寅	火	30	一	丙申	火
十九	6	六	己亥	木	5	一	己巳	木	4	二	戊戌	木	3	四	戊辰	木	2	五	丁酉	火	1月	日	丁卯	火	31	二	丁酉	火
二十	7	日	庚子	土	6	二	庚午	土	5	三	己亥	木	4	五	己巳	木	3	六	戊戌	木	2	一	戊辰	木	2月	三	戊戌	木
廿一	8	一	辛丑	土	7	三	辛未	土	6	四	庚子	土	5	六	庚午	土	4	日	己亥	木	3	二	己巳	木	2	四	己亥	木
廿二	9	二	壬寅	金	8	四	壬申	金	7	五	辛丑	土	6	日	辛未	土	5	一	庚子	土	4	三	庚午	土	3	五	庚子	土
廿三	10	三	癸卯	金	9	五	癸酉	金	8	六	壬寅	金	7	一	壬申	金	6	二	辛丑	土	5	四	辛未	土	4	六	辛丑	土
廿四	11	四	甲辰	火	10	六	甲戌	火	9	日	癸卯	金	8	二	癸酉	金	7	三	壬寅	金	6	五	壬申	金	5	日	壬寅	金
廿五	12	五	乙巳	火	11	日	乙亥	火	10	一	甲辰	火	9	三	甲戌	火	8	四	癸卯	金	7	六	癸酉	金	6	一	癸卯	金
廿六	13	六	丙午	水	12	一	丙子	水	11	二	乙巳	火	10	四	乙亥	火	9	五	甲辰	火	8	日	甲戌	火	7	二	甲辰	火
廿七	14	日	丁未	水	13	二	丁丑	水	12	三	丙午	水	11	五	丙子	水	10	六	乙巳	火	9	一	乙亥	火	8	三	乙巳	火
廿八	15	一	戊申	土	14	三	戊寅	土	13	四	丁未	水	12	六	丁丑	水	11	日	丙午	水	10	二	丙子	水	9	四	丙午	水
廿九	16	二	己酉	土	15	四	己卯	土	14	五	戊申	土	13	日	戊寅	土	12	一	丁未	水	11	三	丁丑	水	10	五	丁未	水
三十	17	三	庚戌	金					15	六	己酉	土					13	二	戊申		12	四	戊寅	土	11	六	戊申	土

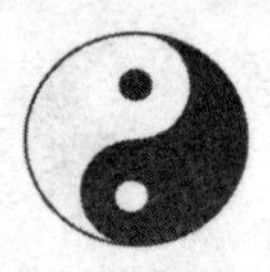

一九五六年 岁次 丙申 猴年 上半年

月份	正月				二月				三月				四月				五月				六月			
干支	庚寅				辛卯				壬辰				癸巳				甲午				乙未			
二十四节气 农历	初九		廿三		初九		廿五		初十		廿五		十二		廿八		十三		廿九		十六			
二十四节气 节气	雨水		惊蛰		春分		清明		谷雨		立夏		小满		芒种		夏至		小暑		大暑			
二十四节气 公历	2月20日		3月5日		3月20日		4月5日		4月21日		5月5日		5月21日		6月6日		6月21日		7月7日		7月23日			
二十四节气 时辰	子时		亥时		子时		寅时		巳时		亥时		巳时		丑时		酉时		午时		卯时			
农历	公历	星期	天地干支	五行	公历	星期	天地干支	五行	公历	星期	天地干支	五行	公历	星期	天地干支	五行	公历	星期	天地干支	五行	公历	星期	天地干支	五行
初一	12	日	己酉	土	12	一	戊寅	土	11	三	戊申	土	10	四	丁丑	水	9	六	丁未	水	8	日	丙子	水
初二	13	一	庚戌	金	13	二	己卯	土	12	四	己酉	土	11	五	戊寅	土	10	日	戊申	土	9	一	丁丑	水
初三	14	二	辛亥	金	14	三	庚辰	金	13	五	庚戌	金	12	六	己卯	土	11	一	己酉	土	10	二	戊寅	土
初四	15	三	壬子	木	15	四	辛巳	金	14	六	辛亥	金	13	日	庚辰	金	12	二	庚戌	金	11	三	己卯	土
初五	16	四	癸丑	木	16	五	壬午	木	15	日	壬子	木	14	一	辛巳	金	13	三	辛亥	金	12	四	庚辰	金
初六	17	五	甲寅	水	17	六	癸未	木	16	一	癸丑	木	15	二	壬午	木	14	四	壬子	木	13	五	辛巳	金
初七	18	六	乙卯	水	18	日	甲申	水	17	二	甲寅	水	16	三	癸未	木	15	五	癸丑	木	14	六	壬午	木
初八	19	日	丙辰	土	19	一	乙酉	水	18	三	乙卯	水	17	四	甲申	水	16	六	甲寅	水	15	日	癸未	木
初九	20	一	丁巳	土	20	二	丙戌	土	19	四	丙辰	土	18	五	乙酉	水	17	日	乙卯	水	16	一	甲申	水
初十	21	二	戊午	火	21	三	丁亥	土	20	五	丁巳	土	19	六	丙戌	土	18	一	丙辰	土	17	二	乙酉	水
十一	22	三	己未	火	22	四	戊子	火	21	六	戊午	火	20	日	丁亥	土	19	二	丁巳	土	18	三	丙戌	土
十二	23	四	庚申	木	23	五	乙丑	火	22	日	乙未	火	21	一	戊子	火	20	三	戊午	火	19	四	丁亥	土
十三	24	五	辛酉	木	24	六	庚寅	木	23	一	庚申	木	22	二	乙丑	火	21	四	乙未	火	20	五	戊子	火
十四	25	六	壬戌	水	25	日	辛卯	木	24	二	辛酉	木	23	三	庚寅	木	22	五	庚申	木	21	六	乙丑	火
十五	26	日	癸亥	水	26	一	壬辰	水	25	三	壬戌	水	24	四	辛卯	木	23	六	辛酉	木	22	日	庚寅	木
十六	27	一	甲子	金	27	二	癸巳	水	26	四	癸亥	水	25	五	壬辰	水	24	日	壬戌	水	23	一	辛卯	木
十七	28	二	乙丑	金	28	三	甲午	金	27	五	甲子	金	26	六	癸巳	水	25	一	癸亥	水	24	二	壬辰	水
十八	29	三	丙寅	火	29	四	乙未	金	28	六	乙丑	金	27	日	甲午	金	26	二	甲子	金	25	三	癸巳	水
十九	3月	四	丁卯	火	30	五	丙申	火	29	日	丙寅	火	28	一	乙未	金	27	三	乙丑	金	26	四	甲午	金
二十	2	五	戊辰	木	31	六	丁酉	火	30	一	丁卯	火	29	二	丙申	火	28	四	丙寅	火	27	五	乙未	金
廿一	3	六	己巳	木	4月	日	戊戌	木	5月	二	戊辰	木	30	三	丁酉	火	29	五	丁卯	火	28	六	丙申	火
廿二	4	日	庚午	土	2	一	乙亥	木	2	三	己巳	木	31	四	戊戌	木	30	六	戊辰	木	29	日	丁酉	火
廿三	5	一	辛未	土	3	二	庚子	土	3	四	庚午	土	6月	五	己亥	木	7月	日	己巳	木	30	一	戊戌	木
廿四	6	二	壬申	金	4	三	辛丑	土	4	五	辛未	土	2	六	庚子	土	2	一	庚午	土	31	二	己亥	木
廿五	7	三	癸酉	金	5	四	壬寅	金	5	六	壬申	金	3	日	辛丑	土	3	二	辛未	土	8月	三	庚子	土
廿六	8	四	甲戌	火	6	五	癸卯	金	6	日	癸酉	金	4	一	壬寅	金	4	三	壬申	金	2	四	辛丑	土
廿七	9	五	乙亥	火	7	六	甲辰	火	7	一	甲戌	火	5	二	癸卯	金	5	四	癸酉	金	3	五	壬寅	金
廿八	10	六	丙子	水	8	日	乙巳	火	8	二	乙亥	火	6	三	甲辰	火	6	五	甲戌	火	4	六	癸卯	金
廿九	11	日	丁丑	水	9	一	丙午	水	9	三	丙子	水	7	四	乙巳	火	7	六	乙亥	火	5	日	甲辰	火
三十					10	二	丁未	水					8	五	丙午	水								

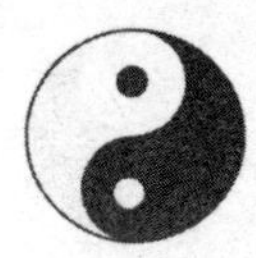

附录

一九五六年 岁次 丙申 猴年 下半年

月份	七月				八月				九月				十月				十一月				十二月			
干支	丙申				丁酉				戊戌				己亥				庚子				辛丑			
二十四节气 农历	初二		十八		初四		十九		初五		二十		初五		二十		初六		廿一		初五		二十	
二十四节气 节气	立秋		处暑		白露		秋分		寒露		霜降		立冬		小雪		大雪		冬至		小寒		大寒	
二十四节气 公历	8月7日		8月23日		9月8日		9月23日		10月8日		10月23日		11月7日		11月22日		12月7日		12月22日		1月5日		1月20日	
二十四节气 时辰	亥时		午时		子时		巳时		申时		酉时		酉时		申时		午时		卯时		亥时		申时	
农历	公历	星期	天地干支	五行	公历	星期	天地干支	五行	公历	星期	天地干支	五行	公历	星期	天地干支	五行	公历	星期	天地干支	五行	公历	星期	天地干支	五行
初一	6	一	乙巳	火	5	三	乙亥	火	4	四	甲辰	火	3	六	甲戌	火	2	日	癸卯	金	1月	二	癸酉	金
初二	7	二	丙午	水	6	四	丙子	水	5	五	乙巳	火	4	日	乙亥	火	3	一	甲辰	火	2	三	甲戌	火
初三	8	三	丁未	水	7	五	丁丑	水	6	六	丙午	水	5	一	丙子	水	4	二	乙巳	火	3	四	乙亥	火
初四	9	四	戊申	土	8	六	戊寅	土	7	日	丁未	水	6	二	丁丑	水	5	三	丙午	水	4	五	丙子	水
初五	10	五	乙酉	土	9	日	乙卯	土	8	二	戊申	土	7	三	戊寅	土	6	四	丁未	水	5	六	丁丑	水
初六	11	六	庚戌	金	10	一	庚辰	金	9	二	乙酉	土	8	四	乙卯	土	7	五	戊申	土	6	日	戊寅	土
初七	12	日	辛亥	金	11	二	辛巳	金	10	三	庚戌	金	9	五	庚辰	金	8	六	己酉	土	7	一	己卯	土
初八	13	一	壬子	木	12	三	壬午	木	11	四	辛亥	金	10	六	辛巳	金	9	日	庚戌	金	8	二	庚辰	金
初九	14	二	癸丑	木	13	四	癸未	木	12	五	壬子	木	11	日	壬午	木	10	一	辛亥	金	9	三	辛巳	金
初十	15	三	甲寅	水	14	五	甲申	水	13	六	癸丑	木	12	一	癸未	木	11	二	壬子	木	10	四	壬午	木
十一	16	四	乙卯	水	15	六	乙酉	水	14	日	甲寅	水	13	二	甲申	水	12	三	癸丑	木	11	五	癸未	木
十二	17	五	丙辰	土	16	日	丙戌	土	15	一	乙卯	水	14	三	乙酉	水	13	四	甲寅	水	12	六	甲申	水
十三	18	六	丁巳	土	17	一	丁亥	土	16	二	丙辰	土	15	四	丙戌	土	14	五	乙卯	水	13	日	乙酉	水
十四	19	日	戊午	火	18	二	戊子	火	17	三	丁巳	土	16	五	丁亥	土	15	六	丙辰	土	14	一	丙戌	土
十五	20	一	乙未	火	19	三	乙丑	火	18	四	戊午	火	17	六	戊子	火	16	日	乙巳	土	15	二	丁亥	土
十六	21	二	庚申	木	20	四	庚寅	木	19	五	己未	火	18	日	己丑	火	17	一	戊午	火	16	三	戊子	火
十七	22	三	辛酉	木	21	五	辛卯	木	20	六	庚申	木	19	一	庚寅	木	18	二	己未	火	17	四	己丑	火
十八	23	四	壬戌	水	22	六	壬辰	水	21	日	辛酉	木	20	二	辛卯	木	19	三	庚申	木	18	五	庚寅	木
十九	24	五	癸亥	水	23	日	癸巳	水	22	一	壬戌	水	21	三	壬辰	水	20	四	辛酉	木	19	六	辛卯	木
二十	25	六	甲子	金	24	一	甲午	金	23	二	癸亥	水	22	四	癸巳	水	21	五	壬戌	水	20	日	壬辰	水
廿一	26	日	乙丑	金	25	二	乙未	金	24	三	甲子	金	23	五	甲午	金	22	六	癸亥	水	21	一	癸巳	水
廿二	27	一	丙寅	火	26	三	丙申	火	25	四	乙丑	金	24	六	乙未	金	23	日	甲子	金	22	二	甲午	金
廿三	28	二	丁卯	火	27	四	丁酉	火	26	五	丙寅	火	25	日	丙申	火	24	一	乙丑	金	23	三	乙未	金
廿四	29	三	戊辰	木	28	五	戊戌	木	27	六	丁卯	火	26	一	丁酉	火	25	二	丙寅	火	24	四	丙申	火
廿五	30	四	己巳	木	29	六	己亥	木	28	日	戊辰	木	27	二	戊戌	木	26	三	丁卯	火	25	五	丁酉	火
廿六	31	五	庚午	土	30	日	庚子	土	29	一	己巳	木	28	三	己亥	木	27	四	戊辰	木	26	六	戊戌	木
廿七	9月	六	辛未	土	10月	一	辛丑	土	30	二	庚午	土	29	四	庚子	土	28	五	己巳	木	27	日	己亥	木
廿八	2	日	壬申	金	2	二	壬寅	金	31	三	辛未	土	30	五	辛丑	土	29	六	庚午	土	28	一	庚子	土
廿九	3	一	癸酉	金	3	三	癸卯	金	11月	四	壬申	金	12月	六	壬寅	金	30	日	辛未	土	29	二	辛丑	土
三十	4	二	甲戌	火					2	五	癸酉	金					31	一	壬申	金	30	三	壬寅	金

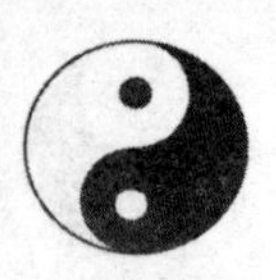

一九五七年 岁次 丁酉 鸡年 上半年

月份	正月				二月				三月				四月				五月				六月			
干支	壬寅				癸卯				甲辰				乙巳				丙午				丁未			
二十四节气 农历	初五		二十		初五		二十		初六		廿一		初七		廿二		初九		廿五		初十		廿六	
节气	立春		雨水		惊蛰		春分		清明		谷雨		立夏		小满		芒种		夏至		小暑		大暑	
公历	2月4日		2月19日		3月6日		3月21日		4月5日		4月20日		5月6日		5月21日		6月6日		6月22日		7月7日		7月23日	
时辰	巳时		卯时		寅时		卯时		巳时		申时		丑时		申时		辰时		子时		酉时		午时	
农历	公历	星期	天地干支	五行	公历	星期	天地干支	五行	公历	星期	天地干支	五行	公历	星期	天地干支	五行	公历	星期	天地干支	五行	公历	星期	天地干支	五行
初一	31	四	癸卯	金	2	六	癸酉	金	31	日	壬寅	金	30	二	壬申	金	29	三	辛丑	土	28	五	辛未	土
初二	2月	五	甲辰	火	3	日	甲戌	火	4月	一	癸卯	金	5月	三	癸酉	金	30	四	壬寅	金	29	六	壬申	金
初三	2	六	乙巳	火	4	一	乙亥	火	2	二	甲辰	火	2	四	甲戌	火	31	五	癸卯	金	30	日	癸酉	金
初四	3	日	丙午	水	5	二	丙子	水	3	三	乙巳	火	3	五	乙亥	火	6月	六	甲辰	火	7月	一	甲戌	火
初五	4	一	丁未	水	6	三	丁丑	水	4	四	丙午	水	4	六	丙子	水	2	日	乙巳	火	2	二	乙亥	火
初六	5	二	戊申	土	7	四	戊寅	土	5	五	丁未	水	5	日	丁丑	水	3	一	丙午	水	3	三	丙子	水
初七	6	三	己酉	土	8	五	己卯	土	6	六	戊申	土	6	一	戊寅	土	4	二	丁未	水	4	四	丁丑	水
初八	7	四	庚戌	金	9	六	庚辰	金	7	日	己酉	土	7	二	己卯	土	5	三	戊申	土	5	五	戊寅	土
初九	8	五	辛亥	金	10	日	辛巳	金	8	一	庚戌	金	8	三	庚辰	金	6	四	己酉	土	6	六	己卯	土
初十	9	六	壬子	木	11	一	壬午	木	9	二	辛亥	金	9	四	辛巳	金	7	五	庚戌	金	7	日	庚辰	金
十一	10	日	癸丑	木	12	二	癸未	木	10	三	壬子	木	10	五	壬午	木	8	六	辛亥	金	8	一	辛巳	金
十二	11	一	甲寅	水	13	三	甲申	水	11	四	癸丑	木	11	六	癸未	木	9	日	壬子	木	9	二	壬午	木
十三	12	二	乙卯	水	14	四	乙酉	水	12	五	甲寅	水	12	日	甲申	水	10	一	癸丑	木	10	三	癸未	木
十四	13	三	丙辰	土	15	五	丙戌	土	13	六	乙卯	水	13	一	乙酉	水	11	二	甲寅	水	11	四	甲申	水
十五	14	四	丁巳	土	16	六	丁亥	土	14	日	丙辰	土	14	二	丙戌	土	12	三	乙卯	水	12	五	乙酉	水
十六	15	五	戊午	火	17	日	戊子	火	15	一	丁巳	土	15	三	丁亥	土	13	四	丙辰	土	13	六	丙戌	土
十七	16	六	己未	火	18	一	己丑	火	16	二	戊午	火	16	四	戊子	火	14	五	丁巳	土	14	日	丁亥	土
十八	17	日	庚申	木	19	二	庚寅	木	17	三	己未	火	17	五	己丑	火	15	六	戊午	火	15	一	戊子	火
十九	18	一	辛酉	木	20	三	辛卯	木	18	四	庚申	木	18	六	庚寅	木	16	日	己未	火	16	二	己丑	火
二十	19	二	壬戌	水	21	四	壬辰	水	19	五	辛酉	木	19	日	辛卯	木	17	一	庚申	木	17	三	庚寅	木
廿一	20	三	癸亥	水	22	五	癸巳	水	20	六	壬戌	水	20	一	壬辰	水	18	二	辛酉	木	18	四	辛卯	木
廿二	21	四	甲子	金	23	六	甲午	金	21	日	癸亥	水	21	二	癸巳	水	19	三	壬戌	水	19	五	壬辰	水
廿三	22	五	乙丑	金	24	日	乙未	金	22	一	甲子	金	22	三	甲午	金	20	四	癸亥	水	20	六	癸巳	水
廿四	23	六	丙寅	火	25	一	丙申	火	23	二	乙丑	金	23	四	乙未	金	21	五	甲子	金	21	日	甲午	金
廿五	24	日	丁卯	火	26	二	丁酉	火	24	三	丙寅	火	24	五	丙申	火	22	六	乙丑	金	22	一	乙未	金
廿六	25	一	戊辰	木	27	三	戊戌	木	25	四	丁卯	火	25	六	丁酉	火	23	日	丙寅	火	23	二	丙申	火
廿七	26	二	己巳	木	28	四	乙亥	木	26	五	戊辰	木	26	日	戊戌	木	24	一	丁卯	火	24	三	丁酉	火
廿八	27	三	庚午	土	29	五	庚子	土	27	六	己巳	木	27	一	己亥	木	25	二	戊辰	木	25	四	戊戌	木
廿九	28	四	辛未	土	30	六	辛丑	土	28	日	庚午	土	28	二	庚子	土	26	三	己巳	木	26	五	己亥	木
三十	3月	五	壬申	金					29	一	辛未	土					27	四	庚午	土				

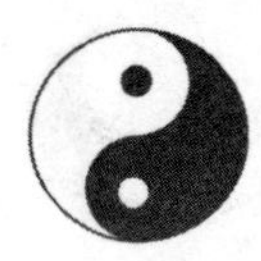

一九五七年 岁次 丁酉 鸡年 下半年

月份	七月				八月				闰八月				九月				十月				十一月				十二月			
干支	戊申				己酉								庚戌				辛亥				壬子				癸丑			
二十四节气 农历	十三		廿八		十五		三十		十五				初二		十七		初一		十六		初二		十七		初一		十六	
二十四节气 节气	立秋		处暑		白露		秋分		寒露				霜降		立冬		小雪		大雪		冬至		小寒		大寒		立春	
二十四节气 公历	8月8日		8月23日		9月8日		9月23日		10月8日				10月24日		11月8日		11月22日		12月7日		12月22日		1月6日		1月20日		2月4日	
二十四节气 时辰	寅时		酉时		卯时		申时		亥时				子时		子时		亥时		申时		巳时		寅时		亥时		申时	
农历	公历	星期	天地干支	五行	公历	星期	天地干支	五行	公历	星期	天地干支	五行	公历	星期	天地干支	五行	公历	星期	天地干支	五行	公历	星期	天地干支	五行	公历	星期	天地干支	五行
初一	27	六	庚子	土	25	日	己巳	木	24	二	己亥	木	23	三	戊辰	木	22	五	戊戌	木	21	六	丁卯	火	20	一	丁酉	火
初二	28	日	辛丑	土	26	一	庚午	土	25	三	庚子	土	24	四	己巳	木	23	六	己亥	木	22	日	戊辰	木	21	二	戊戌	木
初三	29	一	壬寅	金	27	二	辛未	土	26	四	辛丑	土	25	五	庚午	土	24	日	庚子	土	23	一	己巳	木	22	三	己亥	木
初四	30	二	癸卯	金	28	三	壬申	金	27	五	壬寅	金	26	六	辛未	土	25	一	辛丑	土	24	二	庚午	土	23	四	庚子	土
初五	31	三	甲辰	火	29	四	癸酉	金	28	六	癸卯	金	27	日	壬申	金	26	二	壬寅	金	25	三	辛未	土	24	五	辛丑	土
初六	8月	四	乙巳	火	30	五	甲戌	火	29	日	甲辰	火	28	一	癸酉	金	27	三	癸卯	金	26	四	壬申	金	25	六	壬寅	金
初七	2	五	丙午	水	31	六	乙亥	火	30	一	乙巳	火	29	二	甲戌	火	28	四	甲辰	火	27	五	癸酉	金	26	日	癸卯	金
初八	3	六	丁未	水	9月	日	丙子	水	10月	二	丙午	水	30	三	乙亥	火	29	五	乙巳	火	28	六	甲戌	火	27	一	甲辰	火
初九	4	日	戊申	土	2	一	丁丑	水	2	三	丁未	水	31	四	丙子	水	30	六	丙午	水	29	日	乙亥	火	28	二	乙巳	火
初十	5	一	己酉	土	3	二	戊寅	土	3	四	戊申	土	11月	五	丁丑	水	12月	日	丁未	水	30	一	丙子	水	29	三	丙午	水
十一	6	二	庚戌	金	4	三	乙卯	土	4	五	乙酉	土	2	六	戊寅	土	2	一	戊申	土	31	二	丁丑	水	30	四	丁未	水
十二	7	三	辛亥	金	5	四	庚辰	金	5	六	庚戌	金	3	日	乙卯	土	3	二	己酉	土	1月	三	戊寅	土	31	五	戊申	土
十三	8	四	壬子	木	6	五	辛巳	金	6	日	辛亥	金	4	一	庚辰	金	4	三	庚戌	金	2	四	乙卯	土	2月	六	己酉	土
十四	9	五	癸丑	木	7	六	壬午	木	7	一	壬子	木	5	二	辛巳	金	5	四	辛亥	金	3	五	庚辰	金	2	日	庚戌	金
十五	10	六	甲寅	水	8	日	癸未	木	8	二	癸丑	木	6	三	壬午	木	6	五	壬子	木	4	六	辛巳	金	3	一	辛亥	金
十六	11	日	乙卯	水	9	一	甲申	水	9	三	甲寅	水	7	四	癸未	木	7	六	癸丑	木	5	日	壬午	木	4	二	壬子	木
十七	12	一	丙辰	土	10	二	乙酉	水	10	四	乙卯	水	8	五	甲申	水	8	日	甲寅	水	6	一	癸未	木	5	三	癸丑	木
十八	13	二	丁巳	土	11	三	丙戌	土	11	五	丙辰	土	9	六	乙酉	水	9	一	乙卯	水	7	二	甲申	水	6	四	甲寅	水
十九	14	三	戊午	火	12	四	丁亥	土	12	六	丁巳	土	10	日	丙戌	木	10	二	丙辰	木	8	三	乙酉	水	7	五	乙卯	水
二十	15	四	己未	火	13	五	戊子	火	13	日	戊午	火	11	一	丁亥	木	11	三	丁巳	木	9	四	丙戌	木	8	六	丙辰	木
廿一	16	五	庚申	木	14	六	乙丑	火	14	一	乙未	火	12	二	戊子	火	12	四	戊午	火	10	五	丁亥	木	9	日	丁巳	木
廿二	17	六	辛酉	木	15	日	庚寅	木	15	二	庚申	木	13	三	己丑	火	13	五	己未	火	11	六	戊子	火	10	一	戊午	火
廿三	18	日	壬戌	水	16	一	辛卯	木	16	三	辛酉	木	14	四	庚寅	木	14	六	庚申	木	12	日	己丑	火	11	二	己未	火
廿四	19	一	癸亥	水	17	二	壬辰	水	17	四	壬戌	水	15	五	辛卯	木	15	日	辛酉	木	13	一	庚寅	木	12	三	庚申	木
廿五	20	二	甲子	金	18	三	癸巳	水	18	五	癸亥	水	16	六	壬辰	水	16	一	壬戌	水	14	二	辛卯	木	13	四	辛卯	木
廿六	21	三	乙丑	金	19	四	甲午	金	19	六	甲子	金	17	日	癸巳	水	17	二	癸亥	水	15	三	壬辰	水	14	五	壬戌	水
廿七	22	四	丙寅	火	20	五	乙未	金	20	日	乙丑	金	18	一	甲午	金	18	三	甲子	金	16	四	癸巳	水	15	六	癸亥	水
廿八	23	五	丁卯	火	21	六	丙申	火	21	一	丙寅	火	19	二	乙未	金	19	四	乙丑	金	17	五	甲午	金	16	日	甲子	金
廿九	24	六	戊辰	木	22	日	丁酉	火	22	二	丁卯	火	20	三	丙申	火	20	五	丙寅	火	18	六	乙未	金	17	一	乙丑	金
三十					23	一	戊戌	木					21	四	丁酉	火					19	日	丙申	火				

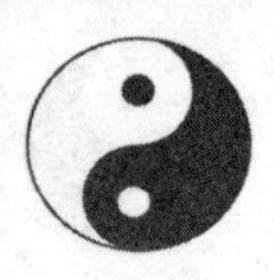

一九五八年 岁次 戊戌 狗年 上半年

月份	正月		二月		三月		四月		五月		六月	
干支	甲寅		乙卯		丙辰		丁巳		戊午		己未	
二十四节气 农历	初二	十七	初二	十七	初二	十八	初三	十九	初六	廿一	初七	廿三
节气	雨水	惊蛰	春分	清明	谷雨	立夏	小满	芒种	夏至	小暑	大暑	立秋
公历	2月19日	3月6日	3月21日	4月5日	4月20日	5月6日	5月20日	6月6日	6月22日	7月7日	7月23日	8月8日
时辰	未时	午时	巳时	巳时	未时	亥时	辰时	亥时	未时	卯时	子时	酉时

农历	公历	星期	天地干支	五行	公历	星期	天地干支	五行	公历	星期	天地干支	五行	公历	星期	天地干支	五行	公历	星期	天地干支	五行	公历	星期	天地干支	五行
初一	18	二	丙寅	火	20	四	丙申	火	19	六	丙寅	火	19	一	丙申	火	17	二	乙丑	金	17	四	乙未	金
初二	19	三	丁卯	火	21	五	丁酉	火	20	日	丁卯	火	20	二	丁酉	火	18	三	丙寅	火	18	五	丙申	火
初三	20	四	戊辰	木	22	六	戊戌	木	21	一	戊辰	木	21	三	戊戌	木	19	四	丁卯	火	19	六	丁酉	火
初四	21	五	己巳	木	23	日	己亥	木	22	二	己巳	木	22	四	己亥	木	20	五	戊辰	木	20	日	戊戌	木
初五	22	六	庚午	土	24	一	庚子	土	23	三	庚午	土	23	五	庚子	土	21	六	己巳	木	21	一	己亥	木
初六	23	日	辛未	土	25	二	辛丑	土	24	四	辛未	土	24	六	辛丑	土	22	日	庚午	土	22	二	庚子	土
初七	24	一	壬申	金	26	三	壬寅	金	25	五	壬申	金	25	日	壬寅	金	23	一	辛未	土	23	三	辛丑	土
初八	25	二	癸酉	金	27	四	癸卯	金	26	六	癸酉	金	26	一	癸卯	金	24	二	壬申	金	24	四	壬寅	金
初九	26	三	甲戌	火	28	五	甲辰	火	27	日	甲戌	火	27	二	甲辰	火	25	三	癸酉	金	25	五	癸卯	金
初十	27	四	乙亥	火	29	六	乙巳	火	28	一	乙亥	火	28	三	乙巳	火	26	四	甲戌	火	26	六	甲辰	火
十一	28	五	丙子	水	30	日	丙午	水	29	二	丙子	水	29	四	丙午	水	27	五	乙亥	火	27	日	乙巳	火
十二	3月	六	丁丑	水	31	一	丁未	水	30	三	丁丑	水	30	五	丁未	水	28	六	丙子	水	28	一	丙午	水
十三	2	日	戊寅	土	4月	二	戊申	土	5月	四	戊寅	土	31	六	戊申	土	29	日	丁丑	水	29	二	丁未	水
十四	3	一	己卯	土	2	三	己酉	土	2	五	己卯	土	6月	日	己酉	土	30	一	戊寅	土	30	三	戊申	土
十五	4	二	庚辰	金	3	四	庚戌	金	3	六	庚辰	金	2	一	庚戌	金	7月	二	己卯	土	31	四	己酉	土
十六	5	三	辛巳	金	4	五	辛亥	金	4	日	辛巳	金	3	二	辛亥	金	2	三	庚辰	金	8月	五	庚戌	金
十七	6	四	壬午	木	5	六	壬子	木	5	一	壬午	木	4	三	壬子	木	3	四	辛巳	金	2	六	辛亥	金
十八	7	五	癸未	木	6	日	癸丑	木	6	二	癸未	木	5	四	癸丑	木	4	五	壬午	木	3	日	壬子	木
十九	8	六	甲申	水	7	一	甲寅	水	7	三	甲申	水	6	五	甲寅	水	5	六	癸未	木	4	一	癸丑	木
二十	9	日	乙酉	水	8	二	乙卯	水	8	四	乙酉	水	7	六	乙卯	水	6	日	甲申	水	5	二	甲寅	水
廿一	10	一	丙戌	土	9	三	丙辰	土	9	五	丙戌	土	8	日	丙辰	土	7	一	乙酉	水	6	三	乙卯	水
廿二	11	二	丁亥	土	10	四	丁巳	土	10	六	丁亥	土	9	一	丁巳	土	8	二	丙戌	土	7	四	丙辰	土
廿三	12	三	戊子	火	11	五	戊午	火	11	日	戊子	火	10	二	戊午	火	9	三	丁亥	土	8	五	丁巳	土
廿四	13	四	己丑	火	12	六	己未	火	12	一	己丑	火	11	三	己未	火	10	四	戊子	火	9	六	戊午	火
廿五	14	五	庚寅	木	13	日	庚申	木	13	二	庚寅	木	12	四	庚申	木	11	五	己丑	火	10	日	己未	火
廿六	15	六	辛卯	木	14	一	辛酉	木	14	三	辛卯	木	13	五	辛酉	木	12	六	庚寅	木	11	一	庚申	木
廿七	16	日	壬辰	水	15	二	壬戌	水	15	四	壬辰	水	14	六	壬戌	水	13	日	辛卯	木	12	二	辛酉	木
廿八	17	一	癸巳	水	16	三	癸亥	水	16	五	癸巳	水	15	日	癸亥	水	14	一	壬辰	水	13	三	壬戌	水
廿九	18	二	甲午	金	17	四	甲子	金	17	六	甲午	金	16	一	甲子	金	15	二	癸巳	水	14	四	癸亥	水
三十	19	三	乙未	金	18	五	乙丑	金	18	日	乙未	金					16	三	甲午	金				

一九五八年 岁次 戊戌 狗年 下半年

月份	七月				八月				九月				十月				十一月				十二月			
干支	庚申				辛酉				壬戌				癸亥				甲子				乙丑			
二十四节气 农历	初九		廿五		十一		廿七		十二		廿七		十三		廿七		十二		廿七		十三		廿七	
二十四节气 节气	处暑		白露		秋分		寒露		霜降		立冬		小雪		大雪		冬至		小寒		大寒		立春	
二十四节气 公历	8月23日		9月8日		9月23日		10月9日		10月24日		11月8日		11月23日		12月7日		12月22日		1月6日		1月21日		2月4日	
二十四节气 时辰	子时		午时		亥时		寅时		卯时		卯时		寅时		亥时		申时		巳时		寅时		亥时	
农历	公历	星期	天地干支	五行	公历	星期	天地干支	五行	公历	星期	天地干支	五行	公历	星期	天地干支	五行	公历	星期	天地干支	五行	公历	星期	天地干支	五行
初一	15	五	甲子	金	13	六	癸巳	水	13	一	癸亥	水	11	二	壬辰	水	11	四	壬戌	水	9	五	辛卯	木
初二	16	六	乙丑	金	14	日	甲午	金	14	二	甲子	金	12	三	癸巳	水	12	五	癸亥	水	10	六	壬辰	水
初三	17	日	丙寅	火	15	一	乙未	金	15	三	乙丑	金	13	四	甲午	金	13	六	甲子	金	11	日	癸巳	水
初四	18	一	丁卯	火	16	二	丙申	火	16	四	丙寅	火	14	五	乙未	金	14	日	乙丑	金	12	一	甲午	金
初五	19	二	戊辰	木	17	三	丁酉	火	17	五	丁卯	火	15	六	丙申	火	15	一	丙寅	火	13	二	乙未	金
初六	20	三	乙巳	木	18	四	戊戌	木	18	六	戊辰	木	16	日	丁酉	火	16	二	丁卯	火	14	三	丙申	火
初七	21	四	庚午	木	19	五	乙亥	木	19	日	己巳	木	17	一	戊戌	木	17	三	戊辰	木	15	四	丁酉	金
初八	22	五	辛未	土	20	六	庚子	土	20	一	庚午	土	18	二	乙亥	木	18	四	己巳	木	16	五	戊戌	木
初九	23	六	壬申	金	21	日	辛丑	土	21	二	辛未	土	19	三	庚子	土	19	五	庚午	土	17	六	己亥	木
初十	24	日	癸酉	金	22	一	壬寅	金	22	三	壬申	金	20	四	辛丑	土	20	六	辛未	土	18	日	庚子	土
十一	25	一	甲戌	火	23	二	癸卯	金	23	四	癸酉	金	21	五	壬寅	金	21	日	壬申	金	19	一	辛丑	土
十二	26	二	乙亥	火	24	三	甲辰	火	24	五	甲戌	火	22	六	癸卯	金	22	一	癸酉	金	20	二	壬寅	金
十三	27	三	丙子	水	25	四	乙巳	火	25	六	乙亥	火	23	日	甲辰	火	23	二	甲戌	火	21	三	癸卯	金
十四	28	四	丁丑	水	26	五	丙午	水	26	日	丙子	水	24	一	乙巳	火	24	三	乙亥	火	22	四	甲辰	火
十五	29	五	戊寅	土	27	六	丁未	水	27	一	丁丑	水	25	二	丙午	水	25	四	丙子	水	23	五	乙巳	火
十六	30	六	己卯	土	28	日	戊申	土	28	二	戊寅	土	26	三	丁未	水	26	五	丁丑	水	24	六	丙午	水
十七	31	日	庚辰	金	29	一	乙酉	土	29	三	乙卯	土	27	四	戊申	土	27	六	戊寅	土	25	日	丁未	水
十八	9月	一	辛巳	金	30	二	庚戌	金	30	四	庚辰	金	28	五	己酉	土	28	日	己卯	土	26	一	戊申	土
十九	2	二	壬午	木	10月	三	辛亥	金	31	五	辛巳	金	29	六	庚戌	金	29	一	庚辰	金	27	二	己酉	土
二十	3	三	癸未	木	2	四	壬子	木	11月	五	壬午	木	30	日	辛亥	金	30	二	辛巳	金	28	三	庚戌	金
廿一	4	四	甲申	水	3	五	癸丑	木	2	日	癸未	木	12月	一	壬子	木	31	三	壬午	木	29	四	辛亥	金
廿二	5	五	乙酉	水	4	六	甲寅	水	3	一	甲申	水	2	二	癸丑	木	1月	四	癸午	木	30	五	壬子	木
廿三	6	六	丙戌	土	5	日	乙卯	水	4	二	乙酉	水	3	三	甲寅	水	2	五	甲申	水	31	六	癸丑	木
廿四	7	日	丁亥	土	6	一	丙辰	土	5	三	丙戌	土	4	四	乙卯	水	3	六	乙酉	水	2月	日	甲寅	水
廿五	8	一	戊子	火	7	二	丁巳	土	6	四	丁亥	土	5	五	丙辰	土	4	日	丙戌	土	2	一	乙卯	水
廿六	9	二	乙丑	火	8	三	戊午	火	7	五	戊子	火	6	六	丁巳	土	5	一	丁亥	土	3	二	丙辰	土
廿七	10	三	庚寅	木	9	四	己未	火	8	六	己丑	火	7	日	戊午	火	6	二	戊子	火	4	三	丁巳	土
廿八	11	四	辛卯	木	10	五	庚申	木	9	日	庚寅	木	8	一	己未	火	7	三	己丑	火	5	四	戊午	火
廿九	12	五	壬辰	水	11	六	辛酉	木	10	一	辛卯	木	9	二	庚申	木	8	四	庚寅	木	6	五	己未	火
三十					12	日	壬戌	水					10	三	辛酉	木					7	六	庚申	木

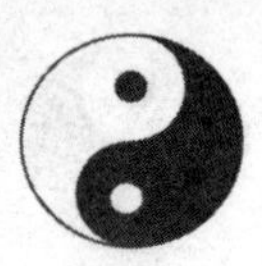

月份	正月				二月				三月				四月				五月				六月			
干支	丙寅				丁卯				戊辰				己巳				庚午				辛未			
二十四节气 农历	十二		廿七		十三		廿八		十四		十九		十五				初一		十七		初三		十八	
二十四节气 节气	雨水		惊蛰		春分		清明		谷雨		立夏		小满				芒种		夏至		小暑		大暑	
二十四节气 公历	2月19日		3月6日		3月21日		4月5日		4月21日		5月6日		5月22日				6月6日		6月22日		7月8日		7月23日	
二十四节气 时辰	酉时		申时		申时		亥时		寅时		未时		寅时				戌时		午时		卯时		亥时	
农历	公历	星期	天地干支	五行	公历	星期	天地干支	五行	公历	星期	天地干支	五行	公历	星期	天地干支	五行	公历	星期	天地干支	五行	公历	星期	天地干支	五行
初一	8	日	辛酉	木	9	一	庚寅	木	8	三	庚申	木	8	五	庚寅	木	6	六	己未	火	6	一	己丑	火
初二	9	一	壬戌	水	10	二	辛卯	木	9	四	辛酉	木	9	六	辛卯	木	7	日	庚申	木	7	二	庚寅	木
初三	10	二	癸亥	水	11	三	壬辰	水	10	五	壬戌	水	10	日	壬辰	水	8	一	辛酉	木	8	三	辛卯	木
初四	11	三	甲子	金	12	四	癸巳	水	11	六	癸亥	水	11	一	癸巳	水	9	二	壬戌	水	9	四	壬辰	水
初五	12	四	乙丑	金	13	五	甲午	金	12	日	甲子	金	12	二	甲午	金	10	三	癸亥	水	10	五	癸巳	水
初六	13	五	丙寅	火	14	六	乙未	金	13	一	乙丑	金	13	三	乙未	金	11	四	甲子	金	11	六	甲午	金
初七	14	六	丁卯	火	15	日	丙申	火	14	二	丙寅	火	14	四	丙申	火	12	五	乙丑	金	12	日	乙未	金
初八	15	日	戊辰	木	16	一	丁酉	火	15	三	丁卯	火	15	五	丁酉	火	13	六	丙寅	火	13	一	丙申	火
初九	16	一	己巳	木	17	二	戊戌	木	16	四	戊辰	木	16	六	戊戌	木	14	日	丁卯	火	14	二	丁酉	火
初十	17	二	庚午	土	18	三	己亥	木	17	五	己巳	木	17	日	己亥	木	15	一	戊辰	木	15	三	戊戌	木
十一	18	三	辛未	土	19	四	庚子	土	18	六	庚午	土	18	一	庚子	土	16	二	己巳	木	16	四	己亥	木
十二	19	四	壬申	金	20	五	辛丑	土	19	日	辛未	土	19	二	辛丑	土	17	三	庚午	土	17	五	庚子	土
十三	20	五	癸酉	金	21	六	壬寅	金	20	一	壬申	金	20	三	壬寅	金	18	四	辛未	土	18	六	辛丑	土
十四	21	六	甲戌	火	22	日	癸卯	金	21	二	癸酉	金	21	四	癸卯	金	19	五	壬申	金	19	日	壬寅	金
十五	22	日	乙亥	火	23	一	甲辰	火	22	三	甲戌	火	22	五	甲辰	火	20	六	癸酉	金	20	一	癸卯	金
十六	23	一	丙子	水	24	二	乙巳	火	23	四	乙亥	火	23	六	乙巳	火	21	日	甲戌	火	21	二	甲辰	火
十七	24	二	丁丑	水	25	三	丙午	水	24	五	丙子	水	24	日	丙午	水	22	一	乙亥	火	22	三	乙巳	火
十八	25	三	戊寅	土	26	四	丁未	水	25	六	丁丑	水	25	一	丁未	水	23	二	丙子	水	23	四	丙午	水
十九	26	四	己卯	土	27	五	戊申	土	26	日	戊寅	土	26	二	戊申	土	24	三	丁丑	水	24	五	丁未	水
二十	27	五	庚辰	金	28	六	己酉	土	27	一	己卯	土	27	三	己酉	土	25	四	戊寅	土	25	六	戊申	土
廿一	28	六	辛巳	金	29	日	庚戌	金	28	二	庚辰	金	28	四	庚戌	金	26	五	己卯	土	26	日	己酉	土
廿二	3月	日	壬午	木	30	一	辛亥	金	29	三	辛巳	金	29	五	辛亥	金	27	六	庚辰	金	27	一	庚戌	金
廿三	2	一	癸未	木	31	二	壬子	木	30	四	壬午	木	30	六	壬子	木	28	日	辛巳	金	28	二	辛亥	金
廿四	3	二	甲申	水	4月	三	癸丑	木	5月	四	癸未	木	31	日	癸丑	木	29	一	壬午	木	29	三	壬子	木
廿五	4	三	乙酉	水	2	四	甲寅	水	2	六	甲申	水	6月	一	甲寅	水	30	二	癸未	木	30	四	癸丑	木
廿六	5	四	丙戌	土	3	五	乙卯	水	3	日	乙酉	水	2	二	乙卯	水	7月	三	甲申	水	31	五	甲寅	水
廿七	6	五	丁亥	土	4	六	丙辰	土	4	一	丙戌	土	3	三	丙辰	土	2	四	乙酉	水	8月	六	乙卯	水
廿八	7	六	戊子	火	5	日	丁巳	土	5	二	丁亥	土	4	四	丁巳	土	3	五	丙戌	土	2	日	丙辰	土
廿九	8	日	乙丑	火	6	一	戊午	火	6	三	戊子	火	5	五	戊午	火	4	六	丁亥	土	3	一	丁巳	土
三十					7	二	己未	火	7	四	己丑	火					5	日	戊子	火				

一九五九年 岁次 己亥 猪年 下半年

月份	七月				八月				九月				十月				十一月				十二月			
干支	壬申				癸酉				甲戌				乙亥				丙子				丁丑			
二十四节气 农历	初五		廿一		初六		廿二		初八		廿三		初八		廿三		初九		廿三		初八		廿三	
二十四节气 节气	立秋		处暑		白露		秋分		寒露		霜降		立冬		小雪		大雪		冬至		小寒		大寒	
二十四节气 公历	8月8日		8月24日		9月9日		9月24日		10月9日		10月24日		11月8日		8月23日		12月8日		12月22日		1月6日		1月21日	
二十四节气 时辰	申时		卯时		酉时		寅时		巳时		午时		午时		巳时		寅时		亥时		申时		巳时	
农历	公历	星期	天地干支	五行	公历	星期	天地干支	五行	公历	星期	天地干支	五行	公历	星期	天地干支	五行	公历	星期	天地干支	五行	公历	星期	天地干支	五行
初一	4	二	戊午	火	3	四	戊子	火	2	五	丁巳	土	11月	日	丁亥	土	30	一	丙辰	土	30	三	丙戌	土
初二	5	三	己未	火	4	五	己丑	火	3	六	戊午	火	2	一	戊子	火	12月	二	丁巳	土	31	四	丁亥	土
初三	6	四	庚申	木	5	六	庚寅	木	4	日	己未	火	3	二	己丑	火	2	三	戊午	火	1月	五	戊子	火
初四	7	五	辛酉	木	6	日	辛卯	木	5	一	庚申	木	4	三	庚寅	木	3	四	己未	火	2	六	己丑	火
初五	8	六	壬戌	水	7	一	壬辰	水	6	二	辛酉	木	5	四	辛卯	木	4	五	庚申	木	3	日	庚寅	木
初六	9	日	癸亥	水	8	二	癸巳	水	7	三	壬戌	水	6	五	壬辰	水	5	六	辛酉	木	4	一	辛卯	木
初七	10	一	甲子	金	9	三	甲午	金	8	四	癸亥	水	7	六	癸巳	水	6	日	壬戌	水	5	二	壬辰	水
初八	11	二	乙丑	金	10	四	乙未	金	9	五	甲子	金	8	日	甲午	金	7	一	癸亥	水	6	三	癸巳	水
初九	12	三	丙寅	火	11	五	丙申	火	10	六	乙丑	金	9	一	乙未	金	8	二	甲子	金	7	四	甲午	金
初十	13	四	丁卯	火	12	六	丁酉	火	11	日	丙寅	火	10	二	丙申	火	9	三	乙丑	金	8	五	乙未	金
十一	14	五	戊辰	木	13	日	戊戌	木	12	一	丁卯	火	11	三	丁酉	火	10	四	丙寅	火	9	六	丙申	火
十二	15	六	己巳	木	14	一	己亥	木	13	二	戊辰	木	12	四	戊戌	木	11	五	丁卯	火	10	日	丁酉	火
十三	16	日	庚午	土	15	二	庚子	土	14	三	己巳	木	13	五	己亥	木	12	六	戊辰	木	11	一	戊戌	木
十四	17	一	辛未	土	16	三	辛丑	土	15	四	庚午	土	14	六	庚子	土	13	日	己巳	木	12	二	己亥	木
十五	18	二	壬申	金	17	四	壬寅	金	16	五	辛未	土	15	日	辛丑	土	14	一	庚午	土	13	三	庚子	土
十六	19	三	癸酉	金	18	五	癸卯	金	17	六	壬申	金	16	一	壬寅	金	15	二	辛未	土	14	四	辛丑	土
十七	20	四	甲戌	火	19	六	甲辰	火	18	日	癸酉	金	17	二	癸卯	金	16	三	壬申	金	15	五	壬寅	金
十八	21	五	乙亥	火	20	日	乙巳	火	19	一	甲戌	火	18	三	甲辰	火	17	四	癸酉	金	16	六	癸卯	金
十九	22	六	丙子	水	21	一	丙午	水	20	二	乙亥	火	19	四	乙巳	火	18	五	甲戌	火	17	日	甲辰	火
二十	23	日	丁丑	水	22	二	丁未	水	21	三	丙子	水	20	五	丙午	水	19	六	乙亥	火	18	一	乙巳	火
廿一	24	一	戊寅	土	23	三	戊申	土	22	四	丁丑	水	21	六	丁未	水	20	日	丙子	水	19	二	丙午	水
廿二	25	二	己卯	土	24	四	己酉	土	23	五	戊寅	土	22	日	戊申	土	21	一	丁丑	水	20	三	丁未	水
廿三	26	三	庚辰	金	25	五	庚戌	金	24	六	己卯	土	23	一	己酉	土	22	二	戊寅	土	21	四	戊申	土
廿四	27	四	辛巳	金	26	六	辛亥	金	25	日	庚辰	金	24	二	庚戌	金	23	三	己卯	土	22	五	己酉	土
廿五	28	五	壬午	木	27	日	壬子	木	26	一	辛巳	金	25	三	辛亥	金	24	四	庚辰	金	23	六	庚戌	金
廿六	29	六	癸未	木	28	一	癸丑	木	27	二	壬午	木	26	四	壬子	木	25	五	辛巳	金	24	日	辛亥	金
廿七	30	日	甲申	水	29	二	甲寅	水	28	三	癸未	木	27	五	癸丑	木	26	六	壬午	木	25	一	壬子	木
廿八	31	一	乙酉	水	30	三	乙卯	水	29	四	甲申	水	28	六	甲寅	水	27	日	癸未	木	26	二	癸丑	木
廿九	9月	二	丙戌	土	10月	四	丙辰	土	30	五	乙酉	水	29	日	乙卯	水	28	一	甲申	水	27	三	甲寅	水
三十	2	三	丁亥	土					31	六	丙戌	土					29	二	乙酉	水				

一九六〇年 岁次 庚子 鼠年 上半年

月份	正	月			二	月			三	月			四	月			五	月			六	月		
干支	戊寅				己卯				庚辰				辛巳				壬午				癸未			
二十四节气 农历	初九		廿三		初八		廿三		初十		廿五		初十		廿六		十三		廿八		十四		三十	
节气	立春		雨水		惊蛰		春分		清明		谷雨		立夏		小满		芒种		夏至		小暑		大暑	
公历	2月5日		2月19日		3月5日		3月20日		4月5日		4月20日		5月5日		5月21日		6月6日		6月21日		7月8日		7月23日	
时辰	寅时		子时		亥时		亥时		丑时		巳时		戌时		巳时		子时		酉时		午时		寅时	
农历	公历	星期	天地干支	五行	公历	星期	天地干支	五行	公历	星期	天地干支	五行	公历	星期	天地干支	五行	公历	星期	天地干支	五行	公历	星期	天地干支	五行
初一	28	四	乙卯	水	27	六	乙酉	水	27	日	甲寅	水	26	二	甲申	水	25	三	癸丑	木	24	五	癸未	木
初二	29	五	丙辰	土	28	日	丙戌	土	28	一	乙卯	水	27	三	乙酉	水	26	四	甲寅	水	25	六	甲申	水
初三	30	六	丁巳	土	29	一	丁亥	土	29	二	丙辰	土	28	四	丙戌	土	27	五	乙卯	水	26	日	乙酉	水
初四	31	日	戊午	火	3月	二	戊子	火	30	三	丁巳	土	29	五	丁亥	土	28	六	丙辰	土	27	一	丙戌	土
初五	2月	一	己未	火	2	三	己丑	火	31	四	戊午	火	30	六	戊子	火	29	日	丁巳	土	28	二	丁亥	土
初六	2	二	庚申	木	3	四	庚寅	木	4月	五	己未	火	5月	日	己丑	火	30	一	戊午	火	29	三	戊子	火
初七	3	三	辛酉	木	4	五	辛卯	木	2	六	庚申	木	2	一	庚寅	木	31	二	己未	火	30	四	己丑	火
初八	4	四	壬戌	水	5	六	壬辰	水	3	日	辛酉	木	3	二	辛卯	木	6月	三	庚申	木	7月	五	庚寅	木
初九	5	五	癸亥	水	6	日	癸巳	水	4	一	壬戌	水	4	三	壬辰	水	2	四	辛酉	木	2	六	辛卯	木
初十	6	六	甲子	金	7	一	甲午	金	5	二	癸亥	水	5	四	癸巳	水	3	五	壬戌	水	3	日	壬辰	水
十一	7	日	乙丑	金	8	二	乙未	金	6	三	甲子	金	6	五	甲午	金	4	六	癸亥	水	4	一	癸巳	水
十二	8	一	丙寅	火	9	三	丙申	火	7	四	乙丑	金	7	六	乙未	金	5	日	甲子	金	5	二	甲午	金
十三	9	二	丁卯	火	10	四	丁酉	火	8	五	丙寅	火	8	日	丙申	火	6	一	乙丑	金	6	三	乙未	金
十四	10	三	戊辰	木	11	五	戊戌	木	9	六	丁卯	火	9	一	丁酉	火	7	二	丙寅	火	7	四	丙申	火
十五	11	四	己巳	木	12	六	己亥	木	10	日	戊辰	木	10	二	戊戌	木	8	三	丁卯	火	8	五	丁酉	火
十六	12	五	庚午	土	13	日	庚子	土	11	一	己巳	木	11	三	己亥	木	9	四	戊辰	木	9	六	戊戌	木
十七	13	六	辛未	土	14	一	辛丑	土	12	二	庚午	土	12	四	庚子	土	10	五	己巳	木	10	日	己亥	木
十八	14	日	壬申	金	15	二	壬寅	金	13	三	辛未	土	13	五	辛丑	土	11	六	庚午	土	11	一	庚子	土
十九	15	一	癸酉	金	16	三	癸卯	金	14	四	壬申	金	14	六	壬寅	金	12	日	辛未	未	12	二	辛丑	土
二十	16	二	甲戌	火	17	四	甲辰	火	15	五	癸酉	金	15	日	癸卯	金	13	一	壬申	未	13	三	壬寅	金
廿一	17	三	乙亥	火	18	五	乙巳	火	16	六	甲戌	火	16	一	甲辰	火	14	二	癸酉	金	14	四	癸卯	金
廿二	18	四	丙子	水	19	六	丙午	水	17	日	乙亥	火	17	二	乙巳	火	15	三	甲戌	火	15	五	甲辰	火
廿三	19	五	丁丑	水	20	日	丁未	水	18	一	丙子	水	18	三	丙午	水	16	四	乙亥	火	16	六	乙巳	火
廿四	20	六	戊寅	土	21	一	戊申	土	19	二	丁丑	水	19	四	丁未	水	17	五	丙子	水	17	日	丙午	水
廿五	21	日	己卯	土	22	二	己酉	土	20	三	戊寅	土	20	五	戊申	土	18	六	丁丑	水	18	一	丁未	水
廿六	22	一	庚辰	金	23	三	庚戌	金	21	四	己卯	土	21	六	己酉	土	19	日	戊寅	土	19	二	戊申	土
廿七	23	二	辛巳	金	24	四	辛亥	金	22	五	庚辰	金	22	日	庚戌	金	20	一	己卯	土	20	三	己酉	土
廿八	24	三	壬午	木	25	五	壬子	木	23	六	辛巳	金	23	一	辛亥	金	21	二	庚辰	金	21	四	庚戌	金
廿九	25	四	癸未	木	26	六	癸丑	木	24	日	壬午	木	24	二	壬子	木	22	三	辛巳	金	22	五	辛亥	金
三十	26	五	甲申	水					25	一	癸未	木					23	四	壬午	木	23	六	壬子	木

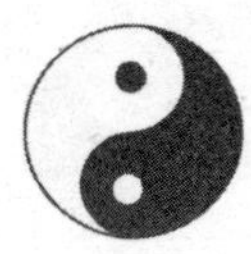

月份	闰六月				七月				八月				九月				十月				十一月				十二月			
干支					甲申				乙酉				丙戌				丁亥				戊子				己丑			
二十四节气 农历	十五				初二		十七		初三		十八		初四		十九		初四		十九		初五		十九		初四		十九	
节气	立秋				处暑		白露		秋分		寒露		霜降		立冬		小雪		大雪		冬至		小寒		大寒		立春	
公历	7月8日				8月23日		9月7日		9月23日		10月8日		10月23日		11月7日		11月22日		12月7日		12月22日		1月5日		1月20日		2月4日	
时辰	亥时				午时		子时		辰时		申时		酉时		酉时		申时		巳时		寅时		亥时		申时		巳时	
农历	公历	星期	天地干支	五行	公历	星期	天地干支	五行	公历	星期	天地干支	五行	公历	星期	天地干支	五行	公历	星期	天地干支	五行	公历	星期	天地干支	五行	公历	星期	天地干支	五行
初一	24	日	癸丑	水	22	一	壬午	木	21	三	壬子	木	20	四	辛巳	金	19	六	辛亥	金	18	日	庚辰	金	17	二	庚戌	金
初二	25	一	甲寅	水	23	二	癸未	木	22	四	癸丑	木	21	五	壬午	木	20	日	壬子	木	19	一	辛巳	金	18	三	辛亥	金
初三	26	二	乙卯	水	24	三	甲申	水	23	五	甲寅	水	22	六	癸未	木	21	一	癸丑	木	20	二	壬午	木	19	四	壬子	木
初四	27	三	丙辰	土	25	四	乙酉	水	24	六	乙卯	水	23	日	甲申	水	22	二	甲寅	水	21	三	癸未	木	20	五	癸丑	木
初五	28	四	丁巳	土	26	五	丙戌	土	25	日	丙辰	土	24	一	乙酉	水	23	三	乙卯	水	22	四	甲申	水	21	六	甲寅	水
初六	29	五	戊午	火	27	六	丁亥	土	26	一	丁巳	土	25	二	丙戌	土	24	四	丙辰	土	23	五	乙酉	水	22	日	乙卯	水
初七	30	六	己未	火	28	日	戊子	火	27	二	戊午	火	26	三	丁亥	土	25	五	丁巳	土	24	六	丙戌	土	23	一	丙辰	土
初八	31	日	庚申	木	29	一	己丑	火	28	三	己未	火	27	四	戊子	火	26	六	戊午	火	25	日	丁亥	土	24	二	丁巳	土
初九	8月	一	辛酉	木	30	二	庚寅	木	29	四	庚申	木	28	五	己丑	火	27	日	己未	火	26	一	戊子	火	25	三	戊午	火
初十	2	二	壬戌	水	31	三	辛卯	木	30	五	辛酉	木	29	六	庚寅	木	28	一	庚申	木	27	二	己丑	火	26	四	己未	火
十一	3	三	癸亥	水	9月	四	壬辰	水	10月	六	壬戌	水	30	日	辛卯	木	29	二	辛酉	木	28	三	庚寅	木	27	五	庚申	木
十二	4	四	甲子	金	2	五	癸巳	水	2	日	癸亥	水	31	一	壬辰	水	30	三	壬戌	水	29	四	辛卯	木	28	六	辛酉	木
十三	5	五	乙丑	金	3	六	甲午	金	3	一	甲子	金	11月	二	癸巳	水	12月	四	癸亥	水	30	五	壬辰	水	29	日	壬戌	水
十四	6	六	丙寅	火	4	日	乙未	金	4	二	乙丑	金	2	三	甲午	金	2	五	甲子	金	31	六	癸巳	水	30	一	癸亥	水
十五	7	日	丁卯	火	5	一	丙申	火	5	三	丙寅	火	3	四	乙未	金	3	六	乙丑	金	1月	日	甲午	金	31	二	甲子	金
十六	8	一	戊辰	木	6	二	丁酉	火	6	四	丁卯	火	4	五	丙申	火	4	日	丙寅	火	2	一	乙未	金	2月	三	乙丑	金
十七	9	二	己巳	木	7	三	戊戌	木	7	五	戊辰	木	5	六	丁酉	火	5	一	丁卯	火	3	二	丙申	火	2	四	丙寅	火
十八	10	三	庚午	土	8	四	己亥	木	8	六	己巳	木	6	日	戊戌	木	6	二	戊辰	木	4	三	丁酉	火	3	五	丁卯	火
十九	11	四	辛未	土	9	五	庚子	土	9	日	庚午	土	7	一	己亥	木	7	三	己巳	木	5	四	戊戌	木	4	六	戊辰	木
二十	12	五	壬申	金	10	六	辛丑	土	10	一	辛未	土	8	二	庚子	土	8	四	庚午	土	6	五	己亥	木	5	日	己巳	木
廿一	13	六	癸酉	金	11	日	壬寅	金	11	二	壬申	金	9	三	辛丑	土	9	五	辛未	土	7	六	庚子	土	6	一	庚午	土
廿二	14	日	甲戌	火	12	一	癸卯	金	12	三	癸酉	金	10	四	壬寅	金	10	六	壬申	金	8	日	辛丑	土	7	二	辛未	土
廿三	15	一	乙亥	火	13	二	甲辰	火	13	四	甲戌	火	11	五	癸卯	金	11	日	癸酉	金	9	一	壬寅	金	8	三	壬申	金
廿四	16	二	丙子	水	14	三	乙巳	火	14	五	乙亥	火	12	六	甲辰	火	12	一	甲戌	火	10	二	癸卯	金	9	四	癸酉	金
廿五	17	三	丁丑	水	15	四	丙午	水	15	六	丙子	水	13	日	乙巳	火	13	二	乙亥	火	11	三	甲辰	火	10	五	甲戌	火
廿六	18	四	戊寅	土	16	五	丁未	水	16	日	丁丑	水	14	一	丙午	水	14	三	丙子	水	12	四	乙巳	火	11	六	乙亥	火
廿七	19	五	己卯	土	17	六	戊申	土	17	一	戊寅	土	15	二	丁未	水	15	四	丁丑	水	13	五	丙午	水	12	日	丙子	水
廿八	20	六	庚辰	金	18	日	己酉	土	18	二	己卯	土	16	三	戊申	土	16	五	戊寅	土	14	六	丁未	水	13	一	丁丑	水
廿九	21	日	辛巳	金	19	一	庚戌	金	19	三	庚辰	金	17	四	己酉	土	17	六	己卯	土	15	日	戊申	土	14	二	戊寅	土
三十					20	二	辛亥	金					18	五	庚戌	金					16	一	己酉	土				

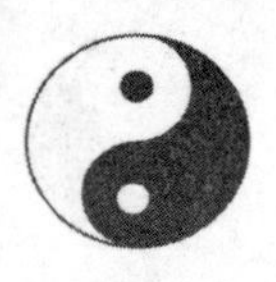

一九六一年 岁次 辛丑 牛年 上半年

月份		正月								二月								三月								四月								五月								六月							
干支	庚寅				辛卯				壬辰				癸巳				甲午				乙未			
二十四节气 农历	初五		二十		初五		二十		初六		廿二		初七		廿三		初九		廿五		十三		廿七	
节气	雨水		惊蛰		春分		清明		谷雨		立夏		小满		芒种		夏至		小暑		大暑		立秋	
公历	2月19日		3月6日		3月21日		4月5日		4月20日		5月6日		5月21日		6月6日		6月21日		7月7日		7月23日		8月8日	
时辰	未时		午时		巳时		巳时		未时		亥时		辰时		亥时		未时		卯时		子时		酉时	
农历	公历	星期	天地干支	五行	公历	星期	天地干支	五行	公历	星期	天地干支	五行	公历	星期	天地干支	五行	公历	星期	天地干支	五行	公历	星期	天地干支	五行
初一	15	三	己卯	土	17	五	己酉	土	15	六	戊寅	土	15	一	戊申	土	13	二	丁丑	水	13	四	丁未	水
初二	16	四	庚辰	金	18	六	庚戌	金	16	日	己卯	土	16	二	己酉	土	14	三	戊寅	土	14	五	戊申	土
初三	17	五	辛巳	金	19	日	辛亥	金	17	一	庚辰	金	17	三	庚戌	金	15	四	己卯	土	15	六	己酉	土
初四	18	六	壬午	木	20	一	壬子	木	18	二	辛巳	金	18	四	辛亥	金	16	五	庚辰	金	16	日	庚戌	金
初五	19	日	癸未	木	21	二	癸丑	木	19	三	壬午	木	19	五	壬子	木	17	六	辛巳	金	17	一	辛亥	金
初六	20	一	甲申	水	22	三	甲寅	水	20	四	癸未	木	20	六	癸丑	木	18	日	壬午	木	18	二	壬子	木
初七	21	二	乙酉	水	23	四	乙卯	水	21	五	甲申	水	21	日	甲寅	水	19	一	癸未	木	19	三	癸丑	木
初八	22	三	丙戌	土	24	五	丙辰	土	22	六	乙酉	水	22	一	乙卯	水	20	二	甲申	水	20	四	甲寅	水
初九	23	四	丁亥	土	25	六	丁巳	土	23	日	丙戌	土	23	二	丙辰	土	21	三	乙酉	水	21	五	乙卯	水
初十	24	五	戊子	火	26	日	戊午	火	24	一	丁亥	土	24	三	丁巳	土	22	四	丙戌	土	22	六	丙辰	土
十一	25	六	己丑	火	27	一	己未	火	25	二	戊子	火	25	四	戊午	火	23	五	丁亥	土	23	日	丁巳	土
十二	26	日	庚寅	木	28	二	庚申	木	26	三	己丑	火	26	五	己未	火	24	六	戊子	火	24	一	戊午	火
十三	27	一	辛卯	木	29	三	辛酉	木	27	四	庚寅	木	27	六	庚申	木	25	日	己丑	火	25	二	己未	火
十四	28	二	壬辰	水	30	四	壬戌	水	28	五	辛卯	木	28	日	辛酉	木	26	一	庚寅	木	26	三	庚申	木
十五	3月	三	癸巳	水	31	五	癸亥	水	29	六	壬辰	水	29	一	壬戌	水	27	二	辛卯	木	27	四	辛酉	木
十六	2	四	甲午	金	4月	六	甲子	金	30	日	癸巳	水	30	二	癸亥	水	28	三	壬辰	水	28	五	壬戌	水
十七	3	五	乙未	金	2	日	乙丑	金	5月	一	甲午	金	31	三	甲子	金	29	四	癸巳	水	29	六	癸亥	水
十八	4	六	丙申	火	3	一	丙寅	火	2	二	乙未	金	6月	四	乙丑	金	30	五	甲午	金	30	日	甲子	金
十九	5	日	丁酉	火	4	二	丁卯	火	3	三	丙申	火	2	五	丙寅	火	7月	六	乙未	金	31	一	乙丑	金
二十	6	一	戊戌	木	5	三	戊辰	木	4	四	丁酉	火	3	六	丁卯	火	2	日	丙申	火	8月	二	丙寅	火
廿一	7	二	己亥	木	6	四	己巳	木	5	五	戊戌	木	4	日	戊辰	木	3	一	丁酉	火	2	三	丁卯	火
廿二	8	三	庚子	土	7	五	庚午	土	6	六	己亥	木	5	一	己巳	木	4	二	戊戌	木	3	四	戊辰	木
廿三	9	四	辛丑	土	8	六	辛未	土	7	日	庚子	土	6	二	庚午	土	5	三	己亥	木	4	五	己巳	木
廿四	10	五	壬寅	金	9	日	壬申	金	8	一	辛丑	土	7	三	辛未	土	6	四	庚子	土	5	六	庚午	土
廿五	11	六	癸卯	金	10	一	癸酉	金	9	二	壬寅	金	8	四	壬申	金	7	五	辛丑	土	6	日	辛未	土
廿六	12	日	甲辰	火	11	二	甲戌	火	10	三	癸卯	金	9	五	癸酉	金	8	六	壬寅	金	7	一	壬申	金
廿七	13	一	乙巳	火	12	三	乙亥	火	11	四	甲辰	火	10	六	甲戌	火	9	日	癸卯	金	8	二	癸酉	金
廿八	14	二	丙午	水	13	四	丙子	水	12	五	乙巳	火	11	日	乙亥	火	10	一	甲辰	火	9	三	甲戌	火
廿九	15	三	丁未	水	14	五	丁丑	水	13	六	丙午	水	12	一	丙子	水	11	二	乙巳	火	10	四	乙亥	火
三十	16	四	戊申	土					14	日	丁未	水					12	三	丙午	水				

一九六一年 岁次 辛丑 牛年 下半年

月份		七月				八月				九月				十月				十一月				十二月			
干支		丙申				丁酉				戊戌				己亥				庚子				辛丑			
二十四节气	农历	十三		廿九		十四		廿九		十四		廿九		十五		三十		十五		初一		十五		三十	
	节气	处暑		白露		秋分		寒露		霜降		立冬		小雪		大雪		冬至		小寒		大寒		立春	
	公历	8月23日		9月8日		9月23日		10月6日		10月23日		11月7日		11月22日		12月7日		12月22日		1月6日		1月20日		2月4日	
	时辰	酉时		卯时		未时		戌时		子时		子时		亥时		申时		巳时		寅时		戌时		申时	

农历	公历	星期	天地干支	五行	公历	星期	天地干支	五行	公历	星期	天地干支	五行	公历	星期	天地干支	五行	公历	星期	天地干支	五行	公历	星期	天地干支	五行
初一	11	五	丙子	水	10	日	丙午	水	10	二	丙子	水	8	三	乙巳	火	8	五	乙亥	火	6	六	甲辰	火
初二	12	六	丁丑	水	11	一	丁未	水	11	三	丁丑	水	9	四	丙午	水	9	六	丙子	水	7	日	己巳	火
初三	13	日	戊寅	土	12	二	戊申	土	12	四	戊寅	土	10	五	丁未	水	10	日	丁丑	水	8	一	丙午	水
初四	14	一	己卯	土	13	三	己酉	土	13	五	己卯	土	11	六	戊申	土	11	一	戊寅	土	9	二	丁未	水
初五	15	二	庚辰	金	14	四	庚戌	金	14	六	庚辰	金	12	日	己酉	土	12	二	己卯	土	10	三	戊申	土
初六	16	三	辛巳	金	15	五	辛亥	金	15	日	辛巳	金	13	一	庚戌	金	13	三	庚辰	金	11	四	己酉	土
初七	17	四	壬午	木	16	六	壬子	木	16	一	壬午	木	14	二	辛亥	金	14	四	辛巳	金	12	五	庚戌	金
初八	18	五	癸未	木	17	日	癸丑	木	17	二	癸未	木	15	三	壬子	木	15	五	壬午	木	13	六	辛亥	金
初九	19	六	甲申	水	18	一	甲寅	水	18	三	甲申	水	16	四	癸丑	木	16	六	癸未	木	14	日	壬子	木
初十	20	日	乙酉	水	19	二	乙卯	水	19	四	乙酉	水	17	五	甲寅	水	17	日	甲申	水	15	一	癸丑	木
十一	21	一	丙戌	土	20	三	丙辰	土	20	五	丙戌	土	18	六	乙卯	水	18	一	乙酉	水	16	二	甲寅	水
十二	22	二	丁亥	土	21	四	丁巳	土	21	六	丁亥	土	19	日	丙辰	土	19	二	丙戌	土	17	三	乙卯	水
十三	23	三	戊子	火	22	五	戊午	火	22	日	戊子	火	20	一	丁巳	土	20	三	丁亥	土	18	四	丙辰	土
十四	24	四	己丑	火	23	六	己未	火	23	一	己丑	火	21	二	戊午	火	21	四	戊子	火	19	五	丁巳	土
十五	25	五	庚寅	木	24	日	庚申	木	24	二	庚寅	木	22	三	己未	火	22	五	己丑	火	20	六	戊午	火
十六	26	六	辛卯	木	25	一	辛酉	木	25	三	辛卯	木	23	四	庚申	木	23	六	庚寅	木	21	日	己未	火
十七	27	日	壬辰	水	26	二	壬戌	水	26	四	壬辰	水	24	五	辛酉	木	24	日	辛卯	木	22	一	庚申	木
十八	28	一	癸巳	水	27	三	癸亥	水	27	五	癸巳	水	25	六	壬戌	水	25	一	壬辰	水	23	二	辛酉	木
十九	29	二	甲午	金	28	四	甲子	金	28	六	甲午	金	26	日	癸亥	水	26	二	癸巳	水	24	三	壬戌	水
二十	30	三	乙未	金	29	五	乙丑	金	29	日	乙未	金	27	一	甲子	金	27	三	甲午	金	25	四	癸亥	水
廿一	31	四	丙申	火	30	六	丙寅	火	30	一	丙申	火	28	二	乙丑	金	28	四	乙未	金	26	五	甲子	金
廿二	9月	五	丁酉	火	10月	日	丁卯	火	31	二	丁酉	火	29	三	丙寅	火	29	五	丙申	火	27	六	乙丑	金
廿三	2	六	戊戌	木	2	一	戊辰	木	11月	三	戊戌	木	30	四	丁卯	火	30	六	丁酉	火	28	日	丙寅	火
廿四	3	日	乙亥	木	3	二	乙巳	木	2	四	己亥	木	12月	五	戊辰	木	31	日	戊戌	木	29	一	丁卯	火
廿五	4	一	庚子	土	4	三	庚午	土	3	五	庚子	土	2	六	己巳	木	1月	一	己亥	木	30	二	戊辰	木
廿六	5	二	辛丑	土	5	四	辛未	土	4	六	辛丑	土	3	日	庚午	土	2	二	庚子	土	31	三	己巳	木
廿七	6	三	壬寅	金	6	五	壬申	金	5	日	壬寅	金	4	一	辛未	土	3	三	辛丑	土	2月	四	庚午	土
廿八	7	四	癸卯	金	7	六	癸酉	金	6	一	癸卯	金	5	二	壬申	金	4	四	壬寅	金	2	五	辛未	土
廿九	8	五	甲辰	火	8	日	甲戌	火	7	二	甲辰	火	6	三	癸酉	金	5	五	癸卯	金	3	六	壬申	金
三十	9	六	乙巳	火	9	一	乙亥	火					7	四	甲戌	火					4	日	癸酉	金

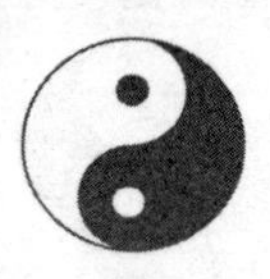

一九六二年 岁次 壬寅 虎年 上半年

月份	正月				二月				三月				四月				五月				六月			
干支	壬寅				癸卯				甲辰				乙巳				丙午				丁未			
二十四节气 农历	十五				初一		十六		初一		十六		初三		十八		初五		廿一		初六		廿二	
节气	雨水				惊蛰		春分		清明		谷雨		立夏		小满		芒种		夏至		小暑		大暑	
公历	2月19日				3月6日		3月21日		4月5日		4月20日		5月6日		5月21日		6月6日		6月22日		7月7日		7月23日	
时辰	午时				巳时		巳时		未时		亥时		辰时		亥时		午时		卯时		亥时		申时	
农历	公历	星期	天地干支	五行	公历	星期	天地干支	五行	公历	星期	天地干支	五行	公历	星期	天地干支	五行	公历	星期	天地干支	五行	公历	星期	天地干支	五行
初一	5	一	甲戌	火	6	二	癸卯	金	5	四	癸酉	金	4	五	壬寅	金	2	六	辛未	土	2	一	辛丑	土
初二	6	二	乙亥	火	7	三	甲辰	火	6	五	甲戌	火	5	六	癸卯	金	3	日	壬申	金	3	二	壬寅	金
初三	7	三	丙子	水	8	四	乙巳	火	7	六	乙亥	火	6	日	甲辰	火	4	一	癸酉	金	4	三	癸卯	金
初四	8	四	丁丑	水	9	五	丙午	水	8	日	丙子	水	7	一	乙巳	火	5	二	甲戌	火	5	四	甲辰	火
初五	9	五	戊寅	土	10	六	丁未	水	9	一	丁丑	水	8	二	丙午	水	6	三	乙亥	火	6	五	乙巳	火
初六	10	六	己卯	土	11	日	戊申	土	10	二	戊寅	土	9	三	丁未	水	7	四	丙子	水	7	六	丙午	水
初七	11	日	庚辰	金	12	一	己酉	土	11	三	己卯	土	10	四	戊申	土	8	五	丁丑	土	8	日	丁未	水
初八	12	一	辛巳	金	13	二	庚戌	金	12	四	庚辰	金	11	五	己酉	土	9	六	戊寅	土	9	一	戊申	土
初九	13	二	壬午	木	14	三	辛亥	金	13	五	辛巳	金	12	六	庚戌	金	10	日	己卯	土	10	二	己酉	土
初十	14	三	癸未	木	15	四	壬子	木	14	六	壬午	木	13	日	辛亥	金	11	一	庚辰	金	11	三	庚戌	金
十一	15	四	甲申	水	16	五	癸丑	木	15	日	癸未	木	14	一	壬子	木	12	二	辛巳	金	12	四	辛亥	金
十二	16	五	乙酉	水	17	六	甲寅	水	16	一	甲申	水	15	二	癸丑	木	13	三	壬午	木	13	五	壬子	木
十三	17	六	丙戌	土	18	日	乙卯	水	17	二	乙酉	水	16	三	甲寅	水	14	四	癸未	木	14	六	癸丑	木
十四	18	日	丁亥	土	19	一	丙辰	土	18	三	丙戌	土	17	四	乙卯	水	15	五	甲申	水	15	日	甲寅	水
十五	19	一	戊子	火	20	二	丁巳	土	19	四	丁亥	土	18	五	丙辰	土	16	六	乙酉	水	16	一	乙卯	水
十六	20	二	己丑	火	21	三	戊午	火	20	五	戊子	火	19	六	丁巳	土	17	日	丙戌	土	17	二	丙辰	土
十七	21	三	庚寅	木	22	四	乙未	火	21	六	乙丑	火	20	日	戊午	火	18	一	丁亥	土	18	三	丁巳	土
十八	22	四	辛卯	木	23	五	庚申	木	22	日	庚寅	木	21	一	己未	火	19	二	戊子	火	19	四	戊午	火
十九	23	五	任辰	水	24	六	辛酉	木	23	一	辛卯	木	22	二	庚申	木	20	三	己丑	火	20	五	己未	火
二十	24	六	癸巳	水	25	日	壬戌	水	24	二	壬辰	水	23	三	辛酉	木	21	四	庚寅	木	21	六	庚申	木
廿一	25	日	甲午	金	26	一	癸亥	水	25	三	癸巳	水	24	四	壬戌	水	22	五	辛卯	木	22	日	辛酉	木
廿二	26	一	乙未	金	27	二	甲子	金	26	四	甲午	金	25	五	癸亥	水	23	六	壬辰	水	23	一	壬戌	水
廿三	27	二	丙申	火	28	三	乙丑	金	27	五	乙未	金	26	六	甲子	金	24	日	癸巳	水	24	二	癸亥	水
廿四	28	三	丁酉	火	29	四	丙寅	火	28	六	丙申	火	27	日	乙丑	金	25	一	甲午	金	25	三	甲子	金
廿五	3月	四	戊戌	木	30	五	丁卯	火	29	日	丁酉	火	28	一	丙寅	火	26	二	乙未	金	26	四	乙丑	金
廿六	2	五	己亥	木	31	六	戊辰	木	30	一	戊戌	木	29	二	丁卯	火	27	三	丙申	火	27	五	丙寅	火
廿七	3	六	庚子	土	4月	日	己巳	木	5月	二	己亥	木	30	三	戊辰	木	28	四	丁酉	火	28	六	丁卯	火
廿八	4	日	辛丑	土	2	一	庚午	土	2	三	庚子	土	31	四	己巳	木	29	五	戊戌	木	29	日	戊辰	木
廿九	5	一	壬寅	金	3	二	辛未	土	3	四	辛丑	土	6月	五	庚午	土	30	六	己亥	木	30	一	己巳	木
三十					4	三	壬申	金									7月	日	庚子	木				

一九六二年 岁次 壬寅 虎年 下半年

月份		七月		八月		九月		十月		十一月		十二月	
干支		戊申		己酉		庚戌		辛亥		壬子		癸丑	
二十四节气	农历	初九	廿四	初十	廿五	十一	廿六	十二	廿七	十一	廿六	十一	廿六
	节气	立秋	处暑	白露	秋分	寒露	霜降	立冬	小雪	大雪	冬至	小寒	大寒
	公历	8月8日	8月23日	9月8日	9月23日	10月9日	10月24日	11月8日	11月23日	12月7日	12月22日	1月6日	1月21日
	时辰	辰时	子时	午时	戌时	丑时	卯时	卯时	寅时	亥时	申时	巳时	丑时

农历	公历	星期	天地干支	五行	公历	星期	天地干支	五行	公历	星期	天地干支	五行	公历	星期	天地干支	五行	公历	星期	天地干支	五行	公历	星期	天地干支	五行
初一	31	二	庚午	土	30	四	庚子	土	29	六	庚午	土	28	日	己亥	木	27	二	己巳	木	27	四	己亥	木
初二	8月	三	辛未	土	31	五	辛丑	土	30	日	辛未	土	29	一	庚子	土	28	三	庚午	土	28	五	庚子	土
初三	2	四	壬申	金	9月	六	壬寅	金	10月	一	壬申	金	30	二	辛丑	土	29	四	辛未	土	29	六	辛丑	土
初四	3	五	癸酉	金	2	日	癸卯	金	2	二	癸酉	金	31	三	壬寅	金	30	五	壬申	金	30	日	壬寅	金
初五	4	六	甲戌	火	3	一	甲辰	火	3	三	甲戌	火	11月	四	癸卯	金	12月	六	癸酉	金	31	一	癸卯	金
初六	5	日	乙亥	火	4	二	乙巳	火	4	四	乙亥	火	2	五	甲辰	火	2	日	甲戌	火	1月	二	甲辰	火
初七	6	一	丙子	水	5	三	丙午	水	5	五	丙子	水	3	六	乙巳	火	3	一	乙亥	火	2	三	乙巳	火
初八	7	二	丁丑	水	6	四	丁未	水	6	六	丁丑	水	4	日	丙午	水	4	二	丙子	水	3	四	丙午	水
初九	8	三	戊寅	土	7	五	戊申	土	7	日	戊寅	土	5	一	丁未	水	5	三	丁丑	水	4	五	丁未	水
初十	9	四	己卯	土	8	六	己酉	土	8	一	己卯	土	6	二	戊申	土	6	四	戊寅	土	5	六	戊申	土
十一	10	五	庚辰	金	9	日	庚戌	金	9	二	庚辰	金	7	三	己酉	土	7	五	己卯	土	6	日	己酉	土
十二	11	六	辛巳	金	10	一	辛亥	金	10	三	辛巳	金	8	四	庚戌	金	8	六	庚辰	金	7	一	庚戌	金
十三	12	日	壬午	木	11	二	壬子	木	11	四	壬午	木	9	五	辛亥	金	9	日	辛巳	金	8	二	辛亥	金
十四	13	一	癸未	木	12	三	癸丑	木	12	五	癸未	木	10	六	壬子	木	10	一	壬午	木	9	三	壬子	木
十五	14	二	甲申	水	13	四	甲寅	水	13	六	甲申	水	11	日	癸丑	木	11	二	癸未	木	10	四	癸丑	木
十六	15	三	乙酉	水	14	五	乙卯	水	14	日	乙酉	水	12	一	甲寅	水	12	三	甲申	水	11	五	甲寅	水
十七	16	四	丙戌	土	15	六	丙辰	土	15	一	丙戌	土	13	二	乙卯	水	13	四	乙酉	水	12	六	乙卯	水
十八	17	五	丁亥	土	16	日	丁巳	土	16	二	丁亥	土	14	三	丙辰	土	14	五	丙戌	土	13	日	丙辰	土
十九	18	六	戊子	火	17	一	戊午	火	17	三	戊子	火	15	四	丁巳	土	15	六	丁亥	土	14	一	丁巳	土
二十	19	日	己丑	火	18	二	己未	火	18	四	己丑	火	16	五	戊午	火	16	日	戊子	火	15	二	戊午	火
廿一	20	一	庚寅	木	19	三	庚申	木	19	五	庚寅	木	17	六	己未	火	17	一	己丑	火	16	三	己未	火
廿二	21	二	辛卯	木	20	四	辛酉	木	20	六	辛卯	木	18	日	庚申	木	18	二	庚寅	木	17	四	庚申	木
廿三	22	三	壬辰	水	21	五	壬戌	水	21	日	壬辰	水	19	一	辛酉	木	19	三	辛卯	木	18	五	辛酉	木
廿四	23	四	癸巳	水	22	六	癸亥	水	22	一	癸巳	水	20	二	壬戌	水	20	四	壬辰	水	19	六	壬戌	水
廿五	24	五	甲午	金	23	日	甲子	金	23	二	甲午	金	21	三	癸亥	水	21	五	癸巳	水	20	日	癸亥	水
廿六	25	六	乙未	金	24	一	乙丑	金	24	三	乙未	金	22	四	甲子	金	22	六	甲午	金	21	一	甲子	金
廿七	26	日	丙申	火	25	二	丙寅	火	25	四	丙申	火	23	五	乙丑	金	23	日	乙未	金	22	二	乙丑	金
廿八	27	一	丁酉	火	26	三	丁卯	火	26	五	丁酉	火	24	六	丙寅	火	24	一	丙申	火	23	三	丙寅	火
廿九	28	二	戊戌	木	27	四	戊辰	木	27	六	戊戌	木	25	日	丁卯	火	25	二	丁酉	火	24	四	丁卯	火
三十	29	三	己亥	木	28	五	己巳	木					26	一	戊辰	木	26	三	戊戌	木				

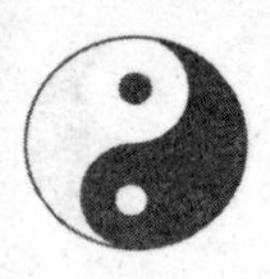

一九六三年 岁次 癸卯 兔年 上半年

月份	正月				二月				三月				四月				闰四月				五月			
干支	甲寅				乙卯				丙辰				丁巳								戊午			
二十四节气 农历	十一		廿六		十一		廿六		十二		廿八		十三		廿九		十五				初二		十八	
节气	立春		雨水		惊蛰		春分		清明		谷雨		立夏		小满		芒种				夏至		小暑	
公历	2月4日		2月19日		3月6日		3月21日		4月5日		4月21日		5月6日		5月22日		6月6日				6月22日		7月8日	
时辰	亥时		酉时		申时		申时		戌时		寅时		未时		丑时		酉时				午时		寅时	
农历	公历	星期	天地干支	五行	公历	星期	天地干支	五行	公历	星期	天地干支	五行	公历	星期	天地干支	五行	公历	星期	天地干支	五行	公历	星期	天地干支	五行
初一	25	五	戊辰	木	24	日	戊戌	木	25	一	丁卯	火	24	三	丁酉	火	23	四	丙寅	火	21	五	乙未	金
初二	26	六	己巳	木	25	一	己亥	木	26	二	戊辰	木	25	四	戊戌	木	24	五	丁卯	火	22	六	丙申	火
初三	27	日	庚午	土	26	二	庚子	土	27	三	己巳	木	26	五	己亥	木	25	六	戊辰	木	23	日	丁酉	火
初四	28	一	辛未	土	27	三	辛丑	土	28	四	庚午	土	27	六	庚子	土	26	日	己巳	木	24	一	戊戌	木
初五	29	二	壬申	金	28	四	壬寅	金	29	五	辛未	土	28	日	辛丑	土	27	一	庚午	土	25	二	己亥	木
初六	30	三	癸酉	金	3月	五	癸卯	金	30	六	壬申	金	29	一	壬寅	金	28	二	辛未	土	26	三	庚子	土
初七	31	四	甲戌	火	2	六	甲辰	火	31	日	癸酉	金	30	二	癸卯	金	29	三	壬申	金	27	四	辛丑	土
初八	2月	五	乙亥	火	3	日	乙巳	火	4月	一	甲戌	火	5月	三	甲辰	金	30	四	癸酉	金	28	五	壬寅	金
初九	2	六	丙子	水	4	一	丙午	水	2	二	乙亥	火	2	四	乙巳	火	31	五	甲戌	火	29	六	癸卯	金
初十	3	日	丁丑	水	5	二	丁未	水	3	三	丙子	水	3	五	丙午	水	6月	六	乙亥	火	30	日	甲辰	火
十一	4	一	戊寅	土	6	三	戊申	土	4	四	丁丑	水	4	六	丁未	水	2	日	丙子	水	7月	一	乙巳	火
十二	5	二	己卯	土	7	四	己酉	土	5	五	戊寅	土	5	日	戊申	土	3	一	丁丑	水	2	二	丙午	水
十三	6	三	庚辰	金	8	五	庚戌	金	6	六	己卯	土	6	一	己酉	土	4	二	戊寅	土	3	三	丁未	水
十四	7	四	辛巳	金	9	六	辛亥	金	7	日	庚辰	金	7	二	庚戌	金	5	三	己卯	土	4	四	戊申	土
十五	8	五	壬午	木	10	日	壬子	木	8	一	辛巳	金	8	三	辛亥	金	6	四	庚辰	金	5	五	己酉	土
十六	9	六	癸未	木	11	一	癸丑	木	9	二	壬午	木	9	四	壬子	木	7	五	辛巳	金	6	六	庚戌	金
十七	10	日	甲申	水	12	二	甲寅	水	10	三	癸未	木	10	五	癸丑	木	8	六	壬午	木	7	日	辛亥	金
十八	11	一	乙酉	水	13	三	乙卯	水	11	四	甲申	水	11	六	甲寅	水	9	日	癸未	木	8	一	壬子	木
十九	12	二	丙戌	土	14	四	丙辰	土	12	五	乙酉	水	12	日	乙卯	水	10	一	甲申	水	9	二	癸丑	木
二十	13	三	丁亥	土	15	五	丁巳	土	13	六	丙戌	土	13	一	丙辰	土	11	二	乙酉	水	10	三	甲寅	水
廿一	14	四	戊子	火	16	六	戊午	火	14	日	丁亥	土	14	二	丁巳	土	12	三	丙戌	土	11	四	乙卯	水
廿二	15	五	乙丑	火	17	日	乙未	火	15	一	戊子	火	15	三	戊午	火	13	四	丁亥	土	12	五	丙辰	土
廿三	16	六	庚寅	木	18	一	庚申	木	16	二	乙丑	火	16	四	乙未	火	14	五	戊子	火	13	六	丁巳	土
廿四	17	日	辛卯	木	19	二	辛酉	木	17	三	庚寅	木	17	五	庚申	木	15	六	己丑	火	14	日	戊午	火
廿五	18	一	壬辰	水	20	三	壬戌	水	18	四	辛卯	木	18	六	辛酉	木	16	日	庚寅	木	15	一	己未	火
廿六	19	二	癸巳	水	21	四	癸亥	水	19	五	壬辰	水	19	日	壬戌	水	17	一	辛卯	木	16	二	庚申	木
廿七	20	三	甲午	金	22	五	甲子	金	20	六	癸巳	水	20	一	癸亥	水	18	二	壬辰	水	17	三	辛酉	木
廿八	21	四	乙未	金	23	六	乙丑	金	21	日	甲午	金	21	二	甲子	金	19	三	癸巳	水	18	四	壬戌	水
廿九	22	五	丙申	火	24	日	丙寅	火	22	一	乙未	金	22	三	乙丑	金	20	四	甲午	金	19	五	癸亥	水
三十	23	六	丙申	火					23	二	丙申	火									20	六	甲子	金

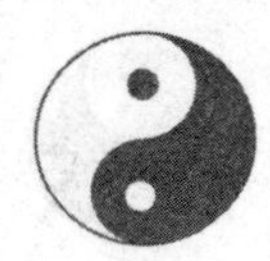

一九六三年 岁次 癸卯 兔年 下半年

月份		六月		七月		八月		九月		十月		十一月		十二月	
干支		己未		庚申		辛酉		壬戌		癸亥		甲子		乙丑	
二十四节气	农历	初三	十九	初六	廿一	初七	廿二	初八	廿三	初八	廿三	初三	廿二	初七	廿二
	节气	大暑	立秋	处暑	白露	秋分	寒露	霜降	立冬	小雪	大雪	冬至	小寒	大寒	立春
	公历	7月23日	8月8日	8月24日	9月8日	9月24日	10月9日	10月24日	11月8日	11月23日	12月8日	12月22日	1月6日	1月21日	1月2日
	时辰	亥时	未时	寅时	酉时	丑时	辰时	午时	午时	辰时	寅时	亥时	申时	辰时	寅时

农历	公历	星期	天地干支	五行	公历	星期	天地干支	五行	公历	星期	天地干支	五行	公历	星期	天地干支	五行	公历	星期	天地干支	五行	公历	星期	天地干支	五行	公历	星期	天地干支	五行
初一	21	日	乙丑	金	19	一	甲午	金	18	三	甲子	金	17	四	癸巳	水	16	六	癸亥	水	16	一	癸巳	水	15	三	癸亥	水
初二	22	一	丙寅	火	20	二	乙未	金	19	四	乙丑	金	18	五	甲午	金	17	日	甲子	金	17	二	甲午	金	16	四	甲子	金
初三	23	二	丁卯	火	21	三	丙申	火	20	五	丙寅	火	19	六	乙未	金	18	一	乙丑	金	18	三	乙未	金	17	五	乙丑	金
初四	24	三	戊辰	木	22	四	丁酉	火	21	六	丁卯	火	20	日	丙申	火	19	二	丙寅	火	19	四	丙申	火	18	六	丙寅	火
初五	25	四	己巳	木	23	五	戊戌	木	22	日	戊辰	木	21	一	丁酉	火	20	三	丁卯	火	20	五	丁酉	火	19	日	丁卯	火
初六	26	五	庚午	土	24	六	己亥	木	23	一	己巳	木	22	二	戊戌	木	21	四	戊辰	木	21	六	戊戌	木	20	一	戊辰	木
初七	27	六	辛未	土	25	日	庚子	土	24	二	庚午	土	23	三	己亥	木	22	五	己巳	木	22	日	己亥	木	21	二	己巳	木
初八	28	日	壬申	金	26	一	辛丑	土	25	三	辛未	土	24	四	庚子	土	23	六	庚午	土	23	一	庚子	土	22	三	庚午	土
初九	29	一	癸酉	金	27	二	壬寅	金	26	四	壬申	金	25	五	辛丑	土	24	日	辛未	土	24	二	辛丑	土	23	四	辛未	土
初十	30	二	甲戌	火	28	三	癸卯	金	27	五	癸酉	金	26	六	壬寅	金	25	一	壬申	金	25	三	壬寅	金	24	五	壬申	金
十一	31	三	乙亥	火	29	四	甲辰	火	28	六	甲戌	火	27	日	癸卯	金	26	二	癸酉	金	26	四	癸卯	金	25	六	癸酉	金
十二	8月	四	丙子	水	30	五	乙巳	火	29	日	乙亥	火	28	一	甲辰	火	27	三	甲戌	火	27	五	甲辰	火	26	日	甲戌	火
十三	2	五	丁丑	水	31	六	丙午	水	30	一	丙子	水	29	二	乙巳	火	28	四	乙亥	火	28	六	乙巳	火	27	一	乙亥	火
十四	3	六	戊寅	土	9月	日	丁未	水	10月	二	丁丑	水	30	三	丙午	水	29	五	丙子	水	29	日	丙午	水	28	二	丙子	水
十五	4	日	己卯	土	2	一	戊申	土	2	三	戊寅	土	31	四	丁未	水	30	六	丁丑	水	30	一	丁未	水	29	三	丁丑	水
十六	5	一	庚辰	金	3	二	己酉	土	3	四	己卯	土	11月	五	戊申	土	12月	日	戊寅	土	31	二	戊申	土	30	四	戊寅	土
十七	6	二	辛巳	金	4	三	庚戌	金	4	五	庚辰	金	2	六	己酉	土	2	一	己卯	土	1月	三	己酉	土	31	五	己卯	土
十八	7	三	壬午	木	5	四	辛亥	金	5	六	辛巳	金	3	日	庚戌	金	3	二	庚辰	金	2	四	庚戌	金	2月	六	庚戌	金
十九	8	四	癸未	木	6	五	壬子	木	6	日	壬午	木	4	一	辛亥	金	4	三	辛巳	金	3	五	辛亥	金	2	日	辛巳	金
二十	9	五	甲申	水	7	六	癸丑	木	7	一	癸未	木	5	二	壬子	木	5	四	壬午	木	4	六	壬子	木	3	一	壬午	木
廿一	10	六	乙酉	水	8	日	甲寅	水	8	二	甲申	水	6	三	癸丑	木	6	五	癸未	木	5	日	癸丑	木	4	二	癸未	木
廿二	11	日	丙戌	水	9	一	乙卯	水	9	三	乙酉	水	7	四	甲寅	水	7	六	甲申	水	6	一	甲寅	水	5	三	甲申	水
廿三	12	一	丁亥	土	10	二	丙辰	土	10	四	丙戌	土	8	五	乙卯	水	8	日	乙酉	水	7	二	乙卯	水	6	四	乙酉	水
廿四	13	二	戊子	火	11	三	丁巳	土	11	五	丁亥	土	9	六	丙辰	土	9	一	丙戌	土	8	三	丙辰	土	7	五	丙戌	土
廿五	14	三	己丑	火	12	四	戊午	火	12	六	戊子	火	10	日	丁巳	土	10	二	丁亥	土	9	四	丁巳	土	8	六	丁未	土
廿六	15	四	庚寅	木	13	五	己未	火	13	日	己丑	火	11	一	戊午	火	11	三	戊子	火	10	五	戊午	火	9	日	戊子	火
廿七	16	五	辛卯	木	14	六	庚申	木	14	一	庚寅	木	12	二	己未	火	12	四	己丑	火	11	六	己未	火	10	一	己丑	火
廿八	17	六	壬辰	水	15	日	辛酉	木	15	二	辛卯	木	13	三	庚申	木	13	五	庚寅	木	12	日	庚申	木	11	二	庚寅	木
廿九	18	日	癸巳	水	16	一	壬戌	水	16	三	壬辰	水	14	四	辛酉	木	14	六	辛卯	木	13	一	辛酉	木	12	三	辛卯	木
三十					17	二	癸亥	水					15	五	壬戌	水	15	日	壬辰	水	14	二	任戌	水				

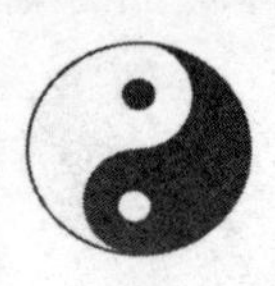

一九六四年 岁次 甲辰 龙年 上半年

月份	正月				二月				三月				四月				五月				六月			
干支	丙寅				丁卯				戊辰				己巳				庚午				辛未			
二十四节气 农历	初五		二十		初六		廿一		初六		廿一		初八		廿三		初十		廿六		十一		廿七	
节气	雨水		惊蛰		春分		清明		谷雨		立夏		小满		芒种		夏至		小暑		大暑		立秋	
公历	2月19日		3月5日		3月20日		4月5日		4月20日		5月5日		5月21日		6月6日		6月21日		7月7日		7月23日		8月7日	
时辰	亥时		亥时		亥时		丑时		巳时		戌时		辰时		子时		申时		巳时		寅时		戌时	
农历	公历	星期	天地干支	五行	公历	星期	天地干支	五行	公历	星期	天地干支	五行	公历	星期	天地干支	五行	公历	星期	天地干支	五行	公历	星期	天地干支	五行
初一	13	四	壬辰	水	14	六	壬戌	水	12	日	辛卯	木	12	二	辛酉	木	10	三	庚寅	木	9	四	己未	火
初二	14	五	癸巳	水	15	日	癸亥	水	13	一	壬辰	水	13	三	壬戌	水	11	四	辛卯	木	10	五	庚申	木
初三	15	六	甲午	金	16	一	甲子	金	14	二	癸巳	水	14	四	癸亥	水	12	五	壬辰	水	11	六	辛酉	木
初四	16	日	乙未	金	17	二	乙丑	金	15	三	甲午	金	15	五	甲子	金	13	六	癸巳	水	12	日	壬戌	水
初五	17	一	丙申	火	18	三	丙寅	火	16	四	乙未	金	16	六	乙丑	金	14	日	甲午	金	13	一	癸亥	水
初六	18	二	丁酉	火	19	四	丁卯	火	17	五	丙申	火	17	日	丙寅	火	15	一	乙未	金	14	二	甲子	金
初七	19	三	戊戌	木	20	五	戊辰	木	18	六	丁酉	火	18	一	丁卯	火	16	二	丙申	火	15	三	乙丑	金
初八	20	四	己亥	木	21	六	己巳	木	19	日	戊戌	木	19	二	戊辰	木	17	三	丁酉	火	16	四	丙寅	火
初九	21	五	庚子	土	22	日	庚午	火	20	一	己亥	木	20	三	己巳	木	18	四	戊戌	木	17	五	丁卯	火
初十	22	六	辛丑	土	23	一	辛未	土	21	二	庚子	土	21	四	庚午	土	19	五	己亥	木	18	六	戊辰	木
十一	23	日	壬寅	金	24	二	壬申	金	22	三	辛丑	土	22	五	辛未	土	20	六	庚子	土	19	日	己巳	木
十二	24	一	癸卯	金	25	三	癸酉	金	23	四	壬寅	金	23	六	壬申	金	21	日	辛丑	土	20	一	庚午	土
十三	25	二	甲辰	火	26	四	甲戌	火	24	五	癸卯	金	24	日	癸酉	金	22	一	壬寅	金	21	二	辛未	土
十四	26	三	乙巳	火	27	五	乙亥	火	25	六	甲辰	火	25	一	甲戌	火	23	二	癸卯	金	22	三	壬申	金
十五	27	四	丙午	水	28	六	丙子	水	26	日	乙巳	火	26	二	乙亥	火	24	三	甲辰	火	23	四	癸酉	金
十六	28	五	丁未	水	29	日	丁丑	水	27	一	丙午	水	27	三	丙子	水	25	四	乙巳	火	24	五	甲戌	火
十七	29	六	戊申	土	30	一	戊寅	土	28	二	丁未	水	28	四	丁丑	水	26	五	丙午	火	25	六	乙亥	火
十八	3月	日	己酉	土	31	二	己卯	土	29	三	戊申	土	29	五	戊寅	土	27	六	丁未	水	26	日	丙子	水
十九	2	一	庚戌	金	4月	三	庚辰	金	30	四	己酉	土	30	六	己卯	土	28	日	戊申	土	27	一	丁丑	水
二十	3	二	辛亥	金	2	四	辛巳	金	5月	五	庚戌	金	31	日	庚辰	金	29	一	己酉	土	28	二	戊寅	土
廿一	4	三	壬子	木	3	五	壬午	木	2	六	辛亥	金	6月	一	辛巳	金	30	二	庚戌	金	29	三	己卯	土
廿二	5	四	癸丑	木	4	六	癸未	木	3	日	壬子	木	2	二	壬午	木	7月	三	辛亥	金	30	四	庚辰	金
廿三	6	五	甲寅	水	5	日	甲申	水	4	一	癸丑	木	3	三	癸未	木	2	四	壬子	木	31	五	辛巳	金
廿四	7	六	乙卯	水	6	一	乙酉	水	5	二	甲寅	水	4	四	甲申	水	3	五	癸丑	木	8月	六	壬午	木
廿五	8	日	丙辰	土	7	二	丙戌	土	6	三	乙卯	水	5	五	乙酉	水	4	六	甲寅	水	2	日	癸未	木
廿六	9	一	丁巳	土	8	三	丁亥	土	7	四	丙辰	土	6	六	丙戌	土	5	日	乙卯	水	3	一	甲申	水
廿七	10	二	戊午	火	9	四	戊子	火	8	五	丁巳	土	7	日	丁亥	土	6	一	丙辰	土	4	二	乙酉	水
廿八	11	三	己未	火	10	五	己丑	火	9	六	戊午	火	8	一	戊子	火	7	二	丁巳	土	5	三	丙戌	土
廿九	12	四	庚申	木	11	六	庚寅	木	10	日	己未	火	9	二	己丑	火	8	三	戊午	火	6	四	丁亥	土
三十	13	五	辛酉	木					11	一	庚申	木									7	五	戊子	火

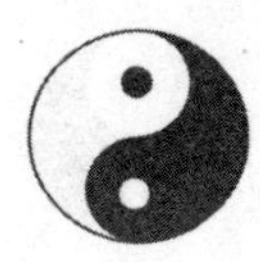

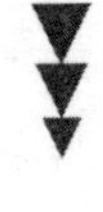

一九六四年 岁次 甲辰 龙年 下半年

月份	七月				八月				九月				十月				十一月				十二月			
干支	壬申				癸酉				甲戌				乙亥				丙子				丁丑			
二十四节气 农历	十六		初二		十八		初三		十八		初四		十九		初四		十九		初三		十八			
二十四节气 节气	处暑		白露		秋分		寒露		霜降		立冬		小雪		大雪		冬至		小寒		大寒			
二十四节气 公历	8月23日		9月7日		9月23日		10月8日		10月23日		11月7日		11月22日		12月7日		12月22日		1月5日		1月20日			
二十四节气 时辰	巳时		子时		辰时		未时		酉时		酉时		未时		巳时		寅时		亥时		未时			
农历	公历	星期	天地干支	五行	公历	星期	天地干支	五行	公历	星期	天地干支	五行	公历	星期	天地干支	五行	公历	星期	天地干支	五行	公历	星期	天地干支	五行
初一	8	六	己丑	火	6	日	戊午	火	6	二	戊子	火	4	三	丁巳	土	4	五	丁亥	土	3	日	丁巳	土
初二	9	日	庚寅	木	7	一	己未	火	7	三	己丑	火	5	四	戊午	火	5	六	戊子	火	4	一	戊午	火
初三	10	一	辛卯	木	8	二	庚申	木	8	四	庚寅	木	6	五	己未	火	6	日	己丑	火	5	二	己未	火
初四	11	二	壬辰	水	9	三	辛酉	木	9	五	辛卯	木	7	六	庚申	木	7	一	庚寅	木	6	三	庚申	木
初五	12	三	癸巳	水	10	四	壬戌	水	10	六	壬辰	水	8	日	辛酉	木	8	二	辛卯	木	7	四	辛酉	木
初六	13	四	甲午	金	11	五	癸亥	水	11	日	癸巳	水	9	一	壬戌	水	9	三	壬辰	水	8	五	壬戌	水
初七	14	五	乙未	金	12	六	甲子	金	12	一	甲午	金	10	二	癸亥	水	10	四	癸巳	水	9	六	癸亥	水
初八	15	六	丙申	火	13	日	乙丑	金	13	二	乙未	金	11	三	甲子	金	11	五	甲午	金	10	日	甲子	金
初九	16	日	丁酉	火	14	一	丙寅	火	14	三	丙申	火	12	四	乙丑	金	12	六	乙未	金	11	一	乙丑	金
初十	17	一	戊戌	木	15	二	丁卯	火	15	四	丁酉	火	13	五	丙寅	火	13	日	丙申	火	12	二	丙寅	火
十一	18	二	己亥	木	16	三	戊辰	木	16	五	戊戌	木	14	六	丁卯	火	14	一	丁酉	火	13	三	丁卯	火
十二	19	三	庚子	土	17	四	己巳	木	17	六	己亥	木	15	日	戊辰	木	15	二	戊戌	木	14	四	戊辰	木
十三	20	四	辛丑	土	18	五	庚午	土	18	日	庚子	土	16	一	己巳	木	16	三	己亥	木	15	五	己巳	木
十四	21	五	壬寅	金	19	六	辛未	土	19	一	辛丑	土	17	二	庚午	土	17	四	庚子	土	16	六	庚午	土
十五	22	六	癸卯	金	20	日	壬申	金	20	二	壬寅	金	18	三	辛未	土	18	五	辛丑	土	17	日	辛未	土
十六	23	日	甲辰	火	21	一	癸酉	金	21	三	癸卯	金	19	四	壬申	金	19	六	壬寅	金	18	一	壬申	金
十七	24	一	乙巳	火	22	二	甲戌	火	22	四	甲辰	火	20	五	癸酉	金	20	日	癸卯	金	19	二	癸酉	金
十八	25	二	丙午	水	23	三	乙亥	火	23	五	乙巳	火	21	六	甲戌	火	21	一	甲辰	火	20	三	甲戌	火
十九	26	三	丁未	水	24	四	丙子	水	24	六	丙午	水	22	日	乙亥	火	22	二	乙巳	火	21	四	乙亥	火
二十	27	四	戊申	土	25	五	丁丑	水	25	日	丁未	水	23	一	丙子	水	23	三	丙午	水	22	五	丙子	水
廿一	28	五	己酉	土	26	六	戊寅	土	26	一	戊申	土	24	二	丁丑	水	24	四	丁未	水	23	六	丁丑	水
廿二	29	六	庚戌	金	27	日	己卯	土	27	二	己酉	土	25	三	戊寅	土	25	五	戊申	土	24	日	戊寅	土
廿三	30	日	辛亥	金	28	一	庚辰	金	28	三	庚戌	金	26	四	己卯	土	26	六	己酉	土	25	一	己卯	土
廿四	31	一	壬子	木	29	二	辛巳	金	29	四	辛亥	金	27	五	庚辰	金	27	日	庚戌	金	26	二	庚辰	金
廿五	9月	二	癸丑	木	30	三	壬午	木	30	五	壬子	木	28	六	辛巳	金	28	一	辛亥	金	27	三	辛巳	金
廿六	2	三	甲寅	水	10月	四	癸未	木	31	六	癸丑	木	29	日	壬午	木	29	二	壬子	木	28	四	壬午	木
廿七	3	四	乙卯	水	2	五	甲申	水	11月	日	甲寅	水	30	一	癸未	木	30	三	癸丑	木	29	五	癸未	木
廿八	4	五	丙辰	土	3	六	乙酉	水	2	一	乙卯	水	12月	二	甲申	水	31	四	甲寅	水	30	六	甲申	水
廿九	5	六	丁巳	土	4	日	丙戌	土	3	二	丙辰	土	2	三	乙酉	水	1月	五	乙卯	水	31	日	乙酉	水
三十					5	一	丁亥	土					3	四	丙戌	土	2	六	丙辰	土	2月	一	丙戌	土

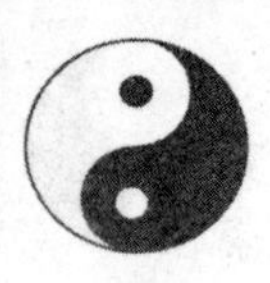

一九六五年 岁次 乙巳 蛇年 上半年

月份		正月		二月		三月		四月		五月		六月	
干支		戊寅		己卯		庚辰		辛巳		壬午		癸未	
二十四节气	农历	初三	十八	初四	十九	初四	十九	初六	廿一	初七	廿二	初九	廿五
	节气	雨水	惊蛰	春分	清明	谷雨	立夏	小满	芒种	夏至	小暑	大暑	立秋
	公历	2月4日	2月19日	3月6日	3月21日	4月5日	4月20日	5月6日	5月21日	6月6日	6月21日	7月7日	7月23日
	时辰	辰时	寅时	寅时	寅时	辰时	申时	丑时	未时	卯时	亥时	申时	巳时

农历	公历	星期	天地干支	五行	公历	星期	天地干支	五行	公历	星期	天地干支	五行	公历	星期	天地干支	五行	公历	星期	天地干支	五行	公历	星期	天地干支	五行
初一	2	二	丁亥	土	3	三	丙辰	土	2	五	丙戌	土	5月	六	乙卯	水	31	一	乙酉	水	29	二	甲寅	水
初二	3	三	戊子	火	4	四	丁巳	土	3	六	丁亥	土	2	日	丙辰	土	6月	二	丙戌	土	30	三	乙卯	土
初三	4	四	己丑	火	5	五	戊午	火	4	日	戊子	火	3	一	丁巳	土	2	三	丁亥	土	7月	四	丙辰	土
初四	5	五	庚寅	木	6	六	己未	火	5	一	己丑	火	4	二	戊午	火	3	四	戊子	火	2	五	丁巳	土
初五	6	六	辛卯	木	7	日	庚申	木	6	二	庚寅	木	5	三	己未	火	4	五	己丑	火	3	六	戊午	火
初六	7	日	壬辰	水	8	一	辛酉	木	7	三	辛卯	木	6	四	庚申	木	5	六	庚寅	木	4	日	己未	火
初七	8	一	癸巳	水	9	二	壬戌	水	8	四	壬辰	水	7	五	辛酉	木	6	日	辛卯	木	5	一	庚申	木
初八	9	二	甲午	金	10	三	癸亥	水	9	五	癸巳	水	8	六	壬戌	水	7	一	壬辰	水	6	二	辛酉	木
初九	10	三	乙未	金	11	四	甲子	金	10	六	甲午	金	9	日	癸亥	水	8	二	癸巳	水	7	三	壬戌	水
初十	11	四	丙申	火	12	五	乙丑	金	11	日	乙未	金	10	一	甲子	金	9	三	甲午	金	8	四	癸亥	水
十一	12	五	丁酉	火	13	六	丙寅	火	12	一	丙申	火	11	二	乙丑	金	10	四	乙未	金	9	五	甲子	金
十二	13	六	戊戌	木	14	日	丁卯	火	13	二	丁酉	火	12	三	丙寅	火	11	五	丙申	火	10	六	乙丑	金
十三	14	日	己亥	木	15	一	戊辰	木	14	三	戊戌	木	13	四	丁卯	火	12	六	丁酉	火	11	日	丙寅	火
十四	15	一	庚子	土	16	二	己巳	木	15	四	己亥	木	14	五	戊辰	木	13	日	戊戌	木	12	一	丁卯	火
十五	16	二	辛丑	土	17	三	庚午	土	16	五	庚子	土	15	六	己巳	木	14	一	己亥	木	13	二	戊辰	木
十六	17	三	壬寅	金	18	四	辛未	土	17	六	辛丑	土	16	日	庚午	土	15	二	庚子	土	14	三	己巳	木
十七	18	四	癸卯	金	19	五	壬申	金	18	日	壬寅	金	17	一	辛未	土	16	三	辛丑	土	15	四	庚午	土
十八	19	五	甲辰	火	20	六	癸酉	金	19	一	癸卯	金	18	二	壬申	金	17	四	壬寅	金	16	五	辛未	土
十九	20	六	乙巳	火	21	日	甲戌	火	20	二	甲辰	火	19	三	癸酉	金	18	五	癸卯	金	17	六	壬申	金
二十	21	日	丙午	水	22	一	乙亥	火	21	三	乙巳	火	20	四	甲戌	火	19	六	甲辰	火	18	日	癸酉	金
廿一	22	一	丁未	水	23	二	丙子	水	22	四	丙午	水	21	五	乙亥	火	20	日	乙巳	火	19	一	甲戌	火
廿二	23	二	戊申	土	24	三	丁丑	水	23	五	丁未	水	22	六	丙子	水	21	一	丙午	水	20	二	乙亥	火
廿三	24	三	乙酉	土	25	四	戊寅	土	24	六	戊申	土	23	日	丁丑	水	22	二	丁未	水	21	三	丙子	水
廿四	25	四	庚戌	金	26	五	己卯	土	25	日	己酉	土	24	一	戊寅	土	23	三	戊申	土	22	四	丁丑	水
廿五	26	五	辛亥	金	27	六	庚辰	金	26	一	庚戌	金	25	二	己卯	土	24	四	己酉	土	23	五	戊寅	土
廿六	27	六	壬子	木	28	日	辛巳	金	27	二	辛亥	金	26	三	庚辰	金	25	五	庚戌	金	24	六	己卯	土
廿七	28	日	癸丑	木	29	一	壬午	木	28	三	壬子	木	27	四	辛巳	金	26	六	辛亥	金	25	日	庚辰	金
廿八	3月	一	甲寅	水	30	二	癸未	木	29	四	癸丑	木	28	五	壬午	木	27	日	壬子	木	26	一	辛巳	金
廿九	2	二	乙卯	水	31	三	甲申	水	30	五	甲寅	水	29	六	癸未	木	28	一	癸丑	木	27	二	壬午	木
三十					4月	四	乙酉	水					30	日	甲申	水								

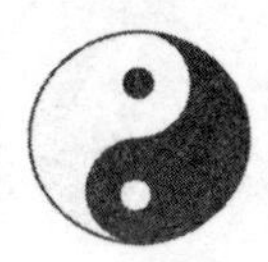

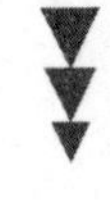

一九六五年 岁次 乙巳 蛇年 下半年

月份	七月				八月				九月				十月				十一月				十二月			
干支	甲申				乙酉				丙戌				丁亥				戊子				己丑			
二十四节气 农历	十二		廿七		十三		廿八		十四		廿九		十五		三十		十五		三十		十五		廿九	
节气	立秋		处暑		白露		秋分		寒露		霜降		立冬		小雪		大雪		冬至		小寒		大寒	
公历	8月3日		8月23日		9月8日		9月23日		10月8日		10月23日		11月7日		11月22日		12月7日		12月22日		1月6日		1月20日	
时辰	丑时		申时		寅时		未时		戌时		子时		子时		戌时		申时		巳时		丑时		戌时	
农历	公历	星期	天地干支	五行	公历	星期	天地干支	五行	公历	星期	天地干支	五行	公历	星期	天地干支	五行	公历	星期	天地干支	五行	公历	星期	天地干支	五行
初一	28	三	癸未	木	27	五	癸丑	木	25	六	壬午	木	24	日	辛亥	金	23	二	辛巳	金	23	四	辛亥	金
初二	29	四	甲申	水	28	六	甲寅	水	26	日	癸未	木	25	一	壬子	木	24	三	壬午	木	24	五	壬子	木
初三	30	五	乙酉	水	29	日	乙卯	水	27	一	甲申	水	26	二	癸丑	木	25	四	癸未	木	25	六	癸丑	木
初四	31	六	丙戌	土	30	一	丙辰	土	28	二	乙酉	水	27	三	甲寅	水	26	五	甲申	水	26	日	甲寅	水
初五	8月	日	丁亥	土	31	二	丁巳	土	29	三	丙戌	土	28	四	乙卯	水	27	六	乙酉	水	27	一	乙卯	水
初六	2	一	戊子	火	9月	三	戊午	火	30	四	丁亥	土	29	五	丙辰	土	28	日	丙戌	土	28	二	丙辰	土
初七	3	二	己丑	火	2	四	己未	火	10月	五	戊子	火	30	六	丁巳	土	29	一	丁亥	土	29	三	丁巳	土
初八	4	三	庚寅	木	3	五	庚申	木	2	六	己丑	火	31	日	戊午	火	30	二	戊子	火	30	四	戊午	火
初九	5	四	辛卯	木	4	六	辛酉	木	3	日	庚寅	木	11月	一	己未	火	12月	三	己丑	火	31	五	己未	火
初十	6	五	壬辰	水	5	日	壬戌	水	4	一	辛卯	木	2	二	庚申	木	2	四	庚寅	木	1月	六	庚申	木
十一	7	六	癸巳	水	6	一	癸亥	水	5	二	壬辰	水	3	三	辛酉	木	3	五	辛卯	木	2	日	辛酉	木
十二	8	日	甲午	金	7	二	甲子	金	6	三	癸巳	水	4	四	壬戌	水	4	六	壬辰	水	3	一	壬戌	水
十三	9	一	乙未	金	8	三	乙丑	金	7	四	甲午	金	5	五	癸亥	水	5	日	癸巳	水	4	二	癸亥	水
十四	10	二	丙申	火	9	四	丙寅	火	8	五	乙未	金	6	六	甲子	金	6	一	甲午	金	5	三	甲子	金
十五	11	三	丁酉	火	10	五	丁卯	火	9	六	丙申	火	7	日	乙丑	金	7	二	乙未	金	6	四	乙丑	金
十六	12	四	戊戌	木	11	六	戊辰	木	10	日	丁酉	火	8	一	丙寅	火	8	三	丙申	火	7	五	丙寅	火
十七	13	五	己亥	木	12	日	己巳	木	11	一	戊戌	木	9	二	丁卯	火	9	四	丁酉	火	8	六	丁卯	火
十八	14	六	庚子	土	13	一	庚午	土	12	二	己亥	木	10	三	戊辰	木	10	五	戊戌	木	9	日	戊辰	木
十九	15	日	辛丑	土	14	二	辛未	土	13	三	庚子	土	11	四	己巳	木	11	六	己亥	木	10	一	己巳	木
二十	16	一	壬寅	金	15	三	壬申	金	14	四	辛丑	土	12	五	庚午	土	12	日	庚子	土	11	二	庚午	土
廿一	17	二	癸卯	金	16	四	癸酉	金	15	五	壬寅	金	13	六	辛未	土	13	一	辛丑	土	12	三	辛未	土
廿二	18	三	甲辰	火	17	五	甲戌	火	16	六	癸卯	金	14	日	壬申	金	14	二	壬寅	金	13	四	壬申	金
廿三	19	四	乙巳	火	18	六	乙亥	火	17	日	甲辰	火	15	一	癸酉	金	15	三	癸卯	金	14	五	癸酉	金
廿四	20	五	丙午	水	19	日	丙子	水	18	一	乙巳	火	16	二	甲戌	火	16	四	甲辰	火	15	六	甲戌	火
廿五	21	六	丁未	水	20	一	丁丑	水	19	二	丙午	水	17	三	乙亥	火	17	五	乙巳	火	16	日	乙亥	火
廿六	22	日	戊申	土	21	二	戊寅	土	20	三	丁未	水	18	四	丙子	水	18	六	丙午	水	17	一	丙子	水
廿七	23	一	己酉	土	22	三	己卯	土	21	四	戊申	土	19	五	丁丑	水	19	日	丁未	水	18	二	丁丑	水
廿八	24	二	庚戌	金	23	四	庚辰	金	22	五	己酉	土	20	六	戊寅	土	20	一	戊申	土	19	三	戊寅	土
廿九	25	三	辛亥	金	24	五	辛巳	金	23	六	庚戌	金	21	日	己卯	土	21	二	己酉	土	20	四	己卯	土
三十	26	四	壬子	木									22	一	庚辰	金	22	三	庚戌	金				

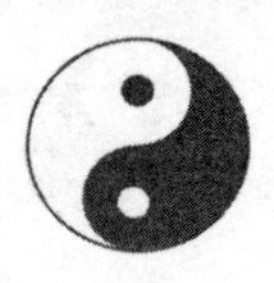

月份	正月				二月				三月				闰三月				四月				五月			
干支	庚寅				辛卯				壬辰								癸巳				甲午			
二十四节气 农历	十五		三十		十五		三十		十五		三十		十六				初二		十八		初四		十九	
节气	立春		雨水		惊蛰		春分		清明		谷雨		立夏				小满		芒种		夏至		小暑	
公历	2月4日		2月19日		3月6日		3月21日		4月5日		4月20日		5月6日				5月21日		6月6日		6月22日		7月7日	
时辰	未时		巳时		辰时		巳时		未时		亥时		辰时				戌时		午时		寅时		亥时	
农历	公历	星期	天地干支	五行	公历	星期	天地干支	五行	公历	星期	天地干支	五行	公历	星期	天地干支	五行	公历	星期	天地干支	五行	公历	星期	天地干支	五行
初一	21	五	庚辰	金	20	日	庚戌	金	22	二	庚辰	金	21	四	庚戌	金	20	五	己卯	土	19	日	己酉	土
初二	22	六	辛巳	金	21	一	辛亥	金	23	三	辛巳	金	22	五	辛亥	金	21	六	庚辰	金	20	一	庚戌	金
初三	23	日	壬午	木	22	二	壬子	木	24	四	壬午	木	23	六	壬子	木	22	日	辛巳	金	21	二	辛亥	金
初四	24	一	癸未	木	23	三	癸丑	木	25	五	癸未	木	24	日	癸丑	木	23	一	壬午	木	22	三	壬子	木
初五	25	二	甲申	水	24	四	甲寅	水	26	六	甲申	水	25	一	甲寅	水	24	二	癸未	木	23	四	癸丑	木
初六	26	三	乙酉	水	25	五	乙卯	水	27	日	乙酉	水	26	二	乙卯	水	25	三	甲申	水	24	五	甲寅	水
初七	27	四	丙戌	土	26	六	丙辰	土	28	一	丙戌	土	27	三	丙辰	土	26	四	乙酉	水	25	六	乙卯	水
初八	28	五	丁亥	土	27	日	丁巳	土	29	二	丁亥	土	28	四	丁巳	土	27	五	丙戌	土	26	日	丙辰	土
初九	29	六	戊子	火	28	一	戊午	火	30	三	戊子	火	29	五	戊午	火	28	六	丁亥	土	27	一	丁巳	土
初十	30	日	己丑	火	3月	二	己未	火	31	四	己丑	火	30	六	己未	火	29	日	戊子	火	28	二	戊午	火
十一	31	一	庚寅	木	2	三	庚申	木	4月	五	庚寅	木	5月	日	庚申	木	30	一	己丑	火	29	三	己未	火
十二	2月	二	辛卯	木	3	四	辛酉	木	2	六	辛卯	木	2	一	辛酉	木	31	二	庚寅	木	30	四	庚申	木
十三	2	三	壬辰	水	4	五	壬戌	水	3	日	壬辰	水	3	二	壬戌	水	6月	三	辛卯	木	7月	五	辛酉	木
十四	3	四	癸巳	水	5	六	癸亥	水	4	一	癸巳	水	4	三	癸亥	水	2	四	壬辰	水	2	六	壬戌	水
十五	4	五	甲午	金	6	日	甲子	金	5	二	甲午	金	5	四	甲子	金	3	五	癸巳	火	3	日	癸亥	水
十六	5	六	乙未	金	7	一	乙丑	金	6	三	乙未	金	6	五	乙丑	金	4	六	甲午	金	4	一	甲子	金
十七	6	日	丙申	火	8	二	丙寅	火	7	四	丙申	火	7	六	丙寅	火	5	日	乙未	金	5	二	乙丑	金
十八	7	一	丁酉	火	9	三	丁卯	火	8	五	丁酉	火	8	日	丁卯	火	6	一	丙申	火	6	三	丙寅	火
十九	8	二	戊戌	木	10	四	戊辰	木	9	六	戊戌	木	9	一	戊辰	木	7	二	丁酉	火	7	四	丁卯	火
二十	9	三	己亥	木	11	五	己巳	木	10	日	己亥	木	10	二	己巳	木	8	三	戊戌	木	8	五	戊辰	木
廿一	10	四	庚子	土	12	六	庚午	土	11	一	庚子	土	11	三	庚午	土	9	四	己亥	木	9	六	己巳	木
廿二	11	五	辛丑	土	13	日	辛未	土	12	二	辛丑	土	12	四	辛未	土	10	五	庚子	土	10	日	庚午	土
廿三	12	六	壬寅	金	14	一	壬申	金	13	三	壬寅	金	13	五	壬申	金	11	六	辛丑	土	11	一	辛未	土
廿四	13	日	癸卯	金	15	二	癸酉	金	14	四	癸卯	金	14	六	癸酉	金	12	日	壬寅	金	12	二	壬申	金
廿五	14	一	甲辰	火	16	三	甲戌	火	15	五	甲辰	火	15	日	甲戌	火	13	一	癸卯	金	13	三	癸酉	金
廿六	15	二	乙巳	火	17	四	乙亥	火	16	六	乙巳	火	16	一	乙亥	火	14	二	甲辰	火	14	四	甲戌	火
廿七	16	三	丙午	水	18	五	丙子	水	17	日	丙午	水	17	二	丙子	水	15	三	乙巳	火	15	五	乙亥	火
廿八	17	四	丁未	水	19	六	丁丑	水	18	一	丁未	水	18	三	丁丑	水	16	四	丙午	水	16	六	丙子	木
廿九	18	五	戊申	土	20	日	戊寅	土	19	二	戊申	土	19	四	戊寅	土	17	五	丁未	水	17	日	丁丑	木
三十	19	六	己酉	土	21	一	己卯	土	20	三	己酉	土					18	六	戊申	土				

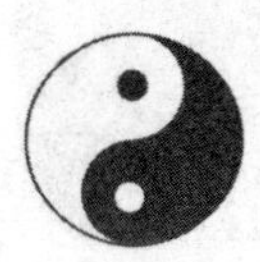

一九六六年 岁次 丙午 马年 下半年

月份	六月				七月				八月				九月				十月				十一月				十二月			
干支	乙未				丙申				丁酉				戊戌				己亥				庚子				辛丑			
二十四节气 农历	初六		廿二		初八		廿四		初九		廿五		十一		廿六		十二		廿六		十一		廿六		十五		廿五	
二十四节气 节气	大暑		立秋		处暑		白露		秋分		寒露		霜降		立冬		小雪		大雪		冬至		小寒		大寒		立春	
二十四节气 公历	7月23日		8月8日		8月23日		9月9日		9月23日		10月9日		10月24日		11月8日		11月23日		12月7日		12月22日		1月6日		1月21日		2月4日	
二十四节气 时辰	申时		辰时		亥时		巳时		戌时		丑时		寅时		寅时		丑时		亥时		申时		辰时		丑时		戌时	
农历	公历	星期	天地干支	五行	公历	星期	天地干支	五行	公历	星期	天地干支	五行	公历	星期	天地干支	五行	公历	星期	天地干支	五行	公历	星期	天地干支	五行	公历	星期	天地干支	五行
初一	18	一	戊寅	土	16	二	丁未	水	15	四	丁丑	水	14	五	丙午	水	12	六	乙亥	火	12	一	乙巳	火	11	三	乙亥	火
初二	19	二	己卯	土	17	三	戊申	土	16	五	戊寅	土	15	六	丁未	水	13	日	丙子	水	13	二	丙午	水	12	四	丙子	水
初三	20	三	庚辰	金	18	四	己酉	土	17	六	己卯	土	16	日	戊申	土	14	一	丁丑	水	14	三	丁未	水	13	五	丁丑	水
初四	21	四	辛巳	金	19	五	庚戌	金	18	日	庚辰	金	17	一	己酉	土	15	二	戊寅	土	15	四	戊申	土	14	六	戊寅	土
初五	22	五	壬午	木	20	六	辛亥	金	19	一	辛巳	金	18	二	庚戌	金	16	三	己卯	土	16	五	己酉	土	15	日	己卯	土
初六	23	六	癸未	木	21	日	壬子	木	20	二	壬午	木	19	三	辛亥	金	17	四	庚辰	金	17	六	庚戌	金	16	一	庚辰	金
初七	24	日	甲申	水	22	一	癸丑	木	21	三	癸未	木	20	四	壬子	木	18	五	辛巳	金	18	日	辛亥	金	17	二	辛巳	金
初八	25	一	乙酉	水	23	二	甲寅	水	22	四	甲申	水	21	五	癸丑	木	19	六	壬午	木	19	一	壬子	木	18	三	壬午	木
初九	26	二	丙戌	土	24	三	乙卯	水	23	五	乙酉	水	22	六	甲寅	水	20	日	癸未	木	20	二	癸丑	木	19	四	癸未	木
初十	27	三	丁亥	土	25	四	丙辰	土	24	六	丙戌	土	23	日	乙卯	水	21	一	甲申	水	21	三	甲寅	水	20	五	甲申	水
十一	28	四	戊子	火	26	五	丁巳	土	25	日	丁亥	土	24	一	丙辰	土	22	二	乙酉	水	22	四	乙卯	水	21	六	乙酉	水
十二	29	五	己丑	火	27	六	戊午	火	26	一	戊子	火	25	二	丁巳	土	23	三	丙戌	土	23	五	丙辰	土	22	日	丙戌	土
十三	30	六	庚寅	木	28	日	己未	火	27	二	己丑	火	26	三	戊午	火	24	四	丁亥	土	24	六	丁巳	土	23	一	丁亥	土
十四	31	日	辛卯	木	29	一	庚申	木	28	三	庚寅	木	27	四	己未	火	25	五	戊子	火	25	日	戊午	火	24	二	戊子	火
十五	8月	一	壬辰	水	30	二	辛酉	木	29	四	辛卯	木	28	五	庚申	木	26	六	己丑	火	26	一	己未	火	25	三	己丑	火
十六	2	二	癸巳	水	31	三	壬戌	水	30	五	壬辰	水	29	六	辛酉	木	27	日	庚寅	木	27	二	庚申	木	26	四	庚寅	木
十七	3	三	甲午	金	9月	四	癸亥	水	10月	六	癸巳	水	30	日	壬戌	水	28	一	辛卯	木	28	三	辛酉	木	27	五	辛卯	木
十八	4	四	乙未	金	2	五	甲子	金	2	日	甲午	金	31	一	癸亥	水	29	二	壬辰	水	29	四	壬戌	水	28	六	壬辰	水
十九	5	五	丙申	火	3	六	乙丑	金	3	一	乙未	金	11月	二	甲子	金	30	三	癸巳	水	30	五	癸亥	水	29	日	癸巳	水
二十	6	六	丁酉	火	4	日	丙寅	火	4	二	丙申	火	2	三	乙丑	金	12月	四	甲午	金	31	六	甲子	金	30	一	甲午	金
廿一	7	日	戊戌	木	5	一	丁卯	火	5	三	丁酉	火	3	四	丙寅	火	2	一	乙未	金	1月	日	乙丑	金	31	二	乙未	金
廿二	8	一	己亥	木	6	二	戊辰	木	6	四	戊戌	木	4	五	丁卯	火	3	六	丙申	火	2	一	丙寅	火	2月	三	丙申	火
廿三	9	二	庚子	土	7	三	己巳	木	7	五	己亥	木	5	六	戊辰	木	4	日	丁酉	火	3	二	丁卯	火	2	四	丁酉	火
廿四	10	三	辛丑	土	8	四	庚午	土	8	六	庚子	土	6	日	己巳	木	5	一	戊戌	木	4	三	戊辰	木	3	五	戊戌	木
廿五	11	四	壬寅	金	9	五	辛未	土	9	日	辛丑	土	7	一	庚午	土	6	二	己亥	木	5	四	己巳	木	4	六	己亥	木
廿六	12	五	癸卯	金	10	六	壬申	金	10	一	壬寅	金	8	二	辛未	土	7	三	庚子	土	6	五	庚午	土	5	日	庚子	土
廿七	13	六	甲辰	火	11	日	癸酉	金	11	二	癸卯	金	9	三	壬申	金	8	四	辛丑	土	7	六	辛未	土	6	一	辛丑	土
廿八	14	日	乙巳	火	12	一	甲戌	火	12	三	甲辰	火	10	四	癸酉	金	9	五	壬寅	金	8	日	壬申	金	7	二	壬寅	金
廿九	15	一	丙午	水	13	二	乙亥	火	13	四	乙巳	火	11	五	甲戌	火	10	六	癸卯	金	9	一	癸酉	金	8	三	癸卯	金
三十					14	三	丙子	水									11	日	甲辰	火	10	二	甲戌	火				

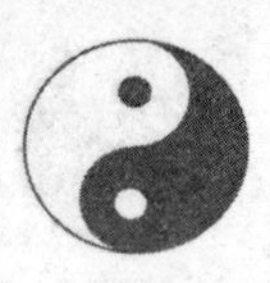

一九六七年岁次丁未羊年上半年

月份	正月				二月				三月				四月				五月				六月			
干支	壬寅				癸卯				甲辰				乙巳				丙午				丁未			
二十四节气 农历	十二		廿六		十一		廿六		十一		廿七		十四		廿九		十五				初一		十六	
节气	雨水		惊蛰		春分		清明		谷雨		立夏		小满		芒种		夏至				小暑		大暑	
公历	2月9日		3月6日		3月21日		4月5日		4月21日		5月6日		5月22日		6月6日		6月22日				7月8日		7月23日	
时辰	申时		未时		申时		戌时		丑时		未时		丑时		酉时		巳时				寅时		亥时	
农历	公历	星期	天地干支	五行	公历	星期	天地干支	五行	公历	星期	天地干支	五行	公历	星期	天地干支	五行	公历	星期	天地干支	五行	公历	星期	天地干支	五行
初一	9	四	甲辰	火	11	六	甲戌	火	10	一	甲辰	火	9	二	癸酉	金	8	四	癸卯	金	8	六	癸酉	金
初二	10	五	乙巳	火	12	日	乙亥	火	11	二	乙巳	火	10	三	甲戌	火	9	五	甲辰	火	9	日	甲戌	火
初三	11	六	丙午	水	13	一	丙子	水	12	三	丙午	水	11	四	乙亥	火	10	六	乙巳	火	10	一	乙亥	火
初四	12	日	丁未	水	14	二	丁丑	水	13	四	丁未	水	12	五	丙子	水	11	日	丙午	水	11	二	丙子	水
初五	13	一	戊申	土	15	三	戊寅	土	14	五	戊申	土	13	六	丁丑	水	12	一	丁未	水	12	三	丁丑	水
初六	14	二	乙酉	土	16	四	己卯	土	15	六	己酉	土	14	日	戊寅	土	13	二	戊申	土	13	四	戊寅	土
初七	15	三	庚戌	金	17	五	庚辰	金	16	日	庚戌	金	15	一	己卯	土	14	三	己酉	土	14	五	己卯	土
初八	16	四	辛亥	金	18	六	辛巳	金	17	一	辛亥	金	16	二	庚辰	金	15	四	庚戌	金	15	六	庚辰	金
初九	17	五	壬子	木	19	日	壬午	木	18	二	壬子	木	17	三	辛巳	金	16	五	辛亥	金	16	日	辛巳	金
初十	18	六	癸丑	木	20	一	癸未	木	19	三	癸丑	木	18	四	壬午	木	17	六	壬子	木	17	一	壬午	木
十一	19	日	甲寅	水	21	二	甲申	水	20	四	甲寅	水	19	五	癸未	木	18	日	癸丑	木	18	二	癸未	木
十二	20	一	乙卯	水	22	三	乙酉	水	21	五	乙卯	水	20	六	甲申	水	19	一	甲寅	水	19	三	甲申	水
十三	21	二	丙辰	土	23	四	丙戌	土	22	六	丙辰	土	21	日	乙酉	水	20	二	乙卯	水	20	四	乙酉	水
十四	22	三	丁巳	土	24	五	丁亥	土	23	日	丁巳	土	22	一	丙戌	土	21	三	丙辰	土	21	五	丙戌	土
十五	23	四	戊午	火	25	六	戊子	火	24	一	戊午	火	23	二	丁亥	土	22	四	丁巳	土	22	六	丁亥	土
十六	24	五	己未	火	26	日	己丑	火	25	二	己未	火	24	三	戊子	火	23	五	戊午	火	23	日	戊子	火
十七	25	六	庚申	木	27	一	庚寅	木	26	三	庚申	木	25	四	己丑	火	24	六	己未	火	24	一	己丑	火
十八	26	日	辛酉	木	28	二	辛卯	木	27	四	辛酉	木	26	五	庚寅	木	25	日	庚申	木	25	二	庚寅	木
十九	27	一	壬戌	水	29	三	壬辰	水	28	五	壬戌	水	27	六	辛卯	木	26	一	辛酉	木	26	三	辛卯	木
二十	28	二	癸亥	水	30	四	癸巳	水	29	六	癸亥	水	28	日	壬辰	水	27	二	壬戌	水	27	四	壬辰	水
廿一	3月	三	甲子	金	31	五	甲午	金	30	日	甲子	金	29	一	癸巳	水	28	三	癸亥	水	28	五	癸巳	水
廿二	2	四	乙丑	金	4月	六	乙未	金	5月	一	乙丑	金	30	二	甲午	金	29	四	甲子	金	29	六	甲午	金
廿三	3	五	丙寅	火	2	日	丙申	火	2	二	丙寅	火	31	三	乙未	金	30	五	乙丑	金	30	日	乙未	金
廿四	4	六	丁卯	火	3	一	丁酉	火	3	三	丁卯	火	6月	四	丙申	火	7月	六	丙寅	火	31	一	丙申	火
廿五	5	日	戊辰	木	4	二	戊戌	木	4	四	戊辰	木	2	五	丁酉	火	2	日	丁卯	火	8月	二	丁酉	火
廿六	6	一	己巳	木	5	三	己亥	木	5	五	己巳	木	3	六	戊戌	木	3	一	戊辰	木	2	三	戊戌	木
廿七	7	二	庚午	土	6	四	庚子	土	6	六	庚午	土	4	日	己亥	木	4	二	己巳	木	3	四	己亥	木
廿八	8	三	辛未	土	7	五	辛丑	土	7	日	辛未	土	5	一	庚子	土	5	三	庚午	土	4	五	庚子	土
廿九	9	四	壬申	金	8	六	壬寅	金	8	一	壬申	金	6	二	辛丑	土	6	四	辛未	土	5	六	辛丑	土
三十	10	五	癸酉	金	9	日	癸卯	金					7	三	壬寅	金	7	五	壬申	金				

一九六七年 岁次 丁未 羊年 下半年

月份	七月				八月				九月				十月				十一月				十二月			
干支	戊申				己酉				庚戌				辛亥				壬子				癸丑			
二十四节气 农历	初三		十九		初五		廿一		初六		廿一		初七		廿二		初七		廿一		初七		廿二	
节气	立秋		处暑		白露		秋分		寒露		霜降		立冬		小雪		大雪		冬至		小寒		大寒	
公历	8月8日		8月24日		9月8日		9月24日		10月9日		10月24日		11月8日		11月23日		12月8日		12月22日		1月6日		1月21日	
时辰	未时		寅时		申时		丑时		辰时		辰时		巳时		巳时		寅时		寅时		未时		辰时	
农历	公历	星期	天地干支	五行	公历	星期	天地干支	五行	公历	星期	天地干支	五行	公历	星期	天地干支	五行	公历	星期	天地干支	五行	公历	星期	天地干支	五行
初一	6	日	壬寅	金	4	一	辛未	土	4	三	辛丑	土	2	四	庚午	土	2	六	庚子	土	31	日	己巳	木
初二	7	一	癸卯	金	5	二	壬申	金	5	四	壬寅	金	3	五	辛未	土	3	日	辛丑	土	1月	一	庚午	土
初三	8	二	甲辰	火	6	三	癸酉	金	6	五	癸卯	金	4	六	壬申	金	4	一	壬寅	金	2	二	辛未	土
初四	9	三	乙巳	火	7	四	甲戌	火	7	六	甲辰	火	5	日	癸酉	金	5	二	癸卯	金	3	三	壬申	金
初五	10	四	丙午	水	8	五	乙亥	火	8	日	乙巳	火	6	一	甲戌	火	6	三	甲辰	火	4	四	癸酉	金
初六	11	五	丁未	水	9	六	丙子	水	9	一	丙午	水	7	二	乙亥	火	7	四	乙巳	火	5	五	甲戌	火
初七	12	六	戊申	土	10	日	丁丑	水	10	二	丁未	水	8	三	丙子	水	8	五	丙午	水	6	六	乙亥	水
初八	13	日	己酉	土	11	一	戊寅	土	11	三	戊申	土	9	四	丁丑	水	9	六	丁未	水	7	日	丙子	水
初九	14	一	庚戌	金	12	二	己卯	土	12	四	己酉	土	10	五	戊寅	土	10	日	戊申	土	8	一	丁丑	水
初十	15	二	辛亥	金	13	三	庚辰	金	13	五	庚戌	金	11	六	己卯	土	11	一	己酉	土	9	二	戊寅	土
十一	16	三	壬子	木	14	四	辛巳	金	14	六	辛亥	金	12	日	庚辰	金	12	二	庚戌	金	10	三	己卯	土
十二	17	四	癸丑	木	15	五	壬午	木	15	日	壬子	木	13	一	辛巳	金	13	三	辛亥	金	11	四	庚辰	金
十三	18	五	甲寅	水	16	六	癸未	木	16	一	癸丑	木	14	二	壬午	木	14	四	壬子	木	12	五	辛巳	金
十四	19	六	乙卯	水	17	日	甲申	水	17	二	甲寅	水	15	三	癸未	木	15	五	癸丑	木	13	六	壬午	木
十五	20	日	丙辰	土	18	一	乙酉	水	18	三	乙卯	水	16	四	甲申	水	16	六	甲寅	水	14	日	癸未	木
十六	21	一	丁巳	土	19	二	丙戌	土	19	四	丙辰	土	17	五	乙酉	水	17	日	乙卯	水	15	一	甲申	水
十七	22	二	戊午	火	20	三	丁亥	土	20	五	丁巳	土	18	六	丙戌	土	18	一	丙辰	土	16	二	乙酉	水
十八	23	三	乙未	火	21	四	戊子	火	21	六	戊午	火	19	日	丁亥	土	19	二	丁巳	土	17	三	丙戌	土
十九	24	四	庚申	木	22	五	乙丑	火	22	日	乙未	火	20	一	戊子	火	20	三	戊午	火	18	四	丁亥	土
二十	25	五	辛酉	木	23	六	庚寅	木	23	一	庚申	木	21	二	己丑	火	21	四	己未	火	19	五	戊子	火
廿一	26	六	壬戌	水	24	日	辛卯	木	24	二	辛酉	木	22	三	庚寅	木	22	五	庚申	木	20	六	己丑	火
廿二	27	日	癸亥	水	25	一	壬辰	水	25	三	壬戌	水	23	四	辛卯	木	23	六	辛酉	木	21	日	庚寅	木
廿三	28	一	甲子	金	26	二	癸巳	水	26	四	癸亥	水	24	五	壬辰	水	24	日	壬戌	水	22	一	辛卯	木
廿四	29	二	乙丑	金	27	三	甲午	金	27	五	甲子	金	25	六	癸巳	水	25	一	癸亥	水	23	二	壬辰	水
廿五	30	三	丙寅	火	28	四	乙未	金	28	六	乙丑	金	26	日	甲午	金	26	二	甲子	金	24	三	癸巳	水
廿六	31	四	丁卯	火	29	五	丙申	火	29	日	丙寅	火	27	一	乙未	金	27	三	乙丑	金	25	四	甲午	金
廿七	9月	五	戊辰	木	30	六	丁酉	火	30	一	丁卯	火	28	二	丁酉	火	28	四	丁卯	火	26	五	丙申	金
廿八	2	六	己巳	木	10月	日	戊戌	木	31	二	戊辰	木	29	三	丁酉	火	29	五	丁卯	火	27	六	丙申	火
廿九	3	日	庚午	土	2	一	己亥	木	11月	三	己巳	木	30	四	戊戌	木	30	六	戊辰	木	28	日	丁酉	火
三十					3	二	庚子	土					12月	五	己亥	木					29	一	戊戌	木

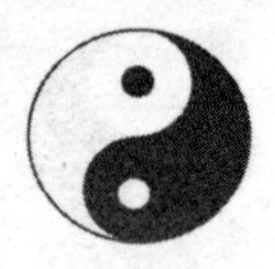

一九六八年 岁次 戊申 猴年 上半年

月份		正月				二月				三月				四月				五月				六月			
干支		甲寅				乙卯				丙辰				丁巳				戊午				己未			
二十四节气	农历	廿七		廿一		初七		廿二		初八		廿三		初九		廿五		初十		廿六		十二		廿八	
	节气	立春		雨水		惊蛰		春分		清明		谷雨		立夏		小满		芒种		夏至		小暑		大暑	
	公历	2月5日		2月19日		3月5日		3月20日		4月5日		4月20日		5月5日		5月21日		6月5日		6月21日		7月7日		7月23日	
	时辰	丑时		亥时		戌时		亥时		丑时		辰时		酉时		辰时		子时		申时		巳时		寅时	
农历		公历	星期	天地干支	五行	公历	星期	天地干支	五行	公历	星期	天地干支	五行	公历	星期	天地干支	五行	公历	星期	天地干支	五行	公历	星期	天地干支	五行
初一		30	二	己亥	木	28	三	戊辰	木	29	五	戊戌	木	27	六	丁卯	火	27	一	丁酉	火	26	三	丁卯	火
初二		31	三	庚子	土	29	四	己巳	木	30	六	己亥	木	28	日	戊辰	木	28	二	戊戌	木	27	四	戊辰	木
初三		2月	四	辛丑	土	2月	五	庚午	土	31	日	庚子	土	29	一	己巳	木	29	三	己亥	木	28	五	己巳	木
初四		2	五	壬寅	金	2	六	辛未	土	4月	一	辛丑	土	30	二	庚午	土	30	四	庚子	土	29	六	庚午	土
初五		3	六	癸卯	金	3	日	壬申	金	2	二	壬寅	金	5月	三	辛未	土	31	五	辛丑	土	30	日	辛未	土
初六		4	日	甲辰	火	4	一	癸酉	金	3	三	癸卯	金	2	四	壬申	金	6月	六	壬寅	金	7月	一	壬申	金
初七		5	一	乙巳	火	5	二	甲戌	火	4	四	甲辰	火	3	五	癸酉	金	2	日	癸卯	金	2	二	癸酉	金
初八		6	二	丙午	水	6	三	乙亥	火	5	五	乙巳	火	4	六	甲戌	火	3	一	甲辰	火	3	三	甲戌	火
初九		7	三	丁未	水	7	四	丙子	水	6	六	丙午	水	5	日	乙亥	火	4	二	乙巳	火	4	四	乙亥	火
初十		8	四	戊申	土	8	五	丁丑	水	7	日	丁未	水	6	一	丙子	水	5	三	丙午	水	5	五	丙子	水
十一		9	五	乙酉	土	9	六	戊寅	土	8	一	戊申	土	7	二	丁丑	水	6	四	丁未	水	6	六	丁丑	水
十二		10	六	庚戌	金	10	日	乙卯	土	9	二	己酉	土	8	三	戊寅	土	7	五	戊申	土	7	日	戊寅	土
十三		11	日	辛亥	金	11	一	庚辰	金	10	三	庚戌	金	9	四	己卯	土	8	六	己酉	土	8	一	己卯	土
十四		12	一	壬子	木	12	二	辛巳	金	11	四	辛亥	金	10	五	庚辰	金	9	日	庚戌	金	9	二	庚辰	金
十五		13	二	癸丑	木	13	三	壬午	木	12	五	壬子	木	11	六	辛巳	金	10	一	辛亥	金	10	三	辛巳	金
十六		14	三	甲寅	水	14	四	癸未	木	13	六	癸丑	木	12	日	壬午	木	11	二	壬子	木	11	四	壬午	木
十七		15	四	乙卯	水	15	五	甲申	水	14	日	甲寅	水	13	一	癸未	木	12	三	癸丑	木	12	五	癸未	木
十八		16	五	丙辰	土	16	六	乙酉	水	15	一	乙卯	水	14	二	甲申	水	13	四	甲寅	水	13	六	甲申	水
十九		17	六	丁巳	土	17	日	丙戌	土	16	二	丙辰	土	15	三	乙酉	水	14	五	乙卯	水	14	日	乙酉	水
二十		18	日	戊午	火	18	一	丁亥	土	17	三	丁巳	土	16	四	丙戌	土	15	六	丙辰	土	15	一	丙戌	土
廿一		19	一	己未	火	19	二	戊子	火	18	四	戊午	火	17	五	丁亥	土	16	日	丁巳	土	16	二	丁亥	土
廿二		20	二	庚申	木	20	三	己丑	火	19	五	己未	火	18	六	戊子	火	17	一	戊午	火	17	三	戊子	火
廿三		21	三	辛酉	木	21	四	庚寅	木	20	六	庚申	木	19	日	己丑	火	18	二	己未	火	18	四	己丑	火
廿四		22	四	壬戌	水	22	五	辛卯	木	21	日	辛酉	木	20	一	庚寅	木	19	三	庚申	木	19	五	庚寅	木
廿五		23	五	癸亥	水	23	六	壬辰	水	22	一	壬戌	水	21	二	辛卯	木	20	四	辛酉	木	20	六	辛卯	木
廿六		24	六	甲子	金	24	日	癸巳	水	23	二	癸亥	水	22	三	壬辰	水	21	五	壬戌	水	21	日	壬辰	水
廿七		25	日	乙丑	金	25	一	甲午	金	24	三	甲子	金	23	四	癸巳	水	22	六	癸亥	水	22	一	癸巳	水
廿八		26	一	丙寅	火	26	二	乙未	金	25	四	乙丑	金	24	五	甲午	金	23	日	甲子	金	23	二	甲午	金
廿九		27	二	丁卯	火	27	三	丙申	火	26	五	丙寅	火	25	六	乙未	金	24	一	乙丑	金	24	三	乙未	金
三十						28	四	丁酉	火					26	日	丙申	火	25	二	丙寅	火				

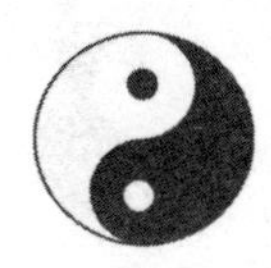

一九六八年 岁次 戊申 猴年 下半年

月份		七月				闰七月				八月				九月				十月				十一月				十二月			
干支		庚申								辛酉				壬戌				癸亥				甲子				乙丑			
二十四节气	农历	十四		三十		十五				初二		十七		初二		十七		初三		十八		初三		十七		初三		十八	
	节气	立秋		处暑		白露				秋分		寒露		霜降		立冬		小雪		大雪		冬至		小寒		大寒		立春	
	公历	8月7日		8月23日		9月7日				9月23日		10月8日		10月23日		11月7日		11月22日		12月7日		12月22日		1月5日		1月20日		2月4日	
	时辰	戌时		巳时		亥时				辰时		未时		申时		申时		未时		巳时		寅时		戌时		未时		辰时	
农历		公历	星期	天地干支	五行	公历	星期	天地干支	五行	公历	星期	天地干支	五行	公历	星期	天地干支	五行	公历	星期	天地干支	五行	公历	星期	天地干支	五行	公历	星期	天地干支	五行
初一		25	四	丙申	火	24	六	丙寅	火	22	日	乙未	金	22	二	乙丑	金	20	三	甲午	金	20	五	甲子	金	18	六	癸巳	水
初二		26	五	丁酉	火	25	日	丁卯	火	23	一	丙申	火	23	三	丙寅	火	21	四	乙未	金	21	六	乙丑	金	19	日	甲午	金
初三		27	六	戊戌	木	26	一	戊辰	木	24	二	丁酉	火	24	四	丁卯	火	22	五	丙申	火	22	日	丙寅	火	20	一	乙未	金
初四		28	日	乙亥	木	27	二	乙巳	木	25	三	戊戌	木	25	五	戊辰	木	23	六	丁酉	火	23	一	丁卯	火	21	二	丙申	火
初五		29	一	庚子	土	28	三	庚午	土	26	四	己亥	木	26	六	己巳	木	24	日	戊戌	木	24	二	戊辰	木	22	三	丁酉	火
初六		30	二	辛丑	土	29	四	辛未	土	27	五	庚子	土	27	日	庚午	土	25	一	己亥	木	25	三	己巳	木	23	四	戊戌	木
初七		31	三	壬寅	金	30	五	壬申	金	28	六	辛丑	土	28	一	辛未	土	26	二	庚子	土	26	四	庚午	土	24	五	己亥	木
初八		8月	四	癸卯	金	31	六	癸酉	金	29	日	壬寅	金	29	二	壬申	金	27	三	辛丑	土	27	五	辛未	土	25	六	庚子	土
初九		2	五	甲辰	火	9月	日	甲戌	火	30	一	癸卯	金	30	三	癸酉	金	28	四	壬寅	金	28	六	壬申	金	26	日	辛丑	土
初十		3	六	乙巳	火	2	一	乙亥	火	10月	二	甲辰	火	31	四	甲戌	火	29	五	癸卯	金	29	日	癸酉	金	27	一	壬寅	金
十一		4	日	丙午	水	3	二	丙子	水	2	三	乙巳	火	11月	五	乙亥	火	30	六	甲辰	火	30	一	甲戌	火	28	二	癸卯	金
十二		5	一	丁未	水	4	三	丁丑	水	3	四	丙午	水	2	六	丙子	水	12月	日	乙巳	火	31	二	乙亥	火	29	三	甲辰	火
十三		6	二	戊申	土	5	四	戊寅	土	4	五	丁未	水	3	日	丁丑	水	2	一	丙午	火	1月	三	丙子	水	30	四	乙巳	火
十四		7	三	己酉	土	6	五	己卯	土	5	六	戊申	土	4	一	戊寅	土	3	二	丁未	水	2	四	丁丑	水	31	五	丙午	水
十五		8	四	庚戌	金	7	六	庚辰	金	6	日	己酉	土	5	二	己卯	土	4	三	戊申	土	3	五	戊寅	土	2月	六	丁未	水
十六		9	五	辛亥	金	8	日	辛巳	金	7	一	庚戌	金	6	三	庚辰	金	5	四	己酉	土	4	六	己卯	土	2	日	戊申	土
十七		10	六	壬子	木	9	一	壬午	木	8	二	辛亥	金	7	四	辛巳	金	6	五	庚戌	金	5	日	庚辰	金	3	一	己酉	土
十八		11	日	癸丑	木	10	二	癸未	木	9	三	壬子	木	8	五	壬午	木	7	六	辛亥	金	6	一	辛巳	金	4	二	庚戌	金
十九		12	一	甲寅	水	11	三	甲申	水	10	四	癸丑	木	9	六	癸未	木	8	日	壬子	木	7	二	壬午	木	5	三	辛亥	金
二十		13	二	乙卯	水	12	四	乙酉	水	11	五	甲寅	水	10	日	甲申	水	9	一	癸丑	木	8	三	癸未	木	6	四	壬子	木
廿一		14	三	丙辰	土	13	五	丙戌	土	12	六	乙卯	水	11	一	乙酉	水	10	二	甲寅	水	9	四	甲申	水	7	五	癸丑	木
廿二		15	四	丁巳	土	14	六	丁亥	土	13	日	丙辰	土	12	二	丙戌	土	11	三	乙卯	水	10	五	乙酉	水	8	六	甲寅	水
廿三		16	五	戊午	火	15	日	戊子	火	14	一	丁巳	土	13	三	丁亥	土	12	四	丙辰	土	11	六	丙戌	土	9	日	乙卯	水
廿四		17	六	己未	火	16	一	己丑	火	15	二	戊午	火	14	四	戊子	火	13	五	丁巳	土	12	日	丁亥	土	10	一	丙辰	土
廿五		18	日	庚申	木	17	二	庚寅	木	16	三	己未	火	15	五	己丑	火	14	六	戊午	火	13	一	戊子	火	11	二	丁巳	土
廿六		19	一	辛酉	木	18	三	辛卯	木	17	四	庚申	木	16	六	庚寅	木	15	日	己未	火	14	二	己丑	火	12	三	戊午	火
廿七		20	二	壬戌	水	19	四	壬辰	水	18	五	辛酉	木	17	日	辛卯	木	16	一	庚申	木	15	三	庚寅	木	13	四	己未	火
廿八		21	三	癸亥	水	20	五	癸巳	水	19	六	壬戌	水	18	一	壬辰	水	17	二	辛酉	木	16	四	辛卯	木	14	五	庚申	木
廿九		22	四	甲子	金	21	六	甲午	金	20	日	癸亥	水	19	二	癸巳	水	18	三	壬戌	水	17	五	壬辰	水	15	六	辛酉	木
三十		23	五	乙丑	金					21	一	甲子	金					19	四	癸亥	水					16	日	壬戌	水

一九六九年 岁次 己酉 鸡年 上半年

月份	正月				二月				三月				四月				五月				六月			
干支	丙寅				丁卯				戊辰				己巳				庚午				辛未			
二十四节气 农历	初三		十八		初四		十九		初四		二十		初六		廿二		初七		廿三		十九		廿六	
节气	雨水		惊蛰		春分		清明		谷雨		立夏		小满		芒种		夏至		小暑		大暑		立秋	
公历	2月19日		3月6日		3月21日		4月5日		4月20日		5月6日		5月21日		6月6日		6月21日		7月7日		7月23日		8月8日	
时辰	寅时		丑时		寅时		辰时		未时		子时		未时		卯时		亥时		申时		辰时		丑时	
农历	公历	星期	天地干支	五行	公历	星期	天地干支	五行	公历	星期	天地干支	五行	公历	星期	天地干支	五行	公历	星期	天地干支	五行	公历	星期	天地干支	五行
初一	17	一	癸亥	水	18	二	壬辰	水	17	四	壬戌	水	16	五	辛卯	木	15	日	辛酉	木	14	一	庚寅	木
初二	18	二	甲子	金	19	三	癸巳	水	18	五	癸亥	水	17	六	壬辰	水	16	一	壬戌	水	15	二	辛卯	木
初三	19	三	乙丑	金	20	四	甲午	金	19	六	甲子	金	18	日	癸巳	水	17	二	癸亥	水	16	三	壬辰	水
初四	20	四	丙寅	火	21	五	乙未	金	20	日	乙丑	金	19	一	甲午	金	18	三	甲子	金	17	四	癸巳	水
初五	21	五	丁卯	火	22	六	丙申	火	21	一	丙寅	火	20	二	乙未	金	19	四	乙丑	金	18	五	甲午	金
初六	22	六	戊辰	木	23	日	丁酉	火	22	二	丁卯	火	21	三	丙申	火	20	五	丙寅	火	19	六	乙未	金
初七	23	日	己巳	木	24	一	戊戌	木	23	三	戊辰	木	22	四	丁酉	火	21	六	丁卯	火	20	日	丙申	火
初八	24	一	庚午	土	25	二	己亥	木	24	四	己巳	木	23	五	戊戌	木	22	日	戊辰	木	21	一	丁酉	火
初九	25	二	辛未	土	26	三	庚子	土	25	五	庚午	土	24	六	己亥	木	23	一	己巳	木	22	二	戊戌	木
初十	26	三	壬申	金	27	四	辛丑	土	26	六	辛未	土	25	日	庚子	土	24	二	庚午	土	23	三	己亥	木
十一	27	四	癸酉	金	28	五	壬寅	金	27	日	壬申	金	26	一	辛丑	土	25	三	辛未	土	24	四	庚子	土
十二	28	五	甲戌	火	29	六	癸卯	金	28	一	癸酉	金	27	二	壬寅	金	26	四	壬申	金	25	五	辛丑	土
十三	3月	六	乙亥	火	30	日	甲辰	火	29	二	甲戌	火	28	三	癸卯	金	27	五	癸酉	金	26	六	壬寅	金
十四	2	日	丙子	水	31	一	乙巳	火	30	三	乙亥	火	29	四	甲辰	火	28	六	甲戌	火	27	日	癸卯	金
十五	3	一	丁丑	水	4月	二	丙午	水	5月	四	丙子	水	30	五	乙巳	火	29	日	乙亥	火	28	一	甲辰	火
十六	4	二	戊寅	土	2	三	丁未	水	2	五	丁丑	水	31	六	丙午	水	30	一	丙子	水	29	二	乙巳	火
十七	5	三	己卯	土	3	四	戊申	土	3	六	戊寅	土	6月	日	丁未	水	7月	二	丁丑	水	30	三	丙午	水
十八	6	四	庚辰	金	4	五	己酉	土	4	日	己卯	土	2	一	戊申	土	2	三	戊寅	土	31	四	丁未	水
十九	7	五	辛巳	金	5	六	庚戌	金	5	一	庚辰	金	3	二	己酉	土	3	四	己卯	土	8月	五	戊申	土
二十	8	六	壬午	木	6	日	辛亥	金	6	二	辛巳	金	4	三	庚戌	金	4	五	庚辰	金	2	六	己酉	土
廿一	9	日	癸未	木	7	一	壬子	木	7	三	壬午	木	5	四	辛亥	金	5	六	辛巳	金	3	日	庚戌	金
廿二	10	一	甲申	水	8	二	癸丑	木	8	四	癸未	木	6	五	壬子	木	6	日	壬午	木	4	一	辛亥	金
廿三	11	二	乙酉	水	9	三	甲寅	水	9	五	甲申	水	7	六	癸丑	木	7	一	癸未	木	5	二	壬子	木
廿四	12	三	丙戌	土	10	四	乙卯	水	10	六	乙酉	水	8	日	甲寅	水	8	二	甲申	水	6	三	癸丑	木
廿五	13	四	丁亥	土	11	五	丙辰	土	11	日	丙戌	土	9	一	乙卯	水	9	三	乙酉	水	7	四	甲寅	水
廿六	14	五	戊子	火	12	六	丁巳	土	12	一	丁亥	土	10	二	丙辰	土	10	四	丙辰	土	8	五	丙戌	水
廿七	15	六	己丑	火	13	日	戊午	火	13	二	戊子	火	11	三	丁巳	土	11	五	丁亥	土	9	六	丙辰	土
廿八	16	日	庚寅	木	14	一	乙未	火	14	三	乙丑	火	12	四	戊午	火	12	六	戊子	火	10	日	丁巳	土
廿九	17	一	辛卯	木	15	二	庚申	木	15	四	庚寅	木	13	五	己未	火	13	日	己丑	火	11	一	戊午	火
三十					16	三	辛酉	木					14	六	庚申	木					12	二	己未	火

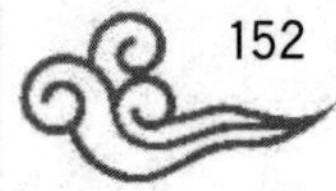

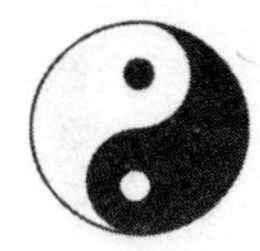

一九六九年 岁次 己酉 鸡年 下半年

月份	七月				八月				九月				十月				十一月				十二月			
干支	壬申				癸酉				甲戌				乙亥				丙子				丁丑			
二十四节气 农历	十一		廿七		十二		廿七		十三		廿八		十三		廿八		十四		廿九		十三		廿八	
二十四节气 节气	处暑		白露		秋分		寒露		霜降		立冬		小雪		大雪		冬至		小寒		大寒		立春	
二十四节气 公历	8月23日		9月8日		9月23日		10月8日		10月23日		11月7日		11月22日		12月7日		12月22日		1月6日		1月20日		2月4日	
二十四节气 时辰	申时		寅时		未时		戌时		亥时		亥时		戌时		未时		辰时		丑时		戌时		未时	
农历	公历	星期	天地干支	五行	公历	星期	天地干支	五行	公历	星期	天地干支	五行	公历	星期	天地干支	五行	公历	星期	天地干支	五行	公历	星期	天地干支	五行
初一	13	三	庚申	木	12	五	庚寅	木	11	六	己未	火	10	一	己丑	火	9	二	戊午	火	8	四	戊子	火
初二	14	四	辛酉	木	13	六	辛卯	木	12	日	庚申	木	11	二	庚寅	木	10	三	己未	火	9	五	己丑	火
初三	15	五	壬戌	水	14	日	壬辰	水	13	一	辛酉	木	12	三	辛卯	木	11	四	庚申	木	10	六	庚寅	木
初四	16	六	癸亥	水	15	一	癸巳	水	14	二	壬戌	水	13	四	壬辰	水	12	五	辛酉	木	11	日	辛卯	木
初五	17	日	甲子	金	16	二	甲午	金	15	三	癸亥	水	14	五	癸巳	水	13	六	壬戌	水	12	一	壬辰	水
初六	18	一	乙丑	金	17	三	乙未	金	16	四	甲子	金	15	六	甲午	金	14	日	癸亥	水	13	二	癸巳	水
初七	19	二	丙寅	火	18	四	丙申	火	17	五	乙丑	金	16	日	乙未	金	15	一	甲子	金	14	三	甲午	金
初八	20	三	丁卯	火	19	五	丙申	火	18	六	丙寅	火	17	一	丙申	火	16	二	乙丑	金	15	四	乙未	金
初九	21	四	戊辰	木	20	六	戊戌	木	19	日	丁卯	火	18	二	丁酉	火	17	三	丙寅	火	16	五	丙申	火
初十	22	五	己巳	木	21	日	己亥	木	20	一	戊辰	木	19	三	戊戌	木	18	四	丁卯	火	17	六	丁酉	火
十一	23	六	庚午	土	22	一	庚子	土	21	二	己巳	木	20	四	己亥	木	19	五	戊辰	木	18	日	戊戌	木
十二	24	日	辛未	土	23	二	辛丑	土	22	三	庚午	土	21	五	庚子	土	20	六	己巳	木	19	一	己亥	木
十三	25	一	壬申	金	24	三	壬寅	金	23	四	辛未	土	22	六	辛丑	土	21	日	庚午	土	20	二	庚子	土
十四	26	二	癸酉	金	25	四	癸卯	金	24	五	壬申	金	23	日	壬寅	金	22	一	辛未	土	21	三	辛丑	土
十五	27	三	甲戌	火	26	五	甲辰	火	25	六	癸酉	金	24	一	癸卯	金	23	二	壬申	金	22	四	壬寅	金
十六	28	四	乙亥	火	27	六	乙巳	火	26	日	甲戌	火	25	二	甲辰	火	24	三	癸酉	金	23	五	癸卯	金
十七	29	五	丙子	水	28	日	丙午	水	27	一	乙亥	火	26	三	乙巳	火	25	四	甲戌	火	24	六	甲辰	火
十八	30	六	丁丑	水	29	一	丁未	水	28	二	丙子	水	27	四	丙午	水	26	五	乙亥	火	25	日	乙巳	火
十九	31	日	戊寅	土	30	二	戊申	土	29	三	丁丑	水	28	五	丁未	水	27	六	丙子	水	26	一	丙午	水
二十	9月	一	己卯	土	10月	三	己酉	土	30	四	戊寅	土	29	六	戊申	土	28	日	丁丑	水	27	二	丁未	水
廿一	2	二	庚辰	金	2	四	庚戌	金	31	五	己卯	土	30	日	己酉	土	29	一	戊寅	土	28	三	戊申	土
廿二	3	三	辛巳	金	3	五	辛亥	金	11月	六	庚辰	金	12月	一	庚戌	金	30	二	己卯	土	29	四	己酉	土
廿三	4	四	壬午	木	4	六	壬子	木	2	日	辛巳	金	2	二	辛亥	金	31	三	庚辰	金	30	五	庚戌	金
廿四	5	五	癸未	木	5	日	癸丑	木	3	一	壬午	木	3	三	壬子	木	1月	四	辛巳	金	31	六	辛亥	金
廿五	6	六	甲申	水	6	一	甲寅	水	4	二	癸未	木	4	四	癸丑	木	2	五	壬午	木	2月	日	壬子	木
廿六	7	日	乙酉	水	7	二	乙卯	水	5	三	甲申	水	5	五	甲寅	水	3	六	癸未	木	2	一	癸丑	木
廿七	8	一	丙戌	土	8	三	丙辰	土	6	四	乙酉	水	6	六	乙卯	水	4	日	甲申	水	3	二	甲寅	水
廿八	9	二	丁亥	土	9	四	丁巳	土	7	五	丙戌	土	7	日	丙辰	土	5	一	乙酉	水	4	三	乙卯	水
廿九	10	三	戊子	火	10	五	戊午	火	8	六	丁亥	土	8	一	丁巳	土	6	二	丙戌	土	5	四	丙辰	土
三十	11	四	己丑	火					9	日	戊子	火					7	三	丁亥	土				

一九七〇年 岁次 庚戌 狗年 上半年

月份	正月				二月				三月				四月				五月				六月			
干支	戊寅				己卯				庚辰				辛巳				壬午				癸未			
二十四节气 农历	十四		廿九		十四		廿九		十五				初二		十七		初三		十九		初五		廿一	
节气	雨水		惊蛰		春分		清明		谷雨				立夏		小满		芒种		夏至		小暑		大暑	
公历	2月19日		3月6日		3月21日		4月5日		4月20日				5月6日		5月21日		6月6日		6月22日		7月7日		7月23日	
时辰	巳时		辰时		辰时		午时		戌时				卯时		戌时		巳时		寅时		亥时		申时	
农历	公历	星期	天地干支	五行	公历	星期	天地干支	五行	公历	星期	天地干支	五行	公历	星期	天地干支	五行	公历	星期	天地干支	五行	公历	星期	天地干支	五行
初一	6	五	丁巳	土	8	日	丁亥	土	6	一	丙辰	土	5	二	乙酉	水	4	四	乙卯	水	3	五	甲申	水
初二	7	六	戊午	火	9	一	戊子	火	7	二	丁巳	土	6	三	丙戌	土	5	五	丙辰	土	4	六	乙酉	水
初三	8	日	己未	火	10	二	己丑	火	8	三	戊午	火	7	四	丁亥	土	6	六	丁巳	土	5	日	丙戌	土
初四	9	一	庚申	木	11	三	庚寅	木	9	四	己未	火	8	五	戊子	火	7	日	戊午	火	6	一	丁亥	土
初五	10	二	辛酉	木	12	四	辛卯	木	10	五	庚申	木	9	六	己丑	火	8	一	己未	火	7	二	戊子	火
初六	11	三	壬戌	水	13	五	壬辰	水	11	六	辛酉	木	10	日	庚寅	木	9	二	庚申	木	8	三	己丑	火
初七	12	四	癸戌	水	14	六	癸巳	水	12	日	壬戌	水	11	一	辛卯	木	10	三	辛酉	木	9	四	庚寅	木
初八	13	五	甲子	金	15	日	甲午	金	13	一	癸亥	水	12	二	壬辰	水	11	四	壬戌	水	10	五	辛卯	木
初九	14	六	乙丑	金	16	一	乙未	金	14	二	甲子	金	13	三	癸巳	水	12	五	癸亥	水	11	六	壬辰	水
初十	15	日	丙寅	火	17	二	丙申	火	15	三	乙丑	金	14	四	甲午	金	13	六	甲子	金	12	日	癸巳	水
十一	16	一	丁卯	火	18	三	丁酉	火	16	四	丙寅	火	15	五	乙未	金	14	日	乙丑	金	13	一	甲午	金
十二	17	二	戊辰	木	19	四	戊戌	木	17	五	丁卯	火	16	六	丙申	火	15	一	丙寅	火	14	二	乙未	金
十三	18	三	己巳	木	20	五	己亥	木	18	六	戊辰	木	17	日	丁酉	火	16	二	丁卯	火	15	三	丙申	火
十四	19	四	庚午	土	21	六	庚子	土	19	日	己巳	木	18	一	戊戌	木	17	三	戊辰	木	16	四	丁酉	火
十五	20	五	辛未	土	22	日	辛丑	土	20	一	庚午	土	19	二	己亥	木	18	四	己巳	木	17	五	戊戌	木
十六	21	六	壬申	金	23	一	壬寅	金	21	二	辛未	土	20	三	庚子	土	19	五	庚午	土	18	六	己亥	木
十七	22	日	癸酉	金	24	二	癸卯	金	22	三	壬申	金	21	四	辛丑	土	20	六	辛未	土	19	日	庚子	土
十八	23	一	甲戌	火	25	三	甲辰	火	23	四	癸酉	金	22	五	壬寅	金	21	日	壬申	金	20	一	辛丑	土
十九	24	二	乙亥	火	26	四	乙巳	火	24	五	甲戌	火	23	六	癸卯	金	22	一	癸酉	金	21	二	壬寅	金
二十	25	三	丙子	水	27	五	丙午	水	25	六	乙亥	火	24	日	甲辰	火	23	二	甲戌	火	22	三	癸卯	金
廿一	26	四	丁丑	水	28	六	丁未	水	26	日	丙子	水	25	一	乙巳	火	24	三	乙亥	火	23	四	甲辰	火
廿二	27	五	戊寅	土	29	日	戊申	土	27	一	丁丑	水	26	二	丙午	水	25	四	丙子	水	24	五	乙卯	火
廿三	28	六	己卯	土	30	一	己酉	土	28	二	戊寅	土	27	三	丁未	水	26	五	丁丑	水	25	六	丙午	水
廿四	3月	日	庚辰	金	31	二	庚戌	金	29	三	己卯	土	28	四	戊申	土	27	六	戊寅	土	26	日	丁未	水
廿五	2	一	辛巳	金	4月	三	辛亥	金	30	四	庚辰	金	29	五	己酉	土	28	日	己卯	土	27	一	戊申	土
廿六	3	二	壬午	木	2	四	壬子	木	5月	五	辛巳	金	30	六	庚戌	金	29	一	庚辰	金	28	二	己酉	土
廿七	4	三	癸未	木	3	五	癸丑	木	2	六	壬午	木	31	日	辛亥	金	30	二	辛巳	金	29	三	庚戌	金
廿八	5	四	甲申	水	4	六	甲寅	水	3	日	癸未	木	6月	一	壬子	木	7月	三	壬午	木	30	四	辛亥	金
廿九	6	五	乙酉	水	4	日	乙卯	水	4	一	甲申	水	2	二	癸丑	木	2	四	癸未	木	31	五	壬子	木
三十	7	六	丙戌	土									3	三	甲寅	水					8月	六	癸丑	木

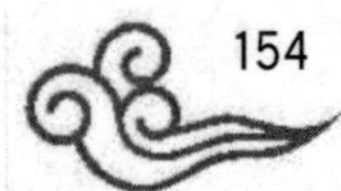

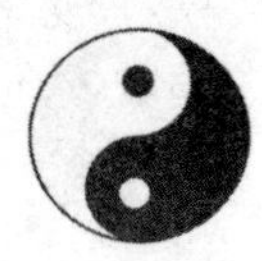

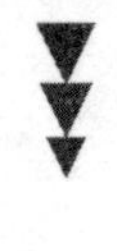

一九七〇年 岁次 庚戌 狗年 下半年

月份		七月		八月		九月		十月		十一月		十二月	
干支		甲申		乙酉		丙戌		丁亥		戊子		己丑	
二十四节气	农历	初七	廿二	初八	廿三	初二	廿五	初十	廿五	初九	廿四	初十	廿五
	节气	立秋	处暑	白露	秋分	寒露	霜降	立冬	小雪	大雪	冬至	小寒	大寒
	公历	8月8日	8月23日	9月8日	9月23日	10月9日	10月24日	11月7日	11月22日	12月7日	12月22日	1月6日	1月21日
	时辰	卯时	亥时	巳时	酉时	丑时	寅时	寅时	丑时	戌时	未时	辰时	丑时

农历	公历	星期	天地干支	五行	公历	星期	天地干支	五行	公历	星期	天地干支	五行	公历	星期	天地干支	五行	公历	星期	天地干支	五行	公历	星期	天地干支	五行
初一	2	日	甲寅	水	9月	二	甲申	水	30	三	癸丑	木	30	五	癸未	木	29	日	癸丑	木	28	一	壬午	木
初二	3	一	乙卯	水	2	三	乙酉	水	10月	四	甲寅	水	31	六	甲申	水	30	一	甲寅	水	29	二	癸未	木
初三	4	二	丙辰	土	3	四	丙戌	土	2	五	乙卯	水	11月	日	乙酉	水	12月	二	乙卯	水	30	三	甲申	水
初四	5	三	丁巳	土	4	五	丁亥	土	3	六	丙辰	土	2	一	丙戌	土	2	三	丙辰	土	31	四	乙酉	水
初五	6	四	戊午	火	5	六	戊子	火	4	日	丁巳	土	3	二	丁亥	土	3	四	丁巳	土	1月	五	丙戌	土
初六	7	五	己未	火	6	日	己丑	火	5	一	戊午	火	4	三	戊子	火	4	五	戊午	火	2	六	丁亥	土
初七	8	六	庚申	木	7	一	庚寅	木	6	二	己未	火	5	四	己丑	火	5	六	己未	火	3	日	戊子	火
初八	9	日	辛酉	木	8	二	辛卯	木	7	三	庚申	木	6	五	庚寅	木	6	日	庚申	木	4	一	己丑	火
初九	10	一	壬戌	水	9	三	壬辰	水	8	四	辛酉	木	7	六	辛卯	木	7	一	辛酉	木	5	二	庚寅	木
初十	11	二	癸亥	水	10	四	癸巳	水	9	五	壬戌	水	8	日	壬辰	水	8	二	壬戌	水	6	三	辛卯	木
十一	12	三	甲子	金	11	五	甲午	金	10	六	癸亥	水	9	一	癸巳	水	9	三	癸亥	水	7	四	壬辰	水
十二	13	四	乙丑	金	12	六	乙未	金	11	日	甲子	金	10	二	甲午	金	10	四	甲子	金	8	五	癸巳	水
十三	14	五	丙寅	火	13	日	丙申	火	12	一	乙丑	金	11	三	乙未	金	11	五	乙丑	金	9	六	甲午	金
十四	15	六	丁卯	火	14	一	丁酉	火	13	二	丙寅	火	12	四	丙申	火	12	六	丙寅	火	10	日	乙未	金
十五	16	日	戊辰	木	15	二	戊戌	木	14	三	丁卯	火	13	五	丁酉	火	13	日	丁卯	火	11	一	丙申	火
十六	17	一	己巳	木	16	三	己亥	木	15	四	戊辰	木	14	六	戊戌	木	14	一	戊辰	木	12	二	丁酉	火
十七	18	二	庚午	土	17	四	庚子	土	16	五	己巳	木	15	日	己亥	木	15	二	己巳	木	13	三	戊戌	木
十八	19	三	辛未	土	18	五	辛丑	土	17	六	庚午	木	16	一	庚子	木	16	三	庚午	木	14	四	己亥	木
十九	20	四	壬申	金	19	六	壬寅	金	18	日	辛未	土	17	二	辛丑	土	17	四	辛未	土	15	五	庚子	土
二十	21	五	癸酉	金	20	日	癸卯	金	19	一	壬申	金	18	三	壬寅	金	18	五	壬申	金	16	六	辛丑	土
廿一	22	六	甲戌	火	21	一	甲辰	火	20	二	癸酉	金	19	四	癸卯	金	19	六	癸酉	金	17	日	壬寅	金
廿二	23	日	乙亥	火	22	二	乙巳	火	21	三	甲戌	火	20	五	甲辰	火	20	日	甲戌	火	18	一	癸卯	金
廿三	24	一	丙子	水	23	三	丙午	水	22	四	乙亥	火	21	六	乙巳	火	21	一	乙亥	火	19	二	甲辰	火
廿四	25	二	丁丑	水	24	四	丁未	水	23	五	丙子	水	22	日	丙午	水	22	二	丙子	水	20	三	乙巳	火
廿五	26	三	戊寅	土	25	五	戊申	土	24	六	丁丑	水	23	一	丁未	水	23	三	丁丑	水	21	四	丙午	水
廿六	27	四	己卯	土	26	六	己酉	土	25	日	戊寅	土	24	二	戊申	土	24	四	戊寅	土	22	五	丁未	水
廿七	28	五	庚辰	金	27	日	庚戌	金	26	一	己卯	土	25	三	己酉	土	25	五	己卯	土	23	六	戊申	土
廿八	29	六	辛巳	金	28	一	辛亥	金	27	二	庚辰	金	26	四	庚戌	金	26	六	庚辰	金	24	日	己酉	土
廿九	30	日	壬午	木	29	二	壬子	木	28	三	辛巳	金	27	五	辛亥	金	27	日	辛巳	金	25	一	庚戌	金
三十	31	一	癸未	木					29	四	壬午	木	28	六	壬子	木					26	二	辛亥	金

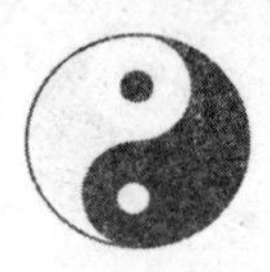

一九七一年 岁次 辛亥 猪年 上半年

月份	正月				二月				三月				四月				五月				闰五月			
干支	庚寅				辛卯				壬辰				癸巳				甲午							
二十四节气 农历	初九		廿四		初十		廿五		初十		廿六		十二		廿八		十四		三十		十六			
节气	立春		雨水		惊蛰		春分		清明		谷雨		立夏		小满		芒种		夏至		小暑			
公历	2月4日		2月19日		3月5日		3月21日		4月5日		4月21日		5月6日		5月22日		6月5日		6月22日		7月8日			
时辰	戌时		申时		未时		未时		酉时		丑时		午时		丑时		申时		巳巳时		丑时			
农历	公历	星期	天地干支	五行	公历	星期	天地干支	五行	公历	星期	天地干支	五行	公历	星期	天地干支	五行	公历	星期	天地干支	五行	公历	星期	天地干支	五行
初一	27	三	壬子	木	25	四	辛巳	金	27	六	辛亥	金	25	日	庚辰	金	24	一	己酉	土	23	三	己卯	土
初二	28	四	癸丑	木	26	五	壬午	木	28	日	壬子	木	26	一	辛巳	金	25	二	庚戌	金	24	四	庚辰	金
初三	29	五	甲寅	水	27	六	癸未	木	29	一	癸丑	木	27	二	壬午	木	26	三	辛亥	金	25	五	辛巳	金
初四	30	六	乙卯	水	28	日	甲申	水	30	二	甲寅	水	28	三	癸未	木	27	四	壬子	木	26	六	壬午	木
初五	31	日	丙辰	土	3月	一	乙酉	水	31	三	乙卯	水	29	四	甲申	水	28	五	癸丑	木	27	日	癸未	木
初六	2月	一	丁巳	土	2	二	丙戌	土	4月	四	丙辰	土	30	五	乙酉	水	29	六	甲寅	水	28	一	甲申	水
初七	2	二	戊午	火	3	三	丁亥	土	2	五	丁巳	土	5月	六	丙戌	土	30	日	乙卯	水	29	二	乙酉	水
初八	3	三	己未	火	4	四	戊子	火	3	六	戊午	火	2	日	丁亥	土	31	一	丙辰	土	30	三	丙戌	土
初九	4	四	庚申	木	5	五	己丑	火	4	日	己未	火	3	一	戊子	火	6月	二	丁巳	土	7月	四	丁亥	土
初十	5	五	辛酉	木	6	六	庚寅	木	5	一	庚申	木	4	二	己丑	火	2	三	戊午	火	2	五	戊子	火
十一	6	六	壬戌	水	7	日	辛卯	木	6	二	辛酉	木	5	三	庚寅	木	3	四	己未	火	3	六	己丑	火
十二	7	日	癸亥	水	8	一	壬辰	水	7	三	壬戌	水	6	四	辛卯	木	4	五	庚申	木	4	日	庚寅	木
十三	8	一	甲子	金	9	二	癸巳	水	8	四	癸亥	水	7	五	壬辰	水	5	六	辛酉	木	5	一	辛卯	木
十四	9	二	乙丑	金	10	三	甲午	金	9	五	甲子	金	8	六	癸巳	水	6	日	壬戌	水	6	二	壬辰	水
十五	10	三	丙寅	火	11	四	乙未	金	10	六	乙丑	金	9	日	甲午	金	7	一	癸亥	水	7	三	癸巳	水
十六	11	四	丁卯	火	12	五	丙申	火	11	日	丙寅	火	10	一	乙未	金	8	二	甲子	金	8	四	甲午	金
十七	12	五	戊辰	木	13	六	丁酉	火	12	一	丁卯	火	11	二	丙申	火	9	三	乙丑	金	9	五	乙未	金
十八	13	六	己巳	木	14	日	戊戌	木	13	二	戊辰	木	12	三	丁酉	火	10	四	丙寅	火	10	六	丙申	火
十九	14	日	庚午	土	15	一	己亥	木	14	三	己巳	木	13	四	戊戌	木	11	五	丁卯	火	11	日	丁酉	火
二十	15	一	辛未	土	16	二	庚子	土	15	四	庚午	土	14	五	己亥	木	12	六	戊辰	木	12	一	戊戌	木
廿一	16	二	壬申	金	17	三	辛丑	土	16	五	辛未	土	15	六	庚子	土	13	日	己巳	木	13	二	己亥	木
廿二	17	三	癸酉	金	18	四	壬寅	金	17	六	壬申	金	16	日	辛丑	土	14	一	庚午	土	14	三	庚子	土
廿三	18	四	甲戌	火	19	五	癸卯	金	18	日	癸酉	金	17	一	壬寅	金	15	二	辛未	土	15	四	辛丑	土
廿四	19	五	乙亥	火	20	六	甲辰	火	19	一	甲戌	火	18	二	癸卯	金	16	三	壬申	金	16	五	壬寅	金
廿五	20	六	丙子	水	21	日	乙巳	火	20	二	乙亥	火	19	三	甲辰	火	17	四	癸酉	金	17	六	癸卯	金
廿六	21	日	丁丑	水	22	一	丙午	水	21	三	丙子	水	20	四	乙巳	火	18	五	甲戌	火	18	日	甲辰	火
廿七	22	一	戊寅	土	23	二	丁未	水	22	四	丁丑	水	21	五	丙午	水	19	六	乙亥	火	19	一	乙巳	火
廿八	23	二	己卯	土	24	三	戊申	土	23	五	戊寅	土	22	六	丁未	水	20	日	丙子	水	20	二	丙午	水
廿九	24	三	庚辰	金	25	四	己酉	土	24	六	己卯	土	23	日	戊申	土	21	一	丁丑	水	21	三	丁未	水
三十					26	五	庚戌	金									22	二	戊寅	土				

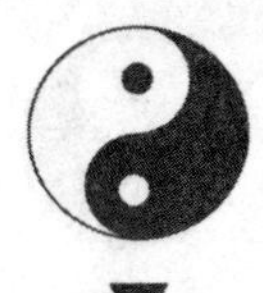

一九七一年 岁次 辛亥 猪年 下半年

月份		六月		七月		八月		九月		十月		十一月		十二月	
干支		乙未		丙申		丁酉		戊戌		己亥		庚子		辛丑	
二十四节气	农历	初二	十八	初四	十九	初六	廿一	初六	廿一	初六	廿一	初五	二十	初六	廿一
	节气	大暑	立秋	处暑	白露	秋分	寒露	霜降	立冬	小雪	大雪	冬至	小寒	大寒	立春
	公历	7月23日	8月8日	8月24日	9月8日	9月24日	10月9日	10月24日	11月8日	11月23日	12月8日	12月22日	1月6日	1月21日	2月5日
	时辰	戌时	午时	寅时	申时	子时	卯时	巳时	巳时	辰时	丑时	戌时	未时	辰时	丑时

农历	公历	星期	天地干支	五行	公历	星期	天地干支	五行	公历	星期	天地干支	五行	公历	星期	天地干支	五行	公历	星期	天地干支	五行	公历	星期	天地干支	五行	公历	星期	天地干支	五行
初一	22	四	戊申	土	21	六	戊寅	土	19	日	丁未	水	19	二	丁丑	水	18	四	丁未	水	18	六	丁丑	水	16	日	丙午	水
初二	23	五	己酉	土	22	日	己卯	土	20	一	戊申	土	20	三	戊寅	土	19	五	戊申	土	19	日	戊寅	土	17	一	丁未	水
初三	24	六	庚戌	金	23	一	庚辰	金	21	二	己酉	土	21	四	己卯	土	20	六	己酉	土	20	一	己卯	土	18	二	戊申	土
初四	25	日	辛亥	金	24	二	辛巳	金	22	三	庚戌	金	22	五	庚戌	金	21	日	庚辰	金	21	二	庚戌	金	19	三	庚辰	土
初五	26	一	壬子	木	25	三	壬午	木	23	四	辛亥	金	23	六	辛巳	金	22	一	辛亥	金	22	三	辛巳	金	20	四	庚戌	金
初六	27	二	癸丑	木	26	四	癸未	木	24	五	壬子	木	24	日	壬午	木	23	二	壬子	木	23	四	壬午	木	21	五	辛亥	金
初七	28	三	甲寅	水	27	五	甲申	水	25	六	癸丑	木	25	一	癸未	木	24	三	癸丑	木	24	五	癸未	木	22	六	壬子	木
初八	29	四	乙卯	水	28	六	乙酉	水	26	日	甲寅	水	26	二	甲申	水	25	四	甲寅	水	25	六	甲申	水	23	日	癸丑	木
初九	30	五	丙辰	土	29	日	丙戌	土	27	一	乙卯	水	27	三	乙酉	水	26	五	乙卯	水	26	日	乙酉	水	24	一	甲寅	水
初十	31	六	丁巳	土	30	一	丁亥	土	28	二	丙辰	土	28	四	丙戌	土	27	六	丙辰	土	27	一	丙戌	土	25	二	乙卯	水
十一	8月	日	戊午	火	31	二	戊子	火	29	三	丁巳	土	29	五	丁亥	土	28	日	丁巳	土	28	二	丁亥	土	26	三	丙辰	土
十二	2	一	己未	火	9月	三	己丑	火	30	四	戊午	火	30	六	戊子	火	29	一	戊午	火	29	三	戊子	火	27	四	丁巳	土
十三	3	二	庚申	木	2	四	庚寅	木	10月	五	己未	火	31	日	己丑	火	30	二	己未	火	30	四	己丑	火	28	五	戊午	火
十四	4	三	辛酉	木	3	五	辛卯	木	2	六	庚申	木	11月	一	庚寅	木	12月	三	庚申	木	31	五	庚寅	木	29	六	己未	火
十五	5	四	壬戌	水	4	六	壬辰	水	3	日	辛酉	木	2	二	辛卯	木	2	四	辛酉	木	1月	六	辛卯	木	30	日	庚申	木
十六	6	五	癸亥	水	5	日	癸巳	水	4	一	壬戌	水	3	三	壬辰	水	3	五	壬戌	水	2	日	壬辰	水	31	一	辛酉	木
十七	7	六	甲子	金	6	一	甲午	金	5	二	癸亥	水	4	四	癸巳	水	4	六	癸亥	水	3	一	癸巳	水	2月	二	壬戌	水
十八	8	日	乙丑	金	7	二	乙未	金	6	三	甲子	金	5	五	甲午	金	5	日	甲子	金	4	二	甲午	金	2	三	癸亥	水
十九	9	一	丙寅	金	8	三	丙申	金	7	四	乙丑	金	6	六	乙示	金	6	一	乙丑	金	4	三	乙未	金	3	四	甲子	金
二十	10	二	丁卯	火	9	四	丁酉	火	8	五	丙寅	火	7	日	丙申	火	7	二	丙寅	火	5	四	丙申	火	4	五	乙丑	金
廿一	11	三	戊辰	木	10	五	戊戌	木	9	六	丁卯	火	8	一	丁酉	火	8	三	丁卯	火	6	五	丁酉	火	5	六	丙寅	火
廿二	12	四	己巳	木	11	六	己亥	木	10	日	戊辰	木	9	二	戊戌	木	9	四	戊辰	木	7	六	戊戌	木	6	日	丁卯	火
廿三	13	五	庚午	土	12	日	庚子	土	11	一	己巳	木	10	三	己亥	木	10	五	己巳	木	8	日	己亥	木	7	一	戊辰	木
廿四	14	六	辛未	土	13	一	辛丑	土	12	二	庚午	土	11	四	庚子	土	11	六	庚午	土	9	一	庚子	土	8	二	己巳	木
廿五	15	日	壬申	金	14	二	壬寅	金	13	三	辛未	土	12	五	辛丑	土	12	日	辛未	土	10	二	辛丑	土	9	三	庚午	土
廿六	16	一	癸酉	金	15	三	癸卯	金	14	四	壬申	金	13	六	壬寅	金	13	一	壬申	金	11	三	壬寅	金	10	四	辛未	土
廿七	17	二	甲戌	火	16	四	甲辰	火	15	五	癸酉	金	14	日	癸卯	金	14	二	癸酉	金	12	四	癸卯	金	11	五	壬申	金
廿八	18	三	乙亥	火	17	五	乙巳	火	16	六	甲戌	火	15	一	甲辰	火	15	三	甲戌	火	13	五	甲辰	火	12	六	癸酉	金
廿九	19	四	丙子	水	18	六	丙午	水	17	日	乙亥	火	16	二	乙巳	火	16	四	乙亥	火	14	六	乙巳	火	13	日	甲戌	火
三十	20	五	丁丑	水					18	一	丙子	水	17	三	丙午	水	17	五	丙子	水					14	一	乙亥	火

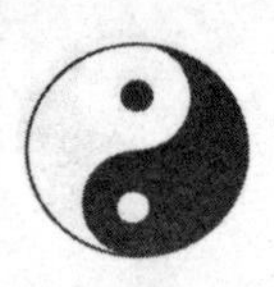

一九七二年 岁次 壬子 鼠年 上半年

月份	正月								二月								三月								四月								五月								六月							
干支	壬寅								癸卯								甲辰								乙巳								丙午								丁未							

二十四节气	农历	初五		二十		初六		廿二		初七		廿二		初九		廿四		十一		廿七		十三		廿八	
	节气	雨水		惊蛰		春分		清明		谷雨		立夏		小满		芒种		夏至		小暑		大暑		立秋	
	公历	2月19日		3月5日		3月20日		4月5日		4月20日		5月5日		5月21日		6月5日		6月21日		7月7日		7月23日		8月7日	
	时辰	亥时		戌时		戌时		子时		辰时		酉时		辰时		亥时		申时		辰时		丑时		酉时	

农历	公历	星期	天地干支	五行	公历	星期	天地干支	五行	公历	星期	天地干支	五行	公历	星期	天地干支	五行	公历	星期	天地干支	五行	公历	星期	天地干支	五行
初一	15	二	丙子	水	15	三	乙巳	火	14	五	乙亥	火	13	六	甲辰	火	11	日	癸酉	金	11	二	癸卯	金
初二	16	三	丁丑	水	16	四	丙午	水	15	六	丙子	水	14	日	乙巳	火	12	一	甲戌	火	12	三	甲辰	火
初三	17	四	戊寅	土	17	五	丁未	水	16	日	丁丑	水	15	一	丙午	水	13	二	乙亥	火	13	四	乙巳	火
初四	18	五	己卯	土	18	六	戊申	土	17	一	戊寅	土	16	二	丁未	水	14	三	丙子	水	14	五	丙午	水
初五	19	六	庚辰	金	19	日	己酉	土	18	二	己卯	土	17	三	戊申	土	15	四	丁丑	水	15	六	丁未	水
初六	20	日	辛巳	金	20	一	庚戌	金	19	三	庚辰	金	18	四	己酉	土	16	五	戊寅	土	16	日	戊申	土
初七	21	一	壬午	木	21	二	辛亥	金	20	四	辛巳	金	19	五	庚戌	金	17	六	己卯	土	17	一	己酉	土
初八	22	二	癸未	木	22	三	壬子	木	21	五	壬午	木	20	六	辛亥	金	18	日	庚辰	金	18	二	庚戌	金
初九	23	三	甲申	水	23	四	癸丑	木	22	六	癸未	木	21	日	壬子	木	19	一	辛巳	金	19	三	辛亥	金
初十	24	四	乙酉	水	24	五	甲寅	水	23	日	甲申	水	22	一	癸丑	木	20	二	壬午	木	20	四	壬子	木
十一	25	五	丙戌	土	25	六	乙卯	水	24	一	乙酉	水	23	二	甲寅	水	21	三	癸未	木	21	五	癸丑	木
十二	26	六	丁亥	土	26	日	丙辰	土	25	二	丙戌	土	24	三	乙卯	水	22	四	甲申	水	22	六	甲寅	水
十三	27	日	戊子	火	27	一	丁巳	土	26	三	丁亥	土	25	四	丙辰	土	23	五	乙酉	水	23	日	乙卯	水
十四	28	一	己丑	火	28	二	戊午	火	27	四	戊子	火	26	五	丁巳	土	24	六	丙戌	土	24	一	丙辰	土
十五	29	二	庚寅	木	29	三	己未	火	28	五	己丑	火	27	六	戊午	火	25	日	丁亥	土	25	二	丁巳	土
十六	3月	三	辛卯	木	30	四	庚申	木	29	六	庚寅	木	28	日	己未	火	26	一	戊子	火	26	三	戊午	火
十七	2	四	壬辰	水	31	五	辛酉	木	30	日	辛卯	木	29	一	庚申	木	27	二	己丑	火	27	四	己未	火
十八	3	五	癸巳	水	4月	六	壬戌	水	5月	一	壬辰	水	30	二	辛酉	木	28	三	庚寅	木	28	五	庚申	木
十九	4	六	甲午	金	2	日	癸亥	水	2	二	癸巳	水	31	三	壬戌	水	29	四	辛卯	木	29	六	辛酉	木
二十	5	日	乙未	金	3	一	甲子	金	3	三	甲午	金	6月	四	癸亥	水	30	五	壬辰	水	30	日	壬戌	水
廿一	6	一	丙申	火	4	二	乙丑	金	4	四	乙未	金	2	五	甲子	金	7月	六	癸巳	水	31	一	癸亥	水
廿二	7	二	丁酉	火	5	三	丙寅	火	5	五	丙申	火	3	六	乙丑	金	2	日	甲午	金	8月	二	甲子	金
廿三	8	三	戊戌	木	6	四	丁卯	火	6	六	丁酉	火	4	日	丙寅	火	3	一	乙未	金	2	三	乙丑	金
廿四	9	四	己亥	木	7	五	戊辰	木	7	日	戊戌	木	5	一	丁卯	火	4	二	丙申	火	3	四	丙寅	火
廿五	10	五	庚子	土	8	六	己巳	木	8	一	己亥	木	6	二	戊辰	木	5	三	丁酉	火	4	五	丁卯	火
廿六	11	六	辛丑	土	9	日	庚午	土	9	二	庚子	土	7	三	己巳	木	6	四	戊戌	木	5	六	戊辰	木
廿七	12	日	壬寅	金	10	一	辛未	土	10	三	辛丑	土	8	四	庚午	土	7	五	己亥	木	6	日	己巳	木
廿八	13	一	癸卯	金	11	二	壬申	金	11	四	壬寅	金	9	五	辛未	土	8	六	庚子	土	7	一	庚午	土
廿九	14	二	甲辰	火	12	三	癸酉	金	12	五	癸卯	金	10	六	壬申	金	9	日	辛丑	土	8	二	辛未	土
三十					13	四	甲戌	火									10	一	壬寅	金				

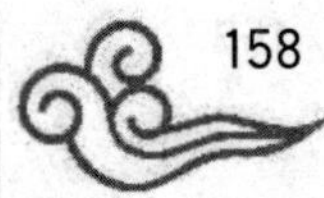

一九七二年 岁次 壬子 鼠年 下半年

月份	七月				八月				九月				十月				十一月				十二月			
干支	戊申				己酉				庚戌				辛亥				壬子				癸丑			
二十四节气 农历	十五		三十		十六				初二		十七		初二		十七		初二		十七		初二		十七	
节气	处暑		白露		秋分				寒露		霜降		立冬		小雪		大雪		冬至		小寒		大寒	
公历	8月23日		9月7日		9月23日				10月8日		10月23日		11月7日		11月22日		12月7日		12月22日		1月5日		1月20日	
时辰	巳时		亥时		卯时				午时		申时		申时		未时		辰时		丑时		戌时		午时	
农历	公历	星期	天地干支	五行	公历	星期	天地干支	五行	公历	星期	天地干支	五行	公历	星期	天地干支	五行	公历	星期	天地干支	五行	公历	星期	天地干支	五行
初一	9	三	壬申	金	8	五	壬寅	金	7	六	辛未	土	6	一	辛丑	土	6	三	辛未	土	4	四	庚子	土
初二	10	四	癸酉	金	9	六	癸卯	金	8	日	壬申	金	7	二	壬寅	金	7	四	壬申	金	5	五	辛丑	土
初三	11	五	甲戌	火	10	日	甲辰	火	9	一	癸酉	金	8	三	癸卯	金	8	五	癸酉	金	6	六	壬寅	金
初四	12	六	乙亥	火	11	一	乙巳	火	10	二	甲戌	火	9	四	甲辰	火	9	六	甲戌	火	7	日	癸卯	金
初五	13	日	丙子	水	12	二	丙午	水	11	三	乙亥	火	10	五	乙巳	火	10	日	乙亥	火	8	一	甲辰	火
初六	14	一	丁丑	水	13	三	丁未	水	12	四	丙子	水	11	六	丙午	水	11	一	丙子	水	9	二	乙巳	火
初七	15	二	戊寅	土	14	四	戊申	土	13	五	丁丑	水	12	日	丁未	水	12	二	丁丑	水	10	三	丙午	水
初八	16	三	己卯	土	15	五	己酉	土	14	六	戊寅	土	13	一	戊申	土	13	三	戊寅	土	11	四	丁未	水
初九	17	四	庚辰	金	16	六	庚戌	金	15	日	己卯	土	14	二	己酉	土	14	四	己卯	土	12	五	戊申	土
初十	18	五	辛巳	金	17	日	辛亥	金	16	一	庚辰	金	15	三	庚戌	金	15	五	庚辰	金	13	六	己酉	土
十一	19	六	壬午	木	18	一	壬子	木	17	二	辛巳	金	16	四	辛亥	金	16	六	辛亥	金	14	日	庚戌	金
十二	20	日	癸未	木	19	二	癸丑	木	18	三	壬午	木	17	五	壬子	木	17	日	壬午	木	15	一	辛亥	金
十三	21	一	甲申	水	20	三	甲寅	水	19	四	癸未	木	18	六	癸丑	木	18	一	癸未	木	16	二	壬子	木
十四	22	二	乙酉	水	21	四	乙卯	水	20	五	甲申	水	19	日	甲寅	水	19	二	甲申	水	17	三	癸丑	木
十五	23	三	丙戌	土	22	五	丙辰	土	21	六	乙酉	水	20	一	乙卯	水	20	三	乙酉	水	18	四	甲寅	水
十六	24	四	丁亥	土	23	六	丁巳	土	22	日	丙辰	土	21	二	丙辰	土	21	四	丙戌	土	19	五	乙卯	水
十七	25	五	戊子	火	24	日	戊午	火	23	一	丁亥	土	22	三	丁巳	土	22	五	丁亥	土	20	六	丙辰	土
十八	26	六	己丑	火	25	一	己未	火	24	二	戊子	火	23	四	戊午	火	23	六	戊子	火	21	日	丁巳	土
十九	27	日	庚寅	木	26	二	庚申	木	25	三	己丑	火	24	五	己未	火	24	日	己丑	火	22	一	戊午	火
二十	28	一	辛卯	木	27	三	辛酉	木	26	四	庚寅	木	25	六	庚申	木	25	一	庚寅	木	23	二	己未	火
廿一	29	二	壬辰	水	28	四	壬戌	水	27	五	辛卯	木	26	日	辛酉	木	26	二	辛卯	木	24	三	庚申	木
廿二	30	三	癸巳	水	29	五	癸亥	水	28	六	壬辰	水	27	一	壬戌	水	27	三	壬辰	水	25	四	辛酉	木
廿三	31	四	甲午	金	30	六	甲子	金	29	日	癸巳	水	28	二	癸亥	水	28	四	癸巳	水	26	五	壬戌	水
廿四	9月	五	乙未	金	10月	日	乙丑	金	30	一	甲午	金	29	三	甲子	金	29	五	甲午	金	27	六	癸亥	水
廿五	2	六	丙申	火	2	一	丙寅	火	31	二	乙未	金	30	四	乙丑	金	30	六	乙未	金	28	日	甲子	金
廿六	3	日	丁酉	火	3	二	丁卯	火	11月	三	丙申	火	12月	五	丙寅	火	31	日	丙申	火	29	一	乙丑	金
廿七	4	一	戊戌	木	4	三	戊辰	木	2	四	丁酉	火	2	六	丁卯	火	1月	一	丁酉	火	30	二	丙寅	火
廿八	5	二	己亥	木	5	四	己巳	木	3	五	戊戌	木	3	日	戊辰	木	2	二	戊戌	木	31	三	丁卯	火
廿九	6	三	庚子	土	6	五	庚午	土	4	六	己亥	木	4	一	己巳	木	3	三	己亥	木	2月	四	戊辰	木
三十	7	四	辛丑	土					5	日	庚子	土	5	二	庚午	土					2	五	己巳	木

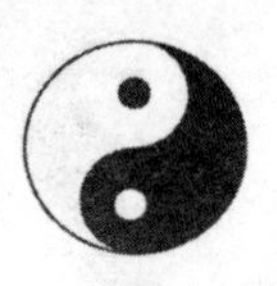

一九七三年 岁次 癸丑 牛年 上半年

月份		正月				二月				三月				四月				五月				六月			
干支		甲寅				乙卯				丙辰				丁巳				戊午				己未			
二十四节气	农历	初二		十七		初二		十七		初三		十八		初三		十九		初六		廿一		初八		廿四	
	节气	立春		雨水		惊蛰		春分		清明		谷雨		立夏		小满		芒种		夏至		小暑		大暑	
	公历	2月4日		2月19日		3月6日		3月21日		4月5日		4月20日		5月5日		5月21日		6月6日		6月21日		7月7日		7月21日	
	时辰	辰时		寅时		丑时		丑时		卯时		未时		子时		午时		寅时		亥时		未时		辰时	

农历	公历	星期	天地干支	五行	公历	星期	天地干支	五行	公历	星期	天地干支	五行	公历	星期	天地干支	五行	公历	星期	天地干支	五行	公历	星期	天地干支	五行
初一	3	六	庚午	土	5	一	庚子	土	3	二	己巳	木	3	四	己亥	木	6月	五	戊辰	木	30	六	丁酉	火
初二	4	日	辛未	土	6	二	辛丑	土	4	三	庚午	土	4	五	庚子	土	2	六	己巳	木	7月	日	戊戌	木
初三	5	一	壬申	金	7	三	壬寅	金	5	四	辛未	土	5	六	辛丑	土	3	日	庚午	土	2	一	己亥	木
初四	6	二	癸酉	金	8	四	癸卯	金	6	五	壬申	金	6	日	壬寅	金	4	一	辛未	土	3	二	庚子	土
初五	7	三	甲戌	火	9	五	甲辰	火	7	六	癸酉	金	7	一	癸卯	金	5	二	壬申	金	4	三	辛丑	土
初六	8	四	乙亥	火	10	六	乙巳	火	8	日	甲戌	火	8	二	甲辰	火	6	三	癸酉	金	5	四	壬寅	金
初七	9	五	丙子	水	11	日	丙午	水	9	一	乙亥	火	9	三	乙巳	火	7	四	甲戌	火	6	五	癸卯	金
初八	10	六	丁丑	水	12	一	丁未	水	10	二	丙子	水	10	四	丙午	水	8	五	乙亥	火	7	六	甲辰	火
初九	11	日	戊寅	土	13	二	戊申	土	11	三	丁丑	水	11	五	丁未	水	9	六	丙子	水	8	日	乙巳	火
初十	12	一	己卯	土	14	三	己酉	土	12	四	戊寅	土	12	六	戊申	土	10	日	丁丑	水	9	一	丙午	水
十一	13	二	庚寅	金	15	四	庚戌	金	13	五	己卯	土	13	日	己酉	土	11	一	戊寅	土	10	二	丁未	水
十二	14	三	辛巳	金	16	五	辛亥	金	14	六	庚辰	金	14	一	庚戌	金	12	二	己卯	土	11	三	戊申	土
十三	15	四	壬午	木	17	六	壬子	木	15	日	辛巳	金	15	二	辛亥	金	13	三	庚辰	金	12	四	己酉	土
十四	16	五	癸未	木	18	日	癸丑	木	16	一	壬午	木	16	三	壬子	木	14	四	辛巳	金	13	五	庚戌	金
十五	17	六	甲申	水	19	一	甲寅	水	17	二	癸未	木	17	四	癸丑	木	15	五	壬午	木	14	六	辛亥	金
十六	18	日	乙酉	水	20	二	乙卯	水	18	三	甲申	水	18	五	甲寅	水	16	六	癸未	木	15	日	壬子	木
十七	19	一	丙戌	土	21	三	丙辰	土	19	四	乙酉	水	19	六	乙卯	水	17	日	甲申	水	16	一	癸丑	木
十八	20	二	丁亥	土	22	四	丁巳	土	20	五	丙戌	土	20	日	丙辰	土	18	一	乙酉	水	17	二	甲寅	水
十九	21	三	戊子	火	23	五	戊午	火	21	六	丁亥	土	21	一	丁巳	土	19	二	丙戌	土	18	三	乙卯	水
二十	22	四	己丑	火	24	六	己未	火	22	日	戊子	火	22	二	戊午	火	20	三	丁亥	土	19	四	丙辰	土
廿一	23	五	庚寅	木	25	日	庚申	木	23	一	己丑	火	23	三	己未	火	21	四	戊子	火	20	五	丁巳	土
廿二	24	六	辛卯	木	26	一	辛酉	木	24	二	庚寅	木	24	四	庚申	木	22	五	己丑	火	21	六	戊午	火
廿三	25	日	壬辰	水	27	二	壬戌	水	25	三	辛卯	木	25	五	辛酉	木	23	六	庚寅	木	22	日	己未	火
廿四	26	一	癸巳	水	28	三	癸亥	水	26	四	壬辰	水	26	六	壬戌	水	24	日	辛卯	木	23	一	庚申	木
廿五	27	二	甲午	金	29	四	甲子	金	27	五	癸巳	水	27	日	癸亥	水	25	一	壬辰	水	24	二	辛酉	木
廿六	28	三	乙未	金	30	五	乙丑	金	28	六	甲午	金	28	一	甲子	金	26	二	癸巳	水	25	三	壬戌	水
廿七	3月	四	丙申	火	31	六	丙寅	火	29	日	乙未	金	29	二	乙丑	金	27	三	甲午	金	26	四	癸亥	水
廿八	2	五	丁酉	火	4月	日	丁卯	火	30	一	丙申	火	30	三	丙寅	火	28	四	乙未	金	27	五	甲子	金
廿九	3	六	戊戌	木	2	一	戊辰	木	5月	二	丁酉	火	31	四	丁卯	火	29	五	丙申	火	28	六	乙丑	金
三十	4	日	己亥	木					2	三	戊戌	木									29	日	丙寅	火

一九七三年 岁次 癸丑 牛年 下半年

月份	七月				八月				九月				十月				十一月				十二月			
干支	戊申				辛酉				壬戌				癸亥				甲子				乙丑			
二十四节气 农历	初十		廿五		十二		廿七		十三		廿八		十三		廿八		十三		廿八		十四		廿八	
节气	立秋		处暑		白露		秋分		寒露		霜降		立冬		小雪		大雪		冬至		小寒		大寒	
公历	8月8日		8月23日		9月8日		9月23日		10月8日		10月23日		11月7日		11月23日		12月7日		12月22日		1月6日		1月20日	
时辰	子时		未时		寅时		午时		酉时		亥时		亥时		酉时		未时		辰时		丑时		酉时	
农历	公历	星期	天地干支	五行	公历	星期	天地干支	五行	公历	星期	天地干支	五行	公历	星期	天地干支	五行	公历	星期	天地干支	五行	公历	星期	天地干支	五行
初一	30	一	丁卯	火	28	二	丙申	火	26	三	乙丑	金	26	五	乙未	金	25	日	乙丑	金	24	一	甲午	金
初二	31	二	戊辰	木	29	三	丁酉	火	27	四	丙寅	火	27	六	丙申	火	26	一	丙寅	火	25	二	乙未	金
初三	8月	三	己巳	木	30	四	戊戌	木	28	五	丁卯	火	28	日	丁酉	火	27	二	丁卯	火	26	三	丙申	火
初四	2	四	庚午	土	31	五	己亥	木	29	六	戊辰	木	29	一	戊戌	木	28	三	戊辰	木	27	四	丁酉	火
初五	3	五	辛未	土	9月	六	庚子	土	30	日	己巳	木	30	二	己亥	木	29	四	己巳	木	28	五	戊戌	木
初六	4	六	壬申	金	2	日	辛丑	土	10月	一	庚午	土	31	三	庚子	土	30	五	庚午	土	29	六	己亥	木
初七	5	日	癸酉	金	3	一	壬寅	金	2	二	辛未	土	11月	四	辛丑	土	12月	六	辛未	土	30	日	庚子	土
初八	6	一	甲戌	火	4	二	癸卯	金	3	三	壬申	金	2	五	壬寅	金	2	日	壬申	金	31	一	辛丑	土
初九	7	二	乙亥	火	5	三	甲辰	火	4	四	癸酉	金	3	六	癸卯	金	3	一	癸酉	金	1月	二	壬寅	金
初十	8	三	丙子	水	6	四	乙巳	火	5	五	甲戌	火	4	日	甲辰	火	4	二	甲戌	火	2	三	癸卯	金
十一	9	四	丁丑	水	7	五	丙午	水	6	六	乙亥	火	5	一	乙巳	火	5	三	乙亥	火	3	四	甲辰	火
十二	10	五	戊寅	土	8	六	丁未	水	7	日	丙子	水	6	二	丙午	水	6	四	丙子	水	4	五	乙巳	火
十三	11	六	己卯	土	9	日	戊申	土	8	一	丁丑	水	7	三	丁未	水	7	五	丁丑	水	5	六	丙午	水
十四	12	日	庚辰	金	10	一	己酉	土	9	二	戊寅	土	8	四	戊申	土	8	六	戊寅	土	6	日	丁未	水
十五	13	一	辛巳	金	11	二	庚戌	金	10	三	己卯	土	9	五	己酉	土	9	日	己卯	土	7	一	戊申	土
十六	14	二	壬午	木	12	三	辛亥	金	11	四	庚辰	金	10	六	庚戌	金	10	一	庚辰	金	8	二	己酉	土
十七	15	三	癸未	木	13	四	壬子	木	12	五	辛巳	金	11	日	辛亥	金	11	二	辛巳	金	9	三	庚戌	金
十八	16	四	甲申	水	14	五	癸丑	木	13	六	壬午	木	12	一	壬子	木	12	三	壬午	木	10	四	辛亥	金
十九	17	五	乙酉	水	15	六	甲寅	水	14	日	癸未	木	13	二	癸丑	木	13	四	癸未	木	11	五	壬子	木
二十	18	六	丙戌	土	16	日	乙卯	水	15	一	甲申	水	14	三	甲寅	水	14	五	甲申	水	12	六	癸丑	木
廿一	19	日	丁亥	土	17	一	丙辰	土	16	二	乙酉	水	15	四	乙卯	水	15	六	乙酉	水	13	日	甲寅	水
廿二	20	一	戊子	火	18	二	丁巳	土	17	三	丙辰	土	16	五	戊戌	土	16	日	丙戌	土	14	一	乙卯	水
廿三	21	二	己丑	火	19	三	戊午	火	18	四	丁亥	土	17	六	丁巳	土	17	一	丁亥	土	15	二	丙辰	土
廿四	22	三	庚寅	木	20	四	己未	火	19	五	戊子	火	18	日	戊午	火	18	二	戊子	火	16	三	丁巳	土
廿五	23	四	辛卯	木	21	五	庚申	木	20	六	己丑	火	19	一	己未	火	19	三	己丑	火	17	四	戊午	火
廿六	24	五	壬辰	水	22	六	辛酉	木	21	日	庚寅	木	20	二	庚申	木	20	四	庚寅	木	18	五	己未	火
廿七	25	六	癸巳	水	23	日	壬戌	水	22	一	辛卯	木	21	三	辛酉	木	21	五	辛卯	木	19	六	庚申	木
廿八	26	日	甲午	金	24	一	癸亥	水	23	二	壬辰	水	22	四	壬戌	水	22	六	壬辰	水	20	日	辛酉	木
廿九	27	一	乙未	金	25	二	甲子	金	24	三	癸巳	水	23	五	癸亥	水	23	日	癸巳	水	21	一	壬戌	水
三十									25	四	甲午	金	24	六	甲子	金					22	二	癸亥	水

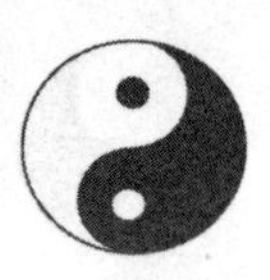

一九七四年 岁次 甲寅 虎年 上半年

月份		正月		二月		三月		四月		闰四月		五月	
干支		丙寅		丁卯		戊辰		己巳				庚未	
二十四节气	农历	十三	廿八	十三	廿八	十三	廿八	十五	三十	十六		初三	十八
	节气	立春	雨水	惊蛰	春分	清明	谷雨	立夏	小满	芒种		夏至	小暑
	公历	2月4日	2月19日	3月6日	3月21日	4月5日	4月20日	5月6日	5月21日	6月6日		6月22日	7月7日
	时辰	未时	辰时	辰时	辰时	午时	戌时	卯时	酉时	巳时		丑时	戌时

农历	公历	星期	天地干支	五行	公历	星期	天地干支	五行	公历	星期	天地干支	五行	公历	星期	天地干支	五行	公历	星期	天地干支	五行	公历	星期	天地干支	五行
初一	23	三	甲子	金	22	五	甲午	金	24	日	甲子	金	22	一	癸巳	水	22	三	癸亥	水	20	四	壬辰	水
初二	24	四	乙丑	金	23	六	乙未	金	25	一	乙丑	金	23	二	甲午	金	23	四	甲子	金	21	五	癸巳	水
初三	25	五	丙寅	火	24	日	丙申	火	26	二	丙寅	火	24	三	乙未	金	24	五	乙丑	金	22	六	甲午	金
初四	26	六	丁卯	火	25	一	丁酉	火	27	三	丁卯	火	25	四	丙申	火	25	六	丙寅	火	23	日	乙未	金
初五	27	日	戊辰	木	26	二	戊戌	木	28	四	戊辰	木	26	五	丁酉	火	26	日	丁卯	火	24	一	丙申	火
初六	28	一	乙巳	木	27	三	己亥	木	29	五	己巳	木	27	六	戊戌	木	27	一	戊辰	木	25	二	丁酉	火
初七	29	二	庚午	土	28	四	庚子	土	30	六	庚午	土	28	日	己亥	木	28	二	己巳	木	26	三	戊戌	木
初八	30	三	辛未	土	3月	五	辛丑	土	31	日	辛未	土	29	一	庚子	土	29	三	庚午	土	27	四	己亥	木
初九	31	四	壬申	金	2	六	壬寅	金	4月	一	壬申	金	30	二	辛丑	土	30	四	辛未	土	28	五	庚子	土
初十	2月	五	癸酉	金	3	日	癸卯	金	2	二	癸酉	金	5月	三	壬寅	金	31	五	壬申	金	29	六	辛丑	土
十一	2	六	甲戌	火	4	一	甲辰	火	3	三	甲戌	火	2	四	癸卯	金	6月	六	癸酉	金	30	日	壬寅	金
十二	3	日	乙亥	火	5	二	乙巳	火	4	四	乙亥	火	3	五	甲辰	火	2	日	甲戌	火	7月	一	癸卯	金
十三	4	一	丙子	水	6	三	丙午	水	5	五	丙子	水	4	六	乙巳	火	3	一	乙亥	火	2	二	甲辰	火
十四	5	二	丁丑	水	7	四	丁未	水	6	六	丁丑	水	5	日	丙午	水	4	二	丙子	水	3	三	乙巳	火
十五	6	三	戊寅	土	8	五	戊申	土	7	日	戊寅	土	6	一	丁未	水	5	三	丁丑	水	4	四	丙午	水
十六	7	四	己卯	土	9	六	己酉	土	8	一	己卯	土	7	二	戊申	土	6	四	戊寅	土	5	五	丁未	水
十七	8	五	庚辰	金	10	日	庚戌	金	9	二	庚辰	金	8	三	己酉	土	7	五	己卯	土	6	六	戊申	土
十八	9	六	辛巳	金	11	一	辛亥	金	10	三	辛巳	金	9	四	庚戌	金	8	六	庚辰	金	7	日	己酉	土
十九	10	日	壬午	木	12	二	壬子	木	11	四	壬午	木	10	五	辛亥	金	9	日	辛巳	金	8	一	庚戌	金
二十	11	一	癸未	木	13	三	癸丑	木	12	五	癸未	木	11	六	壬子	木	10	一	壬午	木	9	二	辛亥	金
廿一	12	二	甲申	水	14	四	甲寅	水	13	六	甲申	水	12	日	癸丑	木	11	二	癸未	木	10	三	壬子	木
廿二	13	三	乙酉	水	15	五	乙卯	水	14	日	乙酉	水	13	一	甲寅	水	12	三	甲申	水	11	四	癸丑	木
廿三	14	四	丙戌	土	16	六	丙辰	土	15	一	丙戌	土	14	二	乙卯	水	13	四	乙酉	水	12	五	甲寅	水
廿四	15	五	丁亥	土	17	日	丁巳	土	16	二	丁亥	土	15	三	丙辰	土	14	五	丙戌	土	13	六	乙卯	水
廿五	16	六	戊子	火	18	一	戊午	火	17	三	戊子	火	16	四	丁巳	土	15	六	丁亥	土	14	日	丙辰	土
廿六	17	日	己丑	火	19	二	己未	火	18	四	己丑	火	17	五	戊午	火	16	日	戊子	火	15	一	丁巳	土
廿七	18	一	庚寅	木	20	三	庚申	木	19	五	庚寅	木	18	六	己未	火	17	一	己丑	火	16	二	戊午	火
廿八	19	二	辛卯	木	21	四	辛酉	木	20	六	辛卯	木	19	日	庚申	木	18	二	庚寅	木	17	三	己未	火
廿九	20	三	壬辰	水	22	五	壬戌	水	21	日	壬辰	水	20	一	辛酉	木	19	三	辛卯	木	18	四	庚申	木
三十	21	四	癸巳	水	23	六	癸亥	水					21	二	壬戌	水								

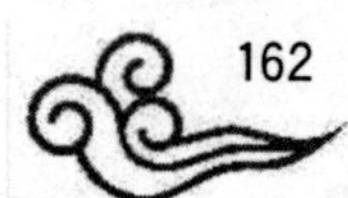

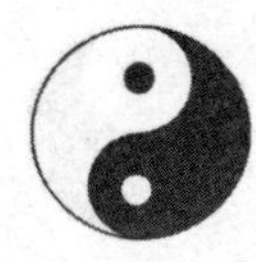

一九七四年 岁次 甲寅 虎年 下半年

月份	六月				七月				八月				九月				十月				十一月				十二月			
干支	辛未				壬申				癸酉				甲戌				乙亥				丙子				丁丑			
二十四节气 农历	初五		廿一		初六		廿二		十八		廿四		初十		廿五		初十		廿四		初九		廿四		初九		廿四	
二十四节气 节气	大暑		立秋		处暑		白露		秋分		寒露		霜降		立冬		小雪		大雪		冬至		小寒		大寒		立春	
二十四节气 公历	7月23日		8月8日		8月23日		9月8日		9月23日		10月9日		10月24日		11月8日		11月23日		12月7日		12月22日		1月6日		1月21日		2月4日	
二十四节气 时辰	未时		卯时		戌时		辰时		酉时		子时		寅时		寅时		子时		戌时		未时		辰时		子时		酉时	
农历	公历	星期	天地干支	五行	公历	星期	天地干支	五行	公历	星期	天地干支	五行	公历	星期	天地干支	五行	公历	星期	天地干支	五行	公历	星期	天地干支	五行	公历	星期	天地干支	五行
初一	19	五	辛酉	木	18	日	辛卯	木	16	一	庚申	木	15	二	己丑	火	14	四	己未	火	14	六	己丑	火	12	日	戊午	火
初二	20	六	壬戌	水	19	一	壬辰	水	17	二	辛酉	木	16	三	庚寅	木	15	五	庚申	木	15	日	庚寅	木	13	一	己未	火
初三	21	日	癸亥	水	20	二	癸巳	水	18	三	壬戌	水	17	四	辛卯	火	16	六	辛酉	火	16	一	辛卯	火	14	二	庚申	火
初四	22	一	甲子	金	21	三	甲午	金	19	四	癸亥	水	18	五	壬辰	水	17	日	壬戌	水	17	二	壬辰	水	15	三	辛酉	木
初五	23	二	乙丑	金	22	四	乙未	金	20	五	甲子	金	19	六	癸巳	水	18	一	癸亥	水	18	三	癸巳	水	16	四	壬戌	水
初六	24	三	丙寅	火	23	五	丙申	火	21	六	乙丑	金	20	日	甲午	金	19	二	甲子	金	19	四	甲午	金	17	五	癸亥	水
初七	25	四	丁卯	火	24	六	丁酉	火	22	日	丙寅	火	21	一	乙未	金	20	三	乙丑	金	20	五	乙未	金	18	六	甲子	金
初八	26	五	戊辰	金	25	日	戊戌	木	23	一	丁卯	火	22	二	丙申	火	21	四	丙寅	火	21	六	丙申	火	19	日	乙丑	金
初九	27	六	己巳	金	26	一	己亥	木	24	二	戊辰	木	23	三	丁酉	火	22	五	丁卯	火	22	日	丁酉	火	20	一	丙寅	火
初十	28	日	庚午	土	27	二	庚子	土	25	三	己巳	木	24	四	戊戌	木	23	六	戊辰	木	23	一	戊戌	木	21	二	丁卯	火
十一	29	一	辛未	土	28	三	辛丑	土	26	四	庚午	土	25	五	己亥	木	24	日	己巳	木	24	二	己亥	木	22	三	戊辰	木
十二	30	二	壬申	金	29	四	壬寅	金	27	五	辛未	土	26	六	庚子	土	25	一	庚午	土	25	三	庚子	土	23	四	己巳	木
十三	31	三	癸酉	金	30	五	癸卯	金	28	六	壬申	金	27	日	辛丑	土	26	二	辛未	土	26	四	辛丑	土	24	五	庚午	土
十四	8月	四	甲戌	火	31	六	甲辰	火	29	日	癸酉	金	28	一	壬寅	金	27	三	壬申	金	27	五	壬寅	金	25	六	辛未	土
十五	2	五	乙亥	火	9月	日	乙巳	火	30	一	甲戌	火	29	二	癸卯	金	28	四	癸酉	金	28	六	癸卯	金	26	日	壬申	金
十六	3	六	丙子	水	2	一	丙午	水	10月	二	乙亥	火	30	三	甲辰	火	29	五	甲戌	火	29	日	甲辰	火	27	一	癸酉	金
十七	4	日	丁丑	水	3	二	丁未	水	2	三	丙子	水	31	四	乙巳	火	30	六	乙亥	火	30	一	乙巳	火	28	二	甲戌	火
十八	5	一	戊寅	土	4	三	戊申	土	3	四	丁丑	水	11月	五	丙午	水	12月	日	丙子	水	31	二	丙午	水	29	三	乙亥	火
十九	6	二	己卯	土	5	四	己酉	土	4	五	戊寅	土	2	六	丁未	水	2	一	丁丑	水	1月	三	丁未	水	30	四	丙子	水
二十	7	三	庚辰	金	6	五	庚戌	金	5	六	己卯	土	3	日	戊申	土	3	二	戊寅	土	2	四	戊申	土	31	五	丁丑	水
廿一	8	四	辛巳	金	7	六	辛亥	金	6	日	庚辰	金	4	一	己酉	土	4	三	己卯	土	3	五	己酉	土	2月	六	戊寅	土
廿二	9	五	壬午	木	8	日	壬子	木	7	一	辛巳	金	5	二	庚戌	金	5	四	庚辰	金	4	六	庚戌	金	2	日	己卯	土
廿三	10	六	癸未	木	9	一	癸丑	木	8	二	壬午	木	6	三	辛亥	金	6	五	辛巳	金	5	日	辛亥	金	3	一	庚辰	金
廿四	11	日	甲申	水	10	二	甲寅	水	9	三	癸未	木	7	四	壬子	木	7	六	壬午	木	6	一	壬子	木	4	二	辛巳	金
廿五	12	一	乙酉	水	11	三	乙卯	水	10	四	甲申	水	8	五	癸丑	木	8	日	癸未	木	7	二	癸丑	木	5	三	壬午	木
廿六	13	二	丙戌	土	12	四	丙辰	土	11	五	乙酉	水	9	六	甲寅	水	9	一	甲申	水	8	三	甲寅	水	6	四	癸未	木
廿七	14	三	丁亥	土	13	五	丁巳	土	12	六	丙戌	土	10	日	乙卯	水	10	二	乙酉	水	9	四	乙卯	水	7	五	甲申	水
廿八	15	四	戊子	火	14	六	戊午	火	13	日	丁亥	土	11	一	丙辰	土	11	三	丙戌	土	10	五	丙辰	土	8	六	乙酉	水
廿九	16	五	己丑	火	15	日	己未	火	14	一	戊子	火	12	二	丁巳	土	12	四	丁亥	土	11	六	丁巳	土	9	日	丙戌	土
三十	17	六	庚寅	木									13	三	戊午	火	13	五	戊子	火					10	一	丁亥	土

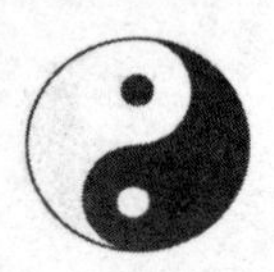

一九七五年 岁次 乙卯 兔年 上半年

月份		正月		二月		三月		四月		五月		六月
干支		戊寅		己卯		庚辰		辛巳		壬午		癸未
二十四节气	农历	初九	廿四	初九	廿四	初十	廿五	十二	廿七	十三	廿九	十五
	节气	雨水	惊蛰	春分	清明	谷雨	立夏	小满	芒种	夏至	小暑	大暑
	公历	2月19日	3月6日	3月21日	4月5日	4月21日	5月6日	5月22日	6月6日	6月22日	7月8日	7月23日
	时辰	未时	未时	未时	酉时	丑时	午时	子时	申时	辰时	丑时	戌时

农历	公历	星期	天地干支	五行	公历	星期	天地干支	五行	公历	星期	天地干支	五行	公历	星期	天地干支	五行	公历	星期	天地干支	五行	公历	星期	天地干支	五行
初一	11	二	戊子	火	13	四	戊午	火	12	六	戊子	火	11	日	丁巳	土	10	二	丁亥	土	9	三	丙辰	土
初二	12	三	己丑	火	14	五	己未	火	13	日	己丑	火	12	一	戊午	火	11	三	戊子	火	10	四	丁巳	土
初三	13	四	庚寅	木	15	六	庚申	木	14	一	庚寅	木	13	二	己未	火	12	四	己丑	火	11	五	戊午	火
初四	14	五	辛卯	木	16	日	辛酉	木	15	二	辛卯	木	14	三	庚申	木	13	五	庚寅	木	12	六	己未	火
初五	15	六	壬辰	水	17	一	壬戌	水	16	三	壬辰	水	15	四	辛酉	木	14	六	辛卯	木	13	日	庚申	木
初六	16	日	癸巳	水	18	二	癸亥	水	17	四	癸巳	水	16	五	壬戌	水	15	日	壬辰	水	14	一	辛酉	木
初七	17	一	甲午	金	19	三	甲子	金	18	五	甲午	金	17	六	癸亥	水	16	一	癸巳	水	15	二	壬戌	水
初八	18	二	乙未	金	20	四	乙丑	金	19	六	乙未	金	18	日	甲子	金	17	二	甲午	金	16	三	癸亥	水
初九	19	三	丙申	火	21	五	丙寅	火	20	日	丙申	火	19	一	乙丑	金	18	三	乙未	金	17	四	甲子	金
初十	20	四	丁酉	火	21	六	丁卯	火	21	一	丁酉	火	20	二	丙寅	火	19	四	丙申	火	18	五	乙丑	金
十一	21	五	戊戌	木	23	日	戊辰	木	22	二	戊戌	木	21	三	丁卯	火	20	五	丁酉	火	19	六	丙寅	火
十二	22	六	己亥	木	24	一	己巳	木	23	三	己亥	木	22	四	戊辰	木	21	六	戊戌	木	20	日	丁卯	火
十三	23	日	庚子	土	25	二	庚午	土	24	四	庚子	土	23	五	己巳	木	22	日	己亥	木	21	一	戊辰	木
十四	24	一	辛丑	土	26	三	辛未	土	25	五	辛丑	土	24	六	庚午	土	23	一	庚子	土	22	二	己巳	木
十五	25	二	壬寅	金	27	四	壬申	金	26	六	壬寅	金	25	日	辛未	土	24	二	辛丑	土	23	三	庚午	土
十六	26	三	癸卯	金	28	五	癸酉	金	27	日	癸卯	金	26	一	壬申	金	25	三	壬寅	金	24	四	辛未	土
十七	27	四	甲辰	火	29	六	甲戌	火	28	一	甲辰	火	27	二	癸酉	金	26	四	癸卯	金	25	五	壬申	金
十八	28	五	乙巳	火	30	日	乙亥	火	29	二	乙巳	火	28	三	甲戌	火	27	五	甲辰	火	26	六	癸酉	金
十九	3月	六	丙午	水	31	一	丙子	水	30	三	丙午	水	29	四	乙亥	火	28	六	乙巳	火	27	日	甲戌	火
二十	2	日	丁未	水	4月	二	丁丑	水	5月	四	丁未	水	30	五	丙子	水	29	日	丙午	水	28	一	乙亥	火
廿一	3	一	戊申	土	2	三	戊寅	土	2	五	戊申	土	31	六	丁丑	水	30	一	丁未	水	29	二	丙子	水
廿二	4	二	己酉	土	3	四	己卯	土	3	六	己酉	土	6月	日	戊寅	土	7月	二	戊申	土	30	三	丁丑	水
廿三	5	三	庚戌	金	4	五	庚辰	金	4	日	庚戌	金	2	一	己卯	土	2	三	己酉	土	31	四	戊寅	土
廿四	6	四	辛亥	金	5	六	辛巳	金	5	一	辛亥	金	3	二	庚辰	金	3	四	庚戌	金	8月	五	己卯	土
廿五	7	五	壬子	木	6	日	壬午	木	6	二	壬子	木	4	三	辛巳	金	4	五	辛亥	金	2	六	庚辰	金
廿六	8	六	癸丑	木	7	一	癸未	木	7	三	癸丑	木	5	四	壬午	木	5	六	壬子	木	3	日	辛巳	金
廿七	9	日	甲寅	水	8	二	甲申	水	8	四	甲寅	水	6	五	癸未	木	6	日	癸丑	木	4	一	壬午	木
廿八	10	一	乙卯	水	9	三	乙酉	水	9	五	乙卯	水	7	六	甲申	水	7	一	甲寅	水	5	二	癸未	木
廿九	11	二	丙辰	土	10	四	丙戌	土	10	六	丙辰	土	8	日	乙酉	水	8	二	乙卯	水	6	三	甲申	水
三十	12	三	丁巳	土	11	五	丁亥	土					9	一	丙戌	土								

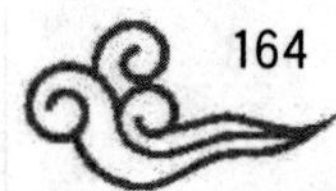

一九七五年 岁次 乙卯 兔年 下半年

月份		七月				八月				九月				十月				十一月				十二月			
干支		甲申				乙酉				丙戌				丁亥				戊子				己丑			
二十四节气	农历	初二		十八		初三		十八		初五		二十		初六		廿一		初六		二十		初六		廿一	
	节气	立秋		处暑		白露		秋分		寒露		霜降		立冬		小雪		大雪		冬至		小寒		大寒	
	公历	8月8日		8月24日		9月8日		9月23日		10月9日		10月24日		11月8日		11月23日		12月8日		12月22日		1月6日		1月21日	
	时辰	辰时		亥时		巳时		戌时		丑时		寅时		寅时		丑时		戌时		未时		辰时		子时	
农历		公历	星期	天地干支	五行	公历	星期	天地干支	五行	公历	星期	天地干支	五行	公历	星期	天地干支	五行	公历	星期	天地干支	五行	公历	星期	天地干支	五行
初一		7	四	乙酉	水	6	六	乙卯	水	5	日	甲申	水	3	一	癸丑	木	3	三	癸未	木	1月	四	壬子	木
初二		8	五	丙戌	土	7	日	丙辰	土	6	一	乙酉	水	4	二	甲寅	水	4	四	甲申	水	2	五	癸丑	木
初三		9	六	丁亥	土	8	一	丁巳	土	7	二	丙戌	土	5	三	乙卯	水	5	五	乙酉	水	3	六	甲寅	水
初四		10	日	戊子	火	9	二	戊午	火	8	三	丁亥	土	6	四	丙辰	土	6	六	丙戌	土	4	日	乙卯	水
初五		11	一	己丑	火	10	三	己未	火	9	四	戊子	火	7	五	丁巳	土	7	日	丁亥	土	5	一	丙辰	土
初六		12	二	庚寅	木	11	四	庚申	木	10	五	己丑	火	8	六	戊午	火	8	一	戊子	火	6	二	丁巳	土
初七		13	三	辛卯	木	12	五	辛酉	木	11	六	庚寅	木	9	日	己未	火	9	二	己丑	火	7	三	戊午	火
初八		14	四	壬辰	水	13	六	壬戌	水	12	日	辛卯	木	10	一	庚申	木	10	三	庚寅	木	8	四	己未	火
初九		15	五	癸巳	水	14	日	癸亥	水	13	一	壬辰	水	11	二	辛酉	木	11	四	辛卯	木	9	五	庚申	木
初十		16	六	甲午	金	15	一	甲子	金	14	二	癸巳	水	12	三	壬戌	水	12	五	壬辰	水	10	六	辛酉	木
十一		17	日	乙未	金	16	二	乙丑	金	15	三	甲午	金	13	四	癸亥	水	13	六	癸巳	水	11	日	壬戌	水
十二		18	一	丙申	火	17	三	丙寅	火	16	四	乙未	金	14	五	甲子	金	14	日	甲午	金	12	一	癸亥	水
十三		19	二	丁酉	火	18	四	丁卯	火	17	五	丙申	火	15	六	乙丑	金	15	一	乙未	金	13	二	甲子	金
十四		20	三	戊戌	木	19	五	戊辰	木	18	六	丁酉	火	16	日	丙寅	火	16	二	丙申	火	14	三	乙丑	金
十五		21	四	己亥	木	20	六	己巳	木	19	日	戊戌	木	17	一	丁卯	火	17	三	丁酉	火	15	四	丙寅	火
十六		22	五	庚子	土	21	日	庚午	土	20	一	己亥	木	18	二	戊辰	木	18	四	戊戌	木	16	五	丁卯	火
十七		23	六	辛丑	土	22	一	辛未	土	21	二	庚子	土	19	三	己巳	木	19	五	己亥	木	17	六	戊辰	木
十八		24	日	壬寅	金	23	二	壬申	金	22	三	辛丑	土	20	四	庚午	土	20	六	庚子	土	18	日	己巳	木
十九		25	一	癸卯	金	24	三	癸酉	金	23	四	壬寅	金	21	五	辛未	土	21	日	辛丑	土	19	一	庚午	土
二十		26	二	甲辰	火	25	四	甲戌	火	24	五	癸卯	金	22	六	壬申	金	22	一	壬寅	金	20	二	辛未	土
廿一		27	三	乙巳	火	26	五	乙亥	火	25	六	甲辰	火	23	日	癸酉	金	23	二	癸卯	金	21	三	壬申	金
廿二		28	四	丙午	水	27	六	丙子	水	26	日	乙巳	火	24	一	甲戌	火	24	三	甲辰	火	22	四	癸酉	金
廿三		29	五	丁未	水	28	日	丁丑	水	27	一	丙午	水	25	二	乙亥	火	25	四	乙巳	火	23	五	甲戌	火
廿四		30	六	戊申	土	29	一	戊寅	土	28	二	丁未	水	26	三	丙子	水	26	五	丙午	水	24	六	乙亥	火
廿五		31	日	己酉	土	30	二	己卯	土	29	三	戊申	土	27	四	丁丑	水	27	六	丁未	水	25	日	丙子	水
廿六		9月	一	庚戌	金	10月	三	庚辰	金	30	四	己酉	土	28	五	戊寅	土	28	日	戊申	土	26	一	丁丑	水
廿七		2	二	辛亥	金	2	四	辛巳	金	31	五	庚戌	金	29	六	己卯	土	29	一	己酉	土	27	二	戊寅	土
廿八		3	三	壬子	木	3	五	壬午	木	11月	六	辛亥	金	30	日	庚辰	金	30	二	庚戌	金	28	三	己卯	土
廿九		4	四	癸丑	木	4	六	癸未	木	2	日	壬子	木	12月	一	辛巳	金	31	三	辛亥	金	29	四	庚辰	金
三十		30	五	甲寅	水									2	二	壬午	木					30	五	辛巳	金

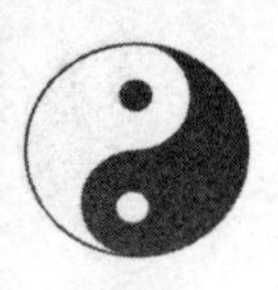

一九七六年 岁次 丙辰 龙年 上半年

月份	正月				二月				三月				四月				五月				六月			
干支	庚寅				辛卯				壬辰				癸巳				甲午				乙未			
二十四节气 农历	初六		十二		初五		二十		初五		廿一		初七		廿三		初八		廿四		十一		廿七	
节气	立春		雨水		惊蛰		春分		清明		谷雨		立夏		小满		芒种		夏至		小暑		大暑	
公历	2月5日		2月19日		3月5日		3月20日		4月4日		4月20日		5月5日		5月21日		6月5日		6月21日		7月7日		7月23日	
时辰	子时		戌时		酉时		戌时		子时		辰时		酉时		卯时		亥时		未时		辰时		丑时	
农历	公历	星期	天地干支	五行	公历	星期	天地干支	五行	公历	星期	天地干支	五行	公历	星期	天地干支	五行	公历	星期	天地干支	五行	公历	星期	天地干支	五行
初一	31	六	壬午	木	3月	一	壬子	木	31	三	壬午	木	29	四	辛亥	金	29	六	辛巳	金	27	日	庚戌	金
初二	2月	日	癸未	木	2	二	癸丑	木	4月	四	癸未	木	30	五	壬子	木	30	日	壬午	木	28	一	辛亥	金
初三	2	一	甲申	水	3	三	甲寅	水	2	五	甲申	水	5月	六	癸丑	木	31	一	癸未	木	29	二	壬子	木
初四	3	二	乙酉	水	4	四	乙卯	水	3	六	乙酉	水	2	日	甲寅	水	6月	二	甲申	水	30	三	癸丑	木
初五	4	三	丙戌	土	5	五	丙辰	土	4	日	丙戌	土	3	一	乙卯	水	2	三	乙酉	水	7月	四	甲寅	水
初六	5	四	丁亥	土	6	六	丁巳	土	5	一	丁亥	土	4	二	丙辰	土	3	四	丙戌	土	2	五	乙卯	水
初七	6	五	戊子	火	7	日	戊午	火	6	二	戊子	火	5	三	丁巳	土	4	五	丁亥	土	3	六	丙辰	土
初八	7	六	己丑	火	8	一	己未	火	7	三	己丑	火	6	四	戊午	火	5	六	戊子	火	4	日	丁巳	土
初九	8	日	庚寅	木	9	二	庚申	木	8	四	庚寅	木	7	五	己未	火	6	日	己丑	火	5	一	戊午	火
初十	9	一	辛卯	木	10	三	辛酉	木	9	五	辛卯	木	8	六	庚申	木	7	一	庚寅	木	6	二	己未	火
十一	10	二	壬辰	水	11	四	壬戌	水	10	六	壬辰	水	9	日	辛酉	木	8	二	辛卯	木	7	三	庚申	木
十二	11	三	癸巳	水	12	五	癸亥	水	11	日	癸巳	水	10	一	壬戌	水	9	三	壬辰	水	8	四	辛酉	木
十三	12	四	甲午	金	13	六	甲子	金	12	一	甲午	金	11	二	癸亥	水	10	四	癸巳	水	9	五	壬戌	水
十四	13	五	乙未	金	14	日	乙丑	金	13	二	乙未	金	12	三	甲子	金	11	五	甲午	金	10	六	癸亥	水
十五	14	六	丙申	火	15	一	丙寅	火	14	三	丙申	火	13	四	乙丑	金	12	六	乙未	金	11	日	甲子	金
十六	15	日	丁酉	火	16	二	丁卯	火	15	四	丁酉	火	14	五	丙寅	火	13	日	丙申	火	12	一	乙丑	金
十七	16	一	戊戌	木	17	三	戊辰	木	16	五	戊戌	木	15	六	丁卯	火	14	一	丁酉	火	13	二	丙寅	火
十八	17	二	己亥	木	18	四	己巳	木	17	六	己亥	木	16	日	戊辰	木	15	二	戊戌	木	14	三	丁卯	火
十九	18	三	庚子	土	19	五	庚午	土	18	日	庚子	土	17	一	己巳	木	16	三	己亥	木	15	四	戊辰	木
二十	19	四	辛丑	土	20	六	辛未	土	19	一	辛丑	土	18	二	庚午	土	17	四	庚子	土	16	五	己巳	木
廿一	20	五	壬寅	金	21	日	壬申	金	20	二	壬寅	金	19	三	辛未	土	18	五	辛丑	土	17	六	庚午	土
廿二	21	六	癸卯	金	22	一	癸酉	金	21	三	癸卯	金	20	四	壬申	金	19	六	壬寅	金	18	日	辛未	土
廿三	22	日	甲辰	火	23	二	甲戌	火	22	四	甲辰	火	21	五	癸酉	金	20	日	癸卯	金	19	一	壬申	金
廿四	23	一	丙午	水	24	三	丙子	水	23	五	丙午	水	22	六	乙亥	火	21	一	乙巳	火	20	二	甲戌	火
廿五	24	二	丙午	水	25	四	丙子	水	24	六	丙午	水	23	日	乙亥	火	22	二	乙巳	火	21	三	甲戌	火
廿六	25	三	丁未	水	26	五	丁丑	水	25	日	丁未	水	24	一	丙子	水	23	三	丙午	水	22	四	乙亥	火
廿七	26	四	戊申	土	27	六	戊寅	土	26	一	戊申	土	25	二	丁丑	水	24	四	丁未	水	23	五	丙子	水
廿八	27	五	己酉	土	28	日	己卯	土	27	二	己酉	土	26	三	戊寅	土	25	五	戊申	土	24	六	丁丑	水
廿九	28	六	庚戌	金	29	一	庚辰	金	28	三	庚戌	金	27	四	己卯	土	26	六	己酉	土	25	日	戊寅	土
三十	29	日	辛亥	金	30	二	辛巳	金					28	五	庚辰	金					26	一	己卯	土

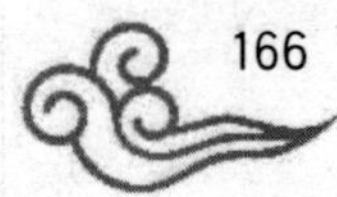

一九七六年 岁次 丙辰 龙年 下半年

月份	七月				八月				闰八月				九月				十月				十一月				十二月			
干支	丙申				丁酉								戊戌				己亥				庚子				辛丑			
二十四节气 农历	十二		廿八		十四		三十		十五				初一		十六		初二		十六		初二		十六		初二		十七	
节气	立秋		处暑		白露		秋分		寒露				霜降		立冬		小雪		大雪		冬至		小寒		大寒		立春	
公历	8月7日		8月23日		9月7日		9月23日		10月8日				10月23日		11月7日		11月22日		12月7日		12月22日		1月7日		1月20日		2月4日	
时辰	酉时		辰时		戌时		卯时		午时				申时		申时		午时		辰时		丑时		酉时		午时		卯时	
农历	公历	星期	天地干支	五行	公历	星期	天地干支	五行	公历	星期	天地干支	五行	公历	星期	天地干支	五行	公历	星期	天地干支	五行	公历	星期	天地干支	五行	公历	星期	天地干支	五行
初一	27	二	庚辰	金	25	三	己酉	土	24	五	己卯	土	23	六	戊申	土	21	日	丁丑	水	21	二	丁未	水	19	三	丙子	水
初二	28	三	辛巳	金	26	四	庚戌	金	25	六	庚辰	金	24	日	己酉	土	22	一	戊寅	土	22	三	戊申	土	20	四	丁丑	水
初三	29	四	壬午	木	27	五	辛亥	金	26	日	辛巳	金	25	一	庚戌	金	23	二	己卯	土	23	四	己酉	土	21	五	戊寅	土
初四	30	五	癸未	木	28	六	壬子	木	27	一	壬午	木	26	二	辛亥	金	24	三	庚辰	金	24	五	庚戌	金	22	六	己卯	土
初五	31	六	甲申	水	29	日	癸丑	木	28	二	癸未	木	27	三	壬子	木	25	四	辛巳	金	25	六	辛亥	金	23	日	庚辰	金
初六	8月	日	乙酉	水	30	一	甲寅	水	29	三	甲申	水	28	四	癸丑	木	26	五	壬午	木	26	日	壬子	木	24	一	辛巳	金
初七	2	一	丙戌	土	31	二	乙卯	水	30	四	乙酉	水	29	五	甲寅	水	27	六	癸未	木	27	一	癸丑	木	25	二	壬午	木
初八	3	二	丁亥	土	9月	三	丙辰	土	10月	五	丙戌	土	30	六	乙卯	水	28	日	甲申	水	28	二	甲寅	水	26	三	癸未	木
初九	4	三	戊子	火	2	四	丁巳	土	2	六	丁亥	土	31	日	丙辰	土	29	一	乙酉	水	29	三	乙卯	水	27	四	甲申	水
初十	5	四	己丑	火	3	五	戊午	火	3	日	戊子	火	11月	一	丁巳	土	30	二	丙戌	土	30	四	丙辰	土	28	五	乙酉	水
十一	6	五	庚寅	木	4	六	己未	火	4	一	己丑	火	2	二	戊午	火	12月	三	丁亥	土	31	五	丁巳	土	29	六	丙戌	土
十二	7	六	辛卯	木	5	日	庚申	木	5	二	庚寅	木	3	三	己未	火	2	四	戊子	火	1月	六	戊午	火	30	日	丁亥	土
十三	8	日	壬辰	木	6	一	辛酉	木	6	三	辛卯	木	3	四	庚申	木	2	五	己丑	火	31	日	己未	火	30	一	戊子	火
十四	9	一	癸巳	水	7	二	壬戌	水	7	四	壬辰	水	5	五	辛酉	木	4	六	庚寅	木	3	一	庚申	木	2月	二	己丑	火
十五	10	二	甲午	金	8	三	癸亥	水	8	五	癸巳	水	6	六	壬戌	水	5	日	辛卯	木	4	二	辛酉	木	2	三	庚寅	木
十六	11	三	乙未	金	9	四	甲子	金	9	六	甲午	金	7	日	癸亥	水	6	一	壬辰	水	5	三	壬戌	水	3	四	辛卯	木
十七	12	四	丙申	火	10	五	乙丑	金	10	日	乙未	金	8	一	甲子	金	7	二	癸巳	水	6	四	癸亥	水	4	五	壬辰	水
十八	13	五	丁酉	火	11	六	丙寅	火	11	一	丙申	火	9	二	乙丑	金	8	三	甲午	金	7	五	甲子	金	5	六	癸巳	水
十九	14	六	戊戌	木	12	日	丁卯	火	12	二	丁酉	火	10	三	丙寅	火	9	四	乙未	金	8	六	乙丑	金	6	日	甲午	金
二十	15	日	己亥	木	13	一	戊辰	木	13	三	戊戌	木	11	四	丁卯	火	10	五	丙申	火	9	日	丙寅	火	7	一	乙未	金
廿一	16	一	庚子	土	14	二	己巳	木	14	四	己亥	木	12	五	戊辰	木	11	六	丁酉	火	10	一	丁卯	火	8	二	丙申	火
廿二	17	二	辛丑	土	15	三	庚午	土	15	五	庚子	土	13	六	己巳	木	12	日	戊戌	木	11	二	戊辰	木	9	三	丁酉	火
廿三	18	三	壬寅	金	16	四	辛未	土	16	六	辛丑	土	14	日	庚午	土	13	一	己亥	木	12	三	己巳	木	10	四	戊戌	木
廿四	19	四	癸卯	金	17	五	壬申	金	17	日	壬寅	金	15	一	辛未	土	14	二	庚子	土	13	四	庚午	土	11	五	己亥	木
廿五	20	五	甲辰	火	18	六	癸酉	金	18	一	癸卯	金	16	二	壬申	金	15	三	辛丑	土	14	五	辛未	土	12	六	庚子	土
廿六	21	六	乙巳	火	19	日	甲戌	火	17	二	甲辰	火	16	三	癸酉	金	15	四	壬寅	金	13	六	壬申	金	12	日	辛丑	土
廿七	22	日	丙午	水	20	一	乙亥	火	20	三	乙巳	火	18	四	甲戌	火	17	五	癸卯	金	16	日	癸酉	金	14	一	壬寅	金
廿八	23	一	丁未	水	21	二	丙子	水	21	四	丙午	水	19	五	乙亥	火	18	六	甲辰	火	17	一	甲戌	火	15	二	癸卯	金
廿九	24	二	戊申	土	22	三	丁丑	水	22	五	丁未	水	20	六	丙子	水	19	日	乙巳	火	18	二	乙亥	火	16	三	甲辰	火
三十					23	四	戊寅	土									20	一	丙午	水					17	四	乙巳	火

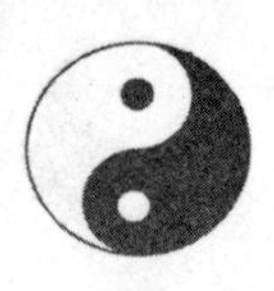

一九七七年 岁次 丁巳 蛇年 上半年

月份	正月				二月				三月				四月				五月				六月			
干支	壬寅				癸卯				甲辰				乙巳				丙午				丁未			
二十四节气 农历	初二		十七		初二		十七		初三		十八		初四		二十		初五		廿一		初八		廿三	
二十四节气 节气	雨水		惊蛰		春分		清明		谷雨		立夏		小满		芒种		夏至		小暑		大暑		立秋	
二十四节气 公历	2月19日		3月6日		3月21日		4月5日		4月20日		5月5日		5月21日		6月6日		6月21日		7月7日		7月23日		8月7日	
二十四节气 时辰	丑时		子时		丑时		卯时		午时		子时		午时		寅时		戌时		未时		辰时		子时	
农历	公历	星期	天地干支	五行	公历	星期	天地干支	五行	公历	星期	天地干支	五行	公历	星期	天地干支	五行	公历	星期	天地干支	五行	公历	星期	天地干支	五行
初一	18	五	丙午	水	20	日	丙子	水	18	一	乙巳	火	18	三	乙亥	火	17	五	乙巳	火	16	六	甲戌	火
初二	19	六	丁未	水	21	一	丁丑	水	19	二	丙午	水	19	四	丙子	水	18	六	丙午	水	17	日	乙亥	火
初三	20	日	戊申	土	22	二	戊寅	土	20	三	丁未	水	20	五	丁丑	水	19	日	丁未	水	18	一	丙子	水
初四	21	一	己酉	土	23	三	己卯	土	21	四	戊申	土	21	六	戊寅	土	20	一	戊申	土	19	二	丁丑	水
初五	22	二	庚戌	金	24	四	庚辰	金	22	五	己酉	土	22	日	己卯	土	21	二	己酉	土	20	三	戊寅	土
初六	23	三	辛亥	金	25	五	辛巳	金	23	六	庚戌	金	23	一	庚辰	金	22	三	庚戌	金	21	四	己卯	土
初七	24	五	壬子	木	26	日	壬午	木	24	一	辛亥	金	24	三	辛巳	金	23	五	辛亥	金	22	六	庚辰	金
初八	25	五	癸丑	木	27	日	癸未	木	25	一	壬子	木	25	三	壬午	木	24	五	壬子	木	23	六	辛巳	金
初九	26	六	甲寅	水	28	一	甲申	水	26	二	癸丑	木	26	四	癸未	木	25	六	癸丑	木	24	日	壬午	木
初十	27	日	乙卯	水	29	二	乙酉	水	27	三	甲寅	水	27	五	甲申	水	26	日	甲寅	水	25	一	癸未	木
十一	28	一	丙辰	土	30	三	丙戌	土	28	四	乙卯	水	28	六	乙酉	水	27	一	乙卯	水	26	二	甲申	水
十二	3月	二	丁巳	土	31	四	丁亥	土	29	五	丙辰	土	29	日	丙戌	土	28	二	丙辰	土	27	三	乙酉	水
十三	2	三	戊午	火	4月	五	戊子	火	30	六	丁巳	土	30	一	丁亥	土	29	三	丁巳	土	28	四	丙戌	土
十四	3	四	己未	火	2	六	己丑	火	5月	日	戊午	火	31	二	戊子	火	30	四	戊午	火	29	五	丁亥	土
十五	4	五	庚申	木	3	日	庚寅	木	2	一	己未	火	6月	三	己丑	火	7月	五	己未	火	30	六	戊子	火
十六	5	六	辛酉	木	4	一	辛卯	木	3	二	庚申	木	2	四	庚寅	木	2	六	庚申	木	31	日	己丑	火
十七	6	日	壬戌	水	5	二	壬辰	水	4	三	辛酉	木	3	五	辛卯	木	3	日	辛酉	木	8月	一	庚寅	木
十八	7	一	癸亥	水	6	三	癸巳	水	5	四	壬戌	水	4	六	壬辰	水	4	一	壬戌	水	2	二	辛卯	木
十九	8	二	甲子	金	7	四	甲午	金	6	五	癸亥	水	5	日	癸巳	水	5	二	癸亥	水	3	三	壬辰	水
二十	9	三	乙丑	金	8	五	乙未	金	7	六	甲子	金	6	一	甲午	金	6	三	甲子	金	4	四	癸巳	水
廿一	10	四	丙寅	火	9	六	丙申	火	8	日	乙丑	金	7	二	乙未	金	7	三	乙丑	金	5	五	甲午	金
廿二	11	五	丁卯	火	10	日	丁酉	火	9	一	丙寅	火	8	三	丙申	火	8	五	丙寅	火	6	六	乙未	金
廿三	12	六	戊辰	木	11	一	戊戌	木	10	二	丁卯	火	9	四	丁酉	火	9	六	丁卯	火	7	日	丙申	火
廿四	13	日	己巳	木	12	二	己亥	木	11	三	戊辰	木	10	五	戊戌	木	10	日	戊辰	木	8	一	丁酉	火
廿五	14	一	庚午	土	13	三	庚子	土	12	四	己巳	木	11	六	己亥	木	11	一	己巳	木	9	二	戊戌	木
廿六	15	二	辛未	土	14	四	辛丑	土	13	五	庚午	土	12	日	庚子	土	12	二	庚午	土	10	三	己亥	木
廿七	16	三	壬申	金	15	五	壬寅	金	14	六	辛未	土	13	一	辛丑	土	13	三	辛未	土	11	四	庚子	土
廿八	17	四	癸酉	金	16	六	癸卯	金	15	日	壬申	金	14	二	壬寅	金	14	四	壬申	金	12	五	辛丑	土
廿九	18	五	甲戌	火	17	日	甲辰	火	16	一	癸酉	金	15	三	癸卯	金	15	五	癸酉	金	13	六	壬寅	金
三十	19	六	乙亥	火					17	二	甲戌	火	16	四	甲辰	火					14	日	癸卯	金

一九七七年 岁次 丁巳 蛇年 下半年

月份		七月				八月				九月				十月				十一月				十二月			
干支		戊申				己酉				庚戌				辛亥				壬子				癸丑			
二十四节气	农历	初九		廿五		十一		廿六		十一		廿六		十二		廿七		十二		廿七		十二		廿七	
	节气	处暑		白露		秋分		寒露		霜降		立冬		小雪		大雪		冬至		小寒		大寒		立春	
	公历	8月23日		9月8日		9月23日		10月8日		10月23日		11月7日		11月22日		12月7日		12月22日		1月6日		1月20日		2月4日	
	时辰	未时		丑时		午时		酉时		戌时		戌时		酉时		未时		辰时		子时		酉时		午时	
农历		公历	星期	天地干支	五行	公历	星期	天地干支	五行	公历	星期	天地干支	五行	公历	星期	天地干支	五行	公历	星期	天地干支	五行	公历	星期	天地干支	五行
初一		15	一	甲辰	火	13	二	癸酉	金	13	四	癸卯	金	11	五	壬申	金	11	日	壬寅	金	9	一	辛未	土
初二		16	二	乙巳	火	14	三	甲戌	火	14	五	甲辰	火	12	六	癸酉	金	12	一	癸卯	金	10	二	壬申	金
初三		17	三	丙午	水	15	四	乙亥	火	15	六	乙巳	火	13	日	甲戌	火	13	二	甲辰	火	11	三	癸酉	金
初四		18	四	丁未	水	16	五	丙子	水	16	日	丙午	水	14	一	乙亥	火	14	三	乙巳	火	12	四	甲戌	火
初五		19	五	戊申	土	17	六	丁丑	水	17	一	丁未	水	15	二	丙子	水	15	四	丙午	水	13	五	乙亥	火
初六		20	六	己酉	土	18	日	戊寅	土	18	二	戊申	土	16	三	丁丑	水	16	五	丁未	水	14	六	丙子	水
初七		21	日	庚戌	金	19	一	己卯	土	19	三	己酉	土	17	四	戊寅	土	17	六	戊申	土	15	日	丁丑	水
初八		22	一	辛亥	金	20	二	庚辰	金	20	四	庚戌	金	18	五	己卯	土	18	日	己酉	土	16	一	戊寅	土
初九		23	二	壬子	木	21	三	辛巳	金	21	五	辛亥	金	19	六	庚辰	金	19	一	庚戌	金	17	二	己卯	土
初十		24	三	癸丑	木	22	四	壬午	木	22	六	壬子	木	20	日	辛巳	金	20	二	辛亥	金	18	三	庚辰	金
十一		25	四	甲寅	水	23	五	癸未	木	23	日	癸丑	木	21	一	壬午	木	21	三	壬子	木	19	四	辛巳	金
十二		26	五	乙卯	水	24	六	甲申	水	24	一	甲寅	水	22	二	癸未	木	22	四	癸丑	木	20	五	壬午	木
十三		27	六	丙辰	土	25	日	乙酉	水	25	二	乙卯	水	23	三	甲申	水	23	五	甲寅	水	21	六	癸未	木
十四		28	日	丁巳	土	26	一	丙戌	土	26	三	丙辰	土	24	四	乙酉	水	24	六	乙卯	水	22	日	甲申	水
十五		29	一	戊午	火	27	二	丁亥	土	27	四	丁巳	土	25	五	丙戌	土	25	日	丙辰	土	23	一	乙酉	水
十六		30	二	己未	火	28	三	戊子	火	28	五	戊午	火	26	六	丁亥	土	26	一	丁巳	土	24	二	丙戌	土
十七		31	三	庚申	木	29	四	己丑	火	29	六	己未	火	27	日	戊子	火	27	二	戊午	火	25	三	丁亥	土
十八		9月	四	辛酉	木	30	五	庚寅	木	30	日	庚申	木	28	一	己丑	火	28	三	己未	火	26	四	戊子	火
十九		2	五	壬戌	水	10月	六	辛卯	木	31	一	辛酉	木	29	二	庚寅	木	29	四	庚申	木	27	五	己丑	火
二十		3	六	癸亥	水	2	日	壬辰	水	11月	二	壬戌	水	30	三	辛卯	木	30	五	辛酉	木	28	六	庚寅	木
廿一		4	日	甲子	金	3	一	癸巳	水	2	三	癸亥	水	12月	四	壬辰	水	31	六	壬戌	水	29	日	辛卯	木
廿二		5	一	乙丑	金	4	二	甲午	金	3	四	甲子	金	2	五	癸巳	水	1月	日	癸亥	水	30	一	壬辰	水
廿三		6	二	丙寅	火	5	三	乙未	金	4	五	乙丑	金	3	六	甲午	金	2	一	甲子	金	31	二	癸巳	水
廿四		7	三	丁卯	火	6	四	丙申	火	5	六	丙寅	火	4	日	乙未	金	3	二	乙丑	金	2月	三	甲午	金
廿五		8	四	戊辰	木	7	五	丁酉	火	6	日	丁卯	火	5	一	丙申	火	4	三	丙寅	火	2	四	乙未	金
廿六		9	五	己巳	木	8	六	戊戌	木	7	一	戊辰	木	6	二	丁酉	木	5	四	丁卯	木	3	五	丙申	火
廿七		10	六	庚午	土	9	日	己亥	木	8	二	己巳	木	7	三	戊戌	木	6	五	戊辰	木	4	六	丁酉	火
廿八		11	日	辛未	土	10	一	庚子	土	9	三	庚午	土	8	四	己亥	木	7	六	己巳	木	5	日	戊戌	木
廿九		12	一	壬申	金	11	二	辛丑	土	10	四	辛未	土	9	五	庚子	土	8	日	庚午	土	6	一	己亥	木
三十						12	三	壬寅	金					10	六	辛丑	土								

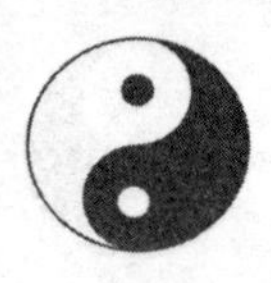

月份	正月								二月								三月							
干支	甲寅				乙卯				丙辰				丁巳				戊午				己未			
二十四节气 农历	十三		廿八		十三		廿八		十四		三十		十五				初一		十七		初三		十九	
节气	雨水		惊蛰		春分		清明		谷雨		立夏		小满				芒种		夏至		小暑		大暑	
公历	2月19日		3月6日		3月21日		4月5日		4月21日		5月6日		5月21日				6月6日		6月22日		7月7日		7月23日	
时辰	辰时		卯时		辰时		午时		酉时		卯时		酉时				巳时		丑时		戌时		未时	
农历	公历	星期	天地干支	五行	公历	星期	天地干支	五行	公历	星期	天地干支	五行	公历	星期	天地干支	五行	公历	星期	天地干支	五行	公历	星期	天地干支	五行
初一	7	二	庚子	土	9	四	庚午	土	7	五	己亥	木	7	日	己巳	木	6	二	己亥	木	5	三	戊辰	木
初二	8	三	辛丑	土	10	五	辛未	土	8	六	庚子	土	8	一	庚午	土	7	三	庚子	土	6	四	己巳	木
初三	9	四	壬寅	金	11	六	壬申	金	9	日	辛丑	土	9	二	辛未	土	8	四	辛丑	土	7	五	庚午	土
初四	10	五	癸卯	金	12	日	癸酉	金	10	一	壬寅	金	10	三	壬申	金	9	五	壬寅	金	8	六	辛未	土
初五	11	六	甲辰	火	13	一	甲戌	火	11	二	癸卯	金	11	四	癸酉	金	10	六	癸卯	金	9	日	壬申	金
初六	12	日	乙巳	火	14	二	乙亥	火	12	三	甲辰	火	12	五	甲戌	火	11	日	甲辰	火	10	一	癸酉	金
初七	13	一	丙午	水	15	三	丙子	水	13	四	乙巳	火	13	六	乙亥	火	12	一	乙巳	火	11	二	甲戌	火
初八	14	二	丁未	水	16	四	丁丑	水	14	五	丙午	水	14	日	丙子	水	13	二	丙午	水	12	三	乙亥	火
初九	15	三	戊申	土	17	五	戊寅	土	15	六	丁未	水	15	一	丁丑	水	13	三	丁未	水	12	四	丙子	水
初十	16	四	己酉	土	18	六	己卯	土	16	日	戊申	土	16	二	戊寅	土	15	四	戊申	土	14	五	丁丑	水
十一	17	五	庚戌	金	19	日	庚辰	金	17	一	己酉	土	17	三	己卯	土	16	五	己酉	土	15	六	戊寅	土
十二	18	六	辛亥	金	20	一	辛巳	金	18	二	庚戌	金	18	四	庚辰	金	17	六	庚戌	金	16	日	己卯	土
十三	19	日	壬子	木	21	二	壬午	木	19	三	辛亥	金	19	五	辛巳	金	18	日	辛亥	金	17	一	庚辰	金
十四	20	一	癸丑	木	22	三	癸未	木	20	四	壬子	木	20	六	壬午	木	19	一	壬子	木	18	二	辛巳	金
十五	21	二	甲寅	水	23	四	甲申	水	21	五	癸丑	木	21	日	癸未	木	20	二	癸丑	木	19	三	壬午	木
十六	22	三	乙卯	水	24	五	乙酉	水	22	六	甲寅	水	22	一	甲申	水	21	三	甲寅	水	20	四	癸未	木
十七	23	四	丙辰	土	25	六	丙戌	土	23	日	乙卯	水	23	二	乙酉	水	22	四	乙卯	水	21	五	甲申	水
十八	24	五	丁巳	土	26	日	丁亥	土	24	一	丙辰	土	24	三	丙戌	土	23	五	丙辰	土	22	六	乙酉	水
十九	25	六	戊午	火	27	一	戊子	火	25	二	丁巳	土	25	六	丁亥	土	24	四	丁巳	土	23	日	丙戌	土
二十	26	日	己未	火	28	二	己丑	火	26	三	戊午	火	26	五	戊子	火	25	日	戊午	火	24	一	丁亥	土
廿一	27	一	庚申	木	29	三	庚寅	木	27	四	己未	火	27	六	己丑	火	26	一	己未	火	25	二	戊子	火
廿二	28	二	辛酉	木	30	四	辛卯	木	28	五	庚申	木	28	日	庚寅	木	27	二	庚申	木	26	三	己丑	火
廿三	3月	三	壬戌	水	31	五	壬辰	水	29	六	辛酉	木	29	一	辛卯	木	28	三	辛酉	木	27	四	庚寅	木
廿四	2	四	癸亥	水	4月	六	癸巳	水	30	日	壬戌	水	30	二	壬辰	水	29	四	壬戌	水	28	五	辛卯	木
廿五	3	五	甲子	金	2	日	甲午	金	5月	一	癸亥	水	31	三	癸巳	水	30	五	癸亥	水	29	六	壬辰	水
廿六	4	六	乙丑	金	3	一	乙未	金	2	二	甲子	金	6月	四	甲午	金	7月	六	甲子	金	30	日	癸巳	水
廿七	5	日	丙寅	火	4	二	丙申	火	3	三	乙丑	金	2	五	乙未	金	2	日	乙丑	金	31	一	甲午	金
廿八	6	一	丁卯	火	5	三	丁酉	火	4	四	丙寅	火	3	六	丙申	火	3	一	丙寅	火	8月	二	乙未	金
廿九	7	二	戊辰	木	6	四	戊戌	木	5	五	丁卯	火	4	日	丁酉	火	4	二	丁卯	火	2	三	丙申	火
三十	8	三	己巳	木					6	六	戊辰	木	5	一	戊戌	木					3	四	丁酉	火

一九七八年 岁次 戊午 马年 下半年

月份		七月				八月				九月				十月				十一月				十二月			
干支		庚申				辛酉				壬戌				癸亥				甲子				乙丑			
二十四节气	农历	初五		二十		初六		廿一		初七		廿三		初八		廿三		初八		廿三		初八		廿三	
	节气	立秋		处暑		白露		秋分		寒露		霜降		立冬		小雪		大雪		冬至		小寒		大寒	
	公历	8月8日		8月23日		9月8日		9月23日		10月8日		10月24日		11月8日		11月23日		12月7日		12月22日		1月6日		1月21日	
	时辰	卯时		戌时		辰时		酉时		子时		丑时		丑时		子时		戌时		未时		卯时		子时	
农历		公历	星期	天地干支	五行	公历	星期	天地干支	五行	公历	星期	天地干支	五行	公历	星期	天地干支	五行	公历	星期	天地干支	五行	公历	星期	天地干支	五行
初一		4	五	戊戌	木	3	日	戊辰	木	2	一	丁酉	火	11月	三	丁卯	火	30	四	丙申	火	30	六	丙寅	火
初二		5	六	己亥	木	4	一	己巳	木	3	二	戊戌	木	2	四	戊辰	木	12月	五	丁酉	火	31	日	丁卯	火
初三		6	日	庚子	土	5	二	庚午	土	4	三	己亥	木	3	五	己巳	木	2	六	戊戌	木	1月	一	戊辰	木
初四		7	一	辛丑	土	6	三	辛未	土	5	四	庚子	土	4	六	庚午	土	3	日	己亥	木	2	二	己巳	木
初五		8	二	壬寅	金	7	四	壬申	金	6	五	辛丑	土	5	日	辛未	土	4	一	庚子	土	3	三	庚午	土
初六		9	三	癸卯	金	8	五	癸酉	金	7	六	壬寅	金	6	一	壬申	金	5	二	辛丑	土	4	四	辛未	土
初七		10	四	甲辰	火	9	六	甲戌	火	8	日	癸卯	金	7	二	癸酉	金	6	三	壬寅	金	5	五	壬申	金
初八		11	五	乙巳	火	10	日	乙亥	火	9	一	甲辰	火	8	三	甲戌	火	7	四	癸卯	金	6	六	癸酉	金
初九		12	六	丙午	水	11	一	丙子	水	10	二	乙巳	火	9	四	乙亥	火	8	五	甲辰	火	7	日	甲戌	火
初十		13	日	丁未	水	12	二	丁丑	水	11	三	丙午	水	10	五	丙子	水	9	六	乙巳	火	8	一	乙亥	火
十一		14	一	戊申	土	13	三	戊寅	土	12	四	丁未	水	11	六	丁丑	水	10	日	丙午	水	9	二	丙子	水
十二		15	二	己酉	土	14	四	己卯	土	13	五	戊申	土	12	日	戊寅	土	11	一	丁未	水	10	三	丁丑	水
十三		16	三	庚戌	金	15	五	庚辰	金	14	六	己酉	土	13	一	乙卯	土	12	二	戊申	土	11	四	戊寅	土
十四		17	四	辛亥	金	16	六	辛巳	金	15	日	庚戌	金	14	二	庚辰	金	13	三	己酉	土	12	五	己卯	土
十五		18	五	壬子	木	17	日	壬午	木	16	一	辛亥	金	15	三	辛巳	金	14	四	庚戌	金	13	六	庚辰	金
十六		19	六	癸丑	木	18	一	癸未	木	17	二	壬子	木	16	四	壬午	木	15	五	辛亥	金	14	日	辛巳	金
十七		20	日	甲寅	水	19	二	甲申	水	18	三	癸丑	木	17	五	癸未	木	16	六	壬子	木	15	一	壬午	木
十八		21	一	乙卯	水	20	三	乙酉	水	19	四	甲寅	水	18	六	甲申	水	17	日	癸丑	木	16	二	癸未	木
十九		22	二	丙辰	土	21	四	丙戌	土	20	五	乙卯	水	19	日	乙酉	水	18	一	甲寅	水	17	三	甲申	水
二十		23	三	丁巳	土	22	五	丁亥	土	21	六	丙辰	土	20	一	丙戌	土	19	二	乙卯	水	18	四	乙酉	水
廿一		24	四	戊午	火	23	六	戊子	火	22	日	丁巳	土	21	二	丁亥	土	20	三	丙辰	土	19	五	丙戌	土
廿二		25	五	己未	火	24	日	乙丑	火	23	一	戊午	火	22	三	戊子	火	21	四	丁巳	土	20	六	丁亥	土
廿三		26	六	庚申	木	25	一	庚寅	木	24	二	己未	火	23	四	己丑	火	22	五	戊午	火	21	日	戊子	火
廿四		27	日	辛酉	木	26	二	辛卯	木	25	三	庚申	木	24	五	庚寅	木	23	六	己未	火	22	一	己丑	火
廿五		28	一	壬戌	水	27	三	壬辰	水	26	四	辛酉	木	25	六	辛卯	木	24	日	庚申	木	23	二	庚寅	木
廿六		29	二	癸亥	水	28	四	癸巳	水	27	五	壬戌	水	26	日	壬辰	水	25	一	辛酉	木	24	三	辛卯	水
廿七		30	三	甲子	金	29	五	甲午	金	28/	六	癸亥	水	27	一	癸巳	水	26	二	壬戌	水	25	四	壬辰	水
廿八		31	四	乙丑	金	30	六	乙未	金	29	日	甲子	金	28	二	甲午	金	27	三	癸亥	水	26	五	癸巳	水
廿九		9月	五	丙寅	木	10月	日	丙申	火	30	一	乙丑	金	29	三	乙未	金	28	四	甲子	金	27	六	甲午	金
三十		2	六	丁卯	火					31	二	丙寅	火					29	五	乙丑	金				

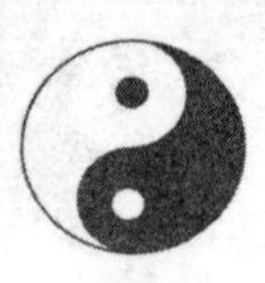

一九七九年 岁次 己未 羊年 上半年

月份	正月				二月				三月				四月				五月				六月			
干支	丙寅				丁卯				戊辰				己巳				庚午				辛未			
二十四节气 农历	初八		廿三		初八		廿三		初九		廿五		十一		廿六		十二		廿八		十五		三十	
节气	立春		雨水		惊蛰		春分		清明		谷雨		立夏		小满		芒种		夏至		小暑		大暑	
公历	2月4日		2月19日		3月6日		3月21日		4月6日		4月21日		5月6日		5月21日		6月6日		6月22日		7月8日		7月23日	
时辰	酉时		未时		午时		未时		酉时		子时		酉时		子时		申时		辰时		丑时		酉时	
农历	公历	星期	天地干支	五行	公历	星期	天地干支	五行	公历	星期	天地干支	五行	公历	星期	天地干支	五行	公历	星期	天地干支	五行	公历	星期	天地干支	五行
初一	28	日	乙未	金	27	二	乙丑	金	28	三	甲午	金	26	四	癸亥	水	26	六	癸巳	水	24	日	壬戌	水
初二	29	一	丙申	火	28	三	丙寅	火	29	四	乙未	金	27	五	甲子	金	27	日	甲午	金	25	一	癸亥	水
初三	30	二	丁酉	火	3月	四	丁卯	火	30	五	丙申	火	28	六	乙丑	金	28	一	乙未	金	26	二	甲子	金
初四	31	三	戊戌	木	2	五	戊辰	木	31	六	丁酉	火	29	日	丙寅	火	29	二	丙申	火	27	三	乙丑	金
初五	2月	四	己亥	木	3	六	己巳	木	4月	日	戊戌	木	30	一	丁卯	火	30	三	丁酉	火	28	四	丙寅	火
初六	2	五	庚子	土	4	日	庚午	土	2	一	己亥	木	5月	二	戊辰	金	31	四	戊戌	木	29	五	丁卯	火
初七	3	六	辛丑	土	5	一	辛未	土	3	二	庚子	土	2	三	己巳	金	6月	五	己亥	木	30	六	戊辰	木
初八	4	日	壬寅	金	6	二	壬申	金	4	三	辛丑	土	3	四	庚午	土	2	六	庚子	土	7月	日	己巳	木
初九	5	一	癸卯	金	7	三	癸酉	金	5	四	壬寅	金	4	五	辛未	土	3	日	辛丑	土	2	一	庚午	土
初十	6	二	甲辰	火	8	四	甲戌	火	6	五	癸卯	金	5	六	壬申	金	4	一	壬寅	金	3	二	辛未	土
十一	7	三	乙巳	火	9	五	乙亥	火	7	六	甲辰	火	6	日	癸酉	金	5	二	癸卯	金	4	三	壬申	金
十二	8	四	丙午	水	10	六	丙子	水	8	日	乙巳	火	7	一	甲戌	火	6	三	甲辰	火	5	四	癸酉	金
十三	9	五	丁未	水	11	日	丁丑	水	9	一	丙午	水	8	二	乙亥	火	7	四	乙巳	火	6	五	甲戌	火
十四	10	六	戊申	土	12	一	戊寅	土	10	二	丁未	水	9	三	丙子	水	8	五	丙午	水	7	六	乙亥	水
十五	11	日	己酉	土	13	二	己卯	土	11	三	戊申	土	10	四	丁丑	水	9	六	丁未	水	8	日	丙子	水
十六	12	一	庚戌	金	14	三	庚辰	金	12	四	己酉	土	11	五	戊寅	土	10	日	戊申	土	9	一	丁丑	水
十七	13	二	辛亥	金	15	四	辛巳	金	13	五	庚戌	金	12	六	己卯	土	11	一	己酉	土	10	二	戊寅	土
十八	14	三	壬子	木	16	五	壬午	木	14	六	辛亥	金	13	日	庚辰	金	12	二	庚戌	金	11	三	己卯	金
十九	15	四	癸丑	木	17	六	癸未	木	15	五	壬子	木	14	日	辛巳	金	13	一	辛亥	金	12	三	庚辰	金
二十	16	五	甲寅	水	18	日	甲申	水	16	一	癸丑	木	15	二	壬午	木	14	四	壬子	木	13	五	辛巳	金
廿一	17	六	乙卯	水	19	一	乙酉	水	17	二	甲寅	水	16	三	癸未	木	15	五	癸丑	木	14	六	壬午	木
廿二	18	日	丙辰	土	20	二	丙戌	土	18	三	乙卯	水	17	四	甲申	水	16	六	甲寅	水	15	日	癸未	木
廿三	19	一	丁巳	土	21	三	丁亥	土	19	四	丙辰	土	18	五	乙酉	水	17	日	乙卯	水	16	一	甲申	水
廿四	20	二	戊午	火	22	四	戊子	火	20	五	丁巳	土	19	六	丙戌	土	18	一	丙辰	土	17	二	乙酉	土
廿五	21	三	己未	火	23	五	己丑	火	21	六	戊午	火	20	日	丁亥	土	19	二	丁巳	土	18	三	丙戌	土
廿六	22	四	庚申	木	24	六	庚寅	木	22	日	己未	火	21	一	戊子	火	20	三	戊午	火	19	四	丁亥	土
廿七	23	五	辛酉	木	25	日	辛卯	木	23	一	庚申	木	22	二	己丑	火	21	四	己未	火	20	五	戊子	火
廿八	24	六	壬戌	水	26	一	壬辰	水	24	二	辛酉	木	23	三	庚寅	木	22	五	庚申	木	21	六	己丑	火
廿九	25	日	癸亥	水	27	二	癸巳	水	25	三	壬戌	水	24	四	辛卯	木	23	六	辛酉	木	22	日	庚寅	木
三十	26	一	甲子	金									25	五	壬辰	水					23	一	辛卯	木

附录

一九七九年　岁次　己未　羊年　下半年

月份		闰六月	七月		八月		九月		十月		十一月		十二月	
干支			壬申		癸酉		甲戌		乙亥		丙子		丁丑	
二十四节气	农历	十六	初二	十七	初三	十九	初四	十九	初四	十九	初四	十九	初四	十九
	节气	立秋	处暑	白露	秋分	寒露	霜降	立冬	小雪	大雪	冬至	小寒	大寒	立春
	公历	8月8日	8月24日	9月8日	9月23日	10月9日	10月24日	11月8日	11月23日	12月8日	12月22日	1月6日	1月21日	2月5日
	时辰	午时	丑时	未时	子时	卯时	辰时	辰时	卯时	丑时	戌时	午时	卯时	子时

农历	公历	星期	天地干支	五行	公历	星期	天地干支	五行	公历	星期	天地干支	五行	公历	星期	天地干支	五行	公历	星期	天地干支	五行	公历	星期	天地干支	五行	公历	星期	天地干支	五行
初一	24	二	壬辰	水	23	四	壬戌	水	21	五	辛卯	木	21	日	辛酉	木	20	二	辛卯	木	19	三	庚申	木	18	五	庚寅	木
初二	25	三	癸巳	水	24	五	癸亥	水	22	六	壬辰	水	22	一	壬戌	水	21	三	壬辰	水	20	四	辛酉	木	13	六	辛卯	木
初三	26	四	甲午	金	25	六	甲子	金	23	日	癸巳	水	23	二	癸亥	水	22	四	癸巳	水	21	五	壬戌	水	20	日	壬辰	水
初四	27	五	乙未	金	26	日	乙丑	金	24	一	甲午	金	24	三	甲子	金	23	五	甲午	金	22	六	癸亥	水	21	一	癸巳	木
初五	28	六	丙申	火	27	一	丙寅	火	25	二	乙未	金	25	三	乙丑	金	24	四	乙未	金	23	六	甲子	金	22	日	甲午	金
初六	29	日	丁酉	火	28	二	丁卯	火	26	三	丙申	火	26	五	丙寅	火	25	日	丙申	火	24	一	乙丑	金	23	三	乙未	金
初七	30	一	戊戌	木	29	三	戊辰	木	27	四	丁酉	火	27	六	丁卯	火	26	一	丁酉	火	25	二	丙寅	火	24	四	丙申	火
初八	31	二	己亥	木	30	四	己巳	木	28	五	戊戌	木	28	日	戊辰	木	27	二	戊戌	木	26	三	丁卯	火	25	五	丁酉	火
初九	8月	三	庚子	土	31	五	庚午	土	29	六	己亥	木	29	一	己巳	木	28	三	己亥	木	27	四	戊辰	木	26	六	戊戌	木
初十	2	四	辛丑	土	9月	六	辛未	土	30	日	庚子	土	30	二	庚午	土	29	四	庚子	土	28	五	己巳	木	27	日	己亥	木
十一	3	五	壬寅	金	2	日	壬申	金	10月	一	辛丑	土	31	三	辛未	土	30	五	辛丑	土	29	六	庚午	土	28	一	庚子	土
十二	4	六	癸卯	金	3	一	癸酉	金	2	二	壬寅	金	11月	四	壬申	金	12月	六	壬寅	金	30	日	辛未	土	29	二	辛丑	土
十三	5	日	甲辰	火	4	二	甲戌	火	3	三	癸卯	金	2	五	癸酉	金	2	日	癸卯	金	31	一	壬申	金	30	三	壬寅	金
十四	6	一	乙巳	火	5	三	乙亥	火	4	四	甲辰	火	3	六	甲戌	火	3	一	甲辰	火	1月	二	癸酉	金	31	四	癸卯	金
十五	7	二	丙午	水	6	四	丙子	水	5	五	乙巳	火	4	日	乙亥	火	4	二	乙巳	火	2	三	甲戌	火	2月	五	甲辰	火
十六	8	三	丁未	水	7	五	丁丑	水	6	六	丙午	水	5	一	丙子	水	5	三	丙午	水	3	四	乙亥	火	2	六	乙巳	火
十七	9	四	戊申	土	8	六	戊寅	土	7	日	丁未	水	6	二	丁丑	水	6	四	丁未	水	4	五	丙子	水	3	日	丙午	水
十八	10	五	己酉	土	9	日	己卯	土	8	一	戊申	土	7	三	戊寅	土	6	五	戊申	土	5	六	丁丑	水	4	一	丁未	水
十九	11	六	庚戌	金	10	一	庚辰	金	9	二	己酉	土	8	四	己卯	土	8	六	己酉	土	6	日	戊寅	土	5	二	戊申	土
二十	12	日	辛亥	金	11	二	辛巳	金	10	三	庚戌	金	9	五	庚辰	金	9	日	庚戌	金	7	一	己卯	土	6	三	己酉	土
廿一	13	一	壬子	木	12	三	壬午	木	11	四	辛亥	金	10	六	辛巳	金	10	一	辛亥	金	8	二	庚辰	金	7	四	庚戌	金
廿二	14	二	癸丑	木	13	四	癸未	木	12	五	壬子	木	11	日	壬午	木	11	二	壬子	木	9	三	辛巳	金	8	五	辛亥	金
廿三	15	三	甲寅	水	14	五	甲申	水	13	六	癸丑	木	12	一	癸未	木	12	三	癸丑	木	10	四	壬午	木	9	六	壬子	木
廿四	16	四	乙卯	水	15	六	乙酉	水	14	日	甲寅	水	13	二	甲申	水	13	四	甲寅	水	11	五	癸未	木	10	日	癸丑	木
廿五	17	五	丙辰	土	16	日	丙戌	土	15	一	乙卯	水	14	三	乙酉	水	14	五	乙卯	水	12	六	甲申	水	11	一	甲寅	水
廿六	18	六	丁巳	土	17	一	丁亥	土	16	二	丙辰	土	15	四	丙戌	土	15	六	丙辰	土	13	日	乙酉	水	12	二	乙卯	水
廿七	19	日	戊午	火	18	二	戊子	火	17	三	丁巳	土	16	五	丁亥	土	16	日	丁巳	土	14	一	丙戌	土	13	三	丙辰	土
廿八	20	一	己未	火	19	三	己丑	火	18	四	戊午	火	17	六	戊子	火	17	一	戊午	火	15	二	丁亥	土	16	四	丁巳	土
廿九	21	二	庚申	木	20	四	庚寅	木	19	五	己未	火	18	日	己丑	火	18	二	己未	火	16	三	戊子	火	15	五	戊午	火
三十	22	三	辛酉	木					20	六	庚申	木	19	一	庚寅	木					17	四	己丑	火				

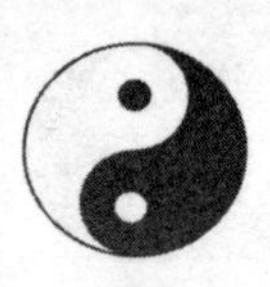

一九八〇年 岁次 庚申 猴年 上半年

月份	正月		二月		三月		四月		五月		六月	
干支	戊寅		己卯		庚辰		辛巳		壬午		癸未	
二十四节气 农历	初四	十九	初四	十九	初六	廿一	初八	廿三	初九	廿五	十二	廿七
节气	雨水	惊蛰	春分	清明	谷雨	立夏	小满	芒种	夏至	小暑	大暑	立秋
公历	2月19日	3月5日	3月20日	4月4日	4月20日	5月5日	5月21日	6月5日	6月22日	7月7日	7月23日	8月7日
时辰	戌时	酉时	戌时	子时	卯时	申时	卯时	亥时	未时	辰时	子时	酉时

农历	公历	星期	天地干支	五行	公历	星期	天地干支	五行	公历	星期	天地干支	五行	公历	星期	天地干支	五行	公历	星期	天地干支	五行	公历	星期	天地干支	五行
初一	16	六	己未	火	17	一	己丑	火	15	二	戊午	火	14	三	丁亥	土	13	五	丁巳	土	12	六	丙戌	土
初二	17	日	庚申	木	18	二	庚寅	木	16	三	己未	火	15	四	戊子	火	14	六	戊午	火	13	日	丁亥	土
初三	18	一	辛酉	木	19	三	辛卯	木	17	四	庚申	木	16	五	己丑	火	15	日	己未	火	14	一	戊子	火
初四	19	二	壬戌	水	20	四	壬辰	水	18	五	辛酉	木	17	六	庚寅	木	16	一	庚申	木	15	二	己丑	火
初五	20	三	癸亥	水	21	五	癸巳	水	19	六	壬戌	水	18	日	辛卯	木	17	二	辛酉	木	16	三	庚寅	木
初六	21	四	甲子	金	22	六	甲午	金	20	日	癸亥	水	19	一	壬辰	水	18	三	壬戌	水	17	四	辛卯	木
初七	22	五	乙丑	金	23	日	乙未	金	21	一	甲子	金	20	二	癸巳	水	19	四	癸亥	水	18	五	壬辰	水
初八	23	六	丙寅	火	24	一	丙申	火	22	二	乙丑	金	21	三	甲午	金	20	五	甲子	金	19	六	癸巳	水
初九	24	日	丁卯	火	25	二	丁酉	火	23	三	丙寅	火	22	四	乙未	金	21	六	乙丑	金	20	日	甲午	金
初十	25	一	戊辰	木	26	三	戊戌	木	24	四	丁卯	火	23	五	丙申	火	22	日	丙寅	火	21	一	乙未	金
十一	26	二	己巳	木	27	四	己亥	木	25	五	戊辰	木	24	六	丁酉	火	23	一	丁卯	火	22	二	丙申	火
十二	27	三	庚午	土	28	五	庚子	土	27	六	己巳	土	26	日	戊戌	木	25	二	戊辰	木	24	三	丁酉	火
十三	28	四	辛未	土	29	六	辛丑	土	27	日	庚午	土	26	一	己亥	木	25	三	己巳	木	24	四	戊戌	木
十四	29	五	壬申	金	30	日	壬寅	金	28	一	辛未	土	27	二	庚子	土	26	四	庚午	土	25	五	己亥	土
十五	3月	六	癸酉	金	31	一	癸卯	金	29	二	壬申	金	28	三	辛丑	土	27	五	辛未	土	26	六	庚子	土
十六	2	日	甲戌	火	4月	二	甲辰	火	30	三	癸酉	金	29	四	壬寅	金	28	六	壬申	金	27	日	辛丑	土
十七	3	一	乙亥	火	2	四	乙巳	火	5月	四	甲戌	火	30	五	癸卯	金	29	日	癸酉	金	28	一	壬寅	金
十八	4	二	丙子	水	3	四	丙午	水	2	五	乙亥	火	31	六	甲辰	火	30	一	甲戌	火	29	二	癸卯	金
十九	5	三	丁丑	水	4	五	丁未	水	3	六	丙子	水	6月	日	乙巳	火	7月	二	乙亥	火	30	三	甲辰	火
二十	6	四	戊寅	土	5	六	戊申	土	4	日	丁丑	水	2	一	丙午	水	2	三	丙子	水	31	四	乙巳	火
廿一	7	六	乙卯	土	6	一	己酉	土	5	二	戊寅	土	3	三	丁未	水	3	五	丁丑	水	8月	五	丙午	水
廿二	8	六	庚辰	金	7	一	庚戌	金	6	二	己卯	土	4	三	戊申	土	4	五	戊寅	土	2	六	丁未	水
廿三	9	日	辛巳	金	8	二	辛亥	金	7	三	庚辰	金	5	四	己酉	土	5	六	己卯	土	3	日	戊申	土
廿四	10	一	壬午	木	9	三	壬子	木	8	四	辛巳	金	6	五	庚戌	金	6	日	庚辰	金	4	一	己酉	土
廿五	11	二	癸未	木	10	四	癸丑	木	9	五	壬午	木	7	六	辛亥	金	7	一	辛巳	金	5	二	庚寅	金
廿六	12	三	甲申	水	11	五	甲寅	水	10	六	癸未	木	8	日	壬子	木	8	二	壬午	木	6	三	辛亥	金
廿七	13	四	乙酉	水	12	六	乙卯	水	11	日	甲申	水	9	一	癸丑	木	9	三	癸未	木	7	四	壬子	木
廿八	14	五	丙戌	土	13	日	丙辰	土	12	一	乙酉	水	10	二	甲寅	水	10	四	甲申	水	8	五	癸丑	木
廿九	15	六	丁亥	土	14	一	丁巳	土	13	二	丙戌	土	11	三	乙卯	水	11	五	乙酉	水	9	六	甲寅	水
三十	16	日	戊子	火									12	四	丙辰	土					10	日	乙卯	水

月份		七月				八月				九月				十月				十一月				十二月			
干支		甲申				乙酉				丙戌				丁亥				戊子				己丑			
二十四节气	农历	十三		廿八		十五		三十		十五		三十		十五		初一		十六		三十		十五		三十	
	节气	处暑		白露		秋分		寒露		霜降		立冬		小雪		大雪		冬至		小寒		大寒		立春	
	公历	8月23日		9月7日		9月23日		10月8日		10月23日		11月7日		11月22日		12月7日		12月22日		1月5日		1月20日		2月4日	
	时辰	辰时		戌时		卯时		午时		未时		未时		午时		辰时		子时		酉时		午时		卯时	

农历	公历	星期	天地干支	五行	公历	星期	天地干支	五行	公历	星期	天地干支	五行	公历	星期	天地干支	五行	公历	星期	天地干支	五行	公历	星期	天地干支	五行
初一	11	一	丙辰	土	9	二	乙酉	水	9	四	乙卯	水	8	六	乙酉	水	7	日	甲寅	水	6	二	甲申	水
初二	12	二	丁巳	土	10	三	丙戌	土	10	五	丙辰	土	9	日	丙戌	土	8	一	乙卯	水	7	三	乙酉	水
初三	13	三	戊午	火	11	四	丁亥	土	11	六	丁巳	土	10	一	丁亥	土	9	二	丙辰	土	8	四	丙戌	土
初四	14	四	己未	火	12	五	戊子	火	12	日	戊午	火	11	二	戊子	火	10	三	丁巳	土	9	五	丁亥	土
初五	15	五	庚申	木	13	六	己丑	火	13	一	己未	火	12	三	己丑	火	11	四	戊午	火	10	六	戊子	火
初六	16	六	辛酉	木	14	日	庚寅	木	14	二	庚寅	木	13	四	庚申	木	12	五	己未	火	11	日	己丑	火
初七	17	日	壬戌	水	15	一	辛卯	木	15	三	辛酉	木	14	五	辛卯	木	13	六	庚申	木	12	一	庚寅	木
初八	18	一	癸亥	水	16	二	壬辰	水	16	四	壬戌	水	15	六	壬辰	水	14	日	辛酉	木	13	二	辛卯	木
初九	19	二	甲子	金	17	三	癸巳	水	17	五	癸亥	水	16	日	癸巳	水	15	一	壬戌	水	14	三	壬辰	水
初十	20	三	乙丑	金	18	四	甲午	金	18	六	甲子	金	17	一	甲午	金	16	二	癸亥	水	15	四	癸巳	水
十一	21	四	丙寅	火	19	五	乙未	金	19	日	乙丑	金	18	二	乙未	金	17	三	甲子	金	16	五	甲午	金
十二	22	五	丁卯	火	20	六	丙申	火	20	一	丙寅	火	19	三	丙申	火	18	四	乙丑	金	17	六	乙未	金
十三	23	六	戊辰	木	21	日	丁酉	火	21	二	丁卯	火	20	四	丁酉	火	19	五	丙寅	火	18	日	丙申	火
十四	24	日	己巳	木	22	一	戊戌	木	22	三	戊辰	木	21	五	戊戌	木	20	六	丁卯	火	19	一	丁酉	火
十五	25	一	庚午	土	23	二	乙亥	木	23	四	己巳	木	22	六	己亥	木	21	日	戊辰	木	20	二	戊戌	木
十六	26	二	辛未	土	24	三	庚子	土	24	五	庚午	土	23	日	庚子	土	22	一	己巳	木	21	三	己亥	木
十七	27	三	壬申	金	25	四	辛丑	土	25	六	辛未	土	24	一	辛丑	土	23	二	庚午	土	22	四	庚子	土
十八	28	四	癸酉	金	26	五	壬寅	金	26	日	壬申	金	25	二	壬寅	金	24	三	辛未	土	23	五	辛丑	土
十九	29	五	甲戌	火	27	六	癸卯	金	27	一	癸酉	金	26	三	癸卯	金	25	四	壬申	金	24	五	壬寅	金
二十	30	六	乙亥	火	28	日	甲辰	火	28	二	甲戌	火	27	四	甲辰	火	26	五	癸酉	金	25	日	癸卯	金
廿一	31	日	丙子	水	29	一	乙巳	火	29	三	乙亥	火	28	五	乙巳	火	27	六	甲戌	火	26	一	甲辰	火
廿二	9月	一	丁丑	水	30	二	丙午	水	30	四	丙子	水	29	六	丙午	水	28	日	乙亥	火	27	二	乙巳	火
廿三	2	二	戊寅	土	10月	三	丁未	水	31	五	丁丑	水	30	日	丁未	水	29	一	丙子	水	28	三	丙午	水
廿四	3	三	己卯	土	2	四	戊申	土	11月	六	戊寅	土	12月	一	戊申	土	30	二	丁丑	水	29	四	丁未	水
廿五	4	四	庚辰	金	3	五	己酉	土	2	日	己卯	土	2	二	己酉	土	31	三	戊寅	土	30	五	戊申	土
廿六	5	五	辛巳	金	4	六	庚戌	金	3	一	庚辰	金	3	三	庚戌	金	1月	四	己卯	土	31	六	己酉	土
廿七	6	六	壬午	木	5	日	辛亥	金	4	二	辛巳	金	4	四	辛亥	金	2	五	庚辰	金	2月	四	庚戌	金
廿八	7	日	癸未	木	6	一	壬子	木	5	三	壬午	木	5	五	壬子	木	3	六	辛巳	金	2	一	辛亥	金
廿九	8	一	甲申	水	7	二	癸丑	木	6	四	癸未	木	6	六	癸丑	木	4	日	壬午	木	3	二	壬子	木
三十					8	三	甲寅	水	7	五	甲申	水					5	一	癸未	木	4	三	癸丑	木

一九八〇年 岁次 庚申 猴年 下半年

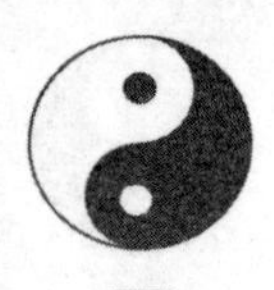

月份	正月				二月				三月				四月				五月				六月			
干支	庚寅				辛卯				壬辰				癸巳				甲午				乙未			
二十四节气 农历	十五				初一		十六		初一		十六		初二		十八		初五		二十		初六		廿二	
节气	雨水				惊蛰		春分		清明		谷雨		立夏		小满		芒种		夏至		小暑		大暑	
公历	2月19日				3月6日		3月21日		4月5日		4月20日		5月5日		5月21日		6月6日		6月12日		7月7日		7月23日	
时辰	丑时				子时		子时		卯时		午时		亥时		午时		丑时		戌时		未时		卯时	
农历	公历	星期	天地干支	五行	公历	星期	天地干支	五行	公历	星期	天地干支	五行	公历	星期	天地干支	五行	公历	星期	天地干支	五行	公历	星期	天地干支	五行
初一	5	四	甲寅	水	6	五	癸未	木	5	日	癸丑	木	4	一	壬午	木	2	二	辛亥	金	2	四	辛巳	金
初二	6	五	乙卯	水	7	六	甲申	水	6	一	甲寅	水	5	二	癸未	木	3	三	壬子	木	2	五	壬午	木
初三	7	六	丙辰	土	8	日	乙酉	水	7	二	乙卯	水	6	三	甲申	水	4	四	癸丑	木	4	六	癸未	木
初四	8	日	丁巳	土	9	一	丙戌	土	8	三	丙辰	土	7	四	乙酉	水	5	五	甲寅	水	5	日	甲申	水
初五	9	一	戊午	火	10	二	丁亥	土	9	四	丁巳	土	8	五	丙戌	土	6	六	乙卯	水	6	一	乙酉	水
初六	10	二	己未	火	11	三	戊子	火	10	五	戊午	火	9	六	丁亥	土	7	日	丙辰	土	7	二	丙戌	土
初七	11	三	庚申	木	12	四	己丑	火	11	六	己未	火	10	日	戊子	火	8	一	丁巳	土	8	三	丁亥	土
初八	12	四	辛酉	木	13	五	庚寅	木	12	日	庚申	木	11	一	己丑	火	9	二	戊午	火	9	四	戊子	火
初九	13	五	壬戌	水	14	六	辛卯	木	13	一	辛酉	木	12	二	庚寅	木	10	三	己未	火	10	五	己丑	火
初十	14	六	癸亥	水	15	日	壬辰	水	14	二	壬戌	水	13	三	辛卯	木	11	四	庚申	木	11	六	庚寅	木
十一	15	日	甲子	金	16	一	癸巳	水	15	三	癸亥	水	14	四	壬辰	水	12	五	辛酉	木	12	日	辛卯	木
十二	16	一	乙丑	金	17	二	甲午	金	16	四	甲子	金	15	五	癸巳	水	13	六	壬戌	水	13	一	壬辰	水
十三	17	二	丙寅	火	18	三	乙未	金	17	五	乙丑	金	16	六	甲午	金	14	日	癸亥	水	14	二	癸巳	水
十四	18	三	丁卯	火	19	四	丙申	火	18	六	丙寅	火	17	日	乙未	金	15	一	甲子	金	15	三	甲午	金
十五	19	四	戊辰	木	20	五	丁酉	火	19	日	丁卯	火	18	一	丙申	火	16	二	乙丑	金	16	四	乙未	金
十六	20	五	己巳	木	21	六	戊戌	木	20	一	戊辰	木	19	二	丁酉	火	17	三	丙寅	火	17	五	丙申	火
十七	21	六	庚午	土	22	日	己亥	木	21	二	己亥	木	20	三	戊戌	木	18	四	丁卯	火	18	六	丁酉	火
十八	22	日	辛未	土	23	一	庚子	土	22	三	庚午	土	21	四	己亥	木	19	五	戊辰	木	19	日	戊戌	木
十九	23	一	壬申	金	24	二	辛丑	土	23	四	辛未	土	22	五	庚子	土	20	六	己巳	木	20	一	己亥	木
二十	24	二	癸酉	金	25	三	壬寅	金	24	五	壬申	金	23	六	辛丑	土	21	日	庚午	土	21	二	庚子	土
廿一	25	三	甲戌	火	26	四	癸卯	金	25	六	癸酉	金	24	日	壬寅	金	22	一	辛未	土	22	三	辛丑	土
廿二	26	四	乙亥	火	27	五	甲辰	火	26	日	甲戌	火	25	一	癸卯	金	23	二	壬申	金	23	四	壬寅	金
廿三	27	五	丙子	水	28	六	乙巳	火	27	一	乙亥	火	26	二	甲辰	火	24	三	癸酉	金	24	四	癸卯	金
廿四	28	六	丁丑	水	29	日	丙午	水	28	二	丙子	水	27	三	乙巳	火	25	四	甲戌	火	25	五	甲辰	火
廿五	3月	日	戊寅	土	30	一	丁未	水	29	三	丁丑	水	28	四	丙午	水	26	五	乙亥	火	26	日	乙巳	火
廿六	2	一	己卯	土	31	二	戊申	土	30	四	戊寅	土	29	五	丁未	水	27	六	丙子	水	27	一	丙午	水
廿七	3	二	庚辰	金	4月	三	己酉	土	5月	五	己卯	土	30	六	己卯	土	28	日	戊申	水	28	二	丁丑	水
廿八	4	三	辛巳	金	2	四	庚戌	金	2	六	庚辰	金	31	日	己酉	土	29	一	戊寅	土	29	三	戊申	土
廿九	5	四	壬午	木	3	五	辛亥	金	3	日	辛巳	金	6月	三	庚戌	金	30	二	己卯	土	30	四	己酉	土
三十					4	六	壬子	木									7月	三	庚辰	金				

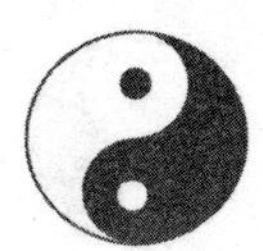

一九八一年 岁次 辛酉 鸡年 下半年

月份	七月				八月				九月				十月				十一月				十二月			
干支	丙申				丁酉				戊戌				己亥				庚子				辛丑			
二十四节气 农历	初八		廿四		十一		廿六		十一		廿六		十一		廿六		十二		廿七		十二		廿六	
二十四节气 节气	立秋		处暑		白露		秋分		寒露		霜降		立冬		小雪		大雪		冬至		小寒		大寒	
二十四节气 公历	8月7日		8月23日		9月8日		9月23日		10月8日		10月23日		11月7日		11月22日		12月7日		12月23日		1月6日		1月20日	
二十四节气 时辰	子时		未时		丑时		午时		酉时		戌时		戌时		酉时		午时		卯时		子时		酉时	
农历	公历	星期	天地干支	五行	公历	星期	天地干支	五行	公历	星期	天地干支	五行	公历	星期	天地干支	五行	公历	星期	天地干支	五行	公历	星期	天地干支	五行
初一	31	五	庚戌	金	29	六	己卯	土	28	一	己酉	土	28	三	己卯	土	26	四	戊申	土	26	六	戊寅	土
初二	8月	六	辛亥	金	30	三	庚辰	金	29	五	庚戌	金	29	日	庚辰	金	27	一	己酉	土	27	三	己卯	土
初三	2	日	壬子	木	31	一	辛巳	金	30	三	辛亥	金	30	五	辛巳	金	28	六	庚戌	金	28	一	庚辰	金
初四	3	一	癸丑	木	9月	二	壬午	木	10月	四	壬子	木	31	六	壬午	木	29	日	辛亥	金	29	二	辛巳	金
初五	4	二	甲寅	水	2	三	癸未	木	2	五	癸丑	木	11月	日	癸未	木	30	一	壬子	木	30	三	壬午	木
初六	5	三	乙卯	水	3	四	甲申	水	3	六	甲寅	水	2	一	甲申	水	12月	二	癸丑	木	31	四	癸未	木
初七	6	四	丙辰	土	4	五	乙酉	水	4	日	乙卯	水	3	二	乙酉	水	2	三	甲寅	水	1月	五	甲申	水
初八	7	五	丁巳	土	5	六	丙戌	土	5	一	丙辰	土	4	三	丙戌	土	3	四	乙卯	水	2	六	乙酉	水
初九	8	六	戊午	火	6	日	丁亥	土	6	二	丁巳	土	5	四	丁亥	土	4	五	丙辰	土	3	日	丙戌	土
初十	9	日	己未	火	7	一	戊子	火	7	三	戊午	火	6	五	戊子	火	5	六	丁巳	土	4	一	丁亥	土
十一	10	一	庚申	木	8	二	己丑	火	8	四	己未	火	7	六	己丑	火	6	日	戊午	火	5	二	戊子	火
十二	11	二	辛酉	木	9	三	庚寅	木	9	五	庚申	木	8	日	庚寅	木	7	一	己未	火	6	三	己丑	火
十三	12	三	壬戌	水	10	四	辛卯	木	10	六	辛酉	木	9	一	辛卯	木	8	二	庚申	木	7	四	庚寅	木
十四	13	四	癸亥	水	11	五	壬辰	水	11	日	壬戌	水	10	二	壬辰	水	9	三	辛酉	木	8	五	辛卯	木
十五	14	五	甲子	金	12	六	癸巳	水	12	一	癸亥	水	11	三	癸巳	水	10	四	壬戌	水	9	六	壬辰	水
十六	15	六	乙丑	金	13	日	甲午	金	13	二	甲子	金	12	四	甲午	金	11	五	癸亥	水	10	日	癸巳	水
十七	16	日	丙寅	火	14	一	乙未	金	14	三	乙丑	金	13	五	乙未	金	12	六	甲子	金	11	一	甲午	金
十八	17	一	丁卯	火	15	二	丙申	火	15	四	丙寅	火	14	六	丙申	火	13	日	乙丑	金	12	二	乙未	金
十九	18	二	戊辰	木	16	三	丁酉	火	16	五	丁卯	火	15	日	丁酉	火	14	一	丙寅	火	13	三	丙申	火
二十	19	三	己巳	木	17	四	戊戌	木	17	六	戊辰	木	16	一	戊戌	木	15	二	丁卯	火	14	四	丁酉	火
廿一	20	四	庚午	土	18	五	己亥	木	18	日	己巳	木	17	二	己亥	木	16	三	戊辰	木	15	五	戊戌	木
廿二	21	五	辛未	土	19	六	庚子	土	19	一	庚午	土	18	三	庚子	土	17	四	己巳	木	16	六	己亥	木
廿三	22	六	壬申	金	20	日	辛丑	土	20	二	辛未	土	19	四	辛丑	土	18	五	庚午	土	17	日	庚子	土
廿四	23	日	癸酉	金	21	一	壬寅	金	21	三	壬申	金	20	五	壬寅	金	19	六	辛未	土	18	一	辛丑	土
廿五	24	一	甲戌	火	22	二	癸卯	金	22	四	癸酉	金	21	六	癸卯	金	20	日	壬申	金	19	二	壬寅	金
廿六	25	二	乙亥	火	23	三	甲辰	火	23	五	甲戌	火	22	日	甲辰	火	21	一	癸酉	金	20	三	癸卯	金
廿七	26	三	丙子	水	24	四	乙巳	火	24	六	乙亥	火	23	一	乙巳	火	22	二	甲戌	火	21	四	甲辰	火
廿八	27	四	丁丑	水	25	五	丙午	水	25	日	丙子	水	24	二	丙午	水	23	三	乙亥	火	22	五	乙巳	火
廿九	28	五	戊寅	土	26	六	丁未	水	26	一	丁丑	水	25	三	丁未	水	24	四	丙子	水	23	六	丙午	水
三十					27	日	戊申	土	27	二	戊寅	土					25	五	丁丑	水	24	日	丁未	水

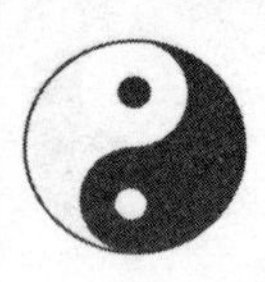

一九八二年 岁次 壬戌 狗年 上半年

月份	正月				二月				三月				四月				闰四月				五月			
干支	壬寅				癸卯				甲辰				乙巳								丙午			
二十四节气 农历	十一		廿六		十一		廿六		十二		廿七		十三		廿八		十五				初二		十七	
二十四节气 节气	立春		雨水		惊蛰		春分		清明		谷雨		立夏		小满		芒种				夏至		小暑	
二十四节气 公历	2月4日		2月19日		3月6日		3月21日		4月5日		4月20日		5月6日		5月21日		6月6日				6月22日		7月1日	
二十四节气 时辰	午时		辰时		卯时		卯时		巳时		酉时		寅时		寅时		辰时				丑时		戌时	
农历	公历	星期	天地干支	五行	公历	星期	天地干支	五行	公历	星期	天地干支	五行	公历	星期	天地干支	五行	公历	星期	天地干支	五行	公历	星期	天地干支	五行
初一	25	一	戊申	土	24	三	戊寅	土	25	四	丁未	水	24	六	丁丑	水	23	日	丙午	水	21	一	乙亥	火
初二	26	二	己酉	土	25	四	己卯	土	26	五	戊申	土	25	日	戊寅	土	24	一	丁未	水	22	二	丙子	水
初三	27	三	庚戌	金	26	五	庚辰	金	27	六	己酉	土	26	一	己卯	土	25	二	戊申	土	23	三	丁丑	水
初四	28	四	辛亥	金	27	六	辛巳	金	28	日	庚戌	金	27	二	庚辰	金	26	三	己酉	土	24	四	戊寅	土
初五	29	五	壬子	木	28	日	壬午	木	29	一	辛亥	金	28	三	辛巳	金	27	四	庚戌	金	25	五	己卯	土
初六	30	六	癸丑	木	3月	一	癸未	木	30	二	壬子	木	29	四	壬午	木	28	五	辛亥	金	26	六	庚辰	金
初七	31	日	甲寅	水	2	二	甲申	水	31	三	癸丑	木	30	五	癸未	木	29	六	壬子	木	27	日	辛巳	金
初八	2月	一	乙卯	水	3	三	乙酉	水	4月	四	甲寅	水	5月	六	甲申	水	30	日	癸丑	木	28	一	壬午	木
初九	2	二	丙辰	土	4	四	丙戌	土	2	五	乙卯	水	2	日	乙酉	水	31	一	甲寅	水	29	二	癸未	木
初十	3	三	丁巳	土	5	五	丁亥	土	3	六	丙辰	土	3	一	丙戌	土	6月	二	乙卯	水	30	三	甲申	水
十一	4	四	戊午	火	6	六	戊子	火	4	日	丁巳	土	4	二	丁亥	土	2	三	丙辰	土	7月	四	乙酉	水
十二	5	五	己未	火	7	日	己丑	火	5	一	戊午	火	5	三	戊子	火	3	四	丁巳	土	2	五	丙戌	土
十三	6	六	庚申	木	8	一	庚寅	木	6	二	己未	火	6	四	己丑	火	4	五	戊午	火	3	六	丁亥	土
十四	7	日	辛酉	木	9	二	辛卯	木	7	三	庚申	木	7	五	庚寅	木	5	六	己未	火	4	日	戊子	火
十五	8	一	壬戌	水	10	三	壬辰	水	8	四	辛酉	木	8	六	辛卯	木	6	日	庚申	木	5	一	己丑	火
十六	9	二	癸亥	水	11	四	癸巳	水	9	五	壬戌	水	9	日	壬辰	水	7	一	辛酉	木	6	二	庚寅	木
十七	10	三	甲子	金	12	五	甲午	金	10	六	癸亥	水	10	一	癸巳	水	8	二	壬戌	水	7	三	辛卯	木
十八	11	四	乙丑	金	13	六	乙未	金	11	日	甲子	金	11	二	甲午	金	9	三	癸亥	水	8	四	壬辰	水
十九	12	五	丙寅	火	14	日	丙申	火	12	一	乙丑	金	12	三	乙未	金	10	四	甲子	金	9	五	癸巳	水
二十	13	六	丁卯	火	15	一	丁酉	火	13	二	丙寅	火	13	四	丙申	火	11	五	乙丑	金	10	六	甲午	金
廿一	14	日	戊辰	木	16	二	戊戌	木	14	三	丁卯	火	14	五	丁酉	火	12	六	丙寅	火	11	日	乙未	金
廿二	15	一	己巳	木	17	三	己亥	木	15	四	戊辰	木	15	六	戊戌	木	13	日	丁卯	火	12	一	丙申	火
廿三	16	二	庚午	土	18	四	庚子	土	16	五	己巳	木	16	日	己亥	木	14	一	戊辰	木	13	二	丁酉	火
廿四	17	三	辛未	土	19	五	辛丑	土	17	六	庚午	土	17	一	庚子	土	15	二	己巳	木	4	三	戊戌	木
廿五	18	四	壬申	金	20	六	壬寅	金	18	日	辛未	土	18	二	辛丑	土	16	三	庚午	土	15	四	己亥	木
廿六	19	五	癸酉	金	21	日	癸卯	金	19	一	壬申	金	19	三	壬寅	金	17	四	辛未	土	16	五	庚子	土
廿七	20	六	甲戌	火	22	一	甲辰	火	20	二	癸酉	金	20	四	癸卯	金	18	五	壬申	金	17	六	辛丑	土
廿八	21	日	乙亥	火	23	二	乙巳	火	21	三	甲戌	火	21	五	甲辰	火	19	六	癸酉	金	18	日	壬寅	金
廿九	22	一	丙子	水	24	三	丙午	水	22	四	乙亥	火	22	六	乙巳	火	20	日	甲戌	火	19	一	癸卯	金
三十	23	二	丁丑	水					23	五	丙子	水									20	二	甲辰	火

一九八二年 岁次 壬戌 狗年 下半年

月份	六月				七月				八月				九月				十月				十一月				十二月			
干支	丁未				戊申				己酉				庚戌				辛亥				壬子				癸丑			
二十四节气 农历	初三		十九		初五		廿一		初七		廿二		初八		廿三		初八		廿三		初八		廿三		初七		廿二	
节气	大暑		立秋		处暑		白露		秋分		寒露		霜降		立冬		小雪		大雪		冬至		小寒		大寒		立春	
公历	7月23日		8月8日		8月23日		9月8日		9月23日		10月8日		10月24日		11月8日		11月22日		12月7日		12月22日		1月6日		1月20日		2月4日	
时辰	午时		卯时		戌时		辰时		申时		子时		丑时		丑时		子时		酉时		午时		卯时		子时		酉时	
农历	公历	星期	天地干支	五行	公历	星期	天地干支	五行	公历	星期	天地干支	五行	公历	星期	天地干支	五行	公历	星期	天地干支	五行	公历	星期	天地干支	五行	公历	星期	天地干支	五行
初一	21	三	乙巳	火	19	四	甲戌	火	17	五	癸卯	金	17	日	癸酉	金	15	一	壬寅	金	15	三	壬申	金	14	五	壬寅	金
初二	22	四	丙午	水	20	五	乙亥	火	18	六	甲辰	火	18	一	甲戌	火	16	二	癸卯	金	16	四	癸酉	金	15	六	甲辰	金
初三	23	五	丁未	水	21	六	丙子	水	19	日	乙巳	火	19	二	乙亥	火	17	三	甲辰	火	17	五	甲戌	火	16	日	甲辰	火
初四	24	六	戊申	土	22	日	丁丑	水	20	一	丙午	水	20	三	丙子	水	18	四	乙巳	火	18	六	己亥	火	17	一	乙巳	火
初五	25	日	己酉	土	25	一	戊寅	土	21	二	丁未	水	21	四	丁丑	水	19	五	丙午	水	19	日	丙子	水	18	二	丙午	水
初六	26	一	庚戌	金	24	二	己卯	土	22	三	戊申	土	22	五	戊寅	土	20	六	丁未	水	20	一	丁丑	水	19	三	丁未	水
初七	27	一	辛亥	金	25	三	庚辰	金	23	四	己酉	土	23	六	己卯	土	21	日	戊申	土	21	二	戊寅	土	20	四	戊申	土
初八	28	三	壬子	木	26	四	辛巳	金	24	五	庚戌	金	24	日	庚辰	金	22	一	己酉	土	22	三	己卯	土	21	五	己酉	土
初九	29	四	癸丑	木	27	五	壬午	木	25	六	辛亥	金	25	一	辛巳	金	23	二	庚戌	金	23	四	庚辰	金	22	六	庚戌	金
初十	30	五	甲寅	水	28	六	癸未	木	26	日	壬子	木	26	二	壬午	木	24	三	辛亥	金	24	五	辛巳	金	23	日	辛亥	金
十一	31	六	乙卯	水	29	日	甲申	水	27	一	癸丑	木	27	三	癸未	木	25	四	壬子	木	25	六	壬午	木	24	一	壬子	木
十二	8月	日	丙辰	土	30	一	乙酉	水	28	二	甲寅	水	28	四	甲申	水	26	五	癸丑	木	26	日	癸未	木	25	二	癸丑	木
十三	2	一	丁巳	土	31	二	丙戌	土	29	三	乙卯	水	29	五	乙酉	水	27	六	甲寅	水	27	一	甲申	水	26	三	甲寅	水
十四	3	二	戊午	火	9月	三	丁亥	土	30	四	丙辰	土	30	六	丙戌	土	28	日	乙卯	水	28	二	乙酉	水	27	四	乙卯	水
十五	4	三	己未	火	2	四	戊子	火	10月	五	丁巳	土	31	日	丁亥	土	29	一	丙辰	土	29	三	丙戌	土	28	五	丙辰	土
十六	5	四	庚申	木	3	五	己丑	火	2	六	戊午	火	11月	一	戊子	火	30	二	丁巳	土	30	四	丁亥	土	28	六	丁巳	土
十七	6	五	辛酉	木	4	六	庚寅	木	3	日	己未	火	2	二	己丑	火	12月	三	戊午	火	31	五	戊子	火	30	日	戊午	火
十八	7	六	壬戌	水	5	日	辛卯	木	4	一	庚申	木	3	三	庚寅	木	2	四	己未	火	1月	六	己丑	火	31	一	己未	火
十九	8	日	癸亥	水	6	一	壬辰	水	5	二	辛酉	木	4	四	辛卯	木	3	五	庚申	木	2	日	庚寅	木	2月	二	庚申	木
二十	9	一	甲子	金	7	二	癸巳	水	6	三	壬戌	水	5	五	壬辰	水	4	六	辛酉	木	3	一	辛卯	木	2	三	辛酉	木
廿一	10	二	乙丑	金	8	三	甲午	金	7	四	癸亥	水	6	六	癸巳	水	5	日	壬戌	水	4	二	壬辰	水	3	四	壬戌	水
廿二	11	三	丙寅	火	9	四	乙未	金	8	五	甲子	金	7	日	甲午	金	6	一	癸亥	水	5	三	癸巳	水	4	五	癸亥	水
廿三	12	四	丁卯	火	10	五	丙申	火	9	六	乙丑	金	8	一	乙未	金	7	二	甲子	金	6	四	甲午	金	5	六	甲子	金
廿四	13	五	戊辰	木	11	六	丁酉	火	10	日	丙寅	火	9	二	丙申	火	8	三	乙丑	金	7	五	乙未	金	6	日	乙丑	金
廿五	13	六	己巳	木	11	日	戊戌	木	10	一	丁卯	火	9	三	丁酉	火	8	四	丙寅	火	7	六	丙申	火	6	一	丙寅	火
廿六	15	日	庚午	土	13	一	己亥	木	12	二	戊辰	木	11	四	戊戌	木	10	五	丁卯	火	9	日	丁酉	火	8	二	丁卯	火
廿七	16	一	辛未	土	14	二	庚子	土	13	三	己巳	木	12	五	己亥	木	11	六	戊辰	木	10	一	戊戌	木	9	三	戊辰	木
廿八	17	二	壬申	金	15	三	辛丑	土	14	四	庚午	土	13	六	庚子	土	12	日	己巳	木	11	二	己亥	木	10	四	己巳	木
廿九	18	三	癸酉	金	16	四	壬寅	金	15	五	辛未	土	14	日	辛丑	土	13	一	庚午	土	12	三	庚子	土	11	五	庚午	土
三十									16	六	壬申	金					14	二	辛未	土	13	四	辛丑	土	12	六	辛未	土

一九八三年　岁次　癸亥　猪年　上半年

月份	正月				二月				三月				四月				闰四月				五月			
干支	甲寅				乙卯				丙辰				丁巳				戊午				己未			
二十四节气 农历	初七		廿二		初七		廿二		初八		廿四		初九		廿五		十二		廿八		十四		三十	
二十四节气 节气	雨水		惊蛰		春分		清明		谷雨		立夏		小满		芒种		夏至		小暑		大暑		立秋	
二十四节气 公历	2月19日		3月6日		3月21日		4月5日		4月20日		5月6日		5月21日		6月6日		6月22日		7月8日		7月23日		8月8日	
二十四节气 时辰	未时		午时		午时		申时		子时		巳时		子时		未时		辰时		子时		酉时		巳时	
农历	公历	星期	天地干支	五行	公历	星期	天地干支	五行	公历	星期	天地干支	五行	公历	星期	天地干支	五行	公历	星期	天地干支	五行	公历	星期	天地干支	五行
初一	13	日	壬申	金	15	二	壬寅	金	13	三	辛未	土	13	五	辛丑	土	11	六	庚午	土	10	日	己亥	木
初二	14	一	癸酉	金	16	三	癸卯	金	14	四	壬申	金	14	六	壬寅	金	12	日	辛未	土	10	一	庚子	土
初三	15	二	甲戌	火	17	四	甲辰	火	15	五	癸酉	金	15	日	癸卯	金	13	一	壬申	金	12	二	辛丑	土
初四	16	三	乙亥	火	18	五	乙巳	火	16	六	甲戌	火	16	一	甲辰	火	14	二	癸酉	金	13	三	壬寅	金
初五	17	四	丙子	水	19	六	丙午	水	17	日	乙亥	火	17	二	乙巳	火	15	三	甲戌	火	14	四	癸卯	金
初六	18	五	丁丑	水	20	日	丁未	水	18	一	丙子	水	18	二	丙午	水	16	四	乙亥	火	15	五	甲辰	火
初七	19	六	戊寅	土	21	一	戊申	土	19	二	丁丑	水	19	四	丁未	水	17	五	丙子	水	16	六	乙巳	火
初八	20	日	己卯	土	22	二	己酉	土	20	三	戊寅	土	20	五	戊申	土	18	六	丁丑	水	17	日	丙午	水
初九	21	一	庚辰	金	23	三	庚戌	金	21	四	己卯	土	21	六	己酉	土	19	日	戊寅	土	18	一	丁未	水
初十	22	二	辛巳	金	24	四	辛亥	金	22	五	庚辰	金	22	日	庚戌	金	20	一	己卯	土	19	二	戊申	土
十一	23	三	壬午	木	25	五	壬子	木	23	六	辛巳	金	23	一	辛亥	金	21	二	庚辰	金	20	三	己酉	土
十二	24	四	癸未	木	26	六	癸丑	木	24	日	壬午	木	24	二	壬子	木	22	三	辛巳	金	21	四	庚戌	金
十三	25	五	甲申	水	27	日	甲寅	水	25	一	癸未	木	25	三	癸丑	木	23	四	壬午	木	22	五	辛亥	金
十四	26	六	乙酉	水	28	一	乙卯	水	26	二	甲申	水	26	四	甲寅	水	24	五	癸未	木	23	六	壬子	木
十五	27	日	丙戌	土	29	二	丙辰	土	27	三	乙酉	水	27	五	乙卯	水	25	六	甲申	水	24	日	癸丑	木
十六	28	一	丁亥	土	30	三	丁巳	土	28	四	丙戌	土	28	六	丙辰	土	27	日	乙酉	水	26	一	甲寅	水
十七	3月	二	戊子	火	31	四	戊午	火	29	五	丁亥	土	29	日	丁巳	土	27	一	丙戌	土	26	二	乙卯	水
十八	2	三	己丑	火	4月	五	己未	火	30	六	戊子	火	30	一	戊午	火	28	二	丁亥	土	27	三	丙辰	土
十九	3	四	庚寅	木	2	六	庚申	木	5月	日	乙丑	火	31	二	己未	火	29	三	戊子	火	28	四	丁巳	土
二十	4	五	辛卯	木	3	日	辛酉	木	2	一	庚寅	木	6月	三	庚申	木	30	四	己丑	火	29	五	戊午	火
廿一	5	六	壬辰	水	4	一	壬戌	水	3	二	辛卯	木	2	四	辛酉	木	3月	五	庚寅	木	30	六	己未	火
廿二	6	日	癸巳	水	5	二	癸亥	水	4	三	壬辰	水	3	五	壬戌	水	2	六	辛卯	木	31	日	庚申	木
廿三	7	一	甲午	金	6	三	甲子	金	5	四	癸巳	水	4	六	癸亥	水	3	日	壬辰	水	8月	一	辛酉	木
廿四	8	二	乙未	金	7	四	乙丑	金	6	五	甲午	金	5	日	甲子	金	4	一	癸巳	水	2	二	壬戌	水
廿五	9	三	丙申	火	8	五	丙寅	火	7	六	乙未	金	6	一	乙丑	金	5	二	甲午	金	3	三	癸亥	水
廿六	10	四	丁酉	火	9	六	丁卯	火	8	日	丙申	火	7	二	丙寅	火	6	三	乙未	金	4	四	甲子	金
廿七	11	五	戊戌	木	10	日	戊辰	木	9	一	丁酉	火	8	三	丁卯	火	7	四	丙申	火	5	五	乙丑	金
廿八	12	六	己亥	木	11	一	己巳	木	10	二	戊戌	木	9	四	戊辰	木	8	五	丁酉	木	6	六	丙寅	火
廿九	13	日	庚子	土	12	二	庚午	土	11	三	己亥	木	10	五	己巳	木	9	六	戊戌	木	7	日	丁卯	火
三十	14	一	辛丑	土					12	四	庚子	土									8	一	戊辰	木

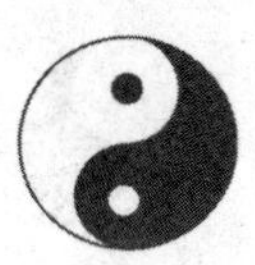

一九八三年 岁次 癸亥 猪年 下半年

月份	七月				八月				九月				十月				十一月				十二月			
干支	庚申				辛酉				壬戌				癸亥				甲子				乙丑			
二十四节气 农历	十六				初二		十七		初四		十九		初四		十九		初五		十九		初四		十九	
二十四节气 节气	处暑				白露		秋分		寒露		霜降		立冬		小雪		大雪		冬至		小寒		大寒	
二十四节气 公历	8月24日				9月8日		9月23日		10月9日		10月24日		11月8日		11月23日		12月8日		12月23日		1月6日		1月21日	
二十四节气 时辰	丑时				未时		亥时		寅时		辰时		辰时		卯时		子时		酉时		午时		卯时	
农历	公历	星期	天地干支	五行	公历	星期	天地干支	五行	公历	星期	天地干支	五行	公历	星期	天地干支	五行	公历	星期	天地干支	五行	公历	星期	天地干支	五行
初一	9	二	己巳	木	7	三	戊戌	木	6	四	丁卯	火	5	六	丁酉	火	4	日	丙寅	火	3	二	丙申	火
初二	10	三	庚午	土	8	四	己亥	木	7	五	戊辰	木	6	日	戊戌	木	5	一	丁卯	火	4	二	丁酉	火
初三	11	四	辛未	土	9	五	庚子	土	8	六	己巳	木	7	一	己亥	木	6	二	戊辰	木	5	四	戊戌	木
初四	12	五	壬申	金	10	六	辛丑	土	9	日	庚午	土	8	二	庚子	土	7	三	己巳	木	6	五	己亥	木
初五	13	六	癸酉	金	11	日	壬寅	金	10	一	辛未	土	9	三	辛丑	土	8	四	庚午	土	7	六	庚子	土
初六	14	日	甲戌	火	12	一	癸卯	金	11	二	壬申	金	10	四	壬寅	金	9	五	辛未	土	8	日	辛丑	土
初七	15	一	乙亥	火	13	二	甲辰	火	12	三	癸酉	金	11	五	癸卯	金	10	六	壬申	金	9	一	壬寅	金
初八	16	二	丙子	水	14	三	乙巳	火	13	四	甲戌	火	12	六	甲辰	火	11	日	癸酉	金	10	二	癸卯	金
初九	17	三	丁丑	水	15	四	丙午	水	14	五	乙亥	火	13	日	乙巳	火	12	一	甲戌	火	11	三	甲辰	火
初十	18	四	戊寅	土	16	五	丁未	水	15	六	丙子	水	14	一	丙午	水	13	二	乙亥	火	12	四	乙巳	火
十一	19	五	己卯	土	17	六	戊申	土	16	日	丁丑	水	15	二	丁未	水	14	三	丙子	水	13	五	丙午	水
十二	20	六	庚辰	金	18	日	己酉	土	17	一	戊寅	土	16	三	戊申	土	15	四	丁丑	水	14	六	丁未	水
十三	21	日	辛巳	金	19	一	庚戌	金	18	二	己卯	土	17	四	己酉	土	16	五	戊寅	土	15	日	戊申	土
十四	22	一	壬午	木	20	二	辛亥	金	19	三	甲辰	金	18	五	庚戌	金	17	六	己卯	土	16	一	己酉	土
十五	23	二	癸未	木	21	三	壬子	木	20	四	辛巳	金	19	六	辛亥	金	18	日	庚辰	金	17	二	庚戌	金
十六	24	三	甲申	水	22	四	癸丑	木	21	五	壬午	木	20	日	壬子	木	19	一	辛巳	金	18	三	辛亥	金
十七	25	四	乙酉	水	23	五	甲寅	水	22	六	癸未	木	21	一	癸丑	木	20	二	壬午	木	19	四	壬子	木
十八	26	五	丙戌	土	24	六	乙卯	水	23	日	甲申	水	22	二	甲寅	水	21	三	癸未	木	20	五	癸丑	木
十九	27	六	丁亥	土	25	日	丙辰	土	24	一	乙酉	水	23	三	乙卯	水	22	四	甲申	水	21	六	甲寅	水
二十	28	日	戊子	火	26	一	丁巳	土	25	二	丙戌	土	24	四	丙辰	土	23	五	乙酉	水	22	日	乙卯	水
廿一	29	一	己丑	火	27	二	戊午	火	26	三	丁亥	土	25	五	丁巳	土	24	六	丙戌	土	23	一	丙辰	土
廿二	30	二	庚寅	木	28	三	己未	火	27	四	戊子	火	26	六	戊午	火	25	日	丁亥	土	24	二	丁巳	土
廿三	31	三	辛卯	木	29	四	庚申	木	28	五	己丑	火	27	日	己未	火	26	一	戊子	火	25	三	戊午	火
廿四	9月	四	壬辰	水	30	五	辛酉	木	29	六	庚寅	木	28	一	庚申	木	27	二	己丑	火	26	四	己未	火
廿五	2	五	癸巳	水	10月	六	壬戌	水	30	日	辛卯	木	29	二	辛酉	木	28	三	庚寅	木	27	五	庚申	木
廿六	3	六	甲午	金	2	日	癸亥	水	31	一	壬辰	水	30	三	壬戌	水	29	四	辛卯	木	28	六	辛酉	木
廿七	4	日	乙未	金	3	一	甲子	金	11月	二	癸巳	水	12月	四	癸亥	水	30	五	壬辰	水	29	日	壬戌	水
廿八	5	一	丙申	火	4	二	乙丑	金	2	三	甲午	金	2	五	甲子	金	31	六	癸巳	水	30	一	癸亥	水
廿九	6	二	丁酉	火	5	三	丙寅	火	3	四	乙未	金	3	六	乙丑	金	1月	日	甲午	金	31	二	甲子	金
三十									4	五	丙申	火					2	一	乙未	金	2月	三	乙丑	金

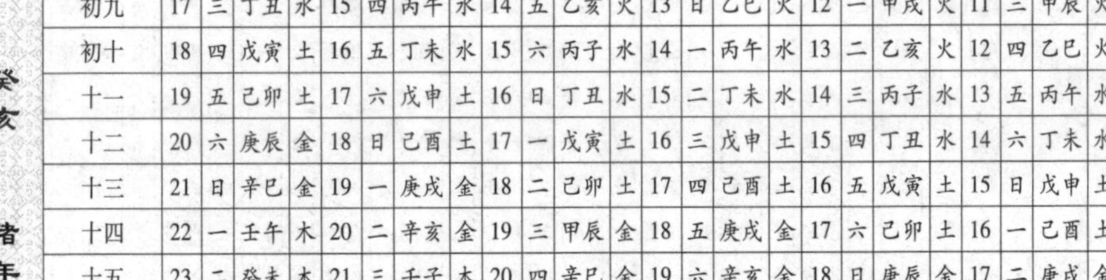

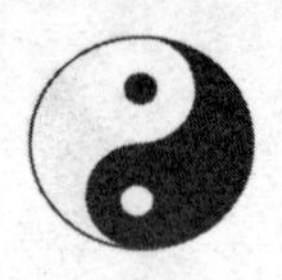

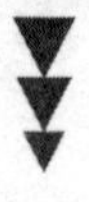

一九八四年 岁次 甲子 鼠年 上半年

月份		正月				二月				三月				四月				闰四月				五月			
干支		丙寅				丁卯				戊辰				己巳				庚午				辛未			
二十四节气	农历	初三		十八		初三		十八		初四		二十		初五		廿一		初六		廿二		初九		廿四	
	节气	立春		雨水		惊蛰		春分		清明		谷雨		立夏		小满		芒种		夏至		小暑		大暑	
	公历	2月4日		2月19日		3月6日		3月21日		4月5日		4月20日		5月6日		5月21日		6月6日		6月22日		7月8日		7月23日	
	时辰	子时		戌时		酉时		酉时		亥时		卯时		申时		寅时		戌时		未时		卯时		子时	
农历		公历	星期	天地干支	五行	公历	星期	天地干支	五行	公历	星期	天地干支	五行	公历	星期	天地干支	五行	公历	星期	天地干支	五行	公历	星期	天地干支	五行
初一		2	四	丙寅	火	3	六	丙申	火	4月	日	乙丑	金	5月	二	乙未	金	31	四	乙丑	金	29	五	甲午	金
初二		3	五	丁卯	火	4	日	丁酉	火	2	一	丙寅	火	2	二	丙申	火	6月	五	丙寅	火	30	六	乙未	金
初三		4	六	戊辰	木	5	一	戊戌	木	3	二	丁卯	火	3	四	丁酉	火	2	六	丁卯	火	7月	日	丙申	火
初四		5	日	己巳	木	6	二	己亥	木	4	三	戊辰	木	4	五	戊戌	木	3	日	戊辰	木	2	一	丁酉	火
初五		6	一	庚午	土	7	三	庚子	土	5	四	己巳	木	5	六	己亥	木	4	一	己巳	木	3	二	戊戌	木
初六		7	二	辛未	土	8	四	辛丑	土	6	五	庚午	土	6	日	庚子	土	5	二	庚午	土	4	三	己亥	木
初七		8	三	壬申	金	9	五	壬寅	金	7	六	辛未	土	7	一	辛丑	土	6	三	辛未	土	5	四	庚子	土
初八		9	四	癸酉	金	10	六	癸卯	金	8	日	壬申	金	8	二	壬寅	金	7	四	壬申	金	6	五	辛丑	土
初九		10	五	甲戌	火	11	日	甲辰	火	9	一	癸酉	金	9	三	癸卯	金	8	五	癸酉	金	7	六	壬寅	金
初十		11	六	乙亥	火	12	一	乙巳	火	10	二	甲戌	火	10	四	甲辰	火	9	六	甲戌	火	8	日	癸卯	金
十一		12	日	丙子	水	13	二	丙午	水	11	三	乙亥	火	11	五	乙巳	火	10	日	乙亥	火	9	一	甲辰	火
十二		13	一	丁丑	水	14	三	丁未	水	12	四	丙子	水	12	六	丙午	水	11	一	丙子	水	10	二	乙巳	火
十三		14	二	丁丑	土	15	四	丁未	土	13	五	丙子	水	13	日	丙午	水	12	二	丙子	水	11	三	乙巳	水
十四		15	三	己卯	土	16	五	己酉	土	14	六	戊寅	土	14	一	戊申	土	13	三	戊寅	土	12	四	丁未	水
十五		16	四	庚寅	金	17	六	庚戌	金	15	日	己卯	土	15	二	己酉	土	14	四	己卯	土	13	五	戊申	土
十六		17	五	辛巳	金	18	日	辛亥	金	16	一	庚辰	金	16	三	庚戌	金	15	五	庚辰	金	14	六	己卯	土
十七		18	六	壬午	木	19	一	壬子	木	17	二	辛巳	金	17	四	辛亥	金	16	六	辛巳	金	15	日	庚戌	金
十八		19	日	癸未	木	20	二	癸丑	木	18	三	壬午	木	18	五	壬子	木	17	日	壬午	木	16	一	辛亥	金
十九		20	一	甲申	水	21	三	甲寅	水	19	四	癸未	木	19	六	癸丑	木	18	一	癸未	木	17	二	壬子	木
二十		21	二	乙酉	水	22	四	乙卯	水	20	五	甲申	水	20	日	甲寅	水	19	二	甲申	水	18	三	癸丑	木
廿一		22	三	丙戌	土	23	五	丙辰	土	21	六	乙酉	水	21	一	乙卯	水	20	三	乙酉	水	19	四	甲寅	水
廿二		23	四	丁亥	土	24	六	丁巳	土	22	日	丙戌	土	22	二	丙辰	土	21	四	丙戌	土	30	五	乙卯	水
廿三		24	五	戊子	火	25	日	戊午	火	23	一	丁亥	土	23	三	丁巳	土	22	五	丁亥	土	21	六	丙辰	土
廿四		25	六	己丑	火	26	一	己未	炎	24	二	戊子	火	24	四	戊午	火	23	六	戊子	火	22	日	丁巳	土
廿五		26	日	庚寅	木	27	二	庚申	木	25	三	己丑	火	25	五	己未	火	24	日	己丑	火	23	一	戊午	火
廿六		27	一	辛卯	木	28	三	辛酉	木	26	四	庚寅	木	26	六	庚申	木	25	一	庚寅	木	24	二	己未	火
廿七		28	二	壬辰	水	29	四	壬戌	水	27	五	辛卯	木	27	日	辛酉	木	26	二	辛卯	木	26	三	庚申	木
廿八		29	三	癸巳	水	30	五	癸亥	水	28	六	壬辰	水	28	一	壬戌	水	27	三	壬辰	水	26	四	辛酉	木
廿九		3月	四	甲午	金	31	六	甲子	金	29	日	癸巳	水	29	二	癸亥	水	28	四	癸巳	水	27	五	壬戌	水
三十		2	五	乙未	金					30	一	甲午	金	30	三	甲子	金								

一九八四年 岁次 甲子 鼠年 下半年

月份	七月				八月				九月				十月				闰十月				十一月				十二月			
干支	壬申				癸酉				甲戌				乙亥								丙子				丁丑			
二十四节气 农历	十一		廿七		十二				廿八		十四		廿九		十五		三十		十五		初一		十五		三十		十五	
二十四节气 节气	立秋		处暑		白露				秋分		寒露		霜降		立冬		小雪		大雪		冬至		小寒		大寒		立春	
二十四节气 公历	8月7日		8月23日		9月7日				9月23日		10月8日		10月23日		11月7日		11月22日		12月7日		12月22日		1月5日		1月20日		2月4日	
二十四节气 时辰	申时		卯时		戌时				寅时		巳时		未时		未时		午时		卯时		丑时		酉时		巳时		卯时	
农历	公历	星期	天地干支	五行	公历	星期	天地干支	五行	公历	星期	天地干支	五行	公历	星期	天地干支	五行	公历	星期	天地干支	五行	公历	星期	天地干支	五行	公历	星期	天地干支	五行
初一	28	六	癸亥	水	27	一	癸巳	水	25	二	壬戌	水	24	三	辛卯	木	23	五	辛酉	木	22	六	庚寅	木	21	一	庚申	木
初二	29	日	甲子	金	28	二	甲午	金	26	三	癸亥	水	25	四	壬辰	水	24	六	壬戌	水	23	日	辛卯	木	22	二	辛酉	木
初三	30	一	乙丑	金	29	三	乙未	金	27	四	甲子	金	26	五	癸巳	水	25	日	癸亥	水	24	一	壬辰	水	23	三	壬戌	水
初四	31	二	丙寅	火	30	四	丙申	火	28	五	乙丑	金	27	六	甲午	金	26	一	甲子	金	25	二	癸巳	水	24	四	癸亥	水
初五	8月	三	丁卯	火	31	五	丁酉	火	29	六	丙寅	火	28	日	乙未	金	27	二	乙丑	金	26	三	甲午	金	25	五	甲子	金
初六	2	四	戊辰	木	9月	六	戊戌	木	30	日	丁卯	火	29	一	丙申	火	28	三	丙寅	火	27	四	乙未	金	26	六	乙丑	金
初七	3	五	己巳	木	2	日	己亥	木	10月	一	戊辰	木	30	二	丁酉	火	29	四	丁卯	火	28	五	丙申	火	27	日	丙寅	火
初八	4	六	庚午	土	3	一	庚子	土	2	二	己巳	木	31	三	戊戌	木	30	五	戊辰	木	29	六	丁酉	火	28	一	丁卯	火
初九	5	日	辛未	土	4	二	辛丑	土	3	三	庚午	土	11月	四	己亥	木	12月	六	己巳	木	30	日	戊戌	木	29	二	戊辰	木
初十	6	一	壬申	金	5	三	壬寅	金	4	四	辛未	土	2	五	庚子	土	2	日	庚午	土	31	一	己亥	木	30	三	己巳	木
十一	7	二	癸酉	金	6	四	癸卯	金	5	五	壬申	金	3	六	辛丑	土	3	一	辛未	土	1月	二	庚子	土	31	四	庚午	土
十二	8	三	甲戌	火	7	五	甲辰	火	6	六	癸酉	金	5	日	壬寅	金	4	二	壬申	金	2	三	辛丑	土	2月	五	辛未	土
十三	9	四	乙亥	火	8	六	乙巳	火	7	日	甲戌	火	5	一	癸卯	金	5	三	癸酉	金	3	四	壬寅	金	2	六	壬申	金
十四	10	五	丙子	水	9	日	丙午	水	8	一	乙亥	火	6	二	甲辰	火	6	四	甲戌	火	4	五	癸卯	金	3	日	癸酉	金
十五	11	六	丁丑	水	10	一	丁未	水	9	二	丙子	水	7	三	乙巳	火	7	五	乙亥	火	5	六	甲辰	火	4	一	甲戌	火
十六	12	日	戊寅	土	11	二	戊申	土	10	三	丁丑	水	8	四	丙午	水	8	六	丙子	水	6	日	乙巳	火	5	二	乙亥	火
十七	13	一	己卯	土	12	三	己酉	土	11	四	戊寅	土	9	五	丁未	水	9	日	丁丑	水	7	一	丙午	水	6	二	丙子	水
十八	14	二	庚辰	金	13	四	庚戌	金	12	五	己卯	土	10	六	戊申	土	10	一	戊寅	土	8	二	丁未	水	7	四	丁丑	水
十九	15	三	辛巳	金	14	五	辛亥	金	13	六	庚辰	金	11	日	己酉	土	11	二	己卯	土	9	三	戊申	土	8	五	戊寅	土
二十	16	四	壬午	木	15	六	壬子	木	14	日	辛巳	金	12	一	庚戌	金	12	三	庚辰	金	10	四	己酉	土	9	六	己卯	土
廿一	17	五	癸未	木	16	日	癸丑	木	15	一	壬午	木	13	二	辛亥	金	13	四	辛巳	金	11	五	庚戌	金	10	日	庚辰	金
廿二	18	六	甲申	水	17	一	甲寅	水	16	二	癸未	木	14	三	壬子	木	14	五	壬午	木	12	六	辛亥	金	11	一	辛巳	金
廿三	19	日	乙酉	水	18	二	乙卯	水	17	三	甲申	水	15	四	癸丑	木	15	六	癸未	木	13	日	壬子	木	12	二	壬午	木
廿四	20	一	丙戌	土	19	三	丙辰	土	18	四	乙酉	水	16	五	甲寅	水	16	日	甲申	水	14	一	癸丑	木	13	三	癸未	木
廿五	21	二	丁亥	土	20	四	丁巳	土	19	五	丙戌	土	17	六	乙卯	水	17	一	乙酉	水	15	二	甲寅	水	14	四	甲申	水
廿六	22	三	戊子	火	21	五	戊午	火	20	六	丁亥	土	18	日	丙辰	土	18	二	丙戌	土	16	三	乙卯	水	15	五	乙酉	水
廿七	23	四	己丑	火	22	六	己未	火	21	日	戊子	火	19	一	丁巳	土	19	三	丁亥	土	17	四	丙辰	土	16	六	丙戌	土
廿八	24	五	庚寅	木	23	日	庚申	木	22	一	己丑	火	20	二	戊午	火	20	四	戊子	火	18	五	丁巳	土	17	日	丁亥	土
廿九	25	六	辛卯	木	24	一	辛酉	木	23	二	庚寅	木	21	三	己未	火	21	五	己丑	火	19	六	戊午	火	18	一	戊子	火
三十	26	日	壬辰	水									22	四	庚申	木					20	日	己未	火	19	二	己丑	火

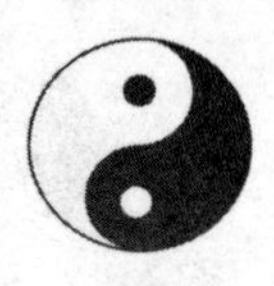

一九八五年 岁次 乙丑 牛年 上半年

月份		正月				二月				三月				四月				五月				六月			
干支		戊寅				己卯				庚辰				辛巳				壬午				癸未			
二十四节气	农历	十四				初一		十六		初一		十六		初二		十八		初四		二十		初六		廿一	
	节气	惊蛰				春分		清明		谷雨		立夏		小满		芒种		夏至		小暑		大暑		立秋	
	公历	3月5日				3月21日		4月5日		4月20日		5月5日		5月12日		6月6日		6月22日		7月7日		7月23日		8月7日	
	时辰	子时				子时		寅时		午时		亥时		巳时		戌时		酉时		午时		卯时		亥时	
农历		公历	星期	天地干支	五行	公历	星期	天地干支	五行	公历	星期	天地干支	五行	公历	星期	天地干支	五行	公历	星期	天地干支	五行	公历	星期	天地干支	五行
初一		20	三	庚寅	木	21	四	己未	火	20	六	己丑	火	20	一	己未	火	18	二	戊子	火	18	四	戊午	火
初二		21	五	辛卯	木	22	日	庚申	木	21	一	庚寅	木	21	二	庚申	木	19	五	己丑	火	19	六	己未	火
初三		22	五	壬辰	水	23	六	辛酉	木	22	一	辛卯	木	22	三	辛酉	木	20	四	庚寅	木	20	六	庚申	木
初四		23	六	癸巳	水	24	日	壬戌	水	23	二	壬辰	水	23	四	壬戌	水	21	五	辛卯	木	21	日	辛酉	木
初五		24	日	甲午	金	25	一	癸亥	水	24	三	癸巳	水	24	五	癸亥	水	22	六	壬辰	水	22	一	壬戌	水
初六		25	一	乙未	金	26	二	甲子	金	25	四	甲午	金	25	六	甲子	金	23	日	癸巳	水	23	二	癸亥	水
初七		26	二	丙申	火	27	三	乙丑	金	26	五	乙未	金	26	日	乙丑	金	24	一	甲午	金	24	三	甲子	金
初八		27	三	丁酉	火	28	四	丙寅	火	27	六	丙申	火	27	一	丙寅	火	25	二	乙未	金	25	四	乙丑	金
初九		28	四	戊戌	木	29	五	丁卯	火	28	日	丁酉	火	28	二	丁卯	火	26	三	丙申	火	26	五	丙寅	火
初十		3月	五	己亥	木	30	六	戊辰	木	29	一	戊戌	木	29	三	戊辰	木	27	四	丁酉	火	27	六	丁卯	火
十一		2	六	庚子	土	31	日	己巳	木	30	二	己亥	木	30	四	己巳	木	28	五	戊戌	木	28	日	戊辰	木
十二		3	日	辛丑	土	4月	一	庚子	土	5月	三	丙午	土	31	五	庚午	土	29	六	己亥	木	29	一	己巳	木
十三		4	一	壬寅	金	2	二	辛未	土	2	四	辛丑	土	6月	六	辛未	土	30	日	庚子	土	30	二	庚午	土
十四		5	二	癸卯	金	3	三	壬申	金	3	六	壬寅	金	2	一	壬申	金	7月	一	辛丑	土	31	三	辛未	土
十五		6	三	甲辰	火	4	四	癸酉	金	4	六	癸卯	金	3	一	癸酉	金	2	二	壬寅	金	8月	四	壬申	金
十六		7	四	乙巳	火	5	五	甲戌	火	5	日	甲辰	火	4	二	甲戌	火	3	三	癸卯	金	2	五	癸酉	金
十七		8	五	丙午	水	6	六	乙亥	火	6	一	乙巳	火	5	三	乙亥	火	4	四	甲辰	火	3	六	甲戌	火
十八		9	六	丁未	水	7	日	丙子	水	7	二	丙午	水	6	四	丙子	水	5	五	乙巳	火	4	日	乙亥	火
十九		10	日	戊申	土	8	一	丁丑	水	8	三	丁未	水	7	五	丁丑	水	6	六	丙午	水	5	一	丙子	水
二十		11	一	己酉	土	9	二	戊寅	土	9	四	戊申	土	8	六	戊寅	土	7	日	丁未	水	6	二	丁丑	水
廿一		12	二	庚戌	金	10	三	己卯	土	10	五	己酉	土	9	日	己卯	土	8	一	戊申	土	7	三	戊寅	土
廿二		13	三	丁亥	金	11	四	丁巳	金	11	六	丙戌	金	10	一	丙辰	金	9	二	丙戌	土	8	四	乙卯	土
廿三		14	四	壬子	木	12	五	辛巳	金	12	日	辛亥	金	11	二	辛巳	金	10	三	庚戌	金	9	五	庚辰	金
廿四		15	五	癸丑	木	13	六	壬午	木	13	一	壬子	木	12	三	壬午	木	11	四	辛亥	金	10	六	辛巳	金
廿五		16	六	甲寅	水	14	日	癸未	木	14	二	癸丑	木	13	四	癸未	木	12	五	壬子	木	11	日	壬午	木
廿六		17	日	乙卯	水	15	一	甲申	水	15	三	甲寅	水	14	五	甲申	水	13	六	癸丑	木	12	一	癸亥	木
廿七		18	一	丙辰	土	16	二	乙酉	水	16	四	乙卯	水	15	六	乙酉	水	14	日	甲寅	水	13	二	甲申	水
廿八		19	二	丁巳	土	17	三	丙戌	土	17	五	丙辰	土	16	日	丙戌	土	15	一	乙卯	水	14	三	乙酉	水
廿九		20	三	戊午	火	18	四	丁亥	土	18	六	丁巳	土	17	一	丁亥	土	16	二	丙辰	土	15	四	丙戌	土
三十						19	五	戊子	火	19	日	戊午	火					17	三	丁巳	土				

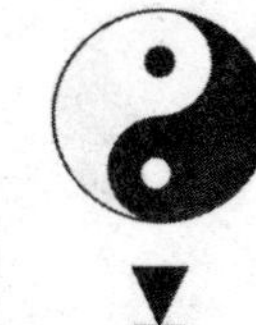

一九八五年 岁次 乙丑 牛年 下半年

月份	七月				八月				九月				十月				十一月				十二月			
干支	甲申				乙酉				丙戌				丁亥				戊子				己丑			
二十四节气 农历	初八		廿四		初九		廿四		初十		廿五		十一		廿六		十一		廿五		十一		廿六	
节气	处暑		白露		秋分		寒露		霜降		立冬		小雪		大雪		冬至		小寒		大寒		立春	
公历	8月23日		9月8日		9月23日		10月8日		10月23日		11月7日		11月22日		12月7日		12月22日		1月5日		1月20日		2月4日	
时辰	午时		丑时		巳时		申时		戌时		戌时		申时		午时		卯时		子时		申时		午时	
农历	公历	星期	天地干支	五行	公历	星期	天地干支	五行	公历	星期	天地干支	五行	公历	星期	天地干支	五行	公历	星期	天地干支	五行	公历	星期	天地干支	五行
初一	16	五	丁亥	土	15	日	丁巳	土	14	一	丙戌	土	12	二	乙卯	水	12	四	乙酉	水	10	五	甲寅	水
初二	17	六	戊子	火	16	一	戊午	火	15	二	丁亥	土	13	三	丙辰	土	13	五	丙戌	土	11	六	乙卯	木
初三	18	日	己丑	火	17	二	己未	火	16	三	戊子	火	14	四	丁巳	土	14	六	丁亥	土	12	日	丙辰	土
初四	19	一	庚寅	木	18	三	庚申	木	17	四	己丑	火	15	五	戊午	火	15	日	戊子	火	13	一	丁巳	土
初五	20	二	辛卯	木	19	四	辛酉	木	18	五	庚寅	木	16	六	己未	火	16	一	己丑	火	14	二	戊午	火
初六	21	三	壬辰	水	20	五	壬戌	水	19	六	辛卯	木	17	日	庚申	木	17	二	庚寅	木	15	三	己未	火
初七	22	四	癸巳	水	21	六	癸亥	水	20	日	壬辰	水	18	一	辛酉	木	18	三	辛卯	木	16	四	庚申	木
初八	23	五	甲午	金	22	日	甲子	金	21	一	癸巳	水	19	二	壬戌	水	19	四	壬辰	水	17	五	辛酉	木
初九	24	六	乙未	金	23	一	乙丑	金	22	二	甲午	金	20	三	癸亥	水	20	五	癸巳	水	18	六	壬戌	水
初十	25	日	丙申	火	24	二	丙寅	火	23	三	乙未	金	21	四	甲子	金	21	六	甲午	金	19	日	癸亥	水
十一	26	一	丁酉	火	25	三	丁卯	火	24	四	丙申	火	22	五	乙丑	金	22	日	乙未	金	20	一	甲子	金
十二	27	二	戊戌	木	26	四	戊辰	木	25	五	丁酉	火	23	六	丙寅	火	23	一	丙申	火	21	二	乙丑	金
十三	28	三	己亥	木	27	五	己巳	木	26	六	戊戌	木	24	日	丁卯	火	24	二	丁酉	火	22	三	丙寅	火
十四	29	四	庚子	土	28	六	庚午	土	27	日	己亥	木	25	一	戊辰	木	25	三	戊戌	木	23	四	丁卯	火
十五	30	五	辛丑	土	29	日	辛未	土	28	一	庚子	土	26	二	己巳	木	26	四	己亥	木	24	五	戊辰	木
十六	31	六	壬寅	金	30	一	壬申	金	29	二	辛丑	土	27	三	庚午	土	27	五	庚子	土	25	六	己巳	木
十七	9月	日	癸卯	金	10月	二	癸酉	金	30	三	壬寅	金	28	四	辛未	土	28	六	辛丑	土	26	日	庚午	土
十八	2	一	甲辰	火	2	三	甲戌	火	31	四	癸卯	金	29	五	壬申	金	29	日	壬寅	金	27	一	辛未	土
十九	3	一	乙巳	火	3	三	乙亥	火	11月	五	甲辰	火	30	六	癸酉	金	30	一	癸卯	金	28	二	壬申	金
二十	4	三	丙午	水	4	五	丙子	水	2	六	乙巳	火	12月	日	甲戌	火	31	二	甲辰	火	29	三	癸酉	金
廿一	5	四	丁未	水	5	六	丁丑	水	3	日	丙午	水	2	一	乙亥	火	1月	三	乙巳	火	30	四	甲戌	火
廿二	6	五	戊申	土	6	日	戊寅	土	4	一	丁未	水	3	二	丙子	水	2	四	丙午	水	1	五	乙亥	火
廿三	7	六	己酉	土	7	一	己卯	土	5	二	戊申	土	4	三	丁丑	水	3	五	丁未	水	2月	六	丙子	水
廿四	8	日	庚戌	金	8	二	庚辰	金	6	三	己酉	土	5	四	戊寅	土	4	六	戊申	土	2	日	丁丑	水
廿五	9	一	辛亥	金	9	三	辛巳	金	7	四	庚戌	金	6	五	己卯	土	5	日	己酉	土	3	一	戊寅	土
廿六	10	二	壬子	木	10	四	壬午	木	8	五	辛亥	金	7	六	庚辰	金	6	一	庚戌	金	4	二	己卯	土
廿七	11	三	癸丑	木	11	五	癸未	木	9	六	壬子	木	8	日	辛巳	金	7	二	辛亥	金	5	三	庚辰	金
廿八	12	四	甲寅	水	12	六	甲申	水	10	日	癸丑	木	9	一	壬午	木	8	三	壬子	木	6	四	辛巳	金
廿九	13	五	乙卯	水	13	日	乙酉	水	11	一	甲寅	水	10	二	癸未	木	9	四	癸丑	木	7	五	壬午	木
三十	14	六	丙辰	土									11	三	甲申	水					8	六	癸未	水

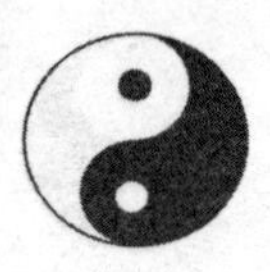

一九八六年　岁次　丙寅　虎年　上半年

月份	正月				二月				三月				四月				五月				六月			
干支	庚寅				辛卯				壬辰				癸巳				甲午				乙未			
二十四节气 农历	十一		廿六		十二		廿七		十二		廿八		十三		廿九		十六				初一		十七	
节气	雨水		惊蛰		春分		清明		谷雨		立夏		小满		芒种		夏至				小暑		大暑	
公历	2月19日		3月6日		3月21日		4月5日		4月20日		5月6日		5月21日		6月6日		6月22日				7月7日		7月23日	
时辰	卯时		卯时		卯时		巳时		酉时		寅时		申时		辰时		子时				酉时		午时	
农历	公历	星期	天地干支	五行	公历	星期	天地干支	五行	公历	星期	天地干支	五行	公历	星期	天地干支	五行	公历	星期	天地干支	五行	公历	星期	天地干支	五行
初一	9	日	甲申	水	10	一	癸丑	木	9	三	癸未	木	9	五	癸丑	木	7	六	壬午	木	7	一	壬子	木
初二	10	一	乙酉	水	11	二	甲寅	水	10	四	甲申	水	10	六	甲寅	水	8	日	癸未	木	8	一	癸丑	木
初三	11	二	丙戌	土	12	三	乙卯	水	11	五	乙酉	水	11	日	乙卯	水	9	一	甲申	水	8	三	甲寅	水
初四	12	三	丁亥	土	13	四	丙辰	土	12	六	丙戌	土	12	一	丙辰	土	10	二	乙酉	水	10	四	乙卯	水
初五	13	四	戊子	火	14	五	丁巳	土	13	日	丁亥	土	13	二	丁巳	土	11	三	丙戌	土	11	五	丙辰	土
初六	14	五	己丑	火	15	六	戊午	火	14	一	戊子	火	14	三	戊午	火	12	四	丁亥	土	12	六	丁巳	土
初七	15	六	庚寅	木	16	日	己未	火	15	二	己丑	火	15	四	己未	火	13	五	戊子	火	13	日	戊午	火
初八	16	日	辛卯	木	17	一	庚申	木	16	三	庚寅	木	16	五	庚申	木	14	六	己丑	火	14	一	己未	火
初九	17	一	壬辰	水	18	二	辛酉	木	17	四	辛卯	木	17	六	辛酉	木	15	日	庚寅	木	15	二	庚申	木
初十	18	二	癸巳	水	19	三	壬戌	水	18	五	壬辰	水	18	日	壬戌	水	16	一	辛卯	木	16	三	辛酉	木
十一	19	三	甲午	金	20	四	癸亥	水	19	六	癸巳	水	19	一	癸亥	水	17	二	壬辰	水	17	四	壬戌	水
十二	20	四	乙未	金	21	五	甲子	金	20	日	甲午	金	20	二	甲子	金	18	三	癸巳	水	18	五	癸亥	水
十三	21	五	丙申	火	22	六	乙丑	金	21	一	乙未	金	21	三	乙丑	金	19	四	甲午	金	19	六	甲子	金
十四	22	六	丁酉	火	23	日	丙寅	火	22	二	丙申	火	22	四	丙寅	火	20	五	乙未	金	20	日	乙丑	金
十五	23	日	戊戌	木	24	一	丁卯	火	23	三	丁酉	火	23	五	丁卯	火	21	六	丙申	火	21	一	丙寅	火
十六	24	一	己亥	木	25	二	戊辰	木	24	四	戊戌	木	24	六	戊辰	木	22	日	丁酉	火	22	二	丁卯	火
十七	25	二	庚子	土	26	三	己巳	木	25	五	己亥	木	25	日	己巳	木	23	一	戊戌	木	23	三	戊辰	木
十八	26	三	辛丑	土	27	四	庚午	土	26	六	庚子	土	26	一	庚午	土	24	二	己亥	木	24	四	己巳	木
十九	27	四	壬寅	金	28	五	辛未	土	27	日	辛丑	土	27	二	辛未	土	25	三	庚子	土	25	五	庚午	土
二十	28	五	癸卯	金	29	六	壬申	金	28	一	壬寅	金	28	三	壬申	金	26	四	辛丑	土	26	六	辛未	土
廿一	3月	六	甲辰	火	30	日	癸酉	金	29	二	癸卯	金	29	四	癸酉	金	27	五	壬寅	金	27	日	壬申	金
廿二	2	日	乙巳	火	31	四	甲戌	火	30	六	甲辰	火	30	日	甲戌	火	28	二	癸卯	金	28	三	癸酉	金
廿三	3	一	丙午	水	4月	二	乙亥	火	5月	四	乙巳	火	31	六	乙亥	火	29	日	甲辰	火	29	二	甲戌	火
廿四	4	二	丁未	水	2	三	丙子	水	2	五	丙午	水	6月	日	丙子	水	30	一	乙巳	火	30	三	乙亥	火
廿五	5	三	戊申	土	3	四	丁丑	水	3	六	丁未	水	2	一	丁丑	水	7月	二	丙午	水	31	四	丙子	水
廿六	6	四	己酉	土	4	五	戊寅	土	4	日	戊申	土	3	二	戊寅	土	2	三	丁未	水	8月	五	丁丑	水
廿七	7	五	庚戌	金	5	六	己卯	土	5	一	己酉	土	4	三	己卯	土	3	四	戊申	土	2	六	戊寅	土
廿八	8	六	辛亥	金	6	日	庚辰	金	6	二	庚戌	金	5	四	庚辰	金	4	五	己酉	土	3	日	己卯	土
廿九	9	日	壬子	木	7	一	辛巳	金	7	三	辛亥	金	6	五	辛巳	金	5	六	庚戌	金	4	一	庚辰	金
三十					8	二	壬午	木	8	四	壬子	木					6	日	辛亥	金	5	二	辛巳	金

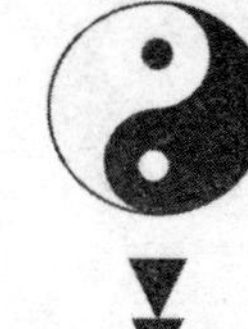

一九八六年 岁次 丙寅 虎年 下半年

月份	七月				八月				九月				十月				十一月				十二月			
干支	丙申				丁酉				戊戌				己亥				庚子				辛丑			
二十四节气 农历	初三		十八		初五		二十		初五		廿一		初七		廿一		初六		廿一		初七		廿一	
节气	立秋		处暑		白露		秋分		寒露		霜降		立冬		小雪		大雪		冬至		小寒		大寒	
公历	8月8日		8月23日		9月8日		9月23日		10月8日		10月24		11月7日		11月22日		12月7日		12月22日		1月6日		1月20日	
时辰	寅时		酉时		卯时		申时		亥时		丑时		丑时		亥时		酉时		午时		卯时		亥时	
农历	公历	星期	天地干支	五行	公历	星期	天地干支	五行	公历	星期	天地干支	五行	公历	星期	天地干支	五行	公历	星期	天地干支	五行	公历	星期	天地干支	五行
初一	6	三	壬午	木	4	四	辛亥	金	4	六	辛巳	金	2	日	庚戌	金	2	二	庚辰	金	31	三	己酉	土
初二	7	四	癸未	木	5	五	壬子	木	5	日	壬午	木	3	一	辛亥	金	3	三	辛巳	金	1月	四	庚戌	金
初三	8	五	甲申	水	6	六	癸丑	木	6	一	癸未	木	4	二	壬子	木	4	四	壬午	木	2	五	辛亥	金
初四	9	六	乙酉	水	7	日	甲寅	水	7	二	甲申	水	5	三	癸丑	木	5	五	癸未	木	3	六	壬子	木
初五	10	日	丙戌	土	8	一	乙卯	水	8	三	乙酉	水	6	四	甲寅	水	6	六	甲申	水	4	日	癸丑	木
初六	11	一	丁亥	土	9	二	丙辰	土	9	四	丙戌	土	7	五	乙卯	水	7	日	乙酉	水	5	一	甲寅	水
初七	12	二	戊子	火	10	三	丁巳	土	10	五	丁亥	土	8	六	丙辰	土	8	一	丙戌	土	6	二	乙卯	水
初八	13	三	己丑	火	11	四	戊午	火	11	六	戊子	火	9	日	丁巳	土	9	二	丁亥	土	7	三	丙辰	土
初九	14	四	庚寅	木	12	五	己未	火	12	日	己丑	火	10	一	戊午	火	10	三	戊子	火	8	四	丁巳	土
初十	15	五	辛卯	木	13	六	庚申	木	13	一	庚寅	木	11	二	己未	火	11	四	己丑	火	9	五	戊午	火
十一	16	六	壬辰	水	14	日	辛酉	木	14	二	辛卯	木	12	三	庚申	木	12	五	庚寅	木	10	六	己未	火
十二	17	日	癸巳	水	15	一	壬戌	水	15	三	壬辰	水	13	四	辛酉	木	13	六	辛卯	木	11	日	庚申	木
十三	18	一	甲午	金	16	二	癸亥	水	16	四	癸巳	水	14	五	壬戌	水	14	日	壬辰	水	12	一	辛酉	木
十四	19	二	乙未	金	17	三	甲子	金	17	五	甲午	金	15	六	癸亥	水	15	一	癸巳	水	13	二	壬戌	水
十五	20	三	丙申	火	18	四	乙丑	金	18	六	乙未	金	16	日	甲子	金	16	二	甲午	金	14	三	癸亥	水
十六	21	四	丁酉	火	19	五	丙寅	火	19	日	丙申	火	17	一	乙丑	金	17	三	乙未	金	15	四	甲子	金
十七	22	五	戊戌	木	20	六	丁卯	火	20	一	丁酉	火	18	二	丙寅	火	18	四	丙申	火	16	五	乙丑	金
十八	23	六	己亥	木	21	日	戊辰	木	21	二	戊戌	木	19	三	丁卯	火	19	五	丁酉	火	17	六	丙寅	火
十九	24	日	庚子	土	22	一	己巳	木	22	三	己亥	木	20	四	戊辰	木	20	六	戊戌	木	18	日	丁卯	火
二十	25	一	辛丑	土	23	二	庚午	土	23	四	庚子	土	21	五	己巳	木	21	日	己亥	木	19	一	戊辰	木
廿一	26	二	壬寅	金	24	三	辛未	土	24	五	辛丑	土	22	六	庚午	土	22	一	庚子	土	20	二	己巳	木
廿二	27	三	癸卯	金	25	四	壬申	金	25	六	壬寅	金	23	日	辛未	土	23	二	辛丑	土	21	三	庚午	土
廿三	28	四	甲辰	火	26	五	癸酉	金	26	日	癸卯	金	24	一	壬申	金	24	三	壬寅	金	22	四	辛未	土
廿四	29	五	乙巳	火	27	六	甲戌	火	27	一	甲辰	火	25	二	癸酉	金	25	四	癸卯	金	23	五	壬申	金
廿五	30	六	丙午	水	28	日	乙亥	火	28	二	乙巳	火	26	三	甲戌	火	26	五	甲辰	火	24	六	癸酉	金
廿六	31	日	丁未	水	29	一	丙子	水	29	三	丙午	水	27	四	乙亥	火	27	六	乙巳	火	25	日	甲戌	火
廿七	9月	一	戊申	土	30	二	丁丑	水	30	四	丁未	水	28	五	丙子	水	28	日	丙午	水	26	一	乙亥	火
廿八	2	二	己酉	土	10月	三	戊寅	土	31	五	戊申	土	29	六	丁丑	水	29	一	丁未	水	27	二	丙子	水
廿九	3	三	庚戌	金	2	四	己卯	土	11月	六	己酉	土	30	日	戊寅	土	30	二	戊申	土	28	三	丁丑	水
三十					3	五	庚辰	金					12月	一	己卯	土								

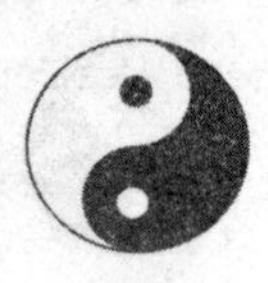

一九八七年 岁次 丁卯 兔年 上半年

月份		正月		二月		三月		四月		五月		六月	
干支		壬寅		癸卯		甲辰		乙巳		丙午		丁未	
二十四节气	农历	初七	廿二	初七	廿二	初八	廿三	初九	廿四	十一	廿七	十二	廿八
	节气	立春	雨水	惊蛰	春分	清明	谷雨	立夏	小满	芒种	夏至	小暑	大暑
	公历	2月4日	2月19日	3月6日	3月21日	4月5日	4月20	5月6日	5月21日	6月6日	6月22日	7月7日	7月23日
	时辰	申时	午时	巳时	午时	申时	亥时	巳时	亥时	未时	卯时	子时	酉时

农历	公历	星期	天地干支	五行	公历	星期	天地干支	五行	公历	星期	天地干支	五行	公历	星期	天地干支	五行	公历	星期	天地干支	五行	公历	星期	天地干支	五行
初一	29	四	戊寅	土	28	六	戊申	土	29	日	丁丑	水	28	二	丁未	水	27	三	丙子	水	26	五	丙午	水
初二	30	五	己卯	土	3月	日	己酉	土	30	一	戊寅	土	29	三	戊申	土	28	四	丁丑	水	27	六	丁未	水
初三	31	六	庚辰	金	2	一	庚戌	金	31	二	己卯	土	30	四	己酉	土	29	五	戊寅	土	28	日	戊申	土
初四	2月	日	辛巳	金	3	二	辛亥	金	4月	三	庚辰	金	5月	五	庚戌	金	30	六	己卯	土	29	一	己酉	土
初五	2	一	壬午	木	4	三	壬子	木	2	四	辛巳	金	2	六	辛亥	金	31	日	庚辰	金	30	二	庚戌	金
初六	3	二	癸未	木	5	四	癸丑	木	3	五	壬午	木	3	日	壬子	木	6月	一	辛巳	金	7月	三	辛亥	金
初七	4	三	甲申	水	6	五	甲寅	水	4	六	癸未	木	4	一	癸丑	木	2	二	壬午	木	2	四	壬子	木
初八	5	四	乙酉	水	7	六	乙卯	水	5	日	甲申	水	5	二	甲寅	水	3	三	癸未	木	3	五	癸丑	木
初九	6	五	丙戌	土	8	日	丙辰	土	6	一	乙酉	水	6	三	乙卯	水	4	四	甲申	水	4	六	甲寅	水
初十	7	六	丁亥	土	9	一	丁巳	土	7	二	丙戌	土	7	四	丙辰	土	5	五	乙酉	水	5	日	乙卯	水
十一	8	日	戊子	火	10	二	戊午	火	8	三	丁亥	土	8	五	丁巳	土	6	六	丙戌	土	6	一	丙辰	土
十二	9	一	己丑	火	11	三	己未	火	9	四	戊子	火	9	六	戊午	火	7	日	丁亥	土	7	二	丁巳	土
十三	10	二	庚寅	木	11	四	庚申	木	10	五	己丑	火	10	日	己未	火	8	一	戊子	火	8	三	戊午	火
十四	11	三	辛卯	木	12	五	辛酉	木	11	六	庚寅	木	11	一	庚申	木	9	二	己丑	火	9	四	己未	火
十五	12	四	壬辰	水	13	六	壬戌	水	12	日	辛卯	木	12	二	辛酉	木	10	三	庚寅	木	10	五	庚申	木
十六	13	五	癸巳	水	14	日	癸亥	水	13	一	壬辰	水	13	三	壬戌	水	11	四	辛卯	木	11	六	辛酉	木
十七	14	六	甲午	金	15	一	甲子	金	14	二	癸巳	水	14	四	癸亥	水	12	五	壬辰	水	12	日	壬戌	水
十八	15	日	乙未	金	16	二	乙丑	金	15	三	甲午	金	15	五	甲子	金	13	六	癸巳	水	13	一	癸亥	水
十九	16	一	丙申	火	17	三	丙寅	火	16	四	乙未	金	16	六	乙丑	金	14	日	甲午	金	14	二	甲子	金
二十	17	二	丁酉	火	18	四	丁卯	火	17	五	丙申	火	17	日	丙寅	火	15	一	乙未	金	15	三	乙丑	金
廿一	18	三	戊戌	木	19	五	戊辰	木	18	六	丁酉	火	18	一	丁卯	火	16	二	丙申	火	16	四	丙寅	火
廿二	19	四	己亥	木	20	六	己巳	木	19	日	戊戌	木	19	二	戊辰	木	17	三	丁酉	火	17	五	丁卯	火
廿三	20	五	庚子	土	21	日	庚午	土	20	一	己亥	木	20	三	己巳	木	18	四	戊戌	木	18	六	戊辰	木
廿四	21	六	辛丑	土	22	一	辛未	土	21	二	庚子	土	21	四	庚午	土	19	五	己亥	木	19	日	己巳	木
廿五	22	日	壬寅	金	23	二	壬申	金	22	三	辛丑	土	22	五	辛未	土	20	六	庚子	土	20	一	庚午	土
廿六	23	一	癸卯	金	24	三	癸酉	金	23	四	壬寅	金	23	六	壬申	金	21	日	辛丑	土	21	二	辛未	土
廿七	24	二	甲辰	火	25	四	甲戌	火	24	五	癸卯	金	24	日	癸酉	金	22	一	壬寅	金	22	三	壬申	金
廿八	25	三	乙巳	火	26	五	乙亥	火	25	六	甲辰	火	25	一	甲戌	火	23	二	癸卯	金	23	四	癸酉	金
廿九	26	四	丙午	水	27	六	丙子	水	26	日	乙巳	火	26	二	乙亥	火	24	三	甲辰	火	24	五	甲戌	火
三十	27	五	丁未	水					27	一	丙午	水					25	四	乙巳	火	25	六	乙亥	火

一九八七年 岁次 丁卯 兔年 下半年

月份		闰六月	七月		八月		九月		十月		十一月		十二月	
干支			戊申		己酉		庚戌		辛亥		壬子		癸丑	
二十四节气	农历	十四	初一	十六	初一	初一	初二	十七	初二	十七	初二	十七	初三	十七
	节气	立秋	处暑	白露	秋分	寒露	霜降	立冬	小雪	大雪	冬至	小寒	大寒	立春
	公历	8月8日	8月24日	9月8日	9月23日	10月9日	10月24日	11月8日	11月23日	12月7日	12月23日	1月6日	1月21日	2月4日
	时辰	巳时	子时	午时	亥时	寅时	辰时	辰时	寅时	子时	酉时	午时	寅时	亥时

农历	公历	星期	天地干支	五行	公历	星期	天地干支	五行	公历	星期	天地干支	五行	公历	星期	天地干支	五行	公历	星期	天地干支	五行	公历	星期	天地干支	五行	公历	星期	天地干支	五行
初一	26	日	丙子	水	24	一	乙巳	火	23	三	乙亥	火	23	五	乙巳	火	21	六	甲戌	火	21	一	甲辰	火	19	二	癸酉	金
初二	27	一	丁丑	水	25	二	丙午	水	24	四	丙子	水	24	六	丙午	水	22	日	乙亥	火	22	二	乙巳	火	20	三	甲戌	火
初三	28	二	戊寅	土	26	三	丁未	水	25	五	丁丑	水	25	日	丁未	水	23	一	丙子	水	23	三	丙午	水	21	四	乙亥	火
初四	29	三	己卯	土	27	四	戊申	土	26	六	戊寅	土	26	一	戊申	土	24	二	丁丑	水	24	四	丁未	水	22	五	丙子	水
初五	30	四	庚辰	金	28	五	己酉	土	27	日	己卯	土	27	二	己酉	土	25	三	戊寅	土	25	五	戊申	土	23	六	丁丑	水
初六	31	五	辛巳	金	29	六	庚戌	金	28	一	庚辰	金	28	三	庚戌	金	26	四	己卯	土	26	六	己酉	土	24	日	戊寅	土
初七	8月	六	壬午	木	30	日	辛亥	金	29	二	辛巳	金	29	四	辛亥	金	27	五	庚辰	金	27	日	庚戌	金	25	一	己卯	土
初八	2	日	癸未	木	31	一	壬子	木	30	三	壬午	木	30	五	壬子	木	28	六	辛巳	金	28	一	辛亥	金	26	二	庚辰	金
初九	3	一	甲申	水	9月	二	癸丑	木	10月	四	癸未	木	31	六	癸丑	木	29	日	壬午	木	29	二	壬子	木	27	三	辛巳	金
初十	4	二	乙酉	水	2	三	甲寅	水	2	五	甲申	水	11月	日	甲寅	水	30	一	癸未	木	30	三	癸丑	木	28	四	壬午	木
十一	5	三	丙戌	土	3	四	乙卯	水	3	六	乙酉	水	2	一	乙卯	水	12月	二	甲申	水	31	四	甲寅	水	29	五	癸未	木
十二	6	四	丁亥	土	4	五	丙辰	土	4	日	丙戌	土	3	二	丙辰	土	2	三	乙酉	水	1月	五	乙卯	水	30	六	甲申	水
十三	7	五	戊子	火	5	六	丁巳	土	5	一	丁亥	土	4	三	丁巳	土	3	四	丙戌	土	2	六	丙辰	土	31	日	乙酉	水
十四	8	六	己丑	火	6	日	戊午	火	6	二	戊子	火	5	四	戊午	火	4	五	丁亥	土	3	日	丁巳	土	2月	一	丙戌	土
十五	9	日	庚寅	木	7	一	己未	火	7	三	己丑	火	6	五	己未	火	5	六	戊子	火	4	一	戊午	火	2	二	丁亥	土
十六	10	一	辛卯	木	8	二	庚申	木	8	四	庚寅	木	7	六	庚申	木	6	日	己丑	火	5	二	己未	火	3	三	戊子	火
十七	11	二	壬辰	水	9	三	辛酉	木	9	五	辛卯	木	8	日	辛酉	木	7	一	庚寅	木	6	三	庚申	木	4	四	己丑	火
十八	12	三	癸巳	水	10	四	壬戌	水	10	六	壬辰	水	9	一	壬戌	水	8	二	辛卯	木	7	四	辛酉	木	5	五	庚寅	木
十九	13	四	甲午	金	11	五	癸亥	水	11	日	癸巳	水	10	二	癸亥	水	9	三	壬辰	水	8	五	壬戌	水	6	六	辛卯	木
二十	14	五	乙未	金	12	六	甲子	金	12	一	甲午	金	11	三	甲子	金	10	四	癸巳	水	9	六	癸亥	水	7	日	壬辰	水
廿一	15	六	丙申	火	13	日	乙丑	金	13	二	乙未	金	12	四	乙丑	金	11	五	甲午	金	10	日	甲子	金	8	一	癸巳	水
廿二	16	日	丁酉	火	14	一	丙寅	火	14	三	丙申	火	13	五	丙寅	火	12	六	乙未	金	11	一	乙丑	金	9	二	甲午	金
廿三	17	一	戊戌	木	15	二	丁卯	火	15	四	丁酉	火	14	六	丁卯	火	13	日	丙申	火	12	二	丙寅	火	10	三	乙未	金
廿四	18	二	己亥	木	16	三	戊辰	木	16	五	戊戌	木	15	日	戊辰	木	14	一	丁酉	火	13	三	丁卯	火	11	四	丙申	火
廿五	19	三	庚子	土	17	四	己巳	木	17	六	己亥	木	16	一	己巳	木	15	二	戊戌	木	14	四	戊辰	木	12	五	丁酉	火
廿六	20	四	辛丑	土	18	五	庚午	土	18	日	庚子	土	17	二	庚午	土	16	三	己亥	木	15	五	己巳	木	13	六	戊戌	木
廿七	21	五	壬寅	金	19	六	辛未	土	19	一	辛丑	土	18	三	辛未	土	17	四	庚子	土	16	六	庚午	土	14	日	己亥	木
廿八	22	六	癸卯	金	20	日	壬申	金	20	二	壬寅	金	19	四	壬申	金	18	五	辛丑	土	17	日	辛未	土	15	一	庚子	土
廿九	23	日	甲辰	火	21	一	癸酉	金	21	三	癸卯	金	20	五	癸酉	金	19	六	壬寅	金	18	一	壬申	金	16	二	辛丑	土
三十					22	二	甲戌	火	22	四	甲辰	火					20	日	癸卯	金								

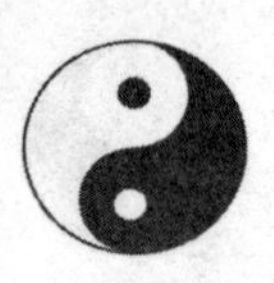

一九八八年 岁次 戊辰 龙年 上半年

月份	正月				二月				三月				四月				五月				六月			
干支	甲寅				乙卯				丙辰				丁巳				戊午				己未			
二十四节气 农历	初三		十八		初三		十八		初五		二十		初六		廿一		初八		廿四		初九		廿五	
节气	雨水		惊蛰		春分		清明		谷雨		立夏		小满		芒种		夏至		小暑		大暑		立秋	
公历	2月19日		3月5日		3月20日		4月4日		4月20日		5月5		5月21日		6月5日		6月21日		7月7日		7月22日		8月8日	
时辰	酉时		申时		酉时		亥时		寅时		申时		寅时		戌时		午时		卯时		亥时		申时	
农历	公历	星期	天地干支	五行	公历	星期	天地干支	五行	公历	星期	天地干支	五行	公历	星期	天地干支	五行	公历	星期	天地干支	五行	公历	星期	天地干支	五行
初一	17	三	壬寅	金	18	五	壬申	金	16	六	辛丑	水	16	一	辛未	土	14	二	庚子	土	14	四	庚午	土
初二	18	四	癸卯	金	19	六	癸酉	金	17	日	壬寅	金	17	二	壬申	金	15	三	辛丑	土	15	五	辛未	土
初三	19	五	甲辰	火	20	日	甲戌	火	18	一	癸卯	金	18	三	癸酉	金	16	四	壬寅	金	16	六	壬申	金
初四	20	六	乙巳	火	21	一	乙亥	火	19	二	甲辰	火	19	四	甲戌	火	17	五	癸卯	金	17	日	癸酉	金
初五	21	日	丙午	水	22	二	丙子	水	20	三	乙巳	火	20	五	乙亥	火	18	六	甲辰	火	18	一	甲戌	火
初六	22	一	丁未	水	23	三	丁丑	水	21	四	丙午	水	21	六	丙子	水	19	日	乙巳	火	19	二	乙亥	火
初七	23	二	戊申	土	24	四	戊寅	土	22	五	丁未	水	22	日	丁丑	水	20	一	丙午	水	20	三	丙子	水
初八	24	三	己酉	土	25	五	己卯	土	23	六	戊申	土	23	一	戊寅	土	21	二	丁未	水	21	四	丁丑	水
初九	25	四	庚戌	金	26	六	庚辰	金	24	日	己酉	土	24	二	己卯	土	22	三	戊申	土	22	五	戊寅	土
初十	26	五	辛亥	金	27	日	辛巳	金	25	一	庚戌	金	25	三	庚辰	金	23	四	己酉	土	23	六	己卯	土
十一	27	六	壬子	木	28	一	壬午	木	26	二	辛亥	金	26	四	辛巳	金	24	五	庚戌	金	24	日	庚辰	金
十二	28	日	癸丑	木	29	二	癸未	木	27	三	壬子	木	27	五	壬午	木	25	六	辛亥	金	25	一	辛巳	金
十三	29	一	甲寅	水	30	三	甲申	水	28	四	癸丑	木	28	六	癸未	木	26	日	壬子	木	26	二	壬午	木
十四	3月	二	乙卯	水	31	四	乙酉	水	29	五	甲寅	水	29	日	甲申	水	27	一	癸丑	木	27	三	癸未	木
十五	2	三	丙辰	土	4月	五	丙戌	土	30	六	乙卯	水	30	一	乙酉	水	28	二	甲寅	水	28	四	甲申	水
十六	3	四	丁巳	土	2	六	丁亥	土	5月	日	丙辰	土	31	二	丙戌	土	29	三	乙卯	水	29	五	乙酉	水
十七	4	五	戊午	火	3	日	戊子	火	2	一	丁巳	土	6月	三	丁亥	土	30	四	丙辰	土	30	六	丙戌	土
十八	5	六	己未	火	4	一	己丑	火	3	二	戊午	火	2	四	戊子	火	7月	五	丁巳	土	31	日	丁亥	土
十九	6	日	庚申	木	5	二	庚寅	木	4	三	己未	火	3	五	己丑	火	2	六	戊午	火	8月	一	戊子	火
二十	7	一	辛酉	木	6	三	辛卯	木	5	四	庚申	木	4	六	庚寅	木	3	日	己未	火	2	二	己丑	火
廿一	8	二	壬戌	水	7	四	壬辰	水	6	五	辛酉	木	5	日	辛卯	木	4	一	庚申	木	3	三	庚寅	木
廿二	9	三	癸亥	水	8	五	癸巳	水	7	六	壬戌	水	6	一	壬辰	水	5	二	辛酉	木	4	四	辛卯	木
廿三	10	四	甲子	金	9	六	甲午	金	8	日	癸亥	水	7	二	癸巳	水	6	三	壬戌	水	5	五	壬辰	水
廿四	11	五	乙丑	金	10	日	乙未	金	9	一	甲子	金	8	三	甲午	金	7	四	癸亥	水	6	六	癸巳	水
廿五	12	六	丙寅	火	11	一	丙申	火	10	二	乙丑	金	9	四	乙未	金	8	五	甲子	金	7	日	甲午	金
廿六	13	日	丁卯	火	12	二	丁酉	火	11	三	丙寅	火	10	五	丙申	火	9	六	乙丑	金	8	一	乙未	金
廿七	14	一	戊辰	木	13	三	戊戌	木	12	四	丁卯	火	11	六	丁酉	火	10	日	丙寅	火	9	二	丙申	火
廿八	15	二	己巳	木	14	四	己亥	木	13	五	戊辰	木	12	日	戊戌	木	11	一	丁卯	火	10	三	丁酉	火
廿九	16	三	庚午	土	15	五	庚子	水	14	六	己巳	木	13	一	己亥	木	12	二	戊辰	木	11	四	戊戌	木
三十	17	四	辛未	土					15	日	庚午	土					13	三	己巳	木				

一九八八年 岁次 戊辰 龙年 下半年

月份	七月								八月								九月								十月								十一月								十二月							
干支	庚申								辛酉								壬戌								癸亥								甲子								乙丑							
二十四节气 农历	十二				廿七				十三				廿八				十三				廿八				十四				廿九				十三				廿八				十三				廿八			
节气	处暑				白露				秋分				寒露				霜降				立冬				小雪				大雪				冬至				小寒				大寒				立春			
时辰	卯时				酉时				寅时				巳时				午时				午时				巳时				卯时				子时				申时				巳时				寅时			
公历	8月23日				9月7日				9月23日				10月8日				10月23				11月7日				11月22日				12月7日				12月21日				1月5日				1月20日				2月4日			

农历	公历	星期	天地干支	五行	公历	星期	天地干支	五行	公历	星期	天地干支	五行	公历	星期	天地干支	五行	公历	星期	天地干支	五行	公历	星期	天地干支	五行
初一	12	五	己亥	木	11	日	己巳	木	11	二	己亥	木	9	三	戊辰	木	9	五	戊戌	木	8	日	戊辰	木
初二	13	六	庚子	土	12	一	庚午	土	12	三	庚子	土	10	四	己巳	木	10	六	己亥	木	9	一	己巳	木
初三	14	日	辛丑	土	13	二	辛未	土	13	四	辛丑	土	11	五	庚午	土	11	日	庚子	土	10	二	庚午	土
初四	15	一	壬寅	金	14	三	壬申	金	14	五	壬寅	金	12	六	辛未	土	12	一	辛丑	土	11	三	辛未	土
初五	16	二	癸卯	金	15	四	癸酉	金	15	六	癸卯	金	13	日	壬申	金	13	二	壬寅	金	12	四	壬申	金
初六	17	三	甲辰	火	16	五	甲戌	火	16	日	甲辰	火	14	一	癸酉	金	14	三	癸卯	金	13	五	癸酉	金
初七	18	四	乙巳	火	17	六	乙亥	火	17	日	乙巳	火	15	二	甲戌	火	15	四	甲辰	火	14	六	甲戌	火
初八	19	五	丙午	水	18	日	丙子	水	18	一	丙午	水	16	三	乙亥	火	16	五	乙巳	火	15	日	乙亥	火
初九	20	六	丙午	水	19	一	丙子	水	19	二	丙午	水	17	四	乙亥	水	17	六	乙巳	水	16	一	丙子	水
初十	21	日	戊申	土	20	二	戊寅	土	20	三	戊申	土	18	五	丁丑	水	18	日	丁未	水	17	二	丁丑	水
十一	22	一	己酉	土	21	三	己卯	土	21	四	己酉	土	19	六	戊寅	土	19	一	戊申	土	18	三	戊寅	土
十二	23	二	庚戌	金	22	四	庚辰	金	22	五	庚戌	金	20	日	己卯	土	20	二	己酉	土	19	四	己卯	土
十三	24	三	辛亥	金	23	五	辛巳	金	23	六	辛亥	金	21	一	庚辰	金	21	三	庚戌	金	20	五	庚辰	金
十四	25	四	壬子	木	24	六	壬午	木	24	日	壬子	木	22	二	辛巳	金	22	四	辛亥	金	21	六	辛巳	金
十五	26	五	癸丑	木	25	日	癸未	木	25	一	癸丑	木	23	三	壬午	木	23	五	壬子	木	22	日	壬午	木
十六	27	六	甲寅	水	26	一	甲申	水	26	二	甲寅	水	24	四	癸未	木	24	六	癸丑	木	23	一	癸未	木
十七	28	日	乙卯	水	27	二	乙酉	水	27	三	乙卯	水	25	五	甲申	水	25	日	甲寅	水	24	二	甲申	水
十八	29	一	丙辰	土	28	三	丙戌	土	28	四	丙辰	土	26	六	乙酉	水	26	一	乙卯	水	25	三	乙酉	水
十九	30	二	丁巳	土	29	四	丁亥	土	29	五	丁巳	土	27	日	丙戌	土	27	二	丙辰	土	26	四	丙戌	土
二十	31	三	戊午	火	30	五	戊子	火	30	六	戊午	火	28	一	丁亥	土	28	三	丁巳	土	27	五	丁亥	土
廿一	9月	四	己未	火	10月	六	己丑	火	31	日	己未	火	29	二	戊子	火	29	四	戊午	火	28	六	戊子	火
廿二	2	五	庚申	木	2	日	庚寅	木	11月	一	庚申	木	30	三	己丑	火	30	五	己未	火	29	日	己丑	火
廿三	3	六	辛酉	木	3	一	辛卯	木	2	二	辛酉	木	12月	四	庚寅	木	31	六	庚申	木	30	一	庚寅	木
廿四	4	日	壬戌	水	4	二	壬辰	水	3	三	壬戌	水	2	五	辛卯	木	1月	日	辛酉	木	31	二	辛卯	木
廿五	5	一	癸亥	水	5	三	癸巳	水	4	四	癸亥	水	3	六	壬辰	水	2	一	壬戌	水	2月	三	壬辰	水
廿六	6	二	甲子	金	6	四	甲午	金	5	五	甲子	金	4	日	癸巳	水	3	二	癸亥	水	2	四	癸巳	水
廿七	7	三	乙丑	金	7	五	乙未	金	6	六	乙丑	金	5	一	甲午	金	4	三	甲子	金	3	五	甲午	金
廿八	8	四	丁卯	火	8	六	丙申	火	7	日	丙寅	火	6	二	乙未	金	5	四	乙丑	金	4	六	乙未	金
廿九	9	五	丁卯	火	9	日	丁酉	火	8	一	丁卯	火	7	三	丙申	火	6	五	丙寅	火	5	日	丙申	火
三十	10	六	戊辰	木	10	一	戊戌	木					8	四	丁酉	火	7	六	丁卯	火				

月份		正月		二月		三月		四月		五月		六月	
干支		丙寅		丁卯		戊辰		己巳		庚午		辛未	
二十四节气	农历	十四	廿八	十三	廿九	十五		初一	十七	初三	十八	初五	廿一
	节气	雨水	惊蛰	春分	清明	谷雨		立夏	小满	芒种	夏至	小暑	大暑
	公历	2月19日	3月5日	3月20日	4月5日	4月20日		5月5	5月21日	6月6日	6月21日	7月7日	7月23日
	时辰	子时	亥时	子时	寅时	巳时		亥时	巳时	丑时	酉时	午时	卯时

农历	公历	星期	天地干支	五行	公历	星期	天地干支	五行	公历	星期	天地干支	五行	公历	星期	天地干支	五行	公历	星期	天地干支	五行	公历	星期	天地干支	五行
初一	6	一	丁酉	火	8	三	丁卯	火	6	四	丙申	火	5	五	乙丑	金	4	日	乙未	金	3	一	甲子	金
初二	7	二	戊戌	木	9	四	戊辰	木	7	五	丁酉	火	6	六	丙寅	火	5	一	丙申	火	4	二	乙丑	金
初三	8	三	己巳	木	10	五	己巳	木	8	六	戊戌	木	7	日	丁卯	火	6	二	丁酉	火	5	三	丙寅	火
初四	9	四	庚子	土	11	六	庚午	土	9	日	己亥	木	8	一	戊辰	木	7	三	戊戌	木	6	四	丁卯	火
初五	10	五	辛丑	土	12	日	辛未	土	10	一	庚子	土	9	二	己巳	木	8	四	己亥	木	7	五	戊辰	木
初六	11	六	壬寅	金	13	一	壬申	金	11	二	辛丑	土	10	三	庚午	土	9	五	庚子	土	8	六	己巳	木
初七	12	日	癸卯	金	14	二	癸酉	金	12	三	壬寅	金	11	四	辛未	土	10	六	辛丑	土	9	日	庚午	土
初八	13	一	甲辰	火	15	三	甲戌	火	13	四	癸卯	金	12	五	壬申	金	11	日	壬寅	金	10	一	辛未	土
初九	14	二	乙巳	火	16	四	乙亥	火	14	五	甲辰	火	13	六	癸酉	金	12	一	癸卯	金	11	二	壬申	金
初十	15	三	丙午	水	17	五	丙子	水	15	六	乙巳	火	14	日	甲戌	火	13	二	甲辰	火	12	三	癸酉	金
十一	16	四	丁未	水	18	六	丁丑	水	16	日	丙午	水	15	一	乙亥	火	14	三	乙巳	火	13	四	甲戌	火
十二	17	五	戊申	土	19	日	戊寅	土	17	一	丁未	水	16	二	丙子	水	15	四	丙午	水	14	五	乙亥	火
十三	18	六	己酉	土	20	一	己卯	土	18	二	戊申	土	17	三	丁丑	水	16	五	丁未	水	15	六	丙子	水
十四	19	日	庚戌	金	21	二	庚辰	金	19	三	己酉	土	18	四	戊寅	土	17	六	戊申	土	16	日	丁丑	水
十五	20	一	辛亥	金	22	三	辛巳	金	20	四	庚戌	金	19	五	己卯	土	18	日	己酉	土	17	一	戊寅	土
十六	21	二	壬子	木	23	四	壬午	木	21	五	辛亥	金	20	六	庚辰	金	19	一	庚戌	金	18	二	己卯	土
十七	22	三	癸丑	木	24	五	癸未	木	22	六	壬子	木	21	日	辛巳	金	20	二	辛亥	金	19	三	庚辰	金
十八	23	四	甲寅	水	25	六	甲申	水	23	日	癸丑	木	22	一	壬午	木	21	三	壬子	木	20	四	辛巳	金
十九	24	五	乙卯	水	26	日	乙酉	水	24	一	甲寅	水	23	二	癸未	木	22	四	癸丑	木	21	五	壬午	木
二十	25	六	丙辰	土	27	一	丙戌	土	25	二	乙卯	水	24	三	甲申	水	23	五	甲寅	水	22	六	癸未	木
廿一	26	日	丁巳	土	28	二	丁亥	土	26	三	丙辰	土	25	四	乙酉	水	24	六	乙卯	水	23	日	甲申	水
廿二	27	一	戊午	火	29	三	戊子	火	27	四	丁巳	土	26	五	丙戌	土	25	日	丙辰	土	24	一	乙酉	水
廿三	28	二	己未	火	30	四	己丑	火	28	五	戊午	火	27	六	丁亥	土	26	一	丁巳	土	25	二	丙戌	土
廿四	3月	三	庚申	木	31	五	庚寅	木	29	六	己未	火	28	日	戊子	火	27	二	戊午	火	26	三	丁亥	土
廿五	2	四	辛酉	木	4月	六	辛卯	木	30	日	庚申	木	29	一	己丑	火	28	三	己未	火	27	四	戊子	火
廿六	3	五	壬戌	水	2	日	壬辰	水	5月	一	辛酉	木	30	二	庚寅	木	29	四	庚申	木	28	五	己丑	火
廿七	4	六	癸亥	水	3	一	癸巳	水	2	二	壬戌	水	31	三	辛卯	木	30	五	辛酉	木	29	六	庚寅	木
廿八	5	日	甲子	金	4	二	甲午	金	3	三	癸亥	水	6月	四	壬辰	水	7月	六	壬戌	水	30	日	辛卯	木
廿九	6	一	乙丑	金	5	三	乙未	金	4	四	甲子	金	2	五	癸巳	水	2	日	癸亥	水	31	一	壬辰	水
三十	7	二	丙寅	火									3	六	甲午	金					8月	二	癸巳	水

一九八九年 岁次 己巳 蛇年 下半年

月份	七月				八月				九月				十月				十一月				十二月			
干支	壬申				癸酉				甲戌				乙亥				丙子				丁丑			
二十四节气 农历	初六		廿二		初八		廿四		初九		廿四		初十		廿五		初十		廿五		初九		廿四	
节气	立秋		处暑		白露		秋分		寒露		霜降		立冬		小雪		大雪		冬至		小寒		大寒	
公历	8月7日		8月23日		9月7日		9月23日		10月8日		10月23		11月7日		11月22日		12月7日		12月22日		1月5日		1月20日	
时辰	亥时		午时		子时		巳时		申时		酉时		酉时		申时		午时		卯时		亥时		申时	
农历	公历	星期	天地干支	五行	公历	星期	天地干支	五行	公历	星期	天地干支	五行	公历	星期	天地干支	五行	公历	星期	天地干支	五行	公历	星期	天地干支	五行
初一	2	三	甲午	金	31	四	癸亥	水	30	六	癸巳	水	29	日	壬戌	水	28	二	壬辰	水	28	四	壬戌	水
初二	3	四	乙未	金	9月	五	甲子	金	10月	日	甲午	金	30	一	癸亥	水	29	三	癸巳	水	29	五	癸亥	水
初三	4	五	丙申	火	2	六	乙丑	金	2	一	乙未	金	31	二	甲子	金	30	四	甲午	金	30	六	甲子	金
初四	5	六	丁酉	火	3	日	丙寅	火	3	二	丙申	火	11月	三	乙丑	金	12月	五	乙未	金	31	日	乙丑	金
初五	6	日	戊戌	木	4	一	丁卯	火	4	三	丁酉	火	2	四	丙寅	火	2	六	丙申	火	1月	一	丙寅	火
初六	7	一	己亥	木	5	二	戊辰	木	5	四	戊戌	木	3	五	丁卯	火	3	日	丁酉	火	2	二	丁卯	火
初七	8	二	庚子	土	6	三	己巳	木	6	五	己亥	木	4	六	戊辰	木	4	一	戊戌	木	3	三	戊辰	木
初八	9	三	辛丑	土	7	四	庚午	土	7	六	庚子	土	5	日	己巳	木	5	二	己亥	木	4	四	己巳	木
初九	10	四	壬寅	金	8	五	辛未	土	8	日	辛丑	土	6	一	庚午	土	6	三	庚子	土	5	五	庚午	土
初十	11	五	癸卯	金	9	六	壬申	金	9	一	壬寅	金	7	二	辛未	土	7	四	辛丑	土	6	六	辛未	土
十一	12	六	甲辰	火	10	日	癸酉	金	10	二	癸卯	金	8	三	壬申	金	8	五	壬寅	金	7	日	壬申	金
十二	13	日	乙巳	火	11	一	甲戌	火	11	三	甲辰	火	9	四	癸酉	金	9	六	癸卯	金	8	一	癸酉	金
十三	14	一	丙午	水	12	二	乙亥	火	12	四	乙巳	火	10	五	甲戌	火	10	日	甲辰	火	9	二	甲戌	火
十四	15	二	丁未	水	13	三	丙子	水	13	五	丙午	水	11	六	乙亥	火	11	一	乙巳	火	10	三	乙亥	火
十五	16	三	戊申	土	14	四	丁丑	水	14	六	丁未	水	12	日	丙子	水	12	二	丙午	水	11	四	丙子	水
十六	17	四	己酉	土	15	五	戊寅	土	15	日	戊申	土	13	一	丁丑	水	13	三	丁 未	水	12	五	丁丑	水
十七	18	五	庚戌	金	16	六	己卯	土	16	一	己酉	土	14	二	戊寅	土	14	四	戊申	土	13	六	庚寅	土
十八	19	六	辛亥	金	17	日	庚辰	金	17	二	庚戌	金	15	三	己卯	土	15	五	己酉	土	14	日	己卯	土
十九	20	日	壬子	木	18	一	辛巳	金	18	三	辛亥	金	16	四	庚寅	金	16	六	庚戌	金	15	一	庚寅	金
二十	21	一	癸丑	木	19	二	壬午	木	19	四	壬子	木	17	五	辛巳	金	17	日	辛亥	金	16	二	辛巳	金
廿一	22	二	甲寅	水	20	三	癸未	木	20	五	癸丑	木	18	六	壬午	木	18	一	壬子	木	17	三	壬午	金
廿二	23	三	乙卯	水	21	四	甲申	水	21	六	甲寅	水	19	日	癸未	木	19	二	癸丑	木	18	四	癸未	木
廿三	24	四	丙辰	土	22	五	乙酉	水	22	日	乙卯	水	20	一	甲申	水	20	三	甲寅	水	19	五	甲申	水
廿四	25	五	丁巳	土	23	六	丙戌	土	23	一	丙辰	土	21	二	乙酉	水	21	四	乙卯	水	20	六	乙酉	水
廿五	26	六	戊午	火	24	日	丁亥	土	24	二	丁巳	土	22	三	丙戌	土	22	五	丙辰	土	21	日	丙戌	土
廿六	27	日	己未	火	25	一	戊子	火	25	三	戊午	火	23	四	丁亥	土	23	六	丁巳	土	22	一	丁亥	土
廿七	28	一	庚申	木	26	二	己丑	火	26	四	己未	火	24	五	戊子	火	24	日	戊午	火	23	二	戊子	火
廿八	29	二	辛酉	木	27	三	庚寅	木	27	五	庚申	木	25	六	己丑	火	25	一	己未	火	24	三	己丑	火
廿九	30	三	壬戌	水	28	四	辛卯	木	28	六	辛酉	木	26	日	庚寅	木	26	二	庚申	木	25	四	庚寅	木
三十					29	五	壬辰	水					27	一	辛卯	木	27	三	辛酉	木	26	五	辛卯	木

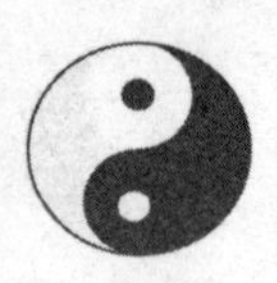

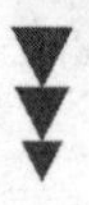

一九九〇年 岁次 庚午 马年 上半年

月份	正月				二月				三月				四月				五月				闰五月			
干支	戊寅				己卯				庚辰				辛巳				壬午							
二十四节气 农历	初九		廿四		初十		廿五		初十		廿五		十二		廿七		十四		廿九		十五			
二十四节气 节气	立春		雨水		惊蛰		春分		清明		谷雨		立夏		小满		芒种		夏至		小暑			
二十四节气 公历	2月4日		2月19日		3月6日		3月21日		4月5日		4月20		5月6日		5月21日		6月6日		6月22日		7月7日			
二十四节气 时辰	巳时		卯时		寅时		卯时		巳时		申时		寅时		申时		辰时		子时		酉时			
农历	公历	星期	天地干支	五行	公历	星期	天地干支	五行	公历	星期	天地干支	五行	公历	星期	天地干支	五行	公历	星期	天地干支	五行	公历	星期	天地干支	五行
初一	27	六	壬辰	水	25	日	辛酉	木	27	二	辛卯	木	25	三	庚申	木	24	四	己丑	火	23	六	己未	火
初二	28	日	癸巳	水	26	一	壬戌	水	28	三	壬辰	水	26	四	辛酉	木	25	五	庚寅	木	24	日	庚申	木
初三	29	一	甲午	金	27	二	癸亥	水	29	四	癸巳	水	27	五	壬戌	水	26	六	辛卯	木	25	一	辛酉	木
初四	30	二	乙未	金	28	三	甲子	金	30	五	甲午	金	28	六	癸亥	水	27	日	壬辰	水	26	二	壬戌	水
初五	31	三	丙申	火	3月	四	乙丑	金	31	六	乙未	金	29	日	甲子	金	28	一	癸巳	水	27	三	癸亥	水
初六	2月	四	丁酉	火	2	五	丙寅	火	4月	日	丙申	火	30	一	乙丑	金	29	二	甲午	金	28	四	甲子	金
初七	2	五	戊戌	木	3	六	丁卯	火	2	一	丁酉	火	5月	二	丙寅	火	30	三	乙未	金	29	五	乙丑	金
初八	3	六	己亥	木	4	日	戊辰	木	3	二	戊戌	木	2	三	丁卯	火	31	四	丙申	火	30	六	丙寅	火
初九	4	日	庚子	土	5	一	己巳	木	4	三	己亥	木	3	四	戊辰	木	6月	五	丁酉	火	7月	日	丁卯	火
初十	5	一	辛丑	土	6	二	庚午	土	5	四	庚子	土	4	五	己巳	木	2	六	戊戌	木	2	一	戊辰	木
十一	6	二	壬寅	金	7	三	辛未	土	6	五	辛丑	土	5	六	庚午	土	3	日	己亥	木	3	二	己巳	木
十二	7	三	癸卯	金	8	四	壬申	金	7	六	壬寅	金	6	日	辛未	土	4	一	庚子	土	4	三	庚午	土
十三	8	四	甲辰	火	9	五	癸酉	金	8	日	癸卯	金	7	一	壬申	金	5	二	辛丑	土	5	四	辛未	土
十四	9	五	乙巳	火	10	六	甲戌	火	9	一	甲辰	火	8	二	癸酉	金	6	三	壬寅	金	6	五	壬申	金
十五	10	六	丙午	水	11	日	乙亥	火	10	二	乙巳	火	9	三	甲戌	火	7	四	癸卯	金	7	六	癸酉	金
十六	11	日	丁未	水	12	一	丙子	水	11	三	丙午	水	10	四	乙亥	火	8	五	甲辰	火	8	日	甲戌	火
十七	12	一	戊申	土	13	二	丁丑	水	12	四	丁未	水	11	五	丙子	水	9	六	乙巳	火	9	一	乙亥	火
十八	13	二	己酉	土	14	三	戊寅	土	13	五	戊申	土	12	六	丁丑	水	10	日	丙午	水	10	二	丙子	水
十九	14	三	庚戌	金	15	四	己卯	土	14	六	己酉	土	13	日	戊寅	土	11	一	丁未	水	11	三	丁丑	水
二十	15	四	辛亥	金	16	五	庚辰	金	15	日	庚戌	金	14	一	己卯	土	12	二	戊申	土	12	四	戊寅	土
廿一	16	五	壬子	木	17	六	辛巳	金	16	一	辛亥	金	15	二	庚辰	金	13	三	己酉	土	13	五	己卯	土
廿二	17	六	癸丑	木	18	日	壬午	木	17	二	壬子	木	16	三	辛巳	金	14	四	庚戌	金	14	六	庚辰	金
廿三	18	日	甲寅	水	19	一	癸未	木	18	三	癸丑	木	17	四	壬午	木	15	五	辛亥	金	15	日	辛巳	金
廿四	19	一	甲寅	水	20	二	癸未	水	19	四	癸丑	水	18	五	壬午	木	16	六	辛亥	木	16	一	辛巳	木
廿五	20	二	丙辰	土	21	三	乙酉	水	20	五	乙卯	水	19	六	甲申	水	17	日	癸丑	木	17	二	癸未	木
廿六	21	三	丁巳	土	22	四	丙戌	土	21	六	丙辰	土	20	日	乙酉	水	18	一	甲寅	水	18	三	甲申	水
廿七	22	四	戊午	火	23	五	丁亥	土	22	日	丁巳	土	21	一	丙戌	土	19	二	乙卯	水	19	四	乙酉	水
廿八	23	五	己未	火	24	六	戊子	火	23	一	戊午	火	22	二	丁亥	土	20	三	丙辰	土	20	五	丙戌	土
廿九	24	六	庚申	木	25	日	己丑	火	24	二	己未	火	23	三	戊子	火	21	四	丁巳	土	21	六	丁亥	土
三十					26	一	庚寅	木									22	五	戊午	火				

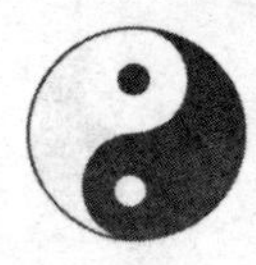

一九九〇年 岁次 庚午 马年 下半年

月份	六月				七月				八月				九月				十月				十一月				十二月			
干支	癸未				甲申				乙酉				丙戌				丁亥				戊子				己丑			
二十四节气 农历	初二		十八		初四		二十		初五		二十		初七		廿二		初六		廿一		初六		廿一		初五		二十	
节气	大暑		立秋		处暑		白露		秋分		寒露		霜降		立冬		小雪		大雪		冬至		小寒		大寒		立春	
公历	7月23日		8月8日		8月23日		9月8日		9月23日		10月9日		10月24日		11月8日		11月22日		12月7日		12月22日		1月6日		1月20日		2月4日	
时辰	午时		寅时		酉时		卯时		申时		亥时		子时		子时		亥时		酉时		午时		卯时		亥时		申时	
农历	公历	星期	天地干支	五行	公历	星期	天地干支	五行	公历	星期	天地干支	五行	公历	星期	天地干支	五行	公历	星期	天地干支	五行	公历	星期	天地干支	五行	公历	星期	天地干支	五行
初一	22	日	戊子	火	20	一	丁巳	土	19	三	丁亥	土	18	四	丙辰	土	17	六	戊戌	土	17	一	丙辰	土	16	三	丙戌	土
初二	23	一	己丑	火	21	二	戊午	火	20	四	戊子	火	19	五	丁巳	土	18	日	丁亥	水	18	二	丁亥	土	17	四	丁亥	土
初三	24	二	庚寅	木	22	三	己未	火	21	五	己丑	火	20	六	戊午	火	19	一	戊子	火	19	三	戊午	火	18	五	戊子	火
初四	25	三	辛卯	木	23	四	庚申	木	22	六	庚寅	木	21	日	己未	火	20	二	己丑	火	20	四	己未	火	19	六	己丑	火
初五	26	四	壬辰	水	24	五	辛酉	木	23	日	辛卯	木	22	一	庚申	木	21	三	庚寅	木	21	五	庚申	木	20	日	庚寅	木
初六	27	五	癸巳	水	25	六	壬戌	水	24	一	壬辰	水	23	二	辛酉	木	22	四	辛卯	木	22	六	辛酉	木	21	一	辛卯	木
初七	28	六	甲午	金	26	日	癸亥	水	25	二	癸巳	水	24	三	壬戌	水	23	五	壬辰	水	23	日	壬戌	水	22	二	壬辰	水
初八	29	日	乙未	金	27	一	甲子	金	26	三	甲午	金	25	四	癸亥	水	24	六	癸巳	水	24	一	癸亥	水	23	三	癸巳	水
初九	30	一	丙申	火	28	二	乙导	金	27	四	乙未	金	26	五	甲子	金	25	日	甲午	金	25	二	甲子	金	24	四	甲午	金
初十	31	二	丁酉	火	29	三	丙寅	火	28	五	丙申	火	27	六	乙丑	金	26	一	乙未	金	26	三	乙丑	金	25	五	乙未	金
十一	8月	三	戊戌	木	30	四	丁卯	火	29	六	丁酉	火	28	日	丙寅	火	27	二	丙申	火	27	四	丙寅	火	26	六	丙申	火
十二	2	四	己亥	木	31	五	戊辰	木	30	日	戊戌	木	29	一	丁卯	火	28	三	丁酉	火	28	五	丁卯	火	27	日	丁酉	火
十三	3	五	庚子	土	9月	六	己巳	木	10月	一	己亥	木	30	二	戊辰	木	29	四	戊戌	木	29	六	戊辰	木	28	一	戊戌	木
十四	4	六	辛丑	土	2	日	庚午	土	2	二	庚子	土	31	三	己巳	木	30	五	己亥	木	30	日	己巳	木	29	二	己亥	木
十五	5	日	壬寅	金	3	一	辛未	土	3	三	辛丑	土	11月	四	庚午	土	12月	六	庚子	土	31	一	庚午	土	30	三	庚子	土
十六	6	一	癸卯	金	4	二	壬申	金	4	四	壬寅	金	2	五	辛未	土	2	日	辛丑	土	1月	二	辛未	土	31	四	辛丑	土
十七	7	二	甲辰	火	5	三	癸酉	金	5	五	癸卯	金	3	六	壬申	金	3	一	壬寅	金	2	三	壬申	金	2月	五	壬寅	金
十八	8	三	乙巳	火	6	四	甲戌	火	6	六	甲辰	火	4	日	癸酉	金	4	二	癸卯	金	3	四	癸酉	金	2	六	癸卯	金
十九	9	四	丙午	水	7	五	乙亥	火	7	日	乙巳	火	5	一	甲戌	火	5	三	甲辰	火	4	五	甲戌	火	3	日	甲辰	火
二十	10	五	丁未	水	8	六	丙子	水	8	一	丙午	水	6	二	乙亥	火	6	四	乙巳	火	5	六	乙亥	火	4	一	乙巳	火
廿一	11	六	戊申	土	9	日	丁丑	水	9	二	丁未	水	7	三	丙子	水	7	五	丙午	水	6	日	丙子	水	5	二	丙午	水
廿二	12	日	己酉	土	10	一	戊寅	土	10	三	戊申	土	8	四	丁丑	水	8	六	丁未	水	7	一	丁丑	水	6	三	丁未	水
廿三	13	一	庚戌	金	11	二	己卯	土	11	四	己酉	土	9	五	戊寅	土	9	日	戊申	土	8	二	戊寅	土	7	四	戊申	土
廿四	14	二	辛亥	金	12	三	庚辰	金	12	五	庚戌	金	10	六	己卯	土	10	一	己酉	土	9	三	己卯	土	8	五	己酉	土
廿五	15	三	壬子	木	13	四	辛巳	金	13	六	辛亥	金	11	日	庚辰	金	11	二	庚戌	金	10	四	庚辰	金	9	六	庚戌	金
廿六	16	四	癸丑	木	14	五	壬午	木	14	日	壬子	木	12	一	辛巳	金	12	三	辛亥	金	11	五	辛巳	金	10	日	辛亥	金
廿七	17	五	甲寅	水	15	六	癸未	木	15	一	癸丑	木	13	二	壬午	木	13	四	午子	木	12	六	壬午	木	11	一	壬子	木
廿八	18	六	乙卯	水	16	日	甲申	水	16	二	甲寅	水	14	三	癸未	木	14	五	癸丑	木	13	日	癸未	木	12	二	癸丑	木
廿九	19	日	丙辰	土	17	一	乙酉	水	17	三	乙卯	水	15	四	甲申	水	15	六	甲寅	水	14	一	甲申	水	13	三	甲寅	水
三十					18	二	丙戌	土					16	五	乙酉	水	16	日	乙卯	水	15	二	乙酉	水	14	四	乙卯	水

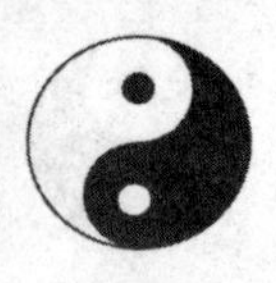

一九九一年 岁次 辛未 羊年 上半年

月份	正月				二月				三月				四月				五月				六月			
干支	庚寅				辛卯				壬辰				癸巳				甲午				乙未			
二十四节气 农历	初五		二十		初六		廿一		初六		廿二		初八		廿四		十一		廿六		十二		廿八	
二十四节气 节气	雨水		惊蛰		春分		清明		谷雨		立夏		小满		芒种		夏至		小暑		大暑		立秋	
二十四节气 公历	2月19日		3月6日		3月21日		4月5日		4月20日		5月7日		5月21日		6月6日		6月22日		7月7日		7月23日		8月8月	
二十四节气 时辰	巳时		辰时		巳时		未时		戌时		辰时		戌时		午时		寅时		亥时		申时		辰时	
农历	公历	星期	天地干支	五行	公历	星期	天地干支	五行	公历	星期	天地干支	五行	公历	星期	天地干支	五行	公历	星期	天地干支	五行	公历	星期	天地干支	五行
初一	15	五	丙辰	土	16	六	乙酉	水	15	一	乙卯	水	14	二	甲申	水	12	三	癸丑	木	12	五	癸未	木
初二	16	六	丁巳	土	17	日	丙戌	土	16	二	丙辰	土	15	三	乙酉	水	13	四	甲寅	水	13	六	甲申	水
初三	17	日	戊午	火	18	一	丁亥	土	17	三	丁巳	土	16	四	丙戌	土	14	五	乙卯	水	14	日	乙酉	水
初四	18	一	己未	火	19	二	戊子	火	18	四	戊午	火	17	五	丁亥	土	15	六	丙辰	土	15	一	丙戌	土
初五	19	二	庚申	木	20	三	己丑	火	19	五	己未	火	18	六	戊子	火	16	日	丁巳	土	16	二	丁亥	土
初六	20	三	辛酉	木	21	四	庚寅	木	20	六	庚申	木	19	日	己丑	火	17	一	戊午	火	17	三	戊子	火
初七	21	四	壬戌	水	22	五	辛卯	木	21	日	辛酉	木	20	一	庚寅	木	18	二	己未	火	18	四	己丑	火
初八	22	五	癸亥	水	23	六	壬辰	水	22	一	壬戌	水	21	二	辛卯	木	19	三	庚申	木	19	五	庚寅	木
初九	23	六	甲子	金	24	日	癸巳	水	23	二	癸亥	水	22	三	壬辰	水	20	四	辛酉	木	20	六	辛卯	木
初十	24	日	乙丑	金	25	一	甲午	金	24	三	甲子	金	23	四	癸巳	水	21	五	壬戌	水	21	日	壬辰	水
十一	25	一	丙寅	火	26	二	乙未	金	25	四	乙丑	金	24	五	甲午	金	22	六	癸亥	水	22	一	癸巳	水
十二	26	二	丁卯	火	27	三	丙申	火	26	五	丙寅	火	25	六	乙未	金	23	日	甲子	金	23	二	甲午	金
十三	27	三	戊辰	木	28	四	丁酉	火	27	六	丁卯	火	26	日	丙申	火	24	一	乙丑	金	24	三	乙未	金
十四	28	四	己巳	木	29	五	戊戌	木	28	日	戊辰	木	27	一	丁酉	火	25	二	丙寅	火	25	四	丙申	火
十五	3月	五	庚午	土	30	六	己亥	木	29	一	己巳	木	28	二	戊戌	木	26	三	丁卯	火	26	五	丁酉	火
十六	2	六	辛未	土	31	日	庚子	土	30	二	庚午	土	29	三	己亥	木	27	四	戊辰	木	27	六	戊戌	木
十七	3	日	壬申	金	4月	一	辛丑	土	5月	三	辛未	土	30	四	庚子	土	28	五	己巳	木	28	日	己亥	木
十八	4	一	癸酉	金	2	二	壬寅	金	2	四	壬申	金	31	五	辛丑	土	29	六	庚午	土	29	一	庚子	土
十九	5	二	甲戌	火	3	三	癸卯	金	3	五	癸酉	金	6月	六	壬寅	金	30	日	辛未	土	30	二	辛丑	土
二十	6	三	乙亥	火	4	四	甲辰	火	4	六	甲戌	火	2	日	癸卯	金	7月	一	壬申	金	31	三	壬寅	金
廿一	7	四	丙子	水	5	五	乙巳	火	5	日	乙亥	火	3	一	甲辰	火	2	二	癸酉	金	8月	四	癸卯	金
廿二	8	五	丁丑	水	6	六	丙午	水	6	一	丙子	水	4	二	乙巳	火	3	三	甲戌	火	2	五	甲辰	火
廿三	9	六	戊寅	土	7	日	丁未	水	7	二	丁丑	水	5	三	丙午	水	4	四	乙亥	火	3	六	乙巳	火
廿四	10	日	己卯	土	8	一	戊申	土	8	三	戊寅	土	6	四	丁未	水	5	五	丙子	水	4	日	丙午	水
廿五	11	一	庚辰	金	9	二	己酉	土	9	四	己卯	土	7	五	戊申	土	6	六	丁丑	水	5	一	丁未	水
廿六	12	二	辛巳	金	10	三	庚戌	金	10	五	庚辰	金	8	六	己酉	土	7	日	庚寅	土	6	二	戊申	土
廿七	13	三	壬午	木	11	四	辛亥	金	11	六	辛巳	金	9	日	庚戌	金	8	一	己卯	土	7	三	己酉	土
廿八	14	四	癸未	木	12	五	壬子	木	12	日	壬午	木	10	一	辛亥	金	9	二	庚辰	金	8	四	庚戌	金
廿九	15	五	甲申	水	13	六	癸丑	木	13	一	癸未	木	11	二	壬子	木	10	三	辛巳	金	9	五	辛亥	金
三十					14	日	甲寅	水									11	四	壬午	木				

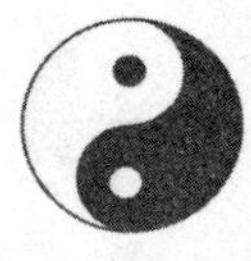

一九九一年 岁次 辛未 羊年 下半年

月份		七月				八月				九月				十月				十一月				十二月			
干支		丙申				丁酉				戊戌				己亥				庚子				辛丑			
二十四节气	农历	十四				初一		十六		初二		十七		初三		十八		初二		十七		初二		十七	
	节气	处暑				白露		秋分		寒露		霜降		立冬		小雪		大雪		冬至		小寒		大寒	
	公历	8月23日				9月8日		9月23日		10月9日		10月24日		11月8日		11月23日		12月7日		12月22日		1月6日		1月21日	
	时辰	子时				午时		亥时		寅时		卯时		卯时		寅时		子时		申时		巳时		寅时	
农历		公历	星期	天地干支	五行	公历	星期	天地干支	五行	公历	星期	天地干支	五行	公历	星期	天地干支	五行	公历	星期	天地干支	五行	公历	星期	天地干支	五行
初一		10	六	壬子	木	8	日	辛巳	金	8	二	辛亥	金	6	三	庚辰	金	6	五	庚戌	金	5	日	庚辰	金
初二		11	日	癸丑	木	9	一	壬午	木	9	三	壬子	木	7	四	辛巳	金	7	六	辛亥	金	6	一	辛巳	金
初三		12	一	甲寅	水	10	二	癸未	木	10	四	癸丑	木	8	五	壬午	木	8	日	壬子	木	7	二	壬午	木
初四		13	二	乙卯	水	11	三	甲申	水	11	五	甲寅	水	9	六	癸未	木	9	一	癸丑	木	8	三	癸未	木
初五		14	三	丙辰	土	12	四	乙酉	水	12	六	乙卯	水	10	日	甲申	水	10	二	甲寅	水	9	四	甲申	水
初六		15	四	丁巳	土	13	五	丙戌	土	13	日	丙辰	土	11	一	乙酉	水	11	三	乙卯	水	10	五	乙酉	水
初七		16	五	戊午	火	14	六	丁亥	土	14	一	丁巳	土	12	二	丙戌	土	12	四	丙辰	土	11	六	丙戌	土
初八		17	六	乙未	火	15	日	戊子	火	15	二	戊午	火	13	三	丁亥	土	13	五	丁巳	土	12	日	丁亥	土
初九		18	日	庚申	木	16	一	己丑	火	16	三	己未	火	14	四	戊子	火	14	六	戊午	火	13	一	戊子	火
初十		19	一	辛酉	木	17	二	庚寅	木	17	四	庚申	木	15	五	己丑	火	15	日	己未	火	14	二	己丑	火
十一		20	二	壬戌	水	18	三	辛卯	木	18	五	辛酉	木	16	六	庚寅	木	16	一	庚申	木	15	三	庚寅	木
十二		21	三	癸亥	水	19	四	壬辰	水	19	六	壬戌	水	17	日	辛卯	木	17	二	辛酉	木	16	四	辛卯	木
十三		22	四	甲子	金	20	五	癸巳	水	20	日	癸亥	水	18	一	壬辰	水	18	三	壬戌	水	17	五	壬辰	水
十四		23	五	乙丑	金	21	六	甲午	金	21	一	甲子	金	19	二	癸巳	水	19	四	癸亥	水	18	六	癸巳	水
十五		24	六	丙寅	火	22	日	乙未	金	22	二	乙丑	金	20	三	甲午	金	20	五	甲子	金	19	日	甲午	金
十六		25	日	丁卯	火	23	一	丙申	火	23	三	丙寅	火	21	四	乙未	金	21	六	乙丑	金	20	一	乙未	金
十七		26	一	戊辰	木	24	二	丁酉	火	24	四	丁卯	火	22	五	丙申	火	22	日	丙寅	火	21	二	丙申	火
十八		27	二	己巳	木	25	三	戊戌	木	25	五	戊辰	木	23	六	丁酉	火	23	一	丁卯	火	22	三	丁酉	火
十九		28	三	庚午	土	26	四	乙亥	木	26	六	己巳	木	24	日	戊戌	木	24	二	戊辰	木	23	四	戊戌	木
二十		29	四	辛未	土	27	五	庚子	土	27	日	庚午	土	25	一	己亥	木	25	三	己巳	木	24	五	己亥	木
廿一		30	五	壬申	金	28	六	辛丑	土	28	一	辛未	土	26	二	庚子	土	26	四	庚午	土	25	六	庚子	土
廿二		31	六	癸酉	金	29	日	壬寅	金	29	二	壬申	金	27	三	辛丑	土	27	五	辛未	土	26	日	辛丑	土
廿三		9月	日	甲戌	火	30	一	癸卯	金	30	三	癸酉	金	28	四	壬寅	金	28	六	壬申	金	27	一	壬寅	金
廿四		2	一	乙亥	火	10月	二	甲辰	火	31	四	甲戌	火	29	五	癸卯	金	29	日	癸酉	金	28	二	癸卯	金
廿五		3	二	丙子	水	2	三	乙巳	火	11月	五	乙亥	火	30	六	甲辰	火	30	一	甲戌	火	29	三	甲辰	火
廿六		4	三	丁丑	水	3	四	丙午	水	2	六	丙子	水	12月	日	乙巳	火	31	二	乙亥	火	30	四	乙巳	火
廿七		5	四	戊寅	土	4	五	丁未	水	3	日	丁丑	水	2	一	丙午	水	1月	三	丙子	水	31	五	丙午	水
廿八		6	五	己卯	土	5	六	戊申	土	4	一	戊寅	土	3	二	丁未	水	2	四	丁丑	水	2月	六	丁未	水
廿九		7	六	庚辰	金	6	日	己酉	土	5	二	己卯	土	4	三	戊申	土	3	五	戊寅	土	2	日	戊申	土
三十						7	一	庚戌	金					5	四	己酉	土	4	六	己卯	土	3	一	己酉	土

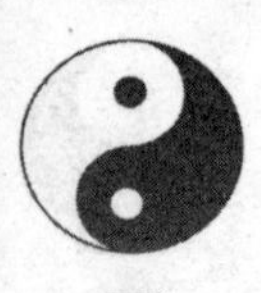

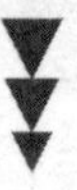

健康预测万年历

一九九二年 岁次 壬申 猴年 上半年

月份	正月				二月				三月				四月				五月				六月			
干支	壬寅				癸卯				甲辰				乙巳				丙午				丁未			
二十四节气 农历	初一		十六		初二		十七		初二		十八		初三		十九		初五		廿一		初八		廿三	
节气	立春		雨水		惊蛰		春分		清明		谷雨		立夏		小满		芒种		夏至		小暑		大暑	
公历	2月4日		2月19日		3月5日		3月20日		4月4日		4月20日		5月5日		5月21日		6月5日		6月21日		7月7日		7月22月	
时辰	亥时		酉时		申时		申时		亥时		寅时		未时		寅时		戌时		午时		卯时		亥时	
农历	公历	星期	天地干支	五行	公历	星期	天地干支	五行	公历	星期	天地干支	五行	公历	星期	天地干支	五行	公历	星期	天地干支	五行	公历	星期	天地干支	五行
初一	4	二	庚戌	金	4	三	己卯	土	3	五	己酉	土	3	日	己卯	土	6月	一	戊申	土	30	二	丁丑	水
初二	5	三	辛亥	金	5	四	庚辰	金	4	六	庚戌	金	4	一	庚辰	金	2	二	己酉	土	7月	三	戊寅	土
初三	6	四	壬子	木	6	五	辛巳	金	5	日	辛亥	金	5	二	辛巳	金	3	三	庚戌	金	2	四	己卯	土
初四	7	五	癸丑	木	7	六	壬午	木	6	一	壬子	木	6	三	壬午	木	4	四	辛亥	金	3	五	庚辰	金
初五	8	六	甲寅	水	8	日	癸未	木	7	二	癸丑	木	7	四	癸未	木	5	五	壬子	木	4	六	辛巳	金
初六	9	日	乙卯	水	9	一	甲申	水	8	三	甲寅	水	8	五	甲申	水	6	六	癸丑	木	5	日	壬午	木
初七	10	一	丙辰	土	10	二	乙酉	水	9	四	乙卯	水	9	六	乙酉	水	7	日	甲寅	水	6	一	癸未	木
初八	11	二	丁巳	土	11	三	丙戌	土	10	五	丙辰	土	10	日	丙戌	土	8	一	乙卯	水	7	二	甲申	水
初九	12	三	戊午	火	12	四	丁亥	土	11	六	丁巳	土	11	一	丁亥	土	9	二	丙辰	土	8	三	乙酉	水
初十	13	四	己未	火	13	五	戊子	火	12	日	戊午	火	12	二	戊子	火	10	三	丁巳	土	9	四	丙戌	土
十一	14	五	庚申	木	14	六	己丑	火	13	一	己未	火	13	三	己丑	火	11	四	戊午	火	10	五	丁亥	土
十二	15	六	辛酉	木	15	日	庚寅	木	14	二	庚申	木	14	四	庚寅	木	12	五	己未	火	11	六	戊子	火
十三	16	日	壬戌	水	16	一	辛卯	木	15	三	辛酉	木	15	五	辛卯	木	13	六	庚申	木	12	日	己丑	火
十四	17	一	癸亥	水	17	二	壬辰	水	16	四	壬戌	水	16	六	壬辰	水	14	日	辛酉	木	13	一	庚寅	木
十五	18	二	甲子	金	18	三	癸巳	水	17	五	癸亥	水	17	日	癸巳	水	15	一	壬戌	水	14	二	辛卯	木
十六	19	三	乙丑	金	19	四	甲午	金	18	六	甲子	金	18	一	甲午	金	16	二	癸亥	水	15	三	壬辰	水
十七	20	四	丙寅	火	20	五	乙未	金	19	日	乙丑	金	19	二	乙未	金	17	三	甲子	金	16	四	癸巳	水
十八	21	五	丁卯	火	21	六	丙申	火	20	一	丙寅	火	20	三	丙申	火	18	四	乙丑	金	17	五	甲午	金
十九	22	六	戊辰	木	22	日	丁酉	火	21	二	丁卯	火	21	四	丁酉	火	19	五	丙寅	火	18	六	乙未	金
二十	23	日	己巳	木	23	一	戊戌	木	22	三	戊辰	木	22	五	戊戌	木	20	六	丁卯	火	19	日	丙申	火
廿一	24	一	庚午	土	24	二	己亥	木	23	四	己巳	木	23	六	己亥	木	21	日	戊辰	木	20	一	丁酉	火
廿二	25	二	辛未	土	25	三	庚子	土	24	五	庚午	土	24	日	庚子	土	22	一	己巳	木	21	二	戊戌	木
廿三	26	三	壬申	金	26	四	辛丑	土	25	六	辛未	土	25	一	辛丑	土	23	二	庚午	土	22	三	己亥	木
廿四	27	四	癸酉	金	27	五	壬寅	金	26	日	壬申	金	26	二	壬寅	金	24	三	辛未	土	23	四	庚子	土
廿五	28	五	甲戌	火	28	六	癸卯	金	27	一	癸酉	金	27	三	癸卯	金	25	四	壬申	金	24	五	辛丑	土
廿六	29	六	乙亥	火	29	日	甲辰	火	28	二	甲戌	火	28	四	甲辰	火	26	五	癸酉	金	25	六	壬寅	金
廿七	3月	日	丙子	水	30	一	乙巳	火	29	三	乙亥	火	29	五	乙巳	火	27	六	甲戌	火	26	日	癸卯	金
廿八	2	一	丁丑	水	31	二	丙午	水	30	四	丙子	水	30	六	丙午	水	28	日	乙亥	火	27	一	甲辰	火
廿九	3	二	戊寅	土	4月	三	丁未	水	5月	五	丁丑	水	31	日	丁未	水	29	一	丙子	水	28	二	乙巳	火
三十					2	四	戊申	土	2	六	戊寅	土									29	三	丙午	水

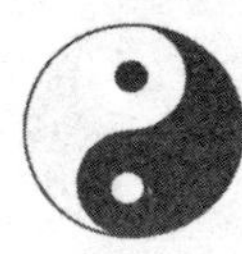

一九九二年 岁次 壬申 猴年 下半年

月份	七月								八月								九月								十月								十一月								十二月							
干支	戊申								己酉								庚戌								辛亥								壬子								癸丑							
二十四节气 农历	初九				廿五				十一				廿七				十三				廿八				十三				廿八				十四				廿八				十三				廿八			
二十四节气 节气	立秋				处暑				白露				秋分				寒露				霜降				立冬				小雪				大雪				冬至				小寒				大寒			
二十四节气 公历	2月4日				2月19日				3月6日				3月21日				4月5日				4月20日				5月6日				5月21日				6月6日				6月22日				7月7日				7月23月			
二十四节气 时辰	未时				午时				巳时				巳时				未时				亥时				辰时				亥时				未时				卯时				子时				酉时			

农历	公历	星期	天地干支	五行	公历	星期	天地干支	五行	公历	星期	天地干支	五行	公历	星期	天地干支	五行	公历	星期	天地干支	五行	公历	星期	天地干支	五行
初一	30	四	丁未	水	28	五	丙子	水	26	六	乙巳	火	26	一	乙亥	火	24	二	甲辰	火	24	四	甲戌	火
初二	31	五	戊申	土	29	六	丁丑	水	27	日	丙午	水	27	二	丙子	水	25	三	乙巳	火	25	五	乙亥	火
初三	8月	六	己酉	土	30	日	戊寅	土	28	一	丁未	水	28	三	丁丑	水	26	四	丙午	水	26	六	丙子	水
初四	2	日	庚戌	金	31	一	己卯	土	29	二	戊申	土	29	四	戊寅	土	27	五	丁未	水	27	日	丁丑	水
初五	3	一	辛亥	金	9月	二	庚辰	金	30	三	己酉	土	30	五	己卯	土	28	六	戊申	土	28	一	戊寅	土
初六	4	二	壬子	金	2	三	辛巳	金	10月	四	庚戌	金	31	六	庚辰	金	29	日	己酉	土	29	二	己卯	土
初七	5	三	癸丑	木	3	四	壬午	木	2	五	辛亥	金	11月	日	辛巳	金	30	一	庚戌	金	30	三	庚辰	金
初八	6	四	甲寅	木	4	五	癸未	木	3	六	壬子	木	2	一	壬午	木	12月	二	辛亥	金	31	四	辛巳	金
初九	7	五	乙卯	水	5	六	甲申	水	4	日	癸丑	木	3	二	癸未	木	2	三	壬子	木	1月	五	壬午	木
初十	8	六	丙辰	土	6	日	乙酉	水	5	一	甲寅	水	4	三	甲申	水	3	四	癸丑	木	2	六	癸未	木
十一	9	日	丁巳	土	7	一	丙戌	土	6	二	乙卯	水	5	四	乙酉	水	4	五	甲寅	水	3	日	甲申	水
十二	10	一	戊午	火	8	二	丁亥	土	7	三	丙辰	土	6	五	丙戌	土	5	六	乙卯	水	4	一	乙酉	水
十三	11	二	乙未	火	9	三	戊子	火	8	四	丁巳	土	7	六	丁亥	土	6	日	丙辰	土	5	二	丙戌	土
十四	12	三	庚申	木	10	四	己丑	火	9	五	戊午	火	8	日	戊子	火	7	一	丁巳	土	6	三	丁亥	土
十五	13	四	辛酉	木	11	五	庚寅	木	10	六	己未	火	9	一	己丑	火	8	二	戊午	火	7	四	戊子	火
十六	14	五	壬戌	水	12	六	辛卯	木	11	日	庚申	木	10	二	庚寅	木	9	三	己未	火	8	五	己丑	火
十七	15	六	癸亥	水	13	日	壬辰	水	12	一	辛酉	木	11	三	辛卯	木	10	四	庚申	木	9	六	庚寅	木
十八	16	日	甲子	金	14	一	癸巳	水	13	二	壬戌	水	12	四	壬辰	水	11	五	辛酉	木	10	日	辛卯	木
十九	17	一	乙丑	金	15	二	甲午	金	14	三	癸亥	水	13	五	癸巳	水	12	六	壬戌	水	11	一	壬辰	水
二十	18	二	丙寅	火	16	三	乙未	金	15	四	甲子	金	14	六	甲午	金	13	日	癸亥	水	12	二	癸巳	水
廿一	19	三	丁卯	火	17	四	丙申	火	16	五	乙丑	金	15	日	乙未	金	14	一	甲子	金	13	三	甲午	金
廿二	20	四	戊辰	木	18	五	丁酉	火	17	六	丙寅	火	16	一	丙申	火	15	二	乙丑	金	14	四	乙未	金
廿三	21	五	己巳	木	19	六	戊戌	木	18	日	丁卯	火	17	二	丁酉	火	16	三	丙寅	火	15	五	丙申	火
廿四	22	六	庚午	土	20	日	己亥	木	19	一	戊辰	木	18	三	戊戌	木	17	四	丁卯	火	16	六	丁酉	火
廿五	23	日	辛未	土	21	一	庚子	土	20	二	己巳	木	19	四	己亥	木	18	五	戊辰	木	17	日	戊戌	木
廿六	24	一	壬申	金	22	二	辛丑	土	21	三	庚午	土	20	五	庚子	土	19	六	己巳	木	18	一	己亥	木
廿七	25	二	癸酉	金	23	三	壬寅	金	22	四	辛未	土	21	六	辛丑	土	20	日	庚午	土	19	二	庚子	土
廿八	26	三	甲戌	火	24	四	癸卯	金	23	五	壬申	金	22	日	壬寅	金	21	一	辛未	土	20	三	辛丑	土
廿九	27	四	乙亥	火	25	五	甲辰	火	24	六	癸酉	金	23	一	癸卯	金	22	二	壬申	金	21	四	壬寅	金
三十									25	日	甲戌	火					23	三	癸酉	金	22	五	癸卯	金

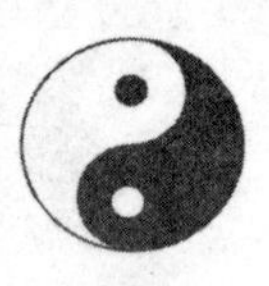

月份	正月		二月		三月		闰三月	四月		五月	
干支	甲寅		乙卯		丙辰			丁巳		戊午	
二十四节气 农历	十三	廿七	十三	廿七	十四	廿九	十四	初一	十七	初二	十八
节气	立春	雨水	惊蛰	春分	清明	谷雨	立夏	小满	芒种	夏至	小暑
公历	2月4日	2月18日	3月5日	3月20日	4月5日	4月20日	5月5日	5月21日	6月6日	6月21日	7月7日
时辰	寅时	子时	亥时	亥时	丑时	巳时	戌时	巳时	子时	酉时	午时

农历	公历	星期	天地干支	五行	公历	星期	天地干支	五行	公历	星期	天地干支	五行	公历	星期	天地干支	五行	公历	星期	天地干支	五行	公历	星期	天地干支	五行
初一	23	六	甲辰	火	21	日	癸酉	金	23	二	癸卯	金	22	四	癸酉	金	21	五	壬寅	金	20	日	壬申	金
初二	24	日	乙巳	火	22	一	甲戌	火	24	三	甲辰	火	23	五	甲戌	火	22	六	癸卯	金	21	一	癸酉	金
初三	25	一	丙午	水	23	二	乙亥	火	25	四	乙巳	火	24	六	乙亥	火	23	日	甲辰	火	22	二	甲戌	火
初四	26	二	丁未	水	24	三	丙子	水	26	五	丙午	水	25	日	丙子	水	24	一	乙巳	火	23	三	乙亥	火
初五	27	三	戊申	土	25	四	丁丑	水	27	六	丁未	水	26	一	丁丑	水	25	二	丙午	水	24	四	丙子	水
初六	28	四	丁酉	土	26	五	戊寅	土	28	日	戊申	土	27	二	戊寅	土	26	三	丁未	水	25	五	丁丑	水
初七	29	五	庚戌	金	27	六	乙卯	土	29	一	己酉	土	28	三	己卯	土	27	四	戊申	土	26	六	戊寅	土
初八	30	六	辛亥	金	28	日	庚辰	金	30	二	庚戌	金	29	四	庚辰	金	28	五	己酉	土	27	日	己卯	土
初九	31	日	壬子	木	3月	一	辛巳	金	31	三	辛亥	金	30	五	辛巳	金	29	六	庚戌	金	28	一	庚辰	金
初十	2月	一	癸丑	木	2	二	壬午	木	4月	四	壬子	木	5月	六	壬午	木	30	日	辛亥	金	29	二	辛巳	金
十一	2	二	甲寅	水	3	三	癸未	木	2	五	癸丑	木	2	日	癸未	木	31	一	壬子	木	30	三	壬午	木
十二	3	三	乙卯	水	4	四	甲申	水	3	六	甲寅	水	3	一	甲申	水	6月	二	癸丑	木	7月	四	癸未	木
十三	4	四	丙辰	土	5	五	乙酉	水	4	日	乙卯	水	4	二	乙酉	水	2	三	甲寅	水	2	五	甲申	水
十四	5	五	丁巳	土	6	六	丙戌	土	5	一	丙辰	土	5	三	丙戌	土	3	四	乙卯	水	3	六	乙酉	水
十五	6	六	戊午	火	7	日	丁亥	土	6	二	丁巳	土	6	四	丁亥	土	4	五	丙辰	土	4	日	丙戌	土
十六	7	日	己未	火	8	一	戊子	火	7	三	戊午	火	7	五	戊子	火	5	六	丁巳	土	5	一	丁亥	土
十七	8	一	庚申	木	9	二	己丑	火	8	四	己未	火	8	六	己丑	火	6	日	戊午	火	6	二	戊子	火
十八	9	二	辛酉	木	10	三	庚寅	木	9	五	庚申	木	9	日	庚寅	木	7	一	己未	火	7	三	己丑	火
十九	10	三	壬戌	水	11	四	辛卯	木	10	六	辛酉	木	10	一	辛卯	木	8	二	庚申	木	8	四	庚寅	木
二十	11	四	癸亥	水	12	五	壬辰	水	11	日	壬戌	水	11	二	壬辰	水	9	三	辛酉	木	9	五	辛卯	木
廿一	12	五	甲子	金	13	六	癸巳	水	12	一	癸亥	水	12	三	癸巳	水	10	四	壬戌	水	10	六	壬辰	水
廿二	13	六	乙丑	金	14	日	甲午	金	13	二	甲子	金	13	四	甲午	金	11	五	癸亥	水	11	日	癸巳	水
廿三	14	日	丙寅	火	15	一	乙未	金	14	三	乙丑	金	14	五	乙未	金	12	六	甲子	金	12	一	甲午	金
廿四	15	一	丁卯	火	16	二	丙申	火	15	四	丙寅	火	15	六	丙申	火	13	日	乙丑	金	13	二	乙未	金
廿五	16	二	戊辰	木	17	三	丁酉	火	16	五	丁卯	火	16	日	丁酉	火	14	一	丙寅	火	14	三	丙申	火
廿六	17	三	己巳	木	18	四	戊戌	木	17	六	戊辰	木	17	一	戊戌	木	15	二	丁卯	火	15	四	丁酉	火
廿七	18	四	庚午	土	19	五	己亥	土	18	日	己巳	土	18	二	己亥	土	16	三	戊辰	木	16	五	丁酉	木
廿八	19	五	辛未	土	20	六	庚子	土	19	一	庚午	土	19	三	庚子	土	17	四	己巳	木	17	六	己亥	木
廿九	20	六	壬申	金	21	日	辛丑	土	20	二	辛未	土	20	四	辛丑	土	18	五	庚午	土	18	日	庚子	土
三十					22	一	壬寅	金	21	三	壬申	金					19	六	辛未	土				

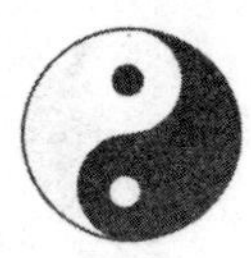

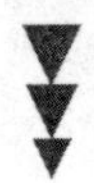

一九九三年 岁次 癸酉 鸡年 下半年

月份		六月		七月		八月		九月		十月		十一月		十二月	
干支		己未		庚申		辛酉		壬戌		癸亥		甲子		乙丑	
二十四节气	农历	初五	二十	初六	廿一	初八	廿三	初九	廿四	初九	廿四	初十	廿四	初九	廿四
	节气	大暑	立秋	处暑	白露	秋分	寒露	霜降	立冬	小雪	大雪	冬至	小寒	大寒	立春
	公历	7月23日	8月7日	8月23日	9月7日	9月20日	10月8日	10月23日	11月7日	11月22日	12月7日	12月22日	1月5日	1月20日	2月4日
	时辰	寅时	戌时	午时	子时	辰时	申时	酉时	酉时	申时	巳时	寅时	亥时	申时	巳时

农历	公历	星期	天地干支	五行	公历	星期	天地干支	五行	公历	星期	天地干支	五行	公历	星期	天地干支	五行	公历	星期	天地干支	五行	公历	星期	天地干支	五行	公历	星期	天地干支	五行
初一	19	一	辛丑	土	18	三	辛未	土	16	四	庚子	土	15	五	己巳	木	14	日	己亥	木	13	一	戊辰	木	12	三	戊戌	木
初二	20	二	壬寅	金	19	四	壬申	金	17	五	辛丑	土	16	六	庚午	土	15	一	庚子	土	14	二	己巳	木	13	四	己亥	木
初三	21	三	癸卯	金	20	五	癸酉	金	18	六	壬寅	金	17	日	辛未	土	16	二	辛丑	土	15	三	庚午	土	14	五	庚子	土
初四	22	四	甲辰	火	21	六	甲戌	火	19	日	癸卯	金	18	一	壬申	金	17	三	壬寅	金	16	四	辛未	土	15	六	辛丑	土
初五	23	五	乙巳	火	22	日	乙亥	火	20	一	甲辰	火	19	二	癸酉	金	18	四	癸卯	金	17	五	壬申	金	16	日	壬寅	金
初六	24	六	丙午	水	23	一	丙子	水	21	二	乙巳	火	20	三	甲戌	火	19	五	甲辰	火	18	六	癸酉	金	17	一	癸卯	金
初七	25	日	丁未	水	24	二	丁丑	水	22	三	丙午	水	21	四	乙亥	火	20	六	乙巳	火	19	日	甲戌	火	18	二	甲辰	火
初八	26	一	戊申	土	25	三	戊寅	土	23	四	丁未	水	22	五	丙子	水	21	日	丙午	水	20	一	乙亥	火	19	三	乙巳	火
初九	27	二	己酉	土	26	四	己卯	土	24	五	戊申	土	23	六	丁丑	水	22	一	丁未	水	21	二	丙子	水	20	四	丙午	水
初十	28	三	庚戌	金	27	五	庚辰	金	25	六	己酉	土	24	日	戊寅	土	23	二	戊申	土	22	三	丁丑	水	21	五	丁未	水
十一	29	四	辛亥	金	28	六	辛巳	金	26	日	庚戌	金	25	一	己卯	土	24	三	己酉	土	23	四	戊寅	土	22	六	戊申	土
十二	30	五	壬子	木	29	日	壬午	木	27	一	辛亥	金	26	二	庚辰	金	25	四	庚戌	金	24	五	己卯	土	23	日	己酉	土
十三	31	六	癸丑	木	30	一	癸未	木	28	二	壬子	木	27	三	辛巳	金	26	五	辛亥	金	25	六	庚辰	金	24	一	庚戌	金
十四	8月	日	甲寅	水	31	二	甲申	水	29	三	癸丑	木	28	四	壬午	木	27	六	壬子	木	26	日	辛巳	金	25	二	辛亥	金
十五	2	一	乙卯	水	9月	三	乙酉	水	30	四	甲寅	水	29	五	癸未	木	28	日	癸丑	木	27	一	壬午	木	26	三	壬子	木
十六	3	二	丙辰	土	2	四	丙戌	土	10月	五	乙卯	水	30	六	甲申	水	29	一	甲寅	水	28	二	癸未	木	27	四	癸丑	木
十七	4	三	丁巳	土	3	五	丁亥	土	2	六	丙辰	土	31	日	乙酉	水	30	二	乙卯	水	29	三	甲申	水	28	五	甲寅	水
十八	5	四	戊午	火	4	六	戊子	火	3	日	丁巳	土	11月	一	丙戌	土	12月	三	丙辰	土	30	四	乙酉	水	29	六	乙卯	水
十九	6	五	己未	火	5	日	己丑	火	4	一	戊午	火	2	二	丁亥	土	2	四	丁巳	土	31	五	丙戌	土	30	日	丙辰	土
二十	7	六	庚申	木	6	一	庚寅	木	5	二	己未	火	3	三	戊子	火	3	五	戊午	火	1月	六	丁亥	土	31	一	丁巳	土
廿一	8	日	辛酉	木	7	二	辛卯	木	6	三	庚申	木	4	四	己丑	火	4	六	己未	火	2	日	戊子	火	2月	二	戊午	火
廿二	9	一	壬戌	水	8	三	壬辰	水	7	四	辛酉	木	5	五	庚寅	木	5	日	庚申	木	3	一	己丑	火	2	三	己未	火
廿三	10	二	癸亥	水	9	四	癸巳	水	8	五	壬戌	水	6	六	辛卯	木	6	一	辛酉	木	4	二	庚寅	木	3	四	庚申	木
廿四	11	三	甲子	金	10	五	甲午	金	9	六	癸亥	水	7	日	壬辰	水	7	二	壬戌	水	5	三	辛卯	木	4	五	辛酉	木
廿五	12	四	乙丑	金	11	六	乙未	金	10	日	甲子	金	8	一	癸巳	水	8	三	癸亥	水	6	四	壬辰	水	5	六	壬戌	水
廿六	13	五	丙寅	火	12	日	丙申	火	11	一	乙丑	金	9	二	甲午	金	9	四	甲子	金	7	五	癸巳	水	6	日	癸亥	水
廿七	14	六	丁卯	火	13	一	丁酉	火	12	二	丙寅	火	10	三	乙未	金	10	五	乙丑	金	8	六	甲午	金	7	一	甲子	金
廿八	15	日	戊辰	木	14	二	戊戌	木	13	三	丁卯	火	11	四	丙申	火	11	六	丙寅	火	9	日	乙未	金	8	二	乙丑	金
廿九	16	一	己巳	木	15	三	己亥	木	14	四	戊辰	木	12	五	丁酉	火	12	日	丁卯	火	10	一	丙申	火	9	三	丙寅	火
三十	17	二	庚午	土									13	六	戊戌	木					11	二	丁酉	火				

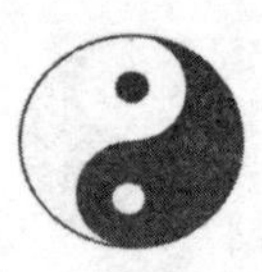

月份	正月		二月		三月		四月		五月		六月
干支	丙寅		丁卯		戊辰		己巳		庚午		辛未
二十四节气 农历	初十	廿五	初十	廿五	初十	廿六	十一	廿七	十三	廿九	十五
节气	雨水	惊蛰	春分	清明	谷雨	立夏	小满	芒种	夏至	小暑	大暑
公历	2月19日	3月6日	3月21日	4月5日	4月20日	5月6日	5月21日	6月6日	6月21日	7月7日	7月23日
时辰	卯时	寅时	寅时	辰时	申时	丑时	申时	卯时	子时	酉时	巳时

农历	公历	星期	天地干支	五行	公历	星期	天地干支	五行	公历	星期	天地干支	五行	公历	星期	天地干支	五行	公历	星期	天地干支	五行	公历	星期	天地干支	五行
初一	10	四	丁卯	火	12	六	丁酉	火	11	一	丁卯	火	11	三	丁酉	火	9	四	丙寅	火	9	六	丙申	火
初二	11	五	戊辰	木	13	日	戊戌	木	12	二	戊辰	木	12	四	戊戌	木	10	五	丁卯	火	10	日	丁酉	火
初三	12	六	己巳	木	14	一	己亥	木	13	三	己巳	木	13	五	己亥	木	11	六	戊辰	木	11	一	戊戌	木
初四	13	日	庚午	土	15	二	庚子	土	14	四	庚午	土	14	六	庚子	土	12	日	己巳	木	12	二	己亥	木
初五	14	一	辛未	土	16	三	辛丑	土	15	五	辛未	土	15	日	辛丑	土	13	一	庚午	土	13	三	庚子	土
初六	15	二	壬申	金	17	四	壬寅	金	16	六	壬申	金	16	一	壬寅	金	14	二	辛未	土	14	四	辛丑	土
初七	16	三	癸酉	金	18	五	癸卯	金	17	日	癸酉	金	17	二	癸卯	金	15	三	壬申	金	15	五	壬寅	金
初八	17	四	甲戌	火	19	六	甲辰	火	18	一	甲戌	火	18	三	甲辰	火	16	四	癸酉	金	16	六	癸卯	金
初九	18	五	乙亥	火	20	日	乙巳	火	19	二	乙亥	火	19	四	乙巳	火	17	五	甲戌	火	17	日	甲辰	火
初十	19	六	丙子	水	21	一	丙午	水	20	三	丙子	水	20	五	丙午	水	18	六	乙亥	火	18	一	乙巳	火
十一	20	日	丁丑	水	22	二	丁未	水	21	四	丁丑	水	21	六	丁未	水	19	日	丙子	水	19	二	丙午	水
十二	21	一	戊寅	土	23	三	戊申	土	22	五	戊寅	土	22	日	戊申	土	20	一	丁丑	水	20	三	丁未	水
十三	22	二	己卯	土	24	四	己酉	土	23	六	己卯	土	23	一	己酉	土	21	二	戊寅	土	21	四	戊申	土
十四	23	三	庚辰	金	25	五	庚戌	金	24	日	庚辰	金	24	二	庚戌	金	22	三	己卯	土	22	五	己酉	土
十五	24	四	辛巳	金	26	六	辛亥	金	25	一	辛巳	金	25	三	辛亥	金	23	四	庚辰	金	23	六	庚戌	金
十六	25	五	壬午	木	27	日	壬子	木	26	二	壬午	木	26	四	壬子	木	24	五	辛巳	金	24	日	辛亥	金
十七	26	六	癸未	木	28	一	癸丑	木	27	三	癸未	木	27	五	癸丑	木	25	六	壬午	木	25	一	壬子	木
十八	27	日	甲申	水	29	二	甲寅	水	28	四	甲申	水	28	六	甲寅	水	26	日	癸未	木	26	二	癸丑	木
十九	28	一	乙酉	水	30	三	乙卯	水	29	五	乙酉	水	29	日	乙卯	水	27	一	甲申	水	27	三	甲寅	水
二十	3月	二	丙戌	土	31	四	丙辰	土	30	六	丙戌	土	30	一	丙辰	土	28	二	乙酉	水	28	四	乙卯	水
廿一	2	三	丁亥	土	4月	五	丁巳	土	5月	日	丁亥	土	31	二	丁巳	土	29	三	丙戌	土	29	五	丙辰	土
廿二	3	四	戊子	火	2	六	戊午	火	2	一	戊子	火	6月	三	戊午	火	30	四	丁亥	土	30	六	丁巳	土
廿三	4	五	己丑	火	3	日	己未	火	3	二	己丑	火	2	四	己未	火	7月	五	戊子	火	31	日	戊午	火
廿四	5	六	庚寅	木	4	一	庚申	木	4	三	庚寅	木	3	五	庚申	木	2	六	己丑	火	8月	一	己未	火
廿五	6	日	辛卯	木	5	二	辛酉	木	5	四	辛卯	木	4	六	辛酉	木	3	日	庚寅	木	2	二	庚申	木
廿六	7	一	壬辰	水	6	三	壬戌	水	6	五	壬辰	水	5	日	壬戌	水	4	一	辛卯	木	3	三	辛酉	木
廿七	8	二	癸巳	水	7	四	癸亥	水	7	六	癸巳	水	6	一	癸亥	水	5	二	壬辰	水	4	四	壬戌	水
廿八	9	三	甲午	金	8	五	甲子	金	8	日	甲午	金	7	二	甲子	金	6	三	癸巳	水	5	五	癸亥	水
廿九	10	四	乙未	金	9	六	乙丑	金	9	一	乙未	金	8	三	乙丑	金	7	四	甲午	金	6	六	甲子	金
三十	11	五	丙申	火	10	日	丙寅	火	10	二	丙申	火					8	五	乙未	金				

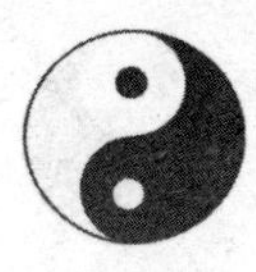

一九九四年 岁次 甲戌 狗年 下半年

月份	七月				八月				九月				十月				十一月				十二月			
干支	壬申				癸酉				甲戌				乙亥				丙子				丁丑			
二十四节气 农历	初二		十七		初三		十八		初四		十九		初五		二十		初五		二十		初六		二十	
二十四节气 节气	立秋		处暑		白露		秋分		寒露		霜降		立冬		小雪		大雪		冬至		小寒		大寒	
二十四节气 公历	8月 8		8月 23日		9月 8日		9月 23		10月 8日		10月 23日		11月 7日		11月 22日		12月 7日		12月 21日		1月 6日		1月 20日	
二十四节气 时辰	未时		午时		巳时		巳时		未时		亥时		辰时		亥时		未时		卯时		子时		酉时	
农历	公历	星期	天地干支	五行	公历	星期	天地干支	五行	公历	星期	天地干支	五行	公历	星期	天地干支	五行	公历	星期	天地干支	五行	公历	星期	天地干支	五行
初一	7	日	乙丑	金	6	二	乙未	金	5	三	甲子	金	3	四	癸亥	水	3	六	癸亥	水	1月	日	壬辰	水
初二	8	一	丙寅	火	7	三	丙申	火	6	四	乙丑	金	4	五	甲午	金	4	日	甲子	金	2	一	癸巳	水
初三	9	二	丁卯	火	8	四	丁酉	火	7	五	丙寅	火	5	六	乙未	金	5	一	乙丑	金	3	二	甲午	金
初四	10	三	戊辰	木	9	五	戊戌	木	8	六	丁卯	火	6	日	丙申	火	6	二	丙寅	火	4	三	乙未	金
初五	11	四	己巳	木	10	六	己亥	木	9	日	戊辰	木	7	一	丁酉	火	7	三	丁卯	火	5	四	丙申	火
初六	12	五	庚午	土	11	日	庚子	土	10	一	己巳	木	8	二	戊戌	木	8	四	戊辰	木	6	五	丁酉	火
初七	13	六	辛未	土	12	一	辛丑	土	11	二	庚午	土	9	三	乙亥	木	9	五	己巳	木	7	六	戊戌	木
初八	14	日	壬申	金	13	二	壬寅	金	12	三	辛未	土	10	四	庚子	土	10	六	庚午	土	8	日	己亥	木
初九	15	一	癸酉	金	14	三	癸卯	金	13	四	壬申	金	11	五	辛丑	土	11	日	辛未	土	9	一	庚子	土
初十	16	二	甲戌	火	15	四	甲辰	火	14	五	癸酉	金	12	六	壬寅	金	12	一	壬申	金	10	二	辛丑	土
十一	17	三	乙亥	火	16	五	乙巳	火	15	六	甲戌	火	13	日	癸卯	金	13	二	癸酉	金	11	三	壬寅	金
十二	18	四	丙子	水	17	六	丙午	水	16	日	乙亥	火	14	一	甲辰	火	14	三	甲戌	火	12	四	癸卯	金
十三	19	五	丁丑	水	18	日	丁未	水	17	一	丙子	水	15	二	乙巳	火	15	四	乙亥	火	13	五	甲辰	火
十四	20	六	戊寅	水	19	一	戊申	水	18	二	丁丑	水	16	三	丙午	水	16	五	丙子	水	14	六	乙巳	火
十五	21	日	己卯	土	20	二	己酉	土	19	三	戊寅	土	17	四	丁未	水	17	六	丁丑	水	15	日	丙午	火
十六	22	一	庚辰	金	21	三	庚戌	金	20	四	己卯	土	18	五	戊申	土	18	日	戊寅	土	16	一	丁未	水
十七	23	二	辛巳	金	22	四	辛亥	金	21	五	庚辰	金	19	六	己酉	土	19	一	己卯	土	17	二	戊申	土
十八	24	三	壬午	木	23	五	壬子	木	22	六	辛巳	金	20	日	庚戌	金	20	二	庚辰	金	18	三	己酉	土
十九	25	四	癸未	木	24	六	癸丑	木	23	日	壬午	木	21	一	辛亥	金	21	三	辛巳	金	19	四	庚戌	金
二十	26	五	甲申	水	25	日	甲寅	水	24	一	癸未	木	22	二	壬子	木	22	四	壬午	木	20	五	辛亥	金
廿一	27	六	乙酉	水	26	一	乙卯	水	25	二	甲申	水	23	三	癸丑	木	23	五	癸未	木	21	六	壬子	木
廿二	28	日	丙戌	土	27	二	丙辰	土	26	三	乙酉	水	24	四	甲寅	水	24	六	甲申	水	22	日	癸丑	木
廿三	29	一	丁亥	土	28	三	丁巳	土	27	四	丙戌	土	25	五	乙卯	水	25	日	乙酉	水	23	一	甲寅	水
廿四	30	二	戊子	火	29	四	戊午	火	28	五	丁亥	土	26	六	丙辰	土	26	一	丙戌	土	24	二	乙卯	水
廿五	31	三	己丑	火	30	五	己未	火	29	六	戊子	火	27	日	丁巳	土	27	二	丁亥	土	25	三	丙辰	土
廿六	9月	四	庚寅	木	10月	六	庚申	木	30	日	己丑	火	28	一	戊午	火	28	三	戊子	火	26	四	丁巳	土
廿七	2	五	辛卯	木	2	日	辛酉	木	31	一	庚寅	木	29	二	己未	火	29	四	己丑	火	27	五	戊午	火
廿八	3	六	壬辰	水	3	一	壬戌	水	11月	二	辛卯	木	30	三	庚申	木	30	五	庚寅	木	28	六	己未	火
廿九	4	日	癸巳	水	4	二	癸亥	水	2	三	壬辰	水	12月	四	辛酉	木	31	六	辛卯	木	29	日	庚申	木
三十	5	一	甲午	金									2	五	壬戌	水					30	一	辛酉	木

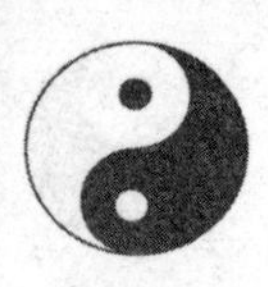

一九九五年 岁次 乙亥 猪年 上半年

月份	正月				二月				三月				四月				五月				六月			
干支	戊寅				己卯				庚辰				辛巳				壬午				癸未			
二十四节气 农历	初五		二十		初六		廿一		初六		廿一		初七		廿二		初九		廿五		初十		廿六	
节气	雨水		惊蛰		春分		清明		谷雨		立夏		小满		芒种		夏至		小暑		大暑		立秋	
公历	2月4		2月19日		3月6日		3月21		4月5日		4月20日		5月6日		5月21日		6月6日		6月22日		7月7日		7月23日	
时辰	申时		午时		巳时		巳时		未时		亥时		辰时		辰时		午时		卯时		亥时		申时	
农历	公历	星期	天地干支	五行	公历	星期	天地干支	五行	公历	星期	天地干支	五行	公历	星期	天地干支	五行	公历	星期	天地干支	五行	公历	星期	天地干支	五行
初一	31	二	壬戌	水	3月	三	辛卯	木	31	五	辛酉	木	30	日	辛卯	木	29	一	庚申	木	28	三	庚寅	木
初二	2月	三	癸亥	水	2	四	壬辰	水	4月	六	壬戌	水	5月	一	辛酉	水	30	二	辛酉	木	29	四	辛卯	木
初三	2	四	甲子	金	3	五	癸巳	水	2	日	癸亥	水	2	二	癸巳	水	31	三	壬戌	水	30	五	壬辰	水
初四	3	五	乙丑	金	4	六	甲午	金	3	一	甲子	金	3	三	甲午	金	6月	四	癸亥	水	7月	六	癸巳	水
初五	4	六	丙寅	火	5	日	乙未	金	4	二	乙丑	金	4	四	乙未	金	2	五	甲子	金	2	日	甲午	金
初六	5	日	丁卯	火	6	一	丙申	火	5	三	丙寅	火	5	五	丙申	火	3	六	乙丑	金	3	一	乙未	金
初七	6	一	戊辰	木	7	二	丁酉	火	6	四	丁卯	火	6	六	丁酉	火	4	日	丙寅	火	4	二	丙申	火
初八	7	二	己巳	木	8	三	戊戌	木	7	五	戊辰	木	7	日	戊戌	木	5	一	丁卯	火	5	三	丁酉	火
初九	8	三	庚午	土	9	四	己亥	木	8	六	己巳	木	8	一	己亥	木	6	二	戊辰	木	6	四	戊戌	木
初十	9	四	辛未	土	10	五	庚子	土	9	日	庚午	土	9	二	庚子	土	7	三	己巳	木	7	五	己亥	木
十一	10	五	壬申	金	11	六	辛丑	土	10	一	辛未	土	10	三	辛丑	土	8	四	庚午	土	8	六	庚子	土
十二	11	六	癸酉	金	12	日	壬寅	金	11	二	壬申	金	11	四	壬寅	金	9	五	辛未	土	9	日	辛丑	土
十三	12	日	甲戌	火	13	一	癸卯	金	12	三	癸酉	金	12	五	癸卯	金	10	六	壬申	金	10	一	壬寅	金
十四	13	一	乙亥	火	14	二	甲辰	火	13	四	甲戌	火	13	六	甲辰	火	11	日	癸酉	金	11	二	癸卯	金
十五	14	二	丙子	水	15	三	乙巳	火	14	五	乙亥	火	14	日	乙巳	火	12	一	甲戌	火	12	三	甲辰	火
十六	15	三	丁丑	水	16	四	丙午	水	15	六	丙子	水	15	一	丙午	水	13	二	乙亥	火	13	四	乙巳	火
十七	16	四	戊寅	土	17	五	丁未	水	16	日	丁丑	水	16	二	丁未	水	14	三	丙子	水	14	五	丙午	水
十八	17	五	己卯	土	18	六	戊申	土	17	一	戊寅	土	17	三	戊申	土	15	四	丁丑	水	15	六	丁未	水
十九	18	六	庚辰	金	19	日	己酉	土	18	二	己卯	土	18	四	己酉	土	16	五	戊寅	土	16	日	戊申	土
二十	19	日	辛巳	金	20	一	庚戌	金	19	三	庚辰	金	19	五	庚戌	金	17	六	己卯	土	17	一	己酉	土
廿一	20	一	壬午	木	21	二	辛亥	金	20	四	辛巳	金	20	六	辛亥	金	18	日	庚辰	金	15	二	庚戌	金
廿二	21	二	癸未	木	22	三	壬子	木	21	五	壬午	木	21	日	壬子	木	19	一	辛巳	金	19	三	辛亥	金
廿三	22	三	甲申	水	23	四	癸丑	木	22	六	癸未	木	22	一	癸丑	木	20	二	壬午	木	20	四	壬子	木
廿四	23	四	乙酉	水	24	五	甲寅	水	23	日	甲申	水	23	二	甲寅	水	21	三	癸未	木	21	五	癸丑	木
廿五	24	五	丙戌	土	25	六	乙卯	水	24	一	乙酉	水	24	三	乙卯	水	22	四	甲申	水	22	六	甲寅	水
廿六	25	六	丁亥	土	26	日	丙辰	土	25	二	丙戌	土	25	四	丙辰	土	23	五	乙酉	水	23	日	乙卯	水
廿七	26	日	戊子	火	27	一	丁巳	土	26	三	丁亥	土	26	五	丁巳	土	24	六	丙戌	土	24	一	丙辰	土
廿八	27	一	己丑	火	28	二	戊午	火	27	四	戊子	火	27	六	戊午	火	25	日	丁亥	土	25	二	丁巳	土
廿九	28	二	庚寅	木	29	三	己未	火	28	五	己丑	火	28	日	己未	火	26	一	戊子	火	26	三	戊午	火
三十					30	四	庚申	木	29	六	庚寅	木					27	二	己丑	火				

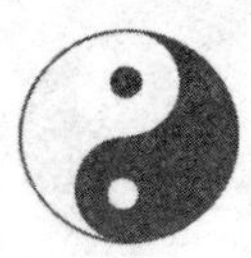

一九九五年 岁次 乙亥 猪年 下半年

月份		七月		八月		闰八月	九月		十月		十一月		十二月	
干支		甲申		乙酉			丙戌		丁亥		戊子		己丑	
二十四节气	农历	十三	廿八	十四	廿九	十五	初一	十六	初二	十六	初一	十六	初二	十六
	节气	立秋	处暑	白露	秋分	寒露	霜降	立冬	小雪	大雪	冬至	小寒	大寒	立春
	公历	8月8日	8月21日	9月8日	9月23日	10月9日	10月24日	11月8日	11月23日	12月7日	12月22日	1月6日	1月20日	2月4日
	时辰	辰时	子时	午时	戌时	丑时	卯时	卯时	丑时	亥时	申时	巳时	丑时	亥时

农历	公历	星期	天地干支	五行	公历	星期	天地干支	五行	公历	星期	天地干支	五行	公历	星期	天地干支	五行	公历	星期	天地干支	五行	公历	星期	天地干支	五行	公历	星期	天地干支	五行
初一	27	四	己丑	火	26	六	己未	火	25	一	戊子	火	24	二	戊子	火	22	三	丁巳	土	22	五	丁亥	土	20	六	丙辰	土
初二	28	五	庚申	木	27	日	庚寅	木	26	二	庚申	木	25	三	己丑	火	23	四	戊午	火	23	六	戊子	火	21	日	丁巳	土
初三	29	六	辛酉	木	28	一	辛卯	木	27	三	辛酉	木	26	四	庚寅	木	24	五	己未	火	24	日	己丑	火	22	一	戊午	火
初四	30	日	壬戌	水	29	二	壬辰	水	28	四	壬戌	水	27	五	辛卯	木	25	六	庚申	木	25	一	庚寅	木	23	二	己未	火
初五	31	一	癸亥	水	30	三	癸巳	水	29	五	癸亥	水	28	六	壬辰	水	26	日	辛酉	木	26	二	辛卯	木	24	三	庚申	木
初六	8月	二	甲子	金	31	四	甲午	金	30	六	甲子	金	29	日	癸巳	水	27	一	壬戌	水	27	三	壬辰	水	25	四	辛酉	木
初七	2	三	乙丑	金	9月	五	乙未	金	10月	日	乙丑	金	30	一	甲午	金	28	二	癸亥	水	28	四	癸巳	水	26	五	壬戌	水
初八	3	四	丙寅	火	2	六	丙申	火	2	一	丙寅	火	31	二	乙未	金	29	三	甲子	金	29	五	甲午	金	27	六	癸亥	水
初九	4	五	丁卯	火	3	日	丁酉	火	3	二	丁卯	火	11月	三	丙申	火	30	四	乙丑	金	30	六	乙未	金	28	日	甲子	金
初十	5	六	戊辰	木	4	一	戊戌	木	4	三	戊辰	木	2	四	丁酉	火	12月	五	丙寅	火	31	日	丙申	火	29	一	乙丑	金
十一	6	日	己巳	木	5	二	己亥	木	5	四	己巳	木	3	五	戊戌	木	2	六	丁卯	火	1月	一	丁酉	火	30	二	丙寅	火
十二	7	一	庚午	土	6	三	庚子	土	6	五	庚午	土	4	六	己亥	木	3	日	戊辰	木	2	二	戊戌	木	31	三	丁卯	火
十三	8	二	辛未	土	7	四	辛丑	土	7	六	辛未	土	5	日	庚子	土	4	一	己巳	木	3	三	己亥	木	2月	四	戊辰	木
十四	9	三	壬申	金	8	五	壬寅	金	8	日	壬申	金	6	一	辛丑	土	5	二	庚午	土	4	四	庚子	土	2	五	己巳	木
十五	10	四	癸酉	金	9	六	癸卯	金	9	一	癸酉	金	7	二	壬寅	金	6	三	辛未	土	5	五	辛丑	土	3	六	庚午	土
十六	11	五	甲戌	火	10	日	甲辰	火	10	二	甲戌	火	8	三	癸卯	金	7	四	壬申	金	6	六	壬寅	金	4	日	辛未	土
十七	12	六	乙亥	火	11	一	乙巳	火	11	三	乙亥	火	9	四	甲辰	火	8	五	癸酉	金	7	日	癸卯	金	5	一	壬申	金
十八	13	日	丙子	水	12	二	丙午	水	12	四	丙子	水	10	五	乙巳	火	9	六	甲戌	火	8	一	甲辰	火	6	二	癸酉	金
十九	14	一	丁丑	水	13	三	丁未	水	13	五	丁丑	水	11	六	丙午	水	10	日	乙亥	火	9	二	乙巳	火	7	三	甲戌	火
二十	15	二	戊寅	土	14	四	戊申	土	14	六	戊寅	土	12	日	丁未	水	11	一	丙子	水	10	三	丙午	水	8	四	乙亥	火
廿一	16	三	己卯	土	15	五	己酉	土	15	日	己卯	土	13	一	戊申	土	12	二	丁丑	水	11	四	丁未	水	9	五	丙子	水
廿二	17	四	庚辰	金	16	六	庚戌	金	16	一	庚辰	金	14	二	己酉	土	13	三	戊寅	土	12	五	戊申	土	10	六	丁丑	水
廿三	18	五	辛巳	金	17	日	辛亥	金	17	二	辛巳	金	15	三	庚戌	金	14	四	己卯	土	13	六	己酉	土	11	日	戊寅	土
廿四	19	六	壬午	木	18	一	壬子	木	18	三	壬午	木	16	四	辛亥	金	15	五	庚辰	金	14	日	庚戌	金	12	一	己卯	土
廿五	20	日	癸未	木	19	二	癸丑	木	19	四	癸未	木	17	五	壬子	木	16	六	辛巳	金	15	一	辛亥	金	13	二	庚辰	金
廿六	21	一	甲申	水	20	三	甲寅	水	20	五	甲申	水	18	六	癸丑	木	17	日	壬午	木	16	二	壬子	木	14	三	辛巳	金
廿七	22	二	乙酉	水	21	四	乙卯	水	21	六	乙酉	水	19	日	甲寅	水	18	一	癸未	木	17	三	癸丑	木	15	四	壬午	木
廿八	23	三	丙戌	土	22	五	丙辰	土	22	日	丙戌	土	20	一	乙卯	水	19	二	甲申	水	18	四	甲寅	水	16	五	癸未	木
廿九	24	四	丁亥	土	23	六	丁巳	土	23	一	丁亥	土	21	二	丙辰	土	20	三	乙酉	水	19	五	乙卯	水	17	六	甲申	水
三十	25	五	戊子	火	24	日	戊午	火									21	四	丙戌	土					18	日	乙酉	水

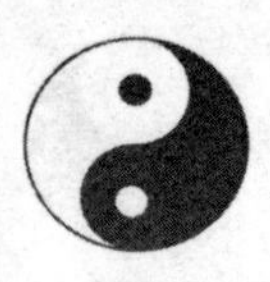

一九九六年 岁次 丙子 鼠年 上半年

月份	正月				二月				三月				四月				五月				六月			
干支	庚寅				辛卯				壬辰				癸巳				甲午				乙未			
二十四节气 农历	初一		十六		初二		十七		初三		十八		初五		二十		初六		廿二		初七		廿三	
节气	雨水		惊蛰		春分		清明		谷雨		立夏		小满		芒种		夏至		小暑		大暑		立秋	
公历	2月19日		3月5日		3月20日		4月4日		4月20日		5月5日		5月21日		6月5日		6月21日		7月7日		7月22日		8月7日	
时辰	酉时		申时		申时		戌时		寅时		未时		丑时		酉时		午时		寅时		亥时		未时	
农历	公历	星期	天地干支	五行	公历	星期	天地干支	五行	公历	星期	天地干支	五行	公历	星期	天地干支	五行	公历	星期	天地干支	五行	公历	星期	天地干支	五行
初一	19	一	丙戌	土	19	二	乙卯	水	18	四	乙酉	水	17	五	甲寅	水	16	日	甲申	水	16	二	甲寅	水
初二	20	二	丁亥	土	20	三	丙辰	土	19	五	丙戌	土	18	六	乙卯	水	17	一	乙酉	水	17	三	乙卯	水
初三	21	三	戊子	火	21	四	丁巳	土	20	六	丁亥	土	19	日	丙辰	土	18	二	丙戌	土	18	四	丙辰	土
初四	22	四	己丑	火	22	五	戊午	火	21	日	戊子	火	20	一	丁巳	土	19	三	丁亥	土	19	五	丁巳	土
初五	23	五	庚寅	木	23	六	己未	火	22	一	己丑	火	21	二	戊午	火	20	四	戊子	火	20	六	戊午	火
初六	24	六	辛卯	木	24	日	庚申	木	23	二	庚寅	木	22	三	己未	火	21	五	己丑	火	21	日	己未	火
初七	25	日	壬辰	水	25	一	辛酉	木	24	三	辛卯	木	23	四	庚申	木	22	六	庚寅	木	22	一	庚申	木
初八	26	一	癸巳	水	26	二	壬戌	水	25	四	壬辰	水	24	五	辛酉	木	23	日	辛卯	木	23	二	辛酉	木
初九	27	二	甲午	金	27	三	癸亥	水	26	五	癸巳	水	25	六	壬戌	水	24	一	壬辰	水	24	三	壬戌	水
初十	28	三	乙未	金	28	四	甲子	金	27	六	甲午	金	26	日	癸亥	水	25	二	癸巳	水	25	四	癸亥	水
十一	29	四	丙申	火	29	五	乙丑	金	28	日	乙未	金	27	一	甲子	金	26	三	甲午	金	26	五	甲子	金
十二	3月	五	丁酉	火	30	六	丙寅	火	29	一	丙申	火	28	二	乙丑	金	27	四	乙未	金	27	六	乙丑	金
十三	2	六	戊戌	木	31	日	丁卯	火	30	二	丁酉	火	29	三	丙寅	火	28	五	丙申	火	28	日	丙寅	火
十四	3	日	己亥	木	4月	一	戊辰	木	5月	三	戊戌	木	30	四	丁卯	火	29	六	丁酉	火	29	一	丁卯	火
十五	4	一	庚子	土	2	二	己巳	木	2	四	己亥	木	31	五	戊辰	木	30	日	戊戌	木	30	二	戊辰	木
十六	5	二	辛丑	土	3	三	庚午	土	3	五	庚子	土	6月	六	己巳	木	7月	一	己亥	木	31	三	己巳	木
十七	6	三	壬寅	金	4	四	辛未	土	4	六	辛丑	土	2	日	庚午	土	2	二	庚子	土	8月	四	庚午	土
十八	7	四	癸卯	金	5	五	壬申	金	5	日	壬寅	金	3	一	辛未	土	3	三	辛丑	土	2	五	辛未	土
十九	8	五	甲辰	火	6	六	癸酉	金	6	一	癸卯	金	4	二	壬申	金	4	四	壬寅	金	3	六	壬申	金
二十	9	六	乙巳	火	7	日	甲戌	火	7	二	甲辰	火	5	三	癸酉	金	5	五	癸卯	金	4	日	癸酉	金
廿一	10	日	丙午	水	8	一	乙亥	火	8	三	乙巳	火	6	四	甲戌	火	6	六	甲辰	火	5	一	甲戌	火
廿二	11	一	丁未	水	9	二	丙子	水	9	四	丙午	水	7	五	乙亥	火	7	日	乙巳	火	6	二	乙亥	火
廿三	12	二	戊申	土	10	三	丁丑	水	10	五	丁未	水	8	六	丙子	水	8	一	丙午	水	7	三	丙子	水
廿四	13	三	己酉	土	11	四	戊寅	土	11	六	戊申	土	9	日	丁丑	水	9	二	丁未	水	8	四	丁丑	水
廿五	14	四	庚戌	金	12	五	己卯	土	12	日	己酉	土	10	一	戊寅	土	10	三	戊申	土	9	五	戊寅	土
廿六	15	五	辛亥	金	13	六	庚辰	金	13	一	庚戌	金	11	二	己卯	土	11	四	己酉	土	10	六	己卯	土
廿七	16	六	壬子	木	14	日	辛巳	金	14	二	辛亥	金	12	三	庚辰	金	12	五	庚戌	金	11	日	庚辰	金
廿八	17	日	癸丑	木	15	一	壬午	木	15	三	壬子	木	13	四	辛巳	金	13	六	辛亥	金	12	一	辛巳	金
廿九	18	一	甲寅	水	16	二	癸未	木	16	四	癸丑	木	14	五	壬午	木	14	日	壬子	木	13	二	壬午	木
三十					17	三	甲申	水					15	六	癸未	木	15	一	癸丑	木				

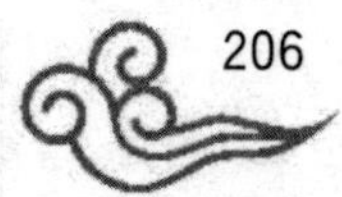

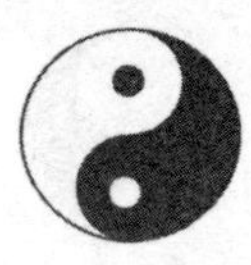

一九九六年 岁次 丙子 鼠年 下半年

月份	七月				八月				九月				十月				十一月				十二月			
干支	丙申				丁酉				戊戌				己亥				庚子				辛丑			
二十四节气 农历	初十		廿五		十一		廿六		十二		廿七		十二		廿七		十一		廿六		十二		廿七	
节气	处暑		白露		秋分		寒露		霜降		立冬		小雪		大雪		冬至		小寒		大寒		立春	
公历	8月23日		9月7日		9月23日		10月8日		10月23日		11月7日		11月22日		12月7日		12月21日		1月6日		1月20日		2月4日	
时辰	寅时		酉时		丑时		辰时		午时		午时		辰时		寅时		亥时		申时		辰时		寅时	
农历	公历	星期	天地干支	五行	公历	星期	天地干支	五行	公历	星期	天地干支	五行	公历	星期	天地干支	五行	公历	星期	天地干支	五行	公历	星期	天地干支	五行
初一	14	三	癸未	木	13	五	癸丑	木	12	六	壬午	木	11	一	壬子	木	11	三	壬午	木	9	四	辛亥	金
初二	15	四	甲申	水	14	六	甲寅	水	13	日	癸未	木	12	二	癸丑	木	12	四	癸未	木	10	五	壬子	木
初三	16	五	乙酉	水	15	日	乙卯	水	14	一	甲申	水	13	三	甲寅	水	13	五	甲申	水	11	六	癸丑	木
初四	17	六	丙戌	土	16	一	丙辰	土	15	二	乙酉	水	14	四	乙卯	水	14	六	乙酉	水	12	日	甲寅	水
初五	18	日	丁亥	土	17	二	丁巳	土	16	三	丙戌	土	15	五	丙辰	土	15	日	丙戌	土	13	一	乙卯	水
初六	19	一	戊子	火	18	三	戊午	火	17	四	丁亥	土	16	六	丁巳	土	16	一	丁亥	土	14	二	丙辰	土
初七	20	二	己丑	火	19	四	己未	火	18	五	戊子	火	17	日	戊午	火	17	二	戊子	火	15	三	丁巳	土
初八	21	三	庚寅	木	20	五	庚申	木	19	六	己丑	火	18	一	己未	火	18	三	己丑	火	16	四	戊午	火
初九	22	四	辛卯	木	21	六	辛酉	木	20	日	庚寅	木	19	二	庚申	木	19	四	庚寅	木	17	五	己未	火
初十	23	五	壬辰	水	22	日	壬戌	水	21	一	辛卯	木	20	三	辛酉	木	20	五	辛卯	木	18	六	庚申	木
十一	24	六	癸巳	水	23	一	癸亥	水	22	二	壬辰	水	21	四	壬戌	水	21	六	壬辰	水	19	日	辛酉	木
十二	25	日	甲午	金	24	二	甲子	金	23	三	癸巳	水	22	五	癸亥	水	22	日	癸巳	水	20	一	壬戌	水
十三	26	一	乙未	金	25	三	乙丑	金	24	四	甲午	金	23	六	甲子	金	23	一	甲午	金	21	二	癸亥	水
十四	27	二	丙申	火	26	四	丙寅	火	25	五	乙未	金	24	日	乙丑	金	24	二	乙未	金	22	三	甲子	金
十五	28	三	丁酉	火	27	五	丁卯	火	26	六	丙申	火	25	一	丙寅	火	25	三	丙申	火	23	四	乙丑	金
十六	29	四	戊戌	木	28	六	戊辰	木	27	日	丁酉	火	26	二	丁卯	火	26	四	丁酉	火	24	五	丙寅	火
十七	30	五	己亥	木	29	日	己巳	木	28	一	戊戌	木	27	三	戊辰	木	27	五	戊戌	木	25	六	丁卯	火
十八	31	六	庚子	土	30	一	庚午	土	29	二	己亥	木	28	四	己巳	木	28	六	己亥	木	26	日	戊辰	木
十九	9月	日	辛丑	土	10月	二	辛未	土	30	三	庚子	土	29	五	庚午	土	29	日	庚子	土	27	一	己巳	木
二十	2	一	壬寅	金	2	三	壬申	金	31	四	辛丑	土	30	六	辛未	土	30	一	辛丑	土	28	二	庚午	土
廿一	3	二	癸卯	金	3	四	癸酉	金	11月	五	壬寅	金	12月	日	壬申	金	31	二	壬寅	金	29	三	辛未	土
廿二	4	三	甲辰	火	4	五	甲戌	火	2	六	癸卯	金	2	一	癸酉	金	1月	三	癸卯	金	30	四	壬申	金
廿三	5	四	乙巳	火	5	六	乙亥	火	3	日	甲辰	火	3	二	甲戌	火	2	四	甲辰	火	31	五	癸酉	金
廿四	6	五	丙午	水	6	日	丙子	水	4	一	乙巳	火	4	三	乙亥	火	3	五	乙巳	火	2月	六	甲戌	火
廿五	7	六	丁未	水	6	一	丁丑	水	5	二	丙午	水	5	四	丙子	水	4	六	丙午	水	2	日	乙亥	火
廿六	8	日	戊申	土	7	二	戊寅	土	6	三	丁未	水	6	五	丁丑	水	5	日	丁未	水	3	一	丙子	水
廿七	9	一	己酉	土	8	三	己卯	土	7	四	戊申	土	7	六	戊寅	土	6	一	戊申	土	4	二	丁丑	水
廿八	10	二	庚戌	金	9	四	庚辰	金	8	五	己酉	土	8	日	己卯	土	7	二	己酉	土	5	三	戊寅	土
廿九	11	三	辛亥	金	10	五	辛巳	金	9	六	庚戌	金	9	一	庚辰	金	8	三	庚戌	金	6	四	己卯	土
三十	12	四	壬子	木					10	日	辛亥	金	10	二	辛巳	金								

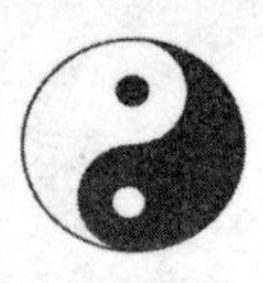

一九九七年 岁次 丁丑 牛年 上半年

月份	正月				二月				三月				四月				五月				六月			
干支	壬寅				癸卯				甲辰				乙巳				丙午				丁未			
二十四节气 农历	十二		廿七		十二		廿八		十四		廿九		十五				初一		十七		初三		十九	
节气	雨水		惊蛰		春分		清明		谷雨		立夏		小满				芒种		夏至		小暑		大暑	
公历	2月18日		3月5日		3月20日		4月5日		4月20日		5月5日		5月21日				6月5日		6月21日		7月7日		7月23日	
时辰	亥时		亥时		亥时		丑时		巳时		戌时		辰时				子时		甲时		巳时		寅时	
农历	公历	星期	天地干支	五行	公历	星期	天地干支	五行	公历	星期	天地干支	五行	公历	星期	天地干支	五行	公历	星期	天地干支	五行	公历	星期	天地干支	五行
初一	7	五	庚辰	金	9	日	庚戌	金	7	一	己卯	土	7	三	己酉	土	5	四	戊寅	土	5	六	戊申	土
初二	8	六	辛巳	金	10	一	辛亥	金	8	二	庚辰	金	8	四	庚戌	金	6	五	己卯	土	6	日	己酉	土
初三	9	日	壬午	木	11	二	壬子	木	9	三	辛巳	金	9	五	辛亥	金	7	六	庚辰	金	7	一	庚戌	金
初四	10	一	癸未	木	12	三	癸丑	木	10	四	壬午	木	10	六	壬子	木	8	日	辛巳	金	8	二	辛亥	金
初五	11	二	甲申	水	13	四	甲寅	水	11	五	癸未	木	11	日	癸丑	木	9	一	壬午	木	9	三	壬子	木
初六	12	三	乙酉	水	14	五	乙卯	水	12	六	甲申	水	12	一	甲寅	水	10	二	癸未	木	10	四	癸丑	木
初七	13	四	丙戌	土	15	六	丙辰	土	13	日	乙酉	水	13	二	乙卯	水	11	三	甲申	水	11	五	甲寅	水
初八	14	五	丁亥	土	16	日	丁巳	土	14	一	丙戌	土	14	三	丙辰	土	12	四	乙酉	水	12	六	乙卯	水
初九	15	六	戊子	火	17	一	戊午	火	15	二	丁亥	土	15	四	丁巳	土	13	五	丙戌	土	13	日	丙辰	土
初十	16	日	己丑	火	18	二	己未	火	16	三	戊子	火	16	五	戊午	火	14	六	丁亥	土	14	一	丁巳	土
十一	17	一	庚寅	木	19	三	庚申	木	17	四	己丑	火	17	六	己未	火	15	日	戊子	火	15	二	戊午	火
十二	18	二	辛卯	木	20	四	辛酉	木	18	五	庚寅	木	18	日	庚申	木	16	一	己丑	火	16	三	己未	火
十三	19	三	壬辰	水	21	五	壬戌	水	19	六	辛卯	木	19	一	辛酉	木	17	二	庚寅	木	17	四	庚申	木
十四	20	四	癸巳	水	22	六	癸亥	水	20	日	壬辰	水	20	二	壬戌	水	18	三	辛卯	木	18	五	辛酉	木
十五	21	五	甲午	金	23	日	甲子	金	21	一	癸巳	水	21	三	癸亥	水	19	四	壬辰	水	19	六	壬戌	水
十六	22	六	乙未	金	24	一	乙丑	金	22	二	甲午	金	22	四	甲子	金	20	五	癸巳	水	20	日	癸亥	水
十七	23	日	丙申	火	25	二	丙寅	火	23	三	乙未	金	23	五	乙丑	金	21	六	甲午	金	21	一	甲子	金
十八	24	一	丁酉	火	26	三	丁卯	火	24	四	丙申	火	24	六	丙寅	火	22	日	乙未	金	22	二	乙丑	金
十九	25	二	戊戌	木	27	四	戊辰	木	25	五	丁酉	火	25	日	丁卯	火	23	一	丙申	火	23	三	丙寅	火
二十	26	三	己亥	木	28	五	己巳	木	26	六	戊戌	木	26	一	戊辰	木	24	二	丁酉	火	24	四	丁卯	火
廿一	27	四	庚子	土	29	六	庚午	土	27	日	己亥	木	27	二	己巳	木	25	三	戊戌	木	25	五	戊辰	木
廿二	28	五	辛丑	土	30	日	辛未	土	28	一	庚子	土	28	三	庚午	土	26	四	己亥	木	26	六	己巳	木
廿三	3月	六	壬寅	金	31	一	壬申	金	29	二	辛丑	土	29	四	辛未	土	27	五	庚子	土	27	日	庚午	土
廿四	2	日	癸卯	金	4月	二	癸酉	金	30	三	壬寅	金	30	五	壬申	金	28	六	辛丑	土	28	一	辛未	土
廿五	3	一	甲辰	火	2	三	甲戌	火	5月	四	癸卯	金	31	六	癸酉	金	29	日	壬寅	金	29	二	壬申	金
廿六	4	二	乙巳	火	3	四	乙亥	火	2	五	甲辰	火	6月	日	甲戌	火	30	一	癸卯	金	30	三	癸酉	金
廿七	5	三	丙午	水	4	五	丙子	水	3	六	乙巳	火	2	一	乙亥	火	7月	二	甲辰	火	31	四	甲戌	火
廿八	6	四	丁未	水	5	六	丁丑	水	4	日	丙午	水	3	二	丙子	水	2	三	乙巳	火	8月	五	乙亥	火
廿九	7	五	戊申	土	6	日	戊寅	土	5	一	丁未	水	4	三	丁丑	水	3	四	丙午	水	2	六	丙子	水
三十	8	六	己酉	土					6	二	戊申	土					4	五	丁未	水				

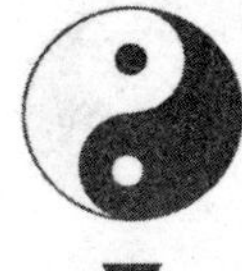

附录

一九九七年 岁次 丁丑 牛年 下半年

月份	七月				八月				九月				十月				十一月				十二月			
干支	戊申				己酉				庚戌				辛亥				壬子				癸丑			
二十四节气 农历	初五		廿一		初六		廿二		初七		廿二		初八		廿三		初八		廿三		初七		廿一	
节气	立秋		处暑		白露		秋分		寒露		霜降		立冬		小雪		大雪		冬至		小寒		大寒	
公历	8月7日		8月23日		9月7日		9月23日		10月8日		10月23日		11月7日		11月22日		12月7日		12月21日		1月5日		1月20日	
时辰	戌时		巳时		子时		辰时		未时		酉时		酉时		未时		巳时		寅时		亥时		未时	
农历	公历	星期	天地干支	五行	公历	星期	天地干支	五行	公历	星期	天地干支	五行	公历	星期	天地干支	五行	公历	星期	天地干支	五行	公历	星期	天地干支	五行
初一	3	日	丁丑	水	2	二	丁未	水	2	四	丁丑	水	31	五	丙午	水	30	日	丙子	水	30	二	丙午	水
初二	4	一	戊寅	土	3	三	戊申	土	3	五	戊寅	土	11月	六	丁未	水	12月	一	丁丑	水	31	三	丁未	水
初三	5	二	己卯	土	4	四	己酉	土	4	六	己卯	土	2	日	戊申	土	2	二	戊寅	土	1月	四	戊申	土
初四	6	三	庚辰	金	5	五	庚戌	金	5	日	庚辰	金	3	一	己酉	土	3	三	己卯	土	2	五	己酉	土
初五	7	四	辛巳	金	6	六	辛亥	金	6	一	辛巳	金	4	二	庚戌	金	4	四	庚辰	金	3	六	庚戌	金
初六	8	五	壬午	木	7	日	壬子	木	7	二	壬午	木	5	三	辛亥	金	5	五	辛巳	金	4	日	辛亥	金
初七	9	六	癸未	木	8	一	癸丑	木	8	三	癸未	木	6	四	壬子	木	6	六	壬午	木	5	一	壬子	木
初八	10	日	甲申	水	9	二	甲寅	水	9	四	甲申	水	7	五	癸丑	木	7	日	癸未	木	6	二	癸丑	木
初九	11	一	乙酉	水	10	三	乙卯	水	10	五	乙酉	水	8	六	甲寅	水	8	一	甲申	水	7	三	甲寅	水
初十	12	二	丙戌	土	11	四	丙辰	土	11	六	丙戌	土	9	日	乙卯	水	9	二	乙酉	水	8	四	乙卯	水
十一	13	三	丁亥	土	12	五	丁巳	土	12	日	丁亥	土	10	一	丙辰	土	10	三	丙戌	土	9	五	丙辰	土
十二	14	四	戊子	火	13	六	戊午	火	13	一	戊子	火	11	二	丁巳	土	11	四	丁亥	土	10	六	丁巳	土
十三	15	五	己丑	火	14	日	己未	火	14	二	己丑	火	12	三	戊午	火	12	五	戊子	火	11	日	戊午	火
十四	16	六	庚寅	木	15	一	庚申	木	15	三	庚寅	木	13	四	己未	火	13	六	己丑	火	12	一	己未	火
十五	17	日	辛卯	木	16	二	辛酉	木	16	四	辛卯	木	14	五	庚申	木	14	日	庚寅	木	13	二	庚申	木
十六	18	一	壬辰	水	17	三	壬戌	水	17	五	壬辰	水	15	六	辛酉	木	15	一	辛卯	木	14	三	辛酉	木
十七	19	二	癸巳	水	18	四	癸亥	水	18	六	癸巳	水	16	日	壬戌	水	16	二	壬辰	水	15	四	壬戌	水
十八	20	三	甲午	金	19	五	甲子	金	19	日	甲午	金	17	一	癸亥	水	17	三	癸巳	水	16	五	癸亥	水
十九	21	四	乙未	金	20	六	乙丑	金	20	一	乙未	金	18	二	甲子	金	18	四	甲午	金	17	六	甲子	金
二十	22	五	丙申	火	21	日	丙寅	火	21	二	丙申	火	19	三	乙丑	金	19	五	乙未	金	18	日	乙丑	金
廿一	23	六	丁酉	火	22	一	丁卯	火	22	三	丁酉	火	20	四	丙寅	火	20	六	丙申	火	19	一	丙寅	火
廿二	24	日	戊戌	木	23	二	戊辰	木	23	四	戊戌	木	21	五	丁卯	火	21	日	丁酉	火	20	二	丁卯	火
廿三	25	一	己亥	木	24	三	己巳	木	24	五	己亥	木	22	六	戊辰	木	22	一	戊戌	木	21	三	戊辰	木
廿四	26	二	庚子	土	25	四	庚午	土	25	六	庚子	土	23	日	己巳	木	23	二	己亥	木	22	四	己巳	木
廿五	27	三	辛丑	土	26	五	辛未	土	26	日	辛丑	土	24	一	庚午	土	24	三	庚子	土	23	五	庚午	土
廿六	28	四	壬寅	金	27	六	壬申	金	27	一	壬寅	金	25	二	辛未	土	25	四	辛丑	土	24	六	辛未	土
廿七	29	五	癸卯	金	28	日	癸酉	金	28	二	癸卯	金	26	三	壬申	金	26	五	壬寅	金	25	日	壬申	金
廿八	30	六	甲辰	火	29	一	甲戌	火	29	三	甲辰	火	27	四	癸酉	金	27	六	癸卯	金	26	一	癸酉	金
廿九	31	日	乙巳	火	30	二	乙亥	火	30	四	乙巳	火	28	五	甲戌	火	28	日	甲辰	火	27	二	甲戌	火
三十	9月	一	丙午	水	10月	三	丙子	水					29	六	乙亥	火	29	一	乙巳	火				

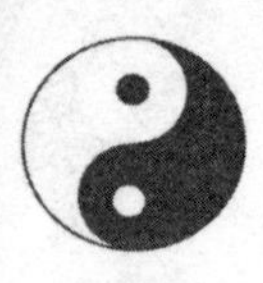

一九九八年 岁次 戊寅 虎年 上半年

月份	正月				二月				三月				四月				五月				六月			
干支	甲寅				乙卯				丙辰				丁巳				戊午							
二十四节气 农历	初八		廿三		初八		廿三		初九		廿四		十一		廿六		十二		廿七		十四			
节气	立春		雨水		惊蛰		春分		清明		谷雨		立夏		小满		芒种		夏至		小暑			
公历	2月4日		2月19日		3月6日		3月21日		4月5日		4月20日		5月5日		5月20日		6月6日		6月21日		7月7日			
时辰	辰时		寅时		寅时		寅时		辰时		申时		丑时		未时		卯时		亥时		申时			
农历	公历	星期	天地干支	五行	公历	星期	天地干支	五行	公历	星期	天地干支	五行	公历	星期	天地干支	五行	公历	星期	天地干支	五行	公历	星期	天地干支	五行
初一	28	三	乙亥	火	27	五	乙巳	火	28	六	甲戌	火	26	日	癸卯	金	26	二	癸酉	金	24	三	壬寅	金
初二	29	四	丙子	水	28	六	丙午	水	29	日	乙亥	火	27	一	甲辰	火	27	三	甲戌	火	25	四	癸卯	金
初三	30	五	丁丑	水	3月	日	丁未	水	30	一	丙子	水	28	二	乙巳	火	28	四	乙亥	火	26	五	甲辰	火
初四	31	六	戊寅	土	2	一	戊申	土	31	二	丁丑	水	29	三	丙午	水	29	五	丙子	水	27	六	乙巳	火
初五	2月	日	己卯	土	3	二	己酉	土	4月	三	戊寅	土	30	四	丁未	水	30	六	丁丑	水	28	日	丙午	水
初六	2	一	庚辰	金	4	三	庚戌	金	2	四	己卯	土	5月	五	戊申	土	31	日	戊寅	土	29	一	丁未	水
初七	3	二	辛巳	金	5	四	辛亥	金	3	五	庚辰	金	2	六	己酉	土	6月	一	己卯	土	30	二	戊申	土
初八	4	三	壬午	木	6	五	壬子	木	4	六	辛巳	金	3	日	庚戌	金	2	二	庚辰	金	7月	三	己酉	土
初九	5	四	癸未	木	7	六	癸丑	木	5	日	壬午	木	4	一	辛亥	金	3	三	辛巳	金	2	四	庚戌	金
初十	6	五	甲申	水	8	日	甲寅	水	6	一	癸未	木	5	二	壬子	木	4	四	壬午	木	3	五	辛亥	金
十一	7	六	乙酉	水	9	一	乙卯	水	7	二	甲申	水	6	三	癸丑	木	5	五	癸未	木	4	六	壬子	木
十二	8	日	丙戌	土	10	二	丙辰	土	8	三	乙酉	水	7	四	甲寅	水	6	六	甲申	水	5	日	癸丑	木
十三	9	一	丁亥	土	11	三	丁巳	土	9	四	丙戌	土	8	五	乙卯	水	7	日	乙酉	水	6	一	甲寅	水
十四	10	二	戊子	火	12	四	戊午	火	10	五	丁亥	土	9	六	丙辰	土	8	一	丙戌	土	7	二	乙卯	水
十五	11	三	己丑	火	13	五	己未	火	11	六	戊子	火	10	日	丁巳	土	9	二	丁亥	土	8	三	丙辰	土
十六	12	四	庚寅	木	14	六	庚申	木	12	日	己丑	火	11	一	戊午	火	10	三	戊子	火	9	四	丁巳	土
十七	13	五	辛卯	木	15	日	辛酉	木	13	一	庚寅	木	12	二	己未	火	11	四	己丑	火	10	五	戊午	火
十八	14	六	壬辰	水	16	一	壬戌	水	14	二	辛卯	木	13	三	庚申	木	12	五	庚寅	木	11	六	己未	火
十九	15	日	癸巳	水	17	二	癸亥	水	15	三	壬辰	水	14	四	辛酉	木	13	六	辛卯	木	12	日	庚申	木
二十	16	一	甲午	金	18	三	甲子	金	16	四	癸巳	水	15	五	壬戌	水	14	日	壬辰	水	13	一	辛酉	木
廿一	17	二	乙未	金	19	四	乙丑	金	17	五	甲午	金	16	六	癸亥	水	15	一	癸巳	水	14	二	壬戌	水
廿二	18	三	丙申	火	20	五	丙寅	火	18	六	乙未	金	17	日	甲子	金	16	二	甲午	金	15	三	癸亥	水
廿三	19	四	丁酉	火	21	六	丁卯	火	19	日	丙申	火	18	一	乙丑	金	17	三	乙未	金	16	四	甲子	金
廿四	20	五	戊戌	木	22	日	戊辰	木	20	一	丁酉	火	19	二	丙寅	火	18	四	丙申	火	17	五	乙丑	金
廿五	21	六	乙亥	木	23	一	己巳	木	21	二	戊戌	木	20	三	丁卯	火	19	五	丁酉	火	18	六	丙寅	火
廿六	22	日	庚子	土	24	二	庚午	土	22	三	己亥	木	21	四	戊辰	木	20	六	戊戌	木	19	日	丁卯	火
廿七	23	一	辛丑	土	25	三	辛未	土	23	四	庚子	土	22	五	己巳	土	21	日	己亥	木	20	一	戊戌	木
廿八	24	二	壬寅	金	26	四	壬申	金	24	五	辛丑	土	23	六	庚午	土	22	一	庚子	土	21	二	己巳	木
廿九	25	三	癸卯	金	27	五	癸酉	金	25	六	壬寅	金	24	日	辛未	土	23	二	辛丑	土	22	三	庚午	土
三十	26	四	甲辰	火									25	一	壬申	金								

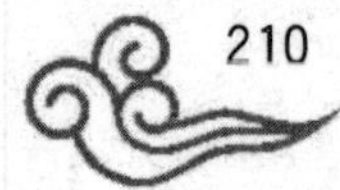

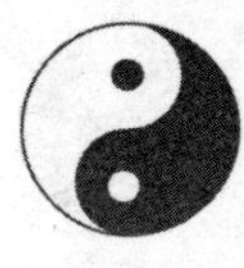

一九九八年 岁次 戊寅 虎年 下半年

月份		六月		七月		八月		九月		十月		十一月		十二月	
干支		己未		庚申		辛酉		壬戌		癸亥		甲子		乙丑	
二十四节气	农历	初一	十七	初二	十八	初三	十八	初四	十九	初四	十九	初四	十九	初四	十九
	节气	大暑	立秋	处暑	白露	秋分	寒露	霜降	立冬	小雪	大雪	冬至	小寒	大寒	立春
	公历	7月23日	8月8日	8月23日	9月8日	9月23日	10月8日	10月23日	11月7日	11月22日	12月7日	12月22日	1月6日	1月20日	2月4日
	时辰	巳时	丑时	申时	寅时	未时	戌时	子时	子时	戌时	申时	巳时	寅时	戌时	未时

农历	公历	星期	天地干支	五行	公历	星期	天地干支	五行	公历	星期	天地干支	五行	公历	星期	天地干支	五行	公历	星期	天地干支	五行	公历	星期	天地干支	五行	公历	星期	天地干支	五行
初一	23	四	辛未	土	22	六	辛丑	土	21	一	辛未	土	20	二	庚子	土	19	四	庚午	土	19	六	庚子	土	17	日	乙巳	木
初二	24	五	壬申	金	23	日	壬寅	金	22	二	壬申	金	21	三	辛丑	土	20	五	辛未	土	20	日	辛丑	土	18	一	庚午	土
初三	25	六	癸酉	金	24	一	癸卯	金	23	三	癸酉	金	22	四	壬寅	金	21	六	壬申	金	21	一	壬寅	金	19	二	辛未	土
初四	26	日	甲戌	火	25	二	甲辰	火	24	四	甲戌	火	23	五	癸卯	金	22	日	癸酉	金	22	二	癸卯	金	20	三	壬申	金
初五	27	一	乙亥	火	26	三	乙巳	火	25	五	乙亥	火	24	六	甲辰	火	23	一	甲戌	火	23	三	甲辰	火	21	四	癸酉	金
初六	28	二	丙子	水	27	四	丙午	水	26	六	丙子	水	25	日	乙巳	火	24	二	乙亥	火	24	四	乙巳	火	22	五	甲戌	火
初七	29	三	丁丑	水	28	五	丁未	水	27	日	丁丑	水	26	一	丙午	水	25	三	丙子	水	25	五	丙午	水	23	六	乙亥	火
初八	30	四	戊寅	土	29	六	戊申	土	28	一	戊寅	土	27	二	丁未	水	26	四	丁丑	水	26	六	丁未	水	24	日	丙子	水
初九	31	五	己卯	土	30	日	己酉	土	29	二	己卯	土	28	三	戊申	土	27	五	戊寅	土	27	日	戊申	土	25	一	丁丑	水
初十	8月	六	庚辰	金	31	一	庚戌	金	30	三	庚辰	金	29	四	己酉	土	28	六	己卯	土	28	一	己酉	土	26	二	庚寅	土
十一	2	日	辛巳	金	9月	二	辛亥	金	10月	四	辛巳	金	30	五	庚戌	金	29	日	庚辰	金	29	二	庚戌	金	27	三	己卯	土
十二	3	一	壬午	木	2	三	壬子	木	2	五	壬午	木	31	六	辛亥	金	30	一	辛巳	金	30	三	辛亥	金	28	四	庚辰	金
十三	4	二	癸未	木	3	四	癸丑	木	3	六	癸未	木	11月	日	壬子	木	12月	二	壬午	木	31	四	壬子	木	29	五	辛巳	金
十四	5	三	甲申	水	4	五	甲寅	水	4	日	甲申	水	2	一	癸丑	木	2	三	癸未	木	1月	五	癸丑	木	30	六	壬午	木
十五	6	四	乙酉	水	5	六	乙卯	水	5	一	乙酉	水	3	二	甲寅	水	3	四	甲申	水	2	六	甲寅	水	31	日	癸未	木
十六	7	五	丙戌	土	6	日	丙辰	土	6	二	丙戌	土	4	三	乙卯	水	4	四	乙酉	水	3	六	乙卯	水	2月	一	甲申	水
十七	8	六	丁亥	土	7	一	丁巳	土	7	三	丁亥	土	5	四	丙辰	土	5	六	丙戌	土	4	一	丙辰	土	2	二	乙酉	水
十八	9	日	戊子	火	8	二	戊午	火	8	四	戊子	火	6	五	丁巳	土	6	日	丁亥	土	5	二	丁巳	土	3	三	丙戌	土
十九	10	一	己丑	火	9	三	己未	火	9	五	己丑	火	7	六	戊午	火	7	一	戊子	火	6	三	戊午	火	4	四	丁亥	土
二十	11	二	庚寅	木	10	四	庚申	木	10	六	庚寅	木	8	日	己未	火	8	二	己丑	火	7	四	己未	火	5	五	戊子	火
廿一	12	三	辛卯	木	11	五	辛酉	木	11	日	辛卯	木	9	一	庚申	木	9	三	庚寅	木	8	五	庚申	木	6	六	己丑	火
廿二	13	四	壬辰	水	12	六	壬戌	水	12	一	壬辰	水	10	二	辛酉	木	10	四	辛卯	木	9	六	辛酉	木	7	日	庚寅	木
廿三	14	五	癸巳	水	13	日	癸亥	水	13	二	癸巳	水	11	三	壬戌	水	11	五	壬辰	水	10	日	壬戌	水	8	一	辛卯	木
廿四	15	六	甲午	金	14	一	甲子	金	14	三	甲午	金	12	四	癸亥	水	12	六	癸巳	水	11	一	癸亥	水	9	二	壬辰	水
廿五	16	日	乙未	金	15	二	乙丑	金	15	四	乙未	金	13	五	甲子	金	13	日	甲午	金	12	二	甲子	金	10	三	癸巳	水
廿六	17	一	丙申	火	16	三	丙寅	火	16	五	丙申	火	14	六	乙丑	金	14	一	乙未	金	13	三	乙丑	金	11	四	甲午	金
廿七	18	二	丁酉	火	17	四	丁卯	火	17	六	丁酉	火	15	日	丙寅	火	15	二	丙申	火	14	四	丙寅	火	12	五	乙未	金
廿八	19	三	戊戌	木	18	五	戊辰	木	18	日	戊戌	木	16	一	丁卯	火	16	三	丁酉	火	15	五	丁卯	火	13	六	丙申	火
廿九	20	四	己亥	木	19	六	己巳	木	19	一	己亥	木	17	二	戊辰	木	17	四	戊戌	木	16	六	戊辰	木	14	日	丁酉	火
三十	21	五	庚子	土	20	日	庚午	土					18	三	己巳	木	18	五	己亥	木					15	一	戊戌	木

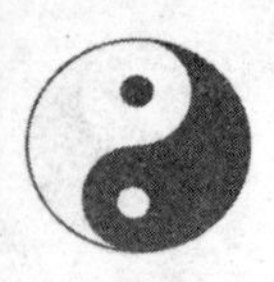

一九九九年 岁次 己卯 兔年 上半年

月份	正月								二月								三月								四月								五月								六月							
干支	丙寅								丁卯								戊辰								己巳								庚午								辛未							
二十四节气 农历	初四				十九				初四				十九				初五				廿一				初七				廿三				初九				廿四				十一				廿七			
节气	雨水				惊蛰				春分				清明				谷雨				立夏				小满				芒种				夏至				小暑				大暑				立秋			
公历	2月19日				3月6日				3月21日				4月5日				4月20日				5月6日				5月21日				6月6日				6月22日				7月7日				7月23日				8月8日			
时辰	巳时				辰时				巳时				未时				戌时				辰时				戌时				午时				寅时				亥时				申时				辰时			

农历	公历	星期	天地干支	五行	公历	星期	天地干支	五行	公历	星期	天地干支	五行	公历	星期	天地干支	五行	公历	星期	天地干支	五行	公历	星期	天地干支	五行
初一	16	二	己亥	木	18	四	己巳	木	16	五	戊戌	木	15	六	丁卯	火	14	一	丁酉	火	13	二	丙寅	火
初二	17	三	庚子	木	19	五	庚午	木	17	六	己亥	木	16	日	戊辰	木	15	二	戊戌	木	14	三	丁卯	火
初三	18	四	辛丑	土	20	六	辛未	土	18	日	庚子	土	17	一	己巳	木	16	三	己亥	木	15	四	戊辰	木
初四	19	五	壬寅	金	21	日	壬申	金	19	一	辛丑	土	18	二	庚午	土	17	四	庚子	土	16	五	己巳	木
初五	20	六	癸卯	金	22	一	癸酉	金	20	二	壬寅	金	19	三	辛未	土	18	五	辛丑	土	17	六	庚午	土
初六	21	日	甲辰	火	23	二	甲戌	火	21	三	癸卯	金	20	四	壬申	金	19	六	壬寅	金	18	日	辛未	土
初七	22	一	乙巳	火	24	三	乙亥	火	22	四	甲辰	火	21	五	癸酉	金	20	日	癸卯	金	19	一	壬申	金
初八	23	二	丙午	水	25	四	丙子	水	23	五	乙巳	火	22	六	甲戌	火	21	一	甲辰	火	20	二	癸酉	金
初九	24	三	丁未	水	26	五	丁丑	水	24	六	丙午	水	23	日	乙亥	火	22	二	乙巳	火	21	三	甲戌	火
初十	25	四	戊申	土	27	六	戊寅	土	25	日	丁未	水	24	一	丙子	水	23	三	丙午	水	22	四	乙亥	火
十一	26	五	己酉	土	28	日	己卯	土	26	一	戊申	土	25	二	丁丑	水	24	四	丁未	水	23	五	丙子	水
十二	27	六	庚戌	金	29	一	庚辰	金	27	二	己酉	土	26	三	戊寅	土	25	五	戊申	土	24	六	丁丑	水
十三	28	日	辛亥	金	30	二	辛巳	金	28	三	庚戌	金	27	四	己卯	土	26	六	己酉	土	25	日	戊寅	土
十四	3月	一	壬子	金	31	三	壬午	金	29	四	辛亥	金	28	五	庚辰	金	27	日	庚戌	金	26	一	己卯	土
十五	2	二	癸丑	木	4月	四	癸未	木	30	五	壬子	木	29	六	辛巳	金	28	一	辛亥	金	27	二	庚辰	金
十六	3	三	甲寅	木	2	五	甲申	木	5月	六	癸丑	木	30	日	壬午	木	29	二	壬子	木	28	三	辛巳	金
十七	4	四	乙卯	水	3	六	乙酉	水	2	日	甲寅	水	31	一	癸未	木	30	三	癸丑	木	29	四	壬午	木
十八	5	五	丙辰	土	4	日	丙戌	土	3	一	乙卯	土	6月	二	甲申	水	7月	四	甲寅	水	30	五	癸未	木
十九	6	六	丁巳	土	5	一	丁亥	土	4	二	丙辰	土	2	三	乙酉	水	2	五	乙卯	水	31	六	甲申	水
二十	7	日	戊午	火	6	二	戊子	火	5	三	丁巳	土	3	四	丙戌	土	3	六	丙辰	土	7月	日	乙酉	水
廿一	8	一	己未	火	7	三	己丑	火	6	四	戊午	火	4	五	丁亥	土	4	日	丁巳	土	2	一	丙戌	土
廿二	9	二	庚申	木	8	四	庚寅	木	7	五	己未	火	5	六	戊子	火	5	一	戊午	火	3	二	丁亥	土
廿三	10	三	辛酉	木	9	五	辛卯	木	8	六	庚申	木	6	日	己丑	火	6	二	己未	火	4	三	戊子	火
廿四	11	四	壬戌	水	10	六	壬辰	水	9	日	辛酉	木	7	一	庚寅	木	7	三	庚申	木	5	四	己丑	火
廿五	12	五	癸亥	水	11	日	癸巳	水	10	一	壬戌	水	8	二	辛卯	木	8	四	辛酉	木	6	五	庚寅	木
廿六	13	六	甲子	金	12	一	甲午	金	11	二	癸亥	水	9	三	壬辰	水	9	五	壬戌	水	7	六	辛卯	木
廿七	14	日	乙丑	金	13	二	乙未	金	12	三	甲子	金	10	四	癸巳	水	10	六	癸亥	水	8	日	壬辰	水
廿八	15	一	丙寅	火	14	三	丙申	火	13	四	乙丑	金	11	五	甲午	金	11	日	甲子	金	9	一	癸巳	水
廿九	16	二	丁卯	火	15	四	丁酉	火	14	五	丙寅	火	12	六	乙未	金	12	一	乙丑	金	10	二	甲午	金
三十	17	三	戊辰	木									13	日	丙申	火								

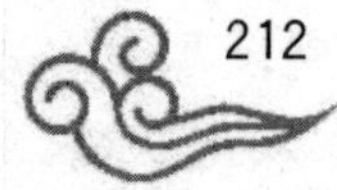

月份	七月		八月		九月		十月		十一月		十二月	
干支	壬申		癸酉		甲戌		乙亥		丙子		丁丑	
二十四节气 农历	十三	廿九	十四	初一	十六	初一	十六	三十	十五	三十	十五	廿九
二十四节气 节气	处暑	白露	秋分	寒露	霜降	立冬	小雪	大雪	冬至	小寒	大寒	立春
二十四节气 公历	8月23日	9月8日	9月23日	10月9日	10月24日	11月8日	11月23日	12月7日	12月22日	1月6日	1月21日	2月4日
二十四节气 时辰	亥时	巳时	戌时	丑时	寅时	卯时	申时	亥时	申时	辰时	丑时	戌时

农历	公历	星期	天地干支	五行	公历	星期	天地干支	五行	公历	星期	天地干支	五行	公历	星期	天地干支	五行	公历	星期	天地干支	五行	公历	星期	天地干支	五行
初一	11	三	乙未	金	10	五	乙丑	金	9	六	甲午	金	8	一	甲子	金	8	三	甲午	金	7	五	甲子	金
初二	12	四	丙申	火	11	六	丙寅	火	10	日	乙未	金	9	二	乙丑	金	9	四	乙未	金	8	六	乙丑	金
初三	13	五	丁酉	火	12	日	丁卯	火	11	一	丙申	火	10	三	丙寅	火	10	五	丙申	火	9	日	丙寅	火
初四	14	六	戊戌	木	13	一	戊辰	木	12	二	丁酉	火	11	四	丁卯	火	11	六	丁酉	火	10	一	丁卯	火
初五	15	日	己亥	木	14	二	己巳	木	13	三	戊戌	木	12	五	戊辰	木	12	日	戊戌	木	11	二	戊辰	木
初六	16	一	庚子	土	15	三	庚午	土	14	四	己亥	木	13	六	己巳	木	13	一	己亥	木	12	三	己巳	木
初七	17	二	辛丑	土	16	四	辛未	土	15	五	庚子	土	14	日	庚午	土	14	二	庚子	土	13	四	庚午	土
初八	18	三	壬寅	金	17	五	壬申	金	16	六	辛丑	土	15	一	辛未	土	15	三	辛丑	土	14	五	辛未	土
初九	19	四	癸卯	金	18	六	癸酉	金	17	日	壬寅	金	16	二	壬申	金	16	四	壬寅	金	15	六	壬申	金
初十	20	五	甲辰	火	19	日	甲戌	火	18	一	癸卯	金	17	三	癸酉	金	17	五	癸卯	金	16	日	癸酉	金
十一	21	六	乙巳	火	20	一	乙亥	火	19	二	甲辰	火	18	四	甲戌	火	18	六	甲辰	火	17	一	甲戌	火
十二	22	日	丙午	水	21	二	丙子	水	20	三	乙巳	火	19	五	乙亥	火	19	日	乙巳	火	18	二	乙亥	火
十三	23	一	丁未	水	22	三	丁丑	水	21	四	丙午	水	20	六	丙子	水	20	一	丙午	水	19	三	丙子	水
十四	24	二	戊申	土	23	四	戊寅	土	22	五	丁未	水	21	日	丁丑	水	21	二	丁未	水	20	四	丁丑	水
十五	25	三	己酉	土	24	五	己卯	土	23	六	戊申	土	22	一	戊寅	土	22	三	戊申	土	21	五	戊寅	土
十六	26	四	庚戌	金	25	六	庚辰	金	24	日	己酉	土	23	二	己卯	土	23	四	己酉	土	22	六	己卯	土
十七	27	五	辛亥	金	26	日	辛巳	金	25	一	庚戌	金	24	三	庚辰	金	24	五	庚戌	金	23	日	庚辰	金
十八	28	六	壬子	木	27	一	壬午	木	26	二	辛亥	金	25	四	辛巳	金	25	六	辛亥	金	24	一	辛巳	金
十九	29	日	癸丑	木	28	二	癸未	木	27	三	壬子	木	26	五	壬午	木	26	日	壬子	木	25	二	壬午	木
二十	30	一	甲寅	水	29	三	甲申	水	28	四	癸丑	木	27	六	癸未	木	27	一	癸丑	木	26	三	癸未	木
廿一	31	二	乙卯	水	30	四	乙酉	水	29	五	甲寅	水	28	日	甲申	水	28	二	甲寅	水	27	四	甲申	水
廿二	9月	三	丙辰	土	10月	五	丙戌	土	30	六	乙卯	水	29	一	乙酉	水	29	三	乙卯	水	28	五	乙酉	水
廿三	2	四	丁巳	土	2	六	丁亥	土	31	日	丙辰	土	30	二	丙戌	土	30	四	丙辰	土	29	六	丙戌	土
廿四	3	五	戊午	火	3	日	戊子	火	11月	一	丁巳	土	12月	三	丁亥	土	31	五	丁巳	土	30	日	丁亥	土
廿五	4	六	己未	火	4	一	己丑	火	2	二	戊午	火	2	四	戊子	火	1月	六	戊午	火	31	一	戊子	火
廿六	5	日	庚申	木	5	二	庚寅	木	3	三	己未	火	3	五	己丑	火	2	日	己未	火	2月	二	己丑	火
廿七	6	一	辛酉	木	6	三	辛卯	木	4	四	庚申	木	4	六	庚寅	木	3	一	庚申	木	2	三	庚寅	木
廿八	7	二	壬戌	水	7	四	壬辰	水	5	五	辛酉	木	5	日	辛卯	木	4	二	辛酉	木	3	四	辛卯	木
廿九	8	三	癸亥	水	8	五	癸巳	水	6	六	壬戌	水	6	一	壬辰	水	5	三	壬戌	水	4	五	壬辰	水
三十	9	四	甲子	金					7	日	癸亥	水	7	二	癸巳	水	6	四	癸亥	水				

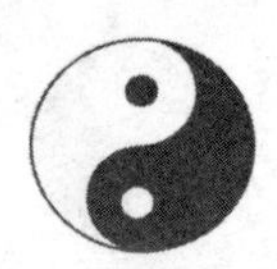

月份	正月				二月				三月				四月				五月				六月			
干支	戊寅				己卯				庚辰				辛巳				壬午				癸未			
二十四节气 农历	十五		三十		十五		三十		十六				初二		十八		初四		二十		初六		廿一	
节气	雨水		惊蛰		春分		清明		谷雨				立夏		小满		芒种		夏至		小暑		大暑	
公历	2月19日		3月6日		3月20日		4月4日		4月20日				5月5日		5月21日		6月5日		6月21日		7月7日		7月22日	
时辰	申时		未时		申时		戌时		丑时				未时		丑时		酉时		巳时		寅时		亥时	
农历	公历	星期	天地干支	五行	公历	星期	天地干支	五行	公历	星期	天地干支	五行	公历	星期	天地干支	五行	公历	星期	天地干支	五行	公历	星期	天地干支	五行
初一	5	六	癸巳	水	6	一	癸亥	水	5	三	癸巳	水	4	四	壬戌	水	2	五	辛卯	木	2	日	辛酉	木
初二	6	日	甲午	金	7	二	甲子	金	6	四	甲午	金	5	五	癸亥	水	3	六	壬辰	水	3	一	壬戌	水
初三	7	一	乙未	金	8	三	乙丑	金	7	五	乙未	金	6	六	甲子	金	4	日	癸巳	水	4	二	癸亥	水
初四	8	二	丙申	火	9	四	丙寅	火	8	六	丙申	火	7	日	乙丑	金	5	一	甲午	金	5	三	甲子	金
初五	9	三	丁酉	火	10	五	丁卯	火	9	日	丁酉	火	8	一	丙寅	火	6	二	乙未	金	6	四	乙丑	金
初六	10	四	戊戌	木	11	六	戊辰	木	10	一	戊戌	木	9	二	丁卯	火	7	三	丙申	火	7	五	丙寅	火
初七	11	五	己亥	木	12	日	己巳	木	11	二	己亥	木	10	三	戊辰	木	8	四	丁酉	火	8	六	丁卯	火
初八	12	六	庚子	土	13	一	庚午	土	12	三	庚子	土	11	四	己巳	木	9	五	戊戌	木	9	日	戊辰	木
初九	13	日	辛丑	土	14	二	辛未	土	13	四	辛丑	土	12	五	庚午	土	10	六	己亥	木	10	一	己巳	木
初十	14	一	壬寅	金	15	三	壬申	金	14	五	壬寅	金	13	六	辛未	土	11	日	庚子	土	11	二	庚午	土
十一	15	二	癸卯	金	16	四	癸酉	金	15	六	癸卯	金	14	日	壬申	金	12	一	辛丑	土	12	三	辛未	土
十二	16	三	甲辰	火	17	五	甲戌	火	16	日	甲辰	火	15	一	癸酉	金	13	二	壬寅	金	13	四	壬申	金
十三	17	四	乙巳	火	18	六	乙亥	火	17	一	乙巳	火	16	二	甲戌	火	14	三	癸卯	金	14	五	癸酉	金
十四	18	五	丙午	水	19	日	丙子	水	18	二	丙午	水	17	三	乙亥	火	15	四	甲辰	火	15	六	甲戌	火
十五	19	六	丁未	水	20	一	丁丑	水	19	三	丁未	水	18	四	丙子	水	16	五	乙巳	火	16	日	乙亥	火
十六	20	日	戊申	土	21	二	戊寅	土	20	四	戊申	土	19	五	丁丑	水	17	六	丙午	水	17	一	丙子	水
十七	21	一	己酉	土	22	三	己卯	土	21	五	己酉	土	20	六	戊寅	土	18	日	丁未	水	18	二	丁丑	水
十八	22	二	庚戌	金	23	四	庚辰	金	22	六	庚戌	金	21	日	己卯	土	19	一	戊申	土	19	三	戊寅	土
十九	23	三	辛亥	金	24	五	辛巳	金	23	日	辛亥	金	22	一	庚辰	金	20	二	己酉	土	20	四	己卯	土
二十	24	四	壬子	木	25	六	壬午	木	24	一	壬子	木	23	二	辛巳	金	21	三	庚戌	金	21	五	庚辰	金
廿一	25	五	癸丑	木	26	日	癸未	木	25	二	癸丑	木	24	三	壬午	木	22	四	辛亥	金	22	六	辛巳	金
廿二	26	六	甲寅	水	27	一	甲申	水	26	三	甲寅	水	25	四	癸未	木	23	五	壬子	木	23	日	壬午	木
廿三	27	日	乙卯	水	28	二	乙酉	水	27	四	乙卯	水	26	五	甲申	水	24	六	癸丑	木	24	一	癸未	木
廿四	28	一	丙辰	土	29	三	丙戌	土	28	五	丙辰	土	27	六	乙酉	水	25	日	甲寅	水	25	二	甲申	水
廿五	29	二	丁巳	土	30	四	丁亥	土	29	六	丁巳	土	28	日	丙戌	土	26	一	乙卯	水	26	三	乙酉	水
廿六	3月	三	戊午	火	31	五	戊子	火	30	日	戊午	火	29	一	丁亥	土	27	二	丙辰	土	27	四	丙戌	土
廿七	2	四	己未	火	4月	六	己丑	火	5月	一	己未	火	30	二	戊子	火	28	三	丁巳	土	28	五	丁亥	土
廿八	3	五	庚申	木	2	日	庚寅	木	2	二	庚申	木	31	三	己丑	火	29	四	戊午	火	29	六	戊子	火
廿九	4	六	辛酉	木	3	一	辛卯	木	3	三	辛酉	木	6月	四	庚寅	木	30	五	己未	火	30	日	己丑	火
三十	5	日	壬戌	水	4	二	壬辰	水									7月	六	庚申	木				

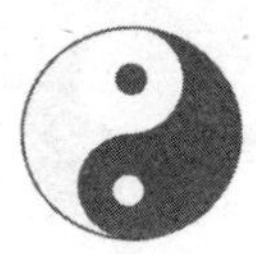

月份		七月		八月		九月		十月		十一月		十二月	
干支		甲申		乙酉		丙戌		丁亥		戊子		己丑	
二十四节气	农历	初八	廿四	初十	廿六	十一	廿六	十二	廿七	十二	廿六	十一	廿六
	节气	立秋	处暑	白露	秋分	寒露	霜降	立冬	小雪	大雪	冬至	小寒	大寒
	公历	8月7日	8月23日	9月7日	9月23日	10月8日	10月23日	11月7日	11月22日	12月7日	12月21日	1月5日	1月20日
	时辰	未时	酉时	申时	丑时	辰时	巳时	巳时	辰时	寅时	亥时	未时	辰时

农历	公历	星期	天地干支	五行	公历	星期	天地干支	五行	公历	星期	天地干支	五行	公历	星期	天地干支	五行	公历	星期	天地干支	五行	公历	星期	天地干支	五行
初一	31	一	庚寅	木	29	二	己未	火	28	四	己丑	火	27	五	戊午	火	26	日	戊子	火	26	二	戊午	火
初二	8月	二	辛卯	木	30	三	庚申	木	29	五	庚寅	木	28	六	己未	火	27	一	己丑	火	27	三	己未	火
初三	2	三	壬辰	水	31	四	辛酉	木	30	六	辛卯	木	29	日	庚申	木	28	二	庚寅	木	28	四	庚申	木
初四	3	四	癸巳	水	9月	五	壬戌	水	10月	日	壬辰	水	30	一	辛酉	木	29	三	辛卯	木	29	五	辛酉	木
初五	4	五	甲午	金	2	六	癸亥	水	2	一	癸巳	水	31	二	壬戌	水	30	四	壬辰	水	30	六	壬戌	水
初六	5	六	乙未	金	3	日	甲子	金	3	二	甲午	金	11月	三	癸亥	水	12月	五	癸巳	水	31	日	癸亥	水
初七	6	日	丙申	火	4	一	乙丑	金	4	三	乙未	金	2	四	甲子	金	2	六	甲午	金	1月	一	甲子	金
初八	7	一	丁酉	火	5	二	丙寅	火	5	四	丙申	火	3	五	乙丑	金	3	日	乙未	金	2	二	乙丑	金
初九	8	二	戊戌	木	6	三	丁卯	火	6	五	丁酉	火	4	六	丙寅	火	4	一	丙申	火	3	三	丙寅	火
初十	9	三	己亥	木	7	四	戊辰	木	7	六	戊戌	木	5	日	丁卯	火	5	二	丁酉	火	4	四	丁卯	火
十一	10	四	庚子	土	8	五	己巳	木	8	日	己亥	木	6	一	戊辰	木	6	三	戊戌	木	5	五	戊辰	木
十二	11	五	辛丑	土	9	六	庚午	土	9	一	庚子	土	7	二	己巳	木	7	四	己亥	木	6	六	己巳	木
十三	12	六	壬寅	金	10	日	辛未	土	10	二	辛丑	土	8	三	庚午	土	8	五	庚子	土	7	日	庚午	土
十四	13	日	癸卯	金	11	一	壬申	金	11	三	壬寅	金	9	四	辛未	土	9	六	辛丑	土	8	一	辛未	土
十五	14	一	甲辰	火	12	二	癸酉	金	12	四	癸卯	金	10	五	壬申	金	10	日	壬寅	金	9	二	壬申	金
十六	15	二	乙巳	火	13	三	甲戌	火	13	五	甲辰	火	11	六	癸酉	金	11	一	癸卯	金	10	三	癸酉	金
十七	16	三	丙午	水	14	四	乙亥	火	14	六	乙巳	火	12	日	甲戌	火	12	二	甲辰	火	11	四	甲戌	火
十八	17	四	丁未	水	15	五	丙子	水	15	日	丙午	水	13	一	乙亥	火	13	三	乙巳	火	12	五	乙亥	火
十九	18	五	戊申	土	16	六	丁丑	水	16	一	丁未	水	14	二	丙子	水	14	四	丙午	水	13	六	丙子	水
二十	19	六	己酉	土	17	日	戊寅	土	17	二	戊申	土	15	三	丁丑	水	15	五	丁未	水	14	日	丁丑	水
廿一	20	日	庚戌	金	18	一	己卯	土	18	三	己酉	土	16	四	戊寅	土	16	六	戊申	土	15	一	戊寅	土
廿二	21	一	辛亥	金	19	二	庚辰	金	19	四	庚戌	金	17	五	己卯	土	17	日	己酉	土	16	二	己卯	土
廿三	22	二	壬子	木	20	三	辛巳	金	20	五	辛亥	金	18	六	庚辰	金	18	一	庚戌	金	17	三	庚辰	金
廿四	23	三	癸丑	木	21	四	壬午	木	21	六	壬子	木	19	日	辛巳	金	19	二	辛亥	金	18	四	辛巳	金
廿五	24	四	甲寅	水	22	五	癸未	木	22	日	癸丑	木	20	一	壬午	木	20	三	壬子	木	19	五	壬午	木
廿六	25	五	乙卯	水	23	六	甲申	水	23	一	甲寅	水	21	二	癸未	木	21	四	癸丑	木	20	六	癸未	木
廿七	26	六	丙辰	土	24	日	乙酉	水	24	二	乙卯	水	22	三	甲申	水	22	五	甲寅	水	21	日	甲申	水
廿八	27	日	丁巳	土	25	一	丙戌	土	25	三	丙辰	土	23	四	乙酉	水	23	六	乙卯	水	22	一	乙酉	水
廿九	28	一	戊午	火	26	二	丁亥	土	26	四	丁巳	土	24	五	丙戌	土	24	日	丙辰	土	23	二	丙戌	土
三十					27	三	戊子	火					25	六	丁亥	土	25	一	丁巳	土				

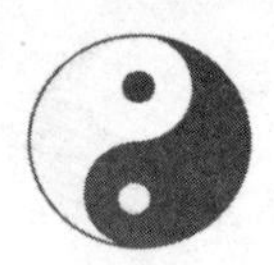

二〇〇一年 岁次 辛巳 蛇年 上半年

月份		正月				二月				三月				四月				闰四月				五月			
干支		庚寅				辛卯				壬辰				癸巳								甲午			
二十四节气	农历	十二		廿六		十一		廿六		十二		廿七		十三		廿九		十四				初一		十七	
	节气	立春		雨水		惊蛰		春分		清明		谷雨		立夏		小满		芒种				夏至		小暑	
	公历	2月5日		2月18日		3月5日		3月20日		4月5日		4月20日		5月5日		5月21日		6月5日				6月21日		7月7日	
	时辰	丑时		亥时		戌时		亥时		丑时		辰时		戌时		辰时		子时				申时		巳时	
农历		公历	星期	天地干支	五行	公历	星期	天地干支	五行	公历	星期	天地干支	五行	公历	星期	天地干支	五行	公历	星期	天地干支	五行	公历	星期	天地干支	五行
初一		24	三	丁亥	土	23	五	丁巳	土	25	日	丁亥	土	23	一	丙辰	土	23	三	丙戌	土	21	四	乙卯	水
初二		25	四	戊子	火	24	六	戊午	火	26	一	戊子	火	24	二	丁巳	土	24	四	丁亥	土	22	五	丙辰	土
初三		26	五	己丑	火	25	日	己未	火	27	二	己丑	火	25	三	戊午	火	25	五	戊子	火	23	六	丁巳	土
初四		27	六	庚寅	木	26	一	庚申	木	28	三	庚寅	木	26	四	己未	火	26	六	己丑	火	24	日	戊午	火
初五		28	日	辛卯	木	27	二	辛酉	木	29	四	辛卯	木	27	五	庚申	木	27	日	庚寅	木	25	一	己未	火
初六		29	一	壬辰	水	28	三	壬戌	水	30	五	壬辰	水	28	六	辛酉	木	28	一	辛卯	木	26	二	庚申	木
初七		30	二	癸巳	水	3月	四	癸亥	水	31	六	癸巳	水	29	日	壬戌	水	29	二	壬辰	水	27	三	辛酉	木
初八		31	三	甲午	金	2	五	甲子	金	4月	日	甲午	金	30	一	癸亥	水	30	三	癸巳	水	28	四	壬戌	水
初九		2月	四	乙未	金	3	六	乙丑	金	2	一	乙未	金	5月	二	甲子	金	31	四	甲午	金	29	五	癸亥	水
初十		2	五	丙申	火	4	日	丙寅	火	3	二	丙申	火	2	三	乙丑	金	6月	五	乙未	金	30	六	甲子	金
十一		3	六	丁酉	火	5	一	丁卯	火	4	三	丁酉	火	3	四	丙寅	火	2	六	丙申	火	7月	日	乙丑	金
十二		4	日	戊戌	木	6	二	戊辰	木	5	四	戊戌	木	4	五	丁卯	火	3	日	丁酉	火	2	一	丙寅	火
十三		5	一	己亥	木	7	三	己巳	木	6	五	己亥	木	5	六	戊辰	木	4	一	戊戌	木	3	二	丁卯	火
十四		6	二	庚子	土	8	四	庚午	土	7	六	庚子	土	6	日	己巳	木	5	二	己亥	木	4	三	戊辰	木
十五		7	三	辛丑	土	9	五	辛未	土	8	日	辛丑	土	7	一	庚午	土	6	三	庚子	土	5	四	己巳	木
十六		8	四	壬寅	金	10	六	壬申	金	9	一	壬寅	金	8	二	辛未	土	7	四	辛丑	土	6	五	庚午	土
十七		9	五	癸卯	金	11	日	癸酉	金	10	二	癸卯	金	9	三	壬申	金	8	五	壬寅	金	7	六	辛未	土
十八		10	六	甲辰	火	12	一	甲戌	火	11	三	甲辰	火	10	四	癸酉	金	9	六	癸卯	金	8	日	壬申	金
十九		11	日	乙巳	火	13	二	乙亥	火	12	四	乙巳	火	11	五	甲戌	火	10	日	甲辰	火	9	一	癸酉	金
二十		12	一	丙午	水	14	三	丙子	水	13	五	丙午	水	12	六	乙亥	火	11	一	乙巳	火	10	二	甲戌	火
廿一		13	二	丁未	水	15	四	丁丑	水	14	六	丁未	水	13	日	丙子	水	12	二	丙午	水	11	三	乙亥	火
廿二		14	三	戊申	土	16	五	戊寅	土	15	日	戊申	土	14	一	丁丑	水	13	三	丁未	水	12	四	丙子	水
廿三		15	四	己酉	土	17	六	己卯	土	16	一	己酉	土	15	二	戊寅	土	14	四	戊申	土	13	五	丁丑	水
廿四		16	五	庚戌	金	18	日	庚辰	金	17	二	庚戌	金	16	三	己卯	土	15	五	己酉	土	14	六	戊寅	土
廿五		17	六	辛亥	金	19	一	辛巳	金	18	三	辛亥	金	17	四	庚辰	金	16	六	庚戌	金	15	日	己卯	土
廿六		18	日	壬子	木	20	二	壬午	木	19	四	壬子	木	18	五	辛巳	金	17	日	辛亥	金	16	一	庚辰	金
廿七		19	一	癸丑	木	21	三	癸未	木	20	五	癸丑	木	19	六	壬午	木	18	一	壬子	木	17	二	辛巳	金
廿八		20	二	甲寅	水	22	四	甲申	水	21	六	甲寅	水	20	日	癸未	木	19	二	癸丑	木	18	三	壬午	木
廿九		21	三	乙卯	水	23	五	乙酉	水	22	日	乙卯	水	21	一	甲申	水	20	三	甲寅	水	19	四	癸未	木
三十		22	四	丙辰	土	24	六	丙戌						22	四	乙酉	水					20	五	甲申	水

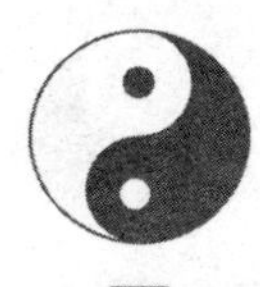

月份	六月				七月				八月				九月				十月				十一月				十二月			
干支	乙未				丙申				丁酉				戊戌				己亥				庚子				辛丑			
二十四节气 农历	初三		十八		初五		二十		初七		廿二		初七		廿二		初八		廿三		初八		廿二		初八		廿三	
二十四节气 节气	大暑		立秋		处暑		白露		秋分		寒露		霜降		立冬		小雪		大雪		冬至		小寒		大寒		立春	
二十四节气 公历	7月23日		8月7日		8月23日		9月7日		9月23日		10月8日		10月23日		11月7日		11月22日		12月7日		12月22日		1月5日		1月20日		2月4日	
二十四节气 时辰	寅时		戌时		巳时		亥时		辰时		申时		申时		未时		未时		巳时		寅时		戌时		未时		辰时	
农历	公历	星期	天地干支	五行	公历	星期	天地干支	五行	公历	星期	天地干支	五行	公历	星期	天地干支	五行	公历	星期	天地干支	五行	公历	星期	天地干支	五行	公历	星期	天地干支	五行
初一	21	六	乙酉	水	19	日	甲寅	水	17	一	癸未	木	17	三	癸丑	木	15	四	壬午	木	15	六	壬子	木	13	日	辛巳	金
初二	22	日	丙戌	土	20	一	乙卯	水	18	二	甲申	水	18	四	甲寅	水	16	五	癸未	木	16	日	癸丑	木	14	一	壬午	木
初三	23	一	丁亥	土	21	二	丙辰	土	19	三	乙酉	水	19	五	乙卯	水	17	六	甲申	水	17	一	甲寅	水	15	二	癸未	木
初四	24	二	戊子	火	22	三	丁巳	土	20	四	丙戌	土	20	六	丙辰	土	18	日	乙酉	水	18	二	乙卯	水	16	三	甲申	水
初五	25	三	己丑	火	23	四	戊午	火	21	五	丁亥	土	21	日	丁巳	土	19	一	丙戌	土	19	三	丙辰	土	17	四	乙酉	水
初六	26	四	庚寅	木	24	五	己未	火	22	六	戊子	火	22	一	戊午	火	20	二	丁亥	土	20	四	丁巳	土	18	五	丙戌	土
初七	27	五	辛卯	木	25	六	庚申	木	23	日	己丑	火	23	二	己未	火	21	三	戊子	火	21	五	戊午	火	19	六	丁亥	土
初八	28	六	壬辰	水	26	日	辛酉	木	24	一	庚寅	木	24	三	庚申	木	22	四	己丑	火	22	六	己未	火	20	日	戊子	火
初九	29	日	癸巳	水	27	一	壬戌	水	25	二	辛卯	木	25	四	辛酉	木	23	五	庚寅	木	23	日	庚申	木	21	一	己丑	火
初十	30	一	甲午	金	28	二	癸亥	水	26	三	壬辰	水	26	五	壬戌	水	24	六	辛卯	木	24	一	辛酉	木	22	二	庚寅	木
十一	31	二	乙未	金	29	三	甲子	金	27	四	癸巳	水	27	六	癸亥	水	25	日	壬辰	水	25	二	壬戌	水	23	三	辛卯	木
十二	8月	三	丙申	火	30	四	乙丑	金	28	五	甲午	金	28	日	甲子	金	26	一	癸巳	水	26	三	癸亥	水	24	四	壬辰	水
十三	2	四	丁酉	火	31	五	丙寅	火	29	六	乙未	金	29	一	乙丑	金	27	二	甲午	金	27	四	甲子	金	25	五	癸巳	水
十四	3	五	戊戌	木	9月	六	丁卯	火	30	日	丙申	火	30	二	丙寅	火	28	三	乙未	金	28	五	乙丑	金	26	六	甲午	金
十五	4	六	己亥	木	2	日	戊辰	木	10月	一	丁酉	火	31	三	丁卯	火	29	四	丙申	火	29	六	丙寅	火	27	日	乙未	金
十六	5	日	庚子	土	3	一	己巳	木	2	二	戊戌	木	11月	四	戊辰	木	30	五	丁酉	火	30	日	丁卯	火	28	一	丙申	火
十七	6	一	辛丑	土	4	二	庚午	土	3	三	己亥	木	2	五	己巳	木	12月	六	戊戌	木	31	一	戊辰	木	29	二	丁酉	火
十八	7	二	壬寅	金	5	三	辛未	土	4	四	庚子	土	3	六	庚午	土	2	日	己亥	木	1月	二	己巳	木	30	三	戊戌	木
十九	8	三	癸卯	金	6	四	壬申	金	5	五	辛丑	土	4	日	辛未	土	3	一	庚子	土	2	三	庚午	土	31	四	己亥	木
二十	9	四	甲辰	火	7	五	癸酉	金	6	六	壬寅	金	5	一	壬申	金	4	二	辛丑	土	3	四	辛未	土	2月	五	庚子	土
廿一	10	五	乙巳	火	8	六	甲戌	火	7	日	癸卯	金	6	二	癸酉	金	5	三	壬寅	金	4	五	壬申	金	2	六	辛丑	土
廿二	11	六	丙午	水	9	日	乙亥	火	8	一	甲辰	火	7	三	甲戌	火	6	四	癸卯	金	5	六	癸酉	金	3	日	壬寅	金
廿三	12	日	丁未	水	10	一	丙子	水	9	二	乙巳	火	8	四	乙亥	火	7	五	甲辰	火	6	日	甲戌	火	4	一	癸卯	金
廿四	13	一	戊申	土	11	二	丁丑	水	10	三	丙午	水	9	五	丙子	水	8	六	乙巳	火	7	一	乙亥	火	5	二	甲辰	火
廿五	14	二	己酉	土	12	三	戊寅	土	11	四	丁未	水	10	六	丁丑	水	9	日	丙午	水	8	二	丙子	水	6	三	乙巳	火
廿六	15	三	庚戌	金	13	四	己卯	土	12	五	戊申	土	11	日	戊寅	土	10	一	丁未	水	9	三	丁丑	水	7	四	丙午	水
廿七	16	四	辛亥	金	14	五	庚辰	金	13	六	己酉	土	12	一	己卯	土	11	二	戊申	土	10	四	戊寅	土	8	五	丁未	水
廿八	17	五	壬子	木	15	六	辛巳	金	14	日	庚戌	金	13	二	庚辰	金	12	三	己酉	土	11	五	己卯	土	9	六	戊申	土
廿九	18	六	癸丑	木	16	日	壬午	木	15	一	辛亥	金	14	三	辛巳	金	13	四	庚戌	金	12	六	庚辰	金	10	日	己酉	土
三十									16	二	壬子	木					14	五	辛亥	金					11	一	庚戌	金

二〇〇二年 岁次 壬午 马年 上半年

月份	正月				二月				三月				四月				五月				六月			
干支	壬寅				癸卯				甲辰				乙巳				丙午				丁未			
二十四节气 农历	初八		廿三		初八		廿三		初八		廿七		初十		廿六		十一		廿七		十四		三十	
二十四节气 节气	雨水		惊蛰		春分		清明		谷雨		立夏		小满		芒种		夏至		小暑		大暑		立秋	
二十四节气 公历	2月19日		3月6日		3月21日		4月5日		4月20日		5月6日		5月21日		6月6日		6月21日		7月7日		7月23日		8月8日	
二十四节气 时辰	寅时		丑时		寅时		辰时		未时		子时		未时		卯时		亥时		申时		辰时		丑时	
农历	公历	星期	天地干支	五行	公历	星期	天地干支	五行	公历	星期	天地干支	五行	公历	星期	天地干支	五行	公历	星期	天地干支	五行	公历	星期	天地干支	五行
初一	12	二	辛亥	金	14	四	辛巳	金	13	六	辛亥	金	12	日	庚辰	金	11	二	庚戌	金	10	三	乙卯	土
初二	13	三	壬子	木	15	五	壬午	木	14	日	壬子	木	13	一	辛巳	金	12	三	辛亥	金	11	四	庚辰	金
初三	14	四	癸丑	木	16	六	癸未	木	15	一	癸丑	木	14	二	壬午	木	13	四	壬子	木	12	五	辛巳	金
初四	15	五	甲寅	水	17	日	甲申	水	16	二	甲寅	水	15	三	癸未	木	14	五	癸丑	木	13	六	壬午	木
初五	16	六	乙卯	水	18	一	乙酉	水	17	三	乙卯	水	16	四	甲申	水	15	六	甲寅	水	14	日	癸未	木
初六	17	日	丙辰	土	19	二	丙戌	土	18	四	丙辰	土	17	五	乙酉	水	16	日	乙卯	水	15	一	甲申	水
初七	18	一	丁巳	土	20	三	丁亥	土	19	五	丁巳	土	18	六	丙戌	土	17	一	丙辰	土	16	二	乙酉	水
初八	19	二	戊午	火	21	四	戊子	火	20	六	戊午	火	19	日	丁亥	土	18	二	丁巳	土	17	三	丙戌	土
初九	20	三	己未	火	22	五	己丑	火	21	日	己未	火	20	一	戊子	火	19	三	戊午	火	18	四	丁亥	土
初十	21	四	庚申	木	23	六	庚寅	木	22	一	庚申	木	21	二	己丑	火	20	四	己未	火	19	五	戊子	火
十一	22	五	辛酉	木	24	日	辛卯	木	23	二	辛酉	木	22	三	庚寅	木	21	五	庚申	木	20	六	己丑	火
十二	23	六	壬戌	水	25	一	壬辰	水	24	三	壬戌	水	23	四	辛卯	木	22	六	辛酉	木	21	日	庚寅	木
十三	24	日	癸亥	水	26	二	癸巳	水	25	四	癸亥	水	24	五	壬辰	水	23	日	壬戌	水	22	一	辛卯	木
十四	25	一	甲子	金	27	三	甲午	金	26	五	甲子	金	25	六	癸巳	水	24	一	癸亥	水	23	二	壬辰	水
十五	26	二	乙丑	金	28	四	乙未	金	27	六	乙丑	金	26	日	甲午	金	25	二	甲子	金	24	三	癸巳	水
十六	27	三	丙寅	火	29	五	丙申	火	28	日	丙寅	火	27	一	乙未	金	26	三	乙丑	金	25	四	甲午	金
十七	28	四	丁卯	火	30	六	丁酉	火	29	一	丁卯	火	28	二	丙申	火	27	四	丙寅	火	26	五	乙未	金
十八	3月	五	戊辰	木	31	日	戊戌	木	30	二	戊辰	木	29	三	丁酉	火	28	五	丁卯	火	27	六	丙申	火
十九	2	六	己巳	木	4月	一	己亥	木	5月	三	己巳	木	30	四	戊戌	木	29	六	戊辰	木	28	日	丁酉	火
二十	3	日	庚午	土	2	二	庚子	土	2	四	庚午	土	31	五	己亥	木	30	日	己巳	木	29	一	戊戌	木
廿一	4	一	辛未	土	3	三	辛丑	土	3	五	辛未	土	6月	六	庚子	土	7月	一	庚午	土	30	二	己亥	木
廿二	5	二	壬申	金	4	四	壬寅	金	4	六	壬申	金	2	日	辛丑	土	2	二	辛未	土	31	三	庚子	土
廿三	6	三	癸酉	金	5	五	癸卯	金	5	日	癸酉	金	3	一	壬寅	金	3	三	壬申	金	8月	四	辛丑	土
廿四	7	四	甲戌	火	6	六	甲辰	火	6	一	甲戌	火	4	二	癸卯	金	4	四	癸酉	金	2	五	壬寅	金
廿五	8	五	己亥	火	7	日	己巳	火	7	二	己亥	火	5	三	甲辰	火	5	五	甲戌	火	3	六	癸卯	金
廿六	9	六	丙子	水	8	一	丙午	水	8	三	丙子	水	6	四	己巳	火	6	六	己亥	火	4	日	甲辰	火
廿七	10	日	丁丑	水	9	二	丁未	水	9	四	丁丑	水	7	五	丙午	水	7	日	丙子	水	5	一	己巳	火
廿八	11	一	戊寅	土	10	三	戊申	土	10	五	戊寅	土	8	六	丁未	水	8	一	丁丑	水	6	二	丙午	水
廿九	12	二	己卯	土	11	四	己酉	土	11	六	己卯	土	9	日	戊申	土	9	二	戊寅	土	7	三	丁未	水
三十	13	三	庚辰	金	12	五	庚戌	金					10	一	己酉	土					8	四	戊申	土

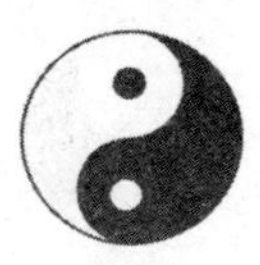

二〇〇二年 岁次 壬午 马年 下半年

月份	七月				八月				九月				十月				十一月				十二月			
干支	戊申				乙酉				庚戌				辛亥				壬子				癸丑			
二十四节气 农历	十五				初二		十七		初三		十八		初三		十八		初四		十九		初四		十八	
二十四节气 节气	处暑				白露		秋分		寒露		霜降		立冬		小雪		大雪		冬至		小寒		大寒	
二十四节气 公历	8月23日				9月8日		9月23日		10月8日		10月23日		11月7日		11月22日		12月7日		12月22日		1月6日		1月20日	
二十四节气 时辰	申时				寅时		未时		戌时		亥时		亥时		戌时		申时		辰时		丑时		戌时	
农历	公历	星期	天地干支	五行	公历	星期	天地干支	五行	公历	星期	天地干支	五行	公历	星期	天地干支	五行	公历	星期	天地干支	五行	公历	星期	天地干支	五行
初一	9	五	己酉	土	7	六	戊寅	土	6	日	丁未	水	5	二	丁丑	水	4	三	丙午	水	3	五	丙子	水
初二	10	六	庚戌	金	8	日	己卯	土	7	一	戊申	土	6	三	戊寅	土	5	四	丁未	水	4	六	丁丑	水
初三	11	日	辛亥	金	9	一	庚辰	金	8	二	己酉	土	7	四	己卯	土	6	五	戊申	土	5	日	戊寅	土
初四	12	一	壬子	木	10	二	辛巳	金	9	三	庚戌	金	8	五	庚辰	金	7	六	己酉	土	6	一	己卯	土
初五	13	二	癸丑	木	11	三	壬午	木	10	四	辛亥	金	9	六	辛巳	金	8	日	庚戌	金	7	二	庚辰	金
初六	14	三	甲寅	水	12	四	癸未	木	11	五	壬子	木	10	日	壬午	木	9	一	辛亥	金	8	三	辛巳	金
初七	15	四	乙卯	水	13	五	甲申	水	12	六	癸丑	木	11	一	癸未	木	10	二	壬子	木	9	四	壬午	木
初八	16	五	丙辰	土	14	六	乙酉	水	13	日	甲寅	水	12	二	甲申	水	11	三	癸丑	木	10	五	癸未	木
初九	17	六	丁巳	土	15	日	丙戌	土	14	一	乙卯	水	13	三	乙酉	水	12	四	甲寅	水	11	六	甲申	水
初十	18	日	戊午	火	16	一	丁亥	土	15	二	丙辰	土	14	四	丙戌	土	13	五	乙卯	水	12	日	乙酉	水
十一	19	一	己未	火	17	二	戊子	火	16	三	丁巳	土	15	五	丁亥	土	14	六	丙辰	土	13	一	丙戌	土
十二	20	二	庚申	木	18	三	己丑	火	17	四	戊午	火	16	六	戊子	火	15	日	丁巳	土	14	二	丁亥	土
十三	21	三	辛酉	木	19	四	庚寅	木	18	五	己未	火	17	日	己丑	火	16	一	戊午	火	15	三	戊子	火
十四	22	四	壬戌	水	20	五	辛卯	木	19	六	庚申	木	18	一	庚寅	木	17	二	己未	火	16	四	己丑	火
十五	23	五	癸亥	水	21	六	壬辰	水	20	日	辛酉	木	19	二	辛卯	木	18	三	庚申	木	17	五	庚寅	木
十六	24	六	甲子	金	22	日	癸巳	水	21	一	壬戌	水	20	三	壬辰	水	19	四	辛酉	木	18	六	辛卯	木
十七	25	日	乙丑	金	23	一	甲午	金	22	二	癸亥	水	21	四	癸巳	水	20	五	壬戌	水	19	日	壬辰	水
十八	26	一	丙寅	火	24	二	乙未	金	23	三	甲子	金	22	五	甲午	金	21	六	癸亥	水	20	一	癸巳	水
十九	27	二	丁卯	火	25	三	丙申	火	24	四	乙丑	金	23	六	乙未	金	22	日	甲子	金	21	二	甲午	金
二十	28	三	戊辰	木	26	四	丁酉	火	25	五	丙寅	火	24	日	丙申	火	23	一	乙丑	金	22	三	乙未	金
廿一	29	四	己巳	木	27	五	戊戌	木	26	六	丁卯	火	25	一	丁酉	火	24	二	丙寅	火	23	四	丙申	火
廿二	30	五	庚午	土	28	六	己亥	木	27	日	戊辰	木	26	二	戊戌	木	25	三	丁卯	火	24	五	丁酉	火
廿三	31	六	辛未	土	29	日	庚子	土	28	一	己巳	木	27	三	己亥	木	26	四	戊辰	木	25	六	戊戌	木
廿四	9月	日	壬申	金	30	一	辛丑	土	29	二	庚午	土	28	四	庚子	土	27	五	己巳	木	26	日	己亥	木
廿五	2	一	癸酉	金	10月	二	壬寅	金	30	三	辛未	土	29	五	辛丑	土	28	六	庚午	土	27	一	庚子	土
廿六	3	二	甲戌	火	2	三	癸卯	金	31	四	壬申	金	30	六	壬寅	金	29	日	辛未	土	28	二	辛丑	土
廿七	4	三	乙亥	火	3	四	甲辰	火	11月	五	癸酉	金	12月	日	癸卯	金	30	一	壬申	金	29	三	壬寅	金
廿八	5	四	丙子	水	4	五	乙巳	水	2	六	甲戌	火	2	一	甲辰	火	31	二	癸酉	金	30	四	癸卯	金
廿九	6	五	丁丑	水	5	六	丙午	水	3	日	乙亥	火	3	二	乙巳	火	1月	三	甲戌	火	31	五	甲辰	火
三十									4	一	丙子	水					2	四	乙亥	火				

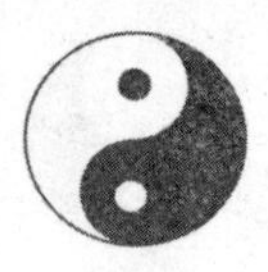

二〇〇三年 岁次 癸未 羊年 上半年

月份	正月				二月				三月				四月				五月				六月			
干支	甲寅				乙卯				丙辰				丁巳				戊午				己未			
二十四节气 农历	初四		十九		初四		十九		初四		十九		初六		廿一		初七		廿三		初八		廿四	
二十四节气 节气	立春		雨水		惊蛰		春分		清明		谷雨		立夏		小满		芒种		夏至		小暑		大暑	
二十四节气 公历	2月4日		2月19日		3月6日		3月21日		4月5日		4月20日		5月6日		5月21日		6月6日		6月22日		7月7日		7月23日	
二十四节气 时辰	未时		巳时		辰时		巳时		未时		戌时		卯时		戌时		午时		寅时		亥时		未时	
农历	公历	星期	天地干支	五行	公历	星期	天地干支	五行	公历	星期	天地干支	五行	公历	星期	天地干支	五行	公历	星期	天地干支	五行	公历	星期	天地干支	五行
初一	2月	六	乙巳	火	3	一	乙亥	火	2	三	乙巳	火	5月	四	甲戌	火	31	六	甲辰	火	30	一	甲戌	火
初二	2	日	丙午	水	4	二	丙子	水	3	四	丙午	水	2	五	乙亥	火	6月	日	乙巳	火	7月	二	乙亥	火
初三	3	一	丁未	水	5	三	丁丑	水	4	五	丁未	水	3	六	丙子	水	2	一	丙午	水	2	三	丙子	水
初四	4	二	戊申	土	6	四	戊寅	土	5	六	戊申	土	4	日	丁丑	水	3	二	丁未	水	3	四	丁丑	水
初五	5	三	己酉	土	7	五	己卯	土	6	日	己酉	土	5	一	戊寅	土	4	三	戊申	土	4	五	戊寅	土
初六	6	四	庚戌	金	8	六	庚辰	金	7	一	庚戌	金	6	二	己卯	土	5	四	己酉	土	5	六	己卯	土
初七	7	五	辛亥	金	9	日	辛巳	金	8	二	辛亥	金	7	三	庚辰	金	6	五	庚戌	金	6	日	庚辰	金
初八	8	六	壬子	木	10	一	壬午	木	9	三	壬子	木	8	四	辛巳	金	7	六	辛亥	金	7	一	辛巳	金
初九	9	日	癸丑	木	11	二	癸未	木	10	四	癸丑	木	9	五	壬午	木	8	日	壬子	木	8	二	壬午	木
初十	10	一	甲寅	水	12	三	甲申	水	11	五	甲寅	水	10	六	癸未	木	9	一	癸丑	木	9	三	癸未	木
十一	11	二	乙卯	水	13	四	乙酉	水	12	六	乙卯	水	11	日	甲申	水	10	二	甲寅	水	10	四	甲寅	水
十二	12	三	丙辰	土	14	五	丙戌	土	13	日	丙辰	土	12	一	乙酉	水	11	三	乙卯	水	11	五	乙酉	水
十三	13	四	丁巳	土	15	六	丁亥	土	14	一	丁巳	土	13	二	丙戌	土	12	四	丙辰	土	12	六	丙戌	土
十四	14	五	戊午	火	16	日	戊子	火	15	二	戊午	火	14	三	丁亥	土	13	五	丁巳	土	13	日	丁亥	土
十五	15	六	己未	火	17	一	己丑	火	16	三	己未	火	15	四	戊子	火	14	六	戊午	火	14	一	戊子	火
十六	16	日	庚申	木	18	二	庚寅	木	17	四	庚申	木	16	五	己丑	火	15	日	己未	火	15	二	己丑	火
十七	17	一	辛酉	木	19	三	辛卯	木	18	五	辛酉	木	17	六	庚寅	木	16	一	庚申	木	16	三	庚寅	木
十八	18	二	壬戌	水	20	四	壬辰	水	19	六	壬戌	水	18	日	辛卯	木	17	二	辛酉	木	17	四	辛卯	木
十九	19	三	癸亥	水	21	五	癸巳	水	20	日	癸亥	水	19	一	壬辰	水	18	三	壬戌	水	18	五	壬辰	水
二十	20	四	甲子	金	22	六	甲午	金	21	一	甲子	金	20	二	癸巳	水	19	四	癸亥	水	19	六	癸巳	水
廿一	21	五	乙丑	金	23	日	乙未	金	22	二	乙丑	金	21	三	甲午	金	20	五	甲子	金	20	日	甲午	金
廿二	22	六	丙寅	火	24	一	丙申	火	23	三	丙寅	火	22	四	乙未	金	21	六	乙丑	金	21	一	乙未	金
廿三	23	日	丁卯	火	25	二	丁酉	火	24	四	丁卯	火	23	五	丙申	火	22	日	丙寅	火	22	二	丙申	火
廿四	24	一	戊辰	木	26	三	戊戌	木	25	五	戊辰	木	24	六	丁酉	火	23	一	丁卯	火	23	三	丁酉	火
廿五	25	二	己巳	木	27	四	己亥	木	26	六	己巳	木	25	日	戊戌	木	24	二	戊辰	木	24	四	戊戌	木
廿六	26	三	庚午	土	28	五	庚子	土	27	日	庚午	土	26	一	己亥	木	25	三	己巳	木	25	五	己亥	木
廿七	27	四	辛未	土	29	六	辛丑	土	28	一	辛未	土	27	二	庚子	土	26	四	庚午	土	26	六	庚子	土
廿八	28	五	壬申	金	30	日	壬寅	金	29	二	壬申	金	28	三	辛丑	土	27	五	辛未	土	27	日	辛丑	土
廿九	3月	六	癸酉	金	31	一	癸卯	金	30	三	癸酉	金	29	四	壬寅	金	28	六	壬申	金	28	一	壬寅	金
三十	2	日	甲戌	火	4月	二	甲辰	火					30	五	癸卯		29	日	癸酉	金				

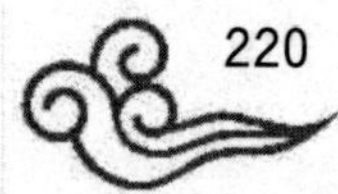

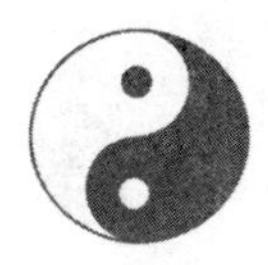

二〇〇三年 岁次 癸未 羊年 下半年

月份	七月				八月				九月				十月				十一月				十二月			
干支	庚申				辛酉				壬戌				癸亥				甲子				乙丑			
二十四节气 农历	十一		廿六		十二		廿七		十四		廿九		十五		三十		十四		廿九		十五		三十	
节气	立秋		处暑		白露		秋分		寒露		霜降		立冬		小雪		大雪		冬至		小寒		大寒	
公历	8月8日		8月23日		9月8日		9月23日		10月9日		10月24日		11月8日		11月23日		12月7日		12月22日		1月6日		1月21日	
时辰	未时		巳时		辰时		巳时		未时		戌时		卯时		戌时		午时		寅时		亥时		未时	
农历	公历	星期	天地干支	五行	公历	星期	天地干支	五行	公历	星期	天地干支	五行	公历	星期	天地干支	五行	公历	星期	天地干支	五行	公历	星期	天地干支	五行
初一	29	二	癸卯	金	28	四	癸酉	金	26	五	壬寅	金	25	六	辛未	土	24	一	辛丑	土	23	二	庚午	土
初二	30	三	甲辰	火	29	五	甲戌	火	27	六	癸卯	金	26	日	壬申	金	25	二	壬寅	金	24	三	辛未	土
初三	31	四	乙巳	火	30	六	乙亥	火	28	日	甲辰	火	27	一	癸酉	金	26	三	癸卯	金	25	四	壬申	金
初四	8月	五	丙午	水	31	日	丙子	水	29	一	乙巳	火	28	二	甲戌	火	27	四	甲辰	火	26	五	癸酉	金
初五	2	六	丁未	水	9月	一	丁丑	水	30	二	丙午	水	29	三	乙亥	火	28	五	乙巳	火	27	六	甲戌	火
初六	3	日	戊申	土	2	二	戊寅	土	10月	三	丁未	水	30	四	丙子	水	29	六	丙午	水	28	日	乙亥	火
初七	4	一	己酉	土	3	三	己卯	土	2	四	戊申	土	31	五	丁丑	水	30	日	丁未	水	29	一	丙子	水
初八	5	二	庚戌	金	4	四	庚辰	金	3	五	己酉	土	11月	六	戊寅	土	12月	一	戊申	土	30	二	丁丑	水
初九	6	三	辛亥	金	5	五	辛巳	金	4	六	庚戌	金	2	日	己卯	土	2	二	己酉	土	31	三	戊寅	土
初十	7	四	壬子	木	6	六	壬午	木	5	日	辛亥	金	3	一	庚辰	金	3	三	庚戌	金	1月	四	己卯	土
十一	8	五	癸丑	木	7	日	癸未	木	6	一	壬子	木	4	二	辛巳	金	4	四	辛亥	金	2	五	庚辰	金
十二	9	六	甲寅	水	8	一	甲申	水	7	二	癸丑	木	5	三	壬午	木	5	五	壬子	木	3	六	辛巳	金
十三	10	日	乙卯	水	9	二	乙酉	水	8	三	甲寅	水	6	四	癸未	木	6	六	癸丑	木	4	日	壬午	木
十四	11	一	丙辰	土	10	三	丙戌	土	9	四	乙卯	水	7	五	甲申	水	7	日	甲寅	水	5	一	癸未	木
十五	12	二	丁巳	土	11	四	丁亥	土	10	五	丙辰	土	8	六	乙酉	水	8	一	乙卯	水	6	二	甲申	水
十六	13	三	戊午	火	12	五	戊子	火	11	六	丁巳	土	9	日	丙戌	土	9	二	丙辰	土	7	三	乙酉	水
十七	14	四	己未	火	13	六	己丑	火	12	日	戊午	火	10	一	丁亥	土	10	三	丁巳	土	8	四	丙戌	土
十八	15	五	庚申	木	14	日	庚寅	木	13	一	己未	火	11	二	戊子	火	11	四	戊午	火	9	五	丁亥	土
十九	16	六	辛酉	木	15	一	辛卯	木	14	二	庚申	木	12	三	己丑	火	12	五	己未	火	10	六	戊子	火
二十	17	日	壬戌	水	16	二	壬辰	水	15	三	辛酉	木	13	四	庚寅	木	13	六	庚申	木	11	日	己丑	火
廿一	18	一	癸亥	水	17	三	癸巳	水	16	四	壬戌	水	14	五	辛卯	木	14	日	辛酉	木	12	一	庚寅	木
廿二	19	二	甲子	金	18	四	甲午	金	17	五	癸亥	水	15	六	壬辰	水	15	一	壬戌	水	13	二	辛卯	木
廿三	20	三	乙丑	金	19	五	乙未	金	18	六	甲子	金	16	日	癸巳	水	16	二	癸亥	水	14	三	壬辰	水
廿四	21	四	丙寅	火	20	六	丙申	火	19	日	乙丑	金	17	一	甲午	金	17	三	甲子	金	15	四	癸巳	水
廿五	22	五	丁卯	火	21	日	丁酉	火	20	一	丙寅	火	18	二	乙未	金	18	四	乙丑	金	16	五	甲午	金
廿六	23	六	戊辰	木	22	一	戊戌	木	21	二	丁卯	火	19	三	丙申	火	19	五	丙寅	火	17	六	乙未	金
廿七	24	日	己巳	木	23	二	己亥	木	22	三	戊辰	木	20	四	丁酉	火	20	六	丁卯	火	18	日	丙申	火
廿八	25	一	庚午	土	24	三	庚子	土	23	四	己巳	木	21	五	戊戌	木	21	日	戊辰	木	19	一	丁酉	火
廿九	26	二	辛未	土	25	四	辛丑	土	24	五	庚午	土	22	六	己亥	木	22	一	己巳	木	20	二	戊戌	木
三十	27	三	壬申	金									23	日	庚子	土					21	三	己亥	木

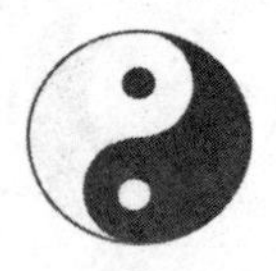

二〇〇四年 岁次 甲申 猴年 上半年

月份	正月				二月				闰二月				三月				四月				五月			
干支	丙寅				丁卯								戊辰				己巳				庚午			
二十四节气 农历	初四		廿九		十五		三十		十五				初二		十七		初三		十八		初四		二十	
节气	立春		雨水		惊蛰		春分		清明				谷雨		立夏		小满		芒种		夏至		小暑	
公历	2月4日		2月19日		3月5日		3月20日		4月4日				4月20日		5月5日		5月21日		6月5日		6月21日		7月7日	
时辰	戌时		申时		未时		未时		酉时				丑时		午时		丑时		申时		巳时		寅时	
农历	公历	星期	天地干支	五行	公历	星期	天地干支	五行	公历	星期	天地干支	五行	公历	星期	天地干支	五行	公历	星期	天地干支	五行	公历	星期	天地干支	五行
初一	22	四	庚子	土	20	五	己巳	木	21	日	己亥	木	19	一	戊辰	木	19	三	戊戌	木	18	五	戊辰	木
初二	23	五	辛丑	土	21	六	庚午	土	22	一	庚子	土	20	二	己巳	木	20	四	己亥	木	19	六	己巳	木
初三	24	六	壬寅	金	22	日	辛未	土	23	二	辛丑	土	21	三	庚午	土	21	五	庚子	土	20	日	庚午	土
初四	25	日	癸卯	金	23	一	壬申	金	24	三	壬寅	金	22	四	辛未	土	22	六	辛丑	土	21	一	辛未	土
初五	26	一	甲辰	火	24	二	癸酉	金	25	四	癸卯	金	23	五	壬申	金	23	日	壬寅	金	22	二	壬申	金
初六	27	二	乙巳	火	25	三	甲戌	火	26	五	甲辰	火	24	六	癸酉	金	24	一	癸卯	金	23	三	癸酉	金
初七	28	三	丙午	水	26	四	乙亥	火	27	六	乙巳	火	25	日	甲戌	火	25	二	甲辰	火	24	四	甲戌	火
初八	29	四	丁未	水	27	五	丙子	水	28	日	丙午	水	26	一	乙亥	火	26	三	乙巳	火	25	五	乙亥	火
初九	30	五	戊申	土	28	六	丁丑	水	29	一	丁未	水	27	二	丙子	水	27	四	丙午	水	26	六	丙子	水
初十	31	六	己酉	土	29	日	戊寅	土	30	二	戊申	土	28	三	丁丑	水	28	五	丁未	水	27	日	丁丑	水
十一	2月	日	庚戌	金	3月	一	己卯	土	31	三	己酉	土	29	四	戊寅	土	29	六	戊申	土	28	一	戊寅	土
十二	2	一	辛亥	金	2	二	庚辰	金	4月	四	庚戌	金	30	五	己卯	土	30	日	己酉	土	29	二	己卯	土
十三	3	二	壬子	木	3	三	辛巳	金	2	五	辛亥	金	5月	六	庚辰	金	31	一	庚戌	金	30	三	庚辰	金
十四	4	三	癸丑	木	4	四	壬午	木	3	六	壬子	木	2	日	辛巳	金	6月	二	辛亥	金	7月	四	辛巳	金
十五	5	四	甲寅	水	5	五	癸未	木	4	日	癸丑	木	3	一	壬午	木	2	三	壬子	木	2	五	壬午	木
十六	6	五	乙卯	水	6	六	甲申	水	5	一	甲寅	水	4	二	癸未	木	3	四	癸丑	木	3	六	癸未	木
十七	7	六	丙辰	土	7	日	乙酉	水	6	二	乙卯	水	5	三	甲申	水	4	五	甲寅	水	4	日	甲申	水
十八	8	日	丁巳	土	8	一	丙戌	土	7	三	丙辰	土	6	四	乙酉	水	5	六	乙卯	水	5	一	乙酉	水
十九	9	一	戊午	火	9	二	丁亥	土	8	四	丁巳	土	7	五	丙戌	土	6	日	丙辰	土	6	二	丙戌	土
二十	10	二	己未	火	10	三	戊子	火	9	五	戊午	火	8	六	丁亥	土	7	一	丁巳	土	7	三	丁亥	土
廿一	11	三	庚申	木	11	四	己丑	火	10	六	己未	火	9	日	戊子	火	8	二	戊午	火	8	四	戊子	火
廿二	12	四	辛酉	木	12	五	庚寅	木	11	日	庚申	木	10	一	己丑	火	9	三	己未	火	9	五	己丑	火
廿三	13	五	壬戌	水	13	六	辛卯	木	12	一	辛酉	木	11	二	庚寅	木	10	四	庚申	木	10	六	庚寅	木
廿四	14	六	癸亥	水	14	日	壬辰	水	13	二	壬戌	水	12	三	辛卯	木	11	五	辛酉	木	11	日	辛卯	木
廿五	15	日	甲子	金	15	一	癸巳	水	14	三	癸亥	水	13	四	壬辰	水	12	六	壬戌	水	12	一	壬辰	水
廿六	16	一	乙丑	金	16	二	甲午	金	15	四	甲子	金	14	五	癸巳	水	13	日	癸亥	水	13	二	癸巳	水
廿七	17	二	丙寅	火	17	三	乙未	金	16	五	乙丑	金	15	六	甲午	金	14	一	甲子	金	14	三	甲午	金
廿八	18	三	丁卯	火	18	四	丙申	火	17	六	丙寅	火	16	日	乙未	金	15	二	乙丑	金	15	四	乙未	金
廿九	19	四	戊辰	木	19	五	丁酉	火	18	日	丁卯	火	17	一	丙申	火	16	三	丙寅	火	16	五	丙申	火
三十					20	六	戊戌	木					18	二	丁酉	火	17	四	丁卯	火				

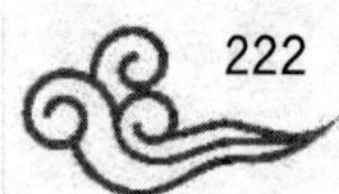

月份	六月								七月								八月								九月								十月								十一月								十二月							
干支	辛未								壬申								癸酉								甲戌								乙亥								丙子								丁丑							

二十四节气	六月		七月		八月		九月		十月		十一月		十二月	
农历	初六	廿二	初八	廿三	初十	廿五	初十	廿五	十一	廿六	初十	廿五	十一	廿六
节气	大暑	立秋	处暑	白露	秋分	寒露	霜降	立冬	小雪	大雪	冬至	小寒	大寒	立春
公历	7月22日	8月7日	8月23日	9月7日	9月23日	10月8日	10月23日	11月7日	11月22日	12月7日	12月21日	1月5日	1月20日	2月4日
时辰	戌时	午时	寅时	申时	子时	辰时	巳时	巳时	辰时	丑时	戌时	未时	辰时	丑时

农历	公历	星期	天地干支	五行	公历	星期	天地干支	五行	公历	星期	天地干支	五行	公历	星期	天地干支	五行	公历	星期	天地干支	五行	公历	星期	天地干支	五行	公历	星期	天地干支	五行
初一	17	六	丁酉	火	16	一	丁卯	火	14	二	丙申	火	14	四	丙寅	火	12	五	乙未	金	12	日	乙丑	金	10	一	甲午	金
初二	18	日	戊戌	木	17	二	戊辰	木	15	三	丁酉	火	15	五	丁卯	火	13	六	丙申	火	13	一	丙寅	火	11	二	乙未	金
初三	19	一	己亥	木	18	三	己巳	木	16	四	戊戌	木	16	六	戊辰	木	14	日	丁酉	火	14	二	丁卯	火	12	三	丙申	火
初四	20	二	庚子	土	19	四	庚午	土	17	五	己亥	木	17	日	己巳	木	15	一	戊戌	木	15	三	戊辰	木	13	四	丁酉	火
初五	21	三	辛丑	土	20	五	辛未	土	18	六	庚子	土	18	一	庚午	土	16	二	己亥	木	16	四	己巳	木	14	五	戊戌	木
初六	22	四	壬寅	金	21	六	壬申	金	19	日	辛丑	土	19	二	辛未	土	17	三	庚子	土	17	五	庚午	土	15	六	己亥	木
初七	23	五	癸卯	金	22	日	癸酉	金	20	一	壬寅	金	20	三	壬申	金	18	四	辛丑	土	18	六	辛未	土	16	日	庚子	土
初八	24	六	甲辰	火	23	一	甲戌	火	21	二	癸卯	金	21	四	癸酉	金	19	五	壬寅	金	19	日	壬申	金	17	一	辛丑	土
初九	25	日	乙巳	火	24	二	乙亥	火	22	三	甲辰	火	22	五	甲戌	火	20	六	癸卯	金	20	一	癸酉	金	18	二	壬寅	金
初十	26	一	丙午	水	25	三	丙子	水	23	四	乙巳	火	23	六	乙亥	火	21	日	甲辰	火	21	二	甲戌	火	19	三	癸卯	金
十一	27	二	丁未	水	26	四	丁丑	水	24	五	丙午	水	24	日	丙子	水	22	一	乙巳	火	22	三	乙亥	火	20	四	甲辰	火
十二	28	三	戊申	土	27	五	戊寅	土	25	六	丁未	水	25	一	丁丑	水	23	二	丙午	水	23	四	丙子	水	21	五	乙巳	火
十三	29	四	己酉	土	28	六	己卯	土	26	日	戊申	土	26	二	戊寅	土	24	三	丁未	水	24	五	丁丑	水	22	六	丙午	水
十四	30	五	庚戌	金	29	日	庚辰	金	27	一	己酉	土	27	三	己卯	土	25	四	戊申	土	25	六	戊寅	土	23	日	丁未	水
十五	31	六	辛亥	金	30	一	辛巳	金	28	二	庚戌	金	28	四	庚辰	金	26	五	己酉	土	26	日	己卯	土	24	一	戊申	土
十六	8月	日	壬子	木	31	二	壬午	木	29	三	辛亥	金	29	五	辛巳	金	27	六	庚戌	金	27	一	庚辰	金	25	二	己酉	土
十七	2	一	癸丑	木	9月	三	癸未	木	30	四	壬子	木	30	六	壬午	木	28	日	辛亥	金	28	二	辛巳	金	26	三	庚戌	金
十八	3	二	甲寅	水	2	四	甲申	水	10月	五	癸丑	木	31	日	癸未	木	29	一	壬子	木	29	三	壬午	木	27	四	辛亥	金
十九	4	三	乙卯	水	3	五	乙酉	水	2	六	甲寅	水	11月	一	甲申	水	30	二	癸丑	木	30	四	癸未	木	28	五	壬子	木
二十	5	四	丙辰	土	4	六	丙戌	土	3	日	乙卯	水	2	二	乙酉	水	12月	三	甲寅	水	31	五	甲申	水	29	六	癸丑	木
廿一	6	五	丁巳	土	5	日	丁亥	土	4	一	丙辰	土	3	三	丙戌	土	2	四	乙卯	水	1月	六	乙酉	水	30	日	甲寅	水
廿二	7	六	戊午	火	6	一	戊子	火	5	二	丁巳	土	4	四	丁亥	土	3	五	丙辰	土	2	日	丙戌	土	31	一	乙卯	水
廿三	8	日	己未	火	7	二	己丑	火	6	三	戊午	火	5	五	戊子	火	4	六	丁巳	土	3	一	丁亥	土	2月	二	丙辰	土
廿四	9	一	庚申	木	8	三	庚寅	火	7	四	己未	火	6	六	己丑	火	5	日	戊午	火	4	二	戊子	火	2	三	丁巳	土
廿五	10	二	辛酉	木	9	四	辛卯	木	8	五	庚申	木	7	日	庚寅	木	6	一	己未	火	5	三	己丑	火	3	四	戊午	火
廿六	11	三	壬戌	水	10	五	壬辰	水	9	六	辛酉	木	8	一	辛卯	木	7	二	庚申	木	6	四	庚寅	木	4	五	己未	火
廿七	12	四	癸亥	水	11	六	癸巳	水	10	日	壬戌	水	9	二	壬辰	水	8	三	辛酉	木	7	五	辛卯	木	5	六	庚申	木
廿八	13	五	甲子	金	12	日	甲午	金	11	一	癸亥	水	10	三	癸巳	水	9	四	壬戌	水	8	六	壬辰	水	6	日	辛酉	木
廿九	14	六	乙丑	金	13	一	乙未	金	12	二	甲子	金	11	四	甲午	金	10	五	癸亥	水	9	日	癸巳	水	7	一	壬戌	水
三十	15	日	丙寅	火					13	三	乙丑						11	六	甲子	金					8	二	癸亥	水

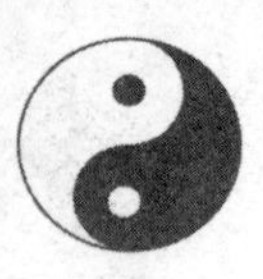

二〇〇五年 岁次 乙酉 鸡年 上半年

月份	正月	二月	三月	四月	五月	六月
干支	戊寅	己卯	庚辰	辛巳	壬午	癸未

二十四节气		正月		二月		三月		四月		五月	六月	
	农历	初十	廿五	十一	廿七	十二	廿七	十四	廿九	十五	初二	十八
	节气	雨水	惊蛰	春分	清明	谷雨	立夏	小满	芒种	夏至	小暑	大暑
	公历	2月18日	3月5日	3月20日	4月5日	4月20日	5月5日	5月21日	6月5日	6月21日	7月7日	7月23日
	时辰	亥时	戌时	戌时	子时	辰时	酉时	辰时	亥时	申时	巳时	丑时

农历	公历	星期	天地干支	五行	公历	星期	天地干支	五行	公历	星期	天地干支	五行	公历	星期	天地干支	五行	公历	星期	天地干支	五行	公历	星期	天地干支	五行
初一	9	三	甲子	金	10	四	癸巳	水	9	六	癸亥	水	8	日	壬辰	水	7	二	壬戌	水	6	三	辛卯	木
初二	10	四	乙丑	金	11	五	甲午	金	10	日	甲子	金	9	一	癸巳	水	8	三	癸亥	水	7	四	壬辰	水
初三	11	五	丙寅	火	12	六	乙未	金	11	一	乙丑	金	10	二	甲午	金	9	四	甲子	金	8	五	癸巳	水
初四	12	六	丁卯	火	13	日	丙申	火	12	二	丙寅	火	11	三	乙未	金	10	五	乙丑	金	9	六	甲午	金
初五	13	日	戊辰	木	14	一	丁酉	火	13	三	丁卯	火	12	四	丙申	火	11	六	丙寅	火	10	日	乙未	金
初六	14	一	己巳	木	15	二	戊戌	木	14	四	戊辰	木	13	五	丁酉	火	12	日	丁卯	火	11	一	丙申	火
初七	15	二	庚午	土	16	三	己亥	木	15	五	己巳	木	14	六	戊戌	木	13	一	戊辰	木	12	二	丁酉	火
初八	16	三	辛未	土	17	四	庚子	土	16	六	庚午	土	15	日	己亥	木	14	二	己巳	木	13	三	戊戌	木
初九	17	四	壬申	金	18	五	辛丑	土	17	日	辛未	土	16	一	庚子	土	15	三	庚午	土	14	四	己亥	木
初十	18	五	癸酉	金	19	六	壬寅	金	18	一	壬申	金	17	二	辛丑	土	16	四	辛未	土	15	五	庚子	土
十一	19	六	甲戌	火	20	日	癸卯	金	19	二	癸酉	金	18	三	壬寅	金	17	五	壬申	金	16	六	辛丑	土
十二	20	日	乙亥	火	21	一	甲辰	火	20	三	甲戌	火	19	四	癸卯	金	18	六	癸酉	金	17	日	壬寅	金
十三	21	一	丙子	水	22	二	乙巳	火	21	四	乙亥	火	20	五	甲辰	火	19	日	甲戌	火	18	一	癸卯	金
十四	22	二	丁丑	水	23	三	丙午	水	22	五	丙子	水	21	六	乙巳	火	20	一	乙亥	火	19	二	甲辰	火
十五	23	三	戊寅	土	24	四	丁未	水	23	六	丁丑	水	22	日	丙午	水	21	二	丙子	水	20	三	乙巳	火
十六	24	四	己卯	土	25	五	戊申	土	24	日	戊寅	土	23	一	丁未	水	22	三	丁丑	水	21	四	丙午	水
十七	25	五	庚辰	金	26	六	己酉	土	25	一	己卯	土	24	二	戊申	土	23	四	戊寅	土	22	五	丁未	水
十八	26	六	辛巳	金	27	日	庚戌	金	26	二	庚辰	金	25	三	己酉	土	24	五	己卯	土	23	六	戊申	土
十九	27	日	壬午	木	28	一	辛亥	金	27	三	辛巳	金	26	四	庚戌	金	25	六	庚辰	金	24	日	己酉	土
二十	28	一	癸未	木	29	二	壬子	木	28	四	壬午	木	27	五	辛亥	金	26	日	辛巳	金	25	一	庚戌	金
廿一	3月	二	甲申	水	30	三	癸丑	木	29	五	癸未	木	28	六	壬子	木	27	一	壬午	木	26	二	辛亥	金
廿二	2	三	乙酉	水	31	四	甲寅	水	30	六	甲申	水	29	日	癸丑	木	28	二	癸未	木	27	三	壬子	木
廿三	3	四	丙戌	土	4月	五	乙卯	水	5月	日	乙酉	水	30	一	甲寅	水	29	三	甲申	水	28	四	癸丑	木
廿四	4	五	丁亥	土	2	六	丙辰	土	2	一	丙戌	土	31	二	乙卯	水	30	四	乙酉	水	29	五	甲寅	水
廿五	5	六	戊子	火	3	日	丁巳	土	3	二	丁亥	土	6月	三	丙辰	土	7月	五	丙戌	土	30	六	乙卯	水
廿六	6	日	己丑	火	4	一	戊午	火	4	三	戊子	火	2	四	丁巳	土	2	六	丁亥	土	31	日	丙辰	土
廿七	7	一	庚寅	木	5	二	己未	火	5	四	己丑	火	3	五	戊午	火	3	日	戊子	火	8月	一	丁巳	土
廿八	8	二	辛卯	木	6	三	庚申	木	6	五	庚寅	木	4	六	己未	火	4	一	己丑	火	2	二	戊午	火
廿九	9	三	壬辰	水	7	四	辛酉	木	7	六	辛卯	木	5	日	庚申	木	5	二	庚寅	木	3	三	己未	火
三十					8	五	壬戌	水					6	一	辛酉	木					4	四	庚申	木

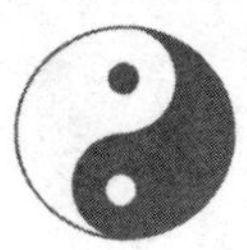

月份		七月		八月		九月		十月		十一月		十二月	
干支		甲申		乙酉		丙戌		丁亥		戊子		己丑	
二十四节气	农历	初三	十九	初四	二十	初六	廿一	初六	廿一	初七	廿二	初六	廿一
	节气	立秋	处暑	白露	秋分	寒露	霜降	立冬	小雪	大雪	冬至	小寒	大寒
	公历	8月7日	8月23日	9月7日	9月23日	10月8日	10月23日	11月7日	11月22日	12月7日	12月22日	1月5日	1月20日
	时辰	酉时	巳时	亥时	卯时	午时	申时	申时	未时	辰时	丑时	戌时	未时

农历	公历	星期	天地干支	五行	公历	星期	天地干支	五行	公历	星期	天地干支	五行	公历	星期	天地干支	五行	公历	星期	天地干支	五行	公历	星期	天地干支	五行
初一	5	五	辛酉	木	4	日	辛卯	木	3	一	庚申	木	2	三	庚寅	木	12月	四	己未	火	31	六	己丑	火
初二	6	六	壬戌	水	5	一	壬辰	水	4	二	辛酉	木	3	四	辛卯	木	2	五	庚申	木	1月	日	庚寅	木
初三	7	日	癸亥	水	6	二	癸巳	水	5	三	壬戌	水	4	五	壬辰	水	3	六	辛酉	木	2	一	辛卯	木
初四	8	一	甲子	金	7	三	甲午	金	6	四	癸亥	水	5	六	癸巳	水	4	日	壬戌	水	3	二	壬辰	水
初五	9	二	乙丑	金	8	四	乙未	金	7	五	甲子	金	6	日	甲午	金	5	一	癸亥	水	4	三	癸巳	水
初六	10	三	丙寅	火	9	五	丙申	火	8	六	乙丑	金	7	一	乙未	金	6	二	甲子	金	5	四	甲午	金
初七	11	四	丁卯	火	10	六	丁酉	火	9	日	丙寅	火	8	二	丙申	火	7	三	乙丑	金	6	五	乙未	金
初八	12	五	戊辰	木	11	日	戊戌	木	10	一	丁卯	火	9	三	丁酉	火	8	四	丙寅	火	7	六	丙申	火
初九	13	六	己巳	木	12	一	己亥	木	11	二	戊辰	木	10	四	戊戌	木	9	五	丁卯	火	8	日	丁酉	火
初十	14	日	庚午	土	13	二	庚子	土	12	三	己巳	木	11	五	己亥	木	10	六	戊辰	木	9	一	戊戌	木
十一	15	一	辛未	土	14	三	辛丑	土	13	四	庚午	土	12	六	庚子	土	11	日	己巳	木	10	二	己亥	木
十二	16	二	壬申	金	15	四	壬寅	金	14	五	辛未	土	13	日	辛丑	土	12	一	庚午	土	11	三	庚子	土
十三	17	三	癸酉	金	16	五	癸卯	金	15	六	壬申	金	14	一	壬寅	金	13	二	辛未	土	12	四	辛丑	土
十四	18	四	甲戌	火	17	六	甲辰	火	16	日	癸酉	金	15	二	癸卯	金	14	三	壬申	金	13	五	壬寅	金
十五	19	五	乙亥	火	18	日	乙巳	火	17	一	甲戌	火	16	三	甲辰	火	15	四	癸酉	金	14	六	癸卯	金
十六	20	六	丙子	水	19	一	丙午	水	18	二	乙亥	火	17	四	乙巳	火	16	五	甲戌	火	15	日	甲辰	火
十七	21	日	丁丑	水	20	二	丁未	水	19	三	丙子	水	18	五	丙午	水	17	六	乙亥	火	16	一	乙巳	火
十八	22	一	戊寅	土	21	三	戊申	土	20	四	丁丑	水	19	六	丁未	水	18	日	丙子	水	17	二	丙午	水
十九	23	二	己卯	土	22	四	己酉	土	21	五	戊寅	土	20	日	戊申	土	19	一	丁丑	水	18	三	丁未	水
二十	24	三	庚辰	金	23	五	庚戌	金	22	六	己卯	土	21	一	己酉	土	20	二	戊寅	土	19	四	戊申	土
廿一	25	四	辛巳	金	24	六	己卯	金	23	日	庚辰	金	22	二	庚戌	金	21	三	己卯	土	20	五	己酉	土
廿二	26	五	壬午	木	25	日	壬子	木	24	一	辛巳	金	23	三	辛亥	金	22	四	庚辰	金	21	六	庚戌	金
廿三	27	六	癸未	木	26	一	癸丑	木	25	二	壬午	木	24	四	壬子	木	23	五	辛巳	金	22	日	辛亥	金
廿四	28	日	甲申	水	27	二	甲寅	水	26	三	癸未	木	25	五	癸丑	木	24	六	壬午	木	23	一	壬子	木
廿五	29	一	乙酉	水	28	三	乙卯	水	27	四	甲申	水	26	六	甲寅	水	25	日	癸未	木	24	二	癸丑	木
廿六	30	二	丙戌	土	29	四	丙辰	土	28	五	乙酉	水	27	日	乙卯	水	26	一	甲申	水	25	三	甲寅	水
廿七	31	三	丁亥	土	30	五	丁巳	土	29	六	丙戌	土	28	一	丙辰	土	27	二	乙酉	水	26	四	乙卯	水
廿八	9月	四	戊子	火	10月	六	戊午	火	30	日	丁亥	土	29	二	丁巳	土	28	三	丙戌	土	27	五	丙辰	土
廿九	2	五	己丑	火	2	日	己未	火	31	一	戊子	火	30	三	戊午	火	29	四	丁亥	土	28	六	丁巳	土
三十	3	六	庚寅	木					11月	二	己丑	火					30	五	戊子	火				

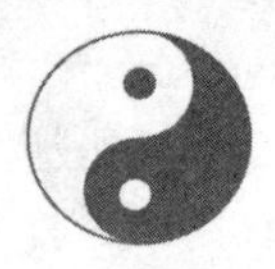

二〇〇六年 岁次 丙戌 狗年 上半年

月份	一月				二月				三月				四月				五月				六月			
干支	庚寅				辛卯				壬辰				癸巳				甲午				乙未			
二十四节气 农历	初七		廿二		初七		廿二		初八		廿三		初八		廿四		十一		廿六		十二		廿八	
节气	立春		雨水		惊蛰		春分		清明		谷雨		立夏		小满		芒种		夏至		小暑		大暑	
公历	2月4日		2月19日		3月6日		3月21日		4月5日		4月20日		5月5日		5月21日		6月5日		6月21日		7月7日		7月23日	
时辰	辰时		寅时		丑时		丑时		卯时		未时		子时		未时		寅时		亥时		未时		辰时	
农历	公历	星期	天地干支	五行	公历	星期	天地干支	五行	公历	星期	天地干支	五行	公历	星期	天地干支	五行	公历	星期	天地干支	五行	公历	星期	天地干支	五行
初一	29	日	戊午	火	28	二	戊子	火	29	三	丁巳	土	28	五	丁亥	土	27	六	丙辰	土	26	一	丙戌	土
初二	30	一	己未	火	3月	三	己丑	火	30	四	戊午	火	29	六	戊子	火	28	日	丁巳	土	27	二	丁亥	土
初三	31	二	庚申	木	2	四	庚寅	木	31	五	己未	火	30	日	己丑	火	29	一	戊午	火	28	三	戊子	火
初四	2月	三	辛酉	木	3	五	辛卯	木	4月	六	庚申	木	5月	一	庚寅	木	30	二	己未	火	29	四	己丑	火
初五	2	四	壬戌	水	4	六	壬辰	水	2	日	辛酉	木	2	二	辛卯	木	31	三	庚申	木	30	五	庚寅	木
初六	3	五	癸亥	水	5	日	癸巳	水	3	一	壬戌	水	3	三	壬辰	水	6月	四	辛酉	木	7月	六	辛卯	木
初七	4	六	甲子	金	6	一	甲午	金	4	二	癸亥	水	4	四	癸巳	水	2	五	壬戌	水	2	日	壬辰	水
初八	5	日	乙丑	金	7	二	乙未	金	5	三	甲子	金	5	五	甲午	金	3	六	癸亥	水	3	一	癸巳	水
初九	6	一	丙寅	火	8	三	丙申	火	6	四	乙丑	金	6	六	乙未	金	4	日	甲子	金	4	二	甲午	金
初十	7	二	丁卯	火	9	四	丁酉	火	7	五	丙寅	火	7	日	丙申	火	5	一	乙丑	金	5	三	乙未	金
十一	8	三	戊辰	木	10	五	戊戌	木	8	六	丁卯	火	8	一	丁酉	火	6	二	丙寅	火	6	四	丙申	火
十二	9	四	己巳	木	11	六	己亥	木	9	日	戊辰	木	9	二	戊戌	木	7	三	丁卯	火	7	五	丁酉	火
十三	10	五	庚午	土	12	日	庚子	土	10	一	己巳	木	10	三	己亥	木	8	四	戊辰	木	8	六	戊戌	木
十四	11	六	辛未	土	13	一	辛丑	土	11	二	庚午	土	11	四	庚子	土	9	五	己巳	木	9	日	己亥	木
十五	12	日	壬申	金	14	二	壬寅	金	12	三	辛未	土	12	五	辛丑	土	10	六	庚午	土	10	一	庚子	土
十六	13	一	癸酉	金	15	三	癸卯	金	13	四	壬申	金	13	六	壬寅	金	11	日	辛未	土	11	二	辛丑	土
十七	14	二	甲戌	火	16	四	甲辰	火	14	五	癸酉	金	14	日	癸卯	金	12	一	壬申	金	12	三	壬寅	金
十八	15	三	乙亥	火	17	五	乙巳	火	15	六	甲戌	火	15	一	甲辰	火	13	二	癸酉	金	13	四	癸卯	金
十九	16	四	丙子	水	18	六	丙午	水	16	日	乙亥	火	16	二	乙巳	火	14	三	甲戌	火	14	五	甲辰	火
二十	17	五	丁丑	水	19	日	丁未	水	17	一	丙子	水	17	三	丙午	水	15	四	乙亥	火	15	六	乙巳	火
廿一	18	六	戊寅	土	20	一	戊申	土	18	二	丁丑	水	18	四	丁未	水	16	五	丙子	水	16	日	丙午	水
廿二	19	日	己卯	土	21	二	己酉	土	19	三	戊寅	土	19	五	戊申	土	17	六	丁丑	水	17	一	丁未	水
廿三	20	一	庚辰	火	22	三	庚戌	火	20	四	己卯	土	20	六	己酉	土	18	日	戊寅	土	18	二	戊申	土
廿四	21	二	辛巳	火	23	四	辛亥	火	21	五	庚辰	火	21	日	庚戌	火	19	一	己卯	土	19	三	己酉	土
廿五	22	三	壬午	木	24	五	壬子	木	22	六	辛巳	火	22	一	辛亥	火	20	二	庚辰	金	20	四	庚戌	金
廿六	23	四	癸未	木	25	六	癸丑	木	23	日	壬午	木	23	二	壬子	木	21	三	辛巳	金	21	五	辛亥	金
廿七	24	五	甲申	水	26	日	甲寅	水	24	一	癸未	木	24	三	癸丑	木	22	四	壬午	木	22	六	壬子	木
廿八	25	六	乙酉	水	27	一	乙卯	水	25	二	甲申	水	25	四	甲寅	水	23	五	癸未	木	23	日	癸丑	木
廿九	26	日	丙戌	金	28	二	丙辰	土	26	三	乙酉	水	26	五	乙卯	水	24	六	甲申	水	24	一	甲寅	水
三十	27	一	丁亥	金					27	四	丙戌	土					25	日	乙酉	水				

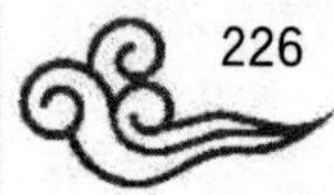

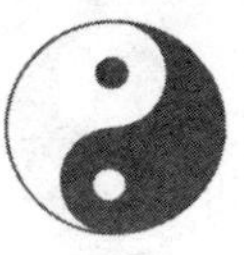

二〇〇六年 岁次 丙戌 狗年 下半年

月份	七月				闰七月				八月				九月				十月				十一月				十二月			
干支	丙申								丁酉				戊戌				己亥				庚子				辛丑			
二十四节气 农历	十四		三十		十六				初二		十七		初二		十七		初二		十七		初三		十八		初二		十七	
节气	立秋		处暑		白露				秋分		寒露		霜降		立冬		小雪		大雪		冬至		小寒		大寒		立春	
公历	8月7日		8月23日		9月6日				9月23日		10月8日		10月23日		11月7日		11月22日		12月7日		12月22日		1月6日		1月20日		2月4日	
时辰	子时		申时		寅时				午时		酉时		亥时		亥时		戌时		未时		辰时		丑时		酉时		未时	
农历	公历	星期	天地干支	五行	公历	星期	天地干支	五行	公历	星期	天地干支	五行	公历	星期	天地干支	五行	公历	星期	天地干支	五行	公历	星期	天地干支	五行	公历	星期	天地干支	五行
初一	25	二	乙卯	水	24	四	乙酉	水	22	五	甲寅	水	22	日	甲申	水	21	二	甲寅	水	20	三	癸未	木	19	五	癸丑	木
初二	26	三	丙辰	土	25	五	丙戌	土	23	六	乙卯	水	23	一	乙酉	水	22	三	乙卯	水	21	四	甲申	水	20	六	甲寅	水
初三	27	四	丁巳	土	26	六	丁亥	土	24	日	丙辰	土	24	二	丙戌	土	23	四	丙辰	土	22	五	乙酉	水	21	日	乙卯	水
初四	28	五	戊午	火	27	日	戊子	火	25	一	丁巳	土	25	三	丁亥	土	24	五	丁巳	土	23	六	丙戌	土	22	一	丙辰	土
初五	29	六	己未	火	28	一	己丑	火	26	二	戊午	火	26	四	戊子	火	25	六	戊午	火	24	日	丁亥	土	23	二	丁巳	土
初六	30	日	庚申	木	29	二	庚寅	木	27	三	己未	火	27	五	己丑	火	26	日	己未	火	25	一	戊子	火	24	三	戊午	火
初七	31	一	辛酉	水	30	三	辛卯	木	28	四	庚申	木	28	六	庚寅	木	27	一	庚申	木	26	二	己丑	火	25	四	己未	火
初八	8月	二	壬戌	水	31	四	壬辰	水	29	五	辛酉	木	29	日	辛卯	木	28	二	辛酉	木	27	三	庚寅	木	26	五	庚申	木
初九	2	三	癸亥	水	9月	五	癸巳	水	30	六	壬戌	水	30	一	壬辰	水	29	三	壬戌	水	28	四	辛卯	木	27	六	辛酉	木
初十	3	四	甲子	金	2	六	甲午	金	10月	日	癸亥	水	31	二	癸巳	水	30	四	癸亥	水	29	五	壬辰	水	28	日	壬戌	水
十一	4	五	乙丑	金	3	日	乙未	金	2	一	甲子	金	11月	三	甲午	金	12月	五	甲子	金	30	六	癸巳	水	29	一	癸亥	水
十二	5	六	丙寅	火	4	一	丙申	火	3	二	乙丑	金	2	四	乙未	金	2	六	乙丑	金	31	日	甲午	金	30	二	甲子	金
十三	6	日	丁卯	火	5	二	丁酉	火	4	三	丙寅	火	3	五	丙申	火	3	日	丙寅	火	1月	一	乙未	金	31	三	乙丑	金
十四	7	一	戊辰	木	6	三	戊戌	木	5	四	丁卯	火	4	六	丁酉	火	4	一	丁卯	火	2	二	丙申	火	2月	四	丙寅	火
十五	8	二	己巳	木	7	四	己亥	木	6	五	戊辰	木	5	日	戊戌	木	5	二	戊辰	木	3	三	丁酉	火	2	五	丁卯	火
十六	9	三	庚午	土	8	五	庚子	土	7	六	己巳	木	6	一	己亥	木	6	三	己巳	木	4	四	戊戌	木	3	六	戊辰	木
十七	10	四	辛未	土	9	六	辛丑	土	8	日	庚午	土	7	二	庚子	土	7	四	庚午	土	5	五	己亥	木	4	日	己巳	木
十八	11	五	壬申	金	10	日	壬寅	金	9	一	辛未	土	8	三	辛丑	土	8	五	辛未	土	6	六	庚子	土	5	一	庚午	土
十九	12	六	癸酉	金	11	一	癸卯	金	10	二	壬申	金	9	四	壬寅	金	9	六	壬申	金	7	日	辛丑	土	6	二	辛未	土
二十	13	日	甲戌	火	12	二	甲辰	火	11	三	癸酉	金	10	五	癸卯	金	10	日	癸酉	金	8	一	壬寅	金	7	三	壬申	金
廿一	14	一	乙亥	火	13	三	乙巳	火	12	四	甲戌	火	11	六	甲辰	火	11	一	甲戌	火	9	二	癸卯	金	8	四	癸酉	金
廿二	15	二	丙子	水	14	四	丙午	水	13	五	乙亥	火	12	日	乙巳	火	12	二	乙亥	火	10	三	甲辰	火	9	五	甲戌	火
廿三	16	三	丁丑	水	15	五	丁未	水	14	六	丙子	水	13	一	丙午	水	13	三	丙子	水	11	四	乙巳	火	10	六	乙亥	火
廿四	17	四	戊寅	土	16	六	戊申	土	15	日	丁丑	水	14	二	丁未	水	14	四	丁丑	水	12	五	丙午	水	11	日	丙子	水
廿五	18	五	己卯	土	17	日	己酉	土	16	一	戊寅	土	15	三	戊申	土	15	五	戊寅	土	13	六	丁未	水	12	一	丁丑	水
廿六	19	六	庚辰	金	18	一	庚戌	金	17	二	己卯	土	16	四	己酉	土	16	六	己卯	土	14	日	戊申	土	13	二	戊寅	土
廿七	20	日	辛巳	金	19	二	辛亥	金	18	三	庚辰	金	17	五	庚戌	金	17	日	庚辰	金	15	一	己酉	土	14	三	己卯	土
廿八	21	一	壬午	木	20	三	壬子	木	19	四	辛巳	金	18	六	辛亥	金	18	一	辛巳	金	16	二	庚戌	金	15	四	庚辰	金
廿九	22	二	癸未	木	21	四	癸丑	木	20	五	壬午	木	19	日	壬子	木	19	二	壬午	木	17	三	辛亥	金	16	五	辛巳	金
三十	23	三	甲申	水					21	六	癸未	木	20	一	癸丑	木					18	四	壬子	木	17	六	壬午	木

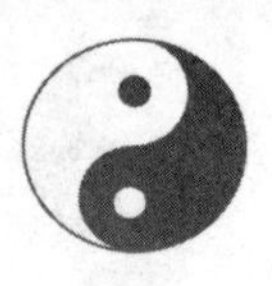

二〇〇七年 岁次 丁亥 猪年 上半年

月份	正月				二月				三月				四月				五月				六月			
干支	壬寅				癸卯				甲辰				乙巳				丙午				丁未			
二十四节气 农历	初二		十七		初三		十八		初四		二十		初五		廿一		初八		廿三		初十		廿六	
节气	雨水		惊蛰		春分		清明		谷雨		立夏		小满		芒种		夏至		小暑		大暑		立秋	
公历	2月19日		3月6日		3月21日		4月5日		4月20日		5月6日		5月21日		6月6日		6月21日		7月7日		7月23日		8月8日	
时辰	巳时		辰时		辰时		午时		戌时		卯时		戌时		巳时		寅时		戌时		未时		卯时	
农历	公历	星期	天地干支	五行	公历	星期	天地干支	五行	公历	星期	天地干支	五行	公历	星期	天地干支	五行	公历	星期	天地干支	五行	公历	星期	天地干支	五行
初一	18	日	癸未	木	19	一	壬子	木	17	二	辛巳	金	17	四	辛亥	金	15	五	庚辰	金	14	六	己酉	土
初二	19	一	甲申	水	20	二	癸丑	木	18	三	壬午	木	18	五	壬子	木	16	六	辛巳	金	15	日	庚戌	金
初三	20	二	乙酉	水	21	三	甲寅	水	19	四	癸未	木	19	六	癸丑	木	17	日	壬午	木	16	一	辛亥	金
初四	21	三	丙戌	土	22	四	乙卯	水	20	五	甲申	水	20	日	甲寅	水	18	一	癸未	木	17	二	壬子	木
初五	22	四	丁亥	土	23	五	丙辰	土	21	六	乙酉	水	21	一	乙卯	水	19	二	甲申	水	18	三	癸丑	木
初六	23	五	戊子	火	24	六	丁巳	土	22	日	丙戌	土	22	二	丙辰	土	20	三	乙酉	水	19	四	甲寅	水
初七	24	六	己丑	火	25	日	戊午	火	23	一	丁亥	土	23	三	丁巳	土	21	四	丙戌	土	20	五	乙卯	水
初八	25	日	庚寅	木	26	一	己未	火	24	二	戊子	火	24	四	戊午	火	22	五	丁亥	土	21	六	丙辰	土
初九	26	一	辛卯	木	27	二	庚申	木	25	三	己丑	火	25	五	己未	火	23	六	戊子	火	22	日	丁巳	土
初十	27	二	壬辰	水	28	三	辛酉	木	26	四	庚寅	木	26	六	庚申	木	24	日	己丑	火	23	一	戊午	火
十一	28	三	癸巳	水	29	四	壬戌	水	27	五	辛卯	木	27	日	辛酉	木	25	一	庚寅	木	24	二	己未	火
十二	3月	四	甲午	金	30	五	癸亥	水	28	六	壬辰	水	28	一	壬戌	水	26	二	辛卯	木	25	三	庚申	木
十三	2	五	乙未	金	31	六	甲子	金	29	日	癸巳	水	29	二	癸亥	水	27	三	壬辰	水	26	四	辛酉	木
十四	3	六	丙申	火	4月	日	乙丑	金	30	一	甲午	金	30	三	甲子	金	28	四	癸巳	水	27	五	壬戌	水
十五	4	日	丁酉	火	2	一	丙寅	火	5月	二	乙未	金	31	四	乙丑	金	29	五	甲午	金	28	六	癸亥	水
十六	5	一	戊戌	木	3	二	丁卯	火	2	三	丙申	火	6月	五	丙寅	火	30	六	乙未	金	29	日	甲子	水
十七	6	二	己亥	木	4	三	戊辰	木	3	四	丁酉	火	2	六	丁卯	火	7月	日	丙申	火	30	一	乙丑	金
十八	7	三	庚子	土	5	四	己巳	木	4	五	戊戌	木	3	日	戊辰	木	2	一	丁酉	火	31	二	丙寅	火
十九	8	四	辛丑	土	6	五	庚午	土	5	六	己亥	木	4	一	己巳	木	3	二	戊戌	木	8月	三	丁卯	火
二十	9	五	壬寅	金	7	六	辛未	土	6	日	庚子	土	5	二	庚午	土	4	三	己亥	木	2	四	戊辰	木
廿一	10	六	癸卯	金	8	日	壬申	金	7	一	辛丑	土	6	三	辛未	土	5	四	庚子	土	3	五	己巳	木
廿二	11	日	甲辰	火	9	一	癸酉	金	8	二	壬寅	金	7	四	壬申	金	6	五	辛丑	土	4	六	庚午	土
廿三	12	一	乙巳	火	10	二	甲戌	火	9	三	癸卯	金	8	五	癸酉	金	7	六	壬寅	金	5	日	辛未	土
廿四	13	二	丙午	水	11	三	乙亥	火	10	四	甲辰	火	9	六	甲戌	火	8	日	癸卯	金	6	--	壬申	金
廿五	14	三	丁未	水	12	四	丙子	水	11	五	乙巳	火	10	日	乙亥	火	9	一	甲辰	火	7	二	癸酉	金
廿六	15	四	戊申	土	13	五	丁丑	水	12	六	丙午	水	11	一	丙子	水	10	二	乙巳	火	8	三	甲戌	火
廿七	16	五	己酉	土	14	六	戊寅	土	13	日	丁未	水	12	二	丁丑	水	11	三	丙午	水	9	四	乙亥	火
廿八	17	六	庚戌	金	15	日	己卯	土	14	一	戊申	土	13	三	戊寅	土	12	四	丁未	水	10	五	丙子	水
廿九	18	日	辛亥	金	16	一	庚辰	金	15	二	己酉	土	14	四	己卯	土	13	五	戊申	土	11	六	丁丑	水
三十									16	三	庚戌	金									12	日	戊寅	土

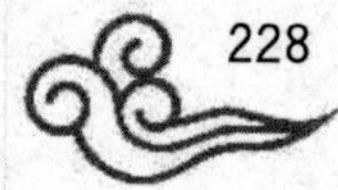

二〇〇七年 岁次 丁亥 猪年 下半年

月份	七月				八月				九月				十月				十一月				十二月			
干支	戊申				乙酉				庚戌				辛亥				壬子				癸丑			
二十四节气 农历	十一		廿七		十三		廿九		十四		廿九		十四		廿八		十三		廿八		十四		廿八	
二十四节气 节气	处暑		白露		秋分		寒露		霜降		立冬		小雪		大雪		冬至		小寒		大寒		立春	
二十四节气 公历	8月23日		9月8日		9月23日		10月9日		10月24日		11月8日		11月23日		12月7日		12月22日		1月6日		1月21日		2月4日	
二十四节气 时辰	戌时		巳时		酉时		子时		寅时		寅时		子时		戌时		未时		辰时		子时		戌时	
农历	公历	星期	天地干支	五行	公历	星期	天地干支	五行	公历	星期	天地干支	五行	公历	星期	天地干支	五行	公历	星期	天地干支	五行	公历	星期	天地干支	五行
初一	13	一	己卯	土	11	二	戊申	土	11	四	戊寅	土	10	六	戊申	土	10	一	戊寅	土	8	二	丁未	水
初二	14	二	庚辰	金	12	三	己酉	土	12	五	己卯	土	11	日	己酉	土	11	二	己卯	土	9	三	戊申	土
初三	15	三	辛巳	金	13	四	庚戌	金	13	六	庚辰	金	12	一	庚戌	金	12	三	庚辰	金	10	四	己酉	土
初四	16	四	壬午	木	14	五	辛亥	金	14	日	辛巳	金	13	二	辛亥	金	13	四	辛巳	金	11	五	庚戌	金
初五	17	五	癸未	木	15	六	壬子	木	15	一	壬午	木	14	三	壬子	木	14	五	壬午	木	12	六	辛亥	金
初六	18	六	甲申	水	16	日	癸丑	木	16	二	癸未	木	15	四	癸丑	木	15	六	癸未	木	13	日	壬子	木
初七	19	日	乙酉	水	17	一	甲寅	水	17	三	甲申	水	16	五	甲寅	水	16	日	甲申	水	14	一	癸丑	木
初八	20	一	丙戌	土	18	二	乙卯	水	18	四	乙酉	水	17	六	乙卯	水	17	一	乙酉	水	15	二	甲寅	水
初九	21	二	丁亥	土	19	三	丙辰	土	19	五	丙戌	土	18	日	丙辰	土	18	二	丙戌	土	16	三	乙卯	水
初十	22	三	戊子	火	20	四	丁巳	土	20	六	丁亥	土	19	一	丁巳	土	19	三	丁亥	土	17	四	丙辰	土
十一	23	四	己丑	火	21	五	戊午	火	21	日	戊子	火	20	二	戊午	火	20	四	戊子	火	18	五	丁巳	土
十二	24	五	庚寅	木	22	六	己未	火	22	一	己丑	火	21	三	己未	火	21	五	己丑	火	19	六	戊午	火
十三	25	六	辛卯	木	23	日	庚申	木	23	二	庚寅	木	22	四	庚申	木	22	六	庚寅	木	20	日	己未	火
十四	26	日	壬辰	水	24	一	辛酉	木	24	三	辛卯	木	23	五	辛酉	木	23	日	辛卯	木	21	一	庚申	木
十五	27	一	癸巳	水	25	二	壬戌	水	25	四	壬辰	水	24	六	壬戌	水	24	一	壬辰	水	22	二	辛酉	木
十六	28	二	甲午	金	26	三	癸亥	水	26	五	癸巳	水	25	日	癸亥	水	25	二	癸巳	水	23	三	壬戌	水
十七	29	三	乙未	金	27	四	甲子	金	27	六	甲午	金	26	一	甲子	金	26	三	甲午	金	24	四	癸亥	水
十八	30	四	丙申	火	28	五	乙丑	金	28	日	乙未	金	27	二	乙丑	金	27	四	乙未	金	25	五	甲子	金
十九	31	五	丁酉	火	29	六	丙寅	火	29	一	丙申	火	28	三	丙寅	火	28	五	丙申	火	26	六	乙丑	金
二十	9月	六	戊戌	木	30	日	丁卯	火	30	二	丁酉	火	29	四	丁卯	火	29	六	丁酉	火	27	日	丙寅	火
廿一	2	日	己亥	木	10月	一	戊辰	木	31	三	戊戌	木	30	五	戊辰	木	30	日	戊戌	木	28	一	丁卯	火
廿二	3	一	庚子	土	2	二	己巳	木	11月	四	己亥	木	12月	六	己巳	木	31	一	己亥	木	29	二	戊辰	木
廿三	4	二	辛丑	土	3	三	庚午	土	2	五	庚子	土	2	日	庚午	土	1月	二	庚子	土	30	三	己巳	木
廿四	5	三	壬寅	金	4	四	辛未	土	3	六	辛丑	土	3	一	辛未	土	2	三	辛丑	土	31	四	庚午	土
廿五	6	四	癸卯	金	5	五	壬申	金	4	日	壬寅	金	4	二	壬申	金	3	四	壬寅	金	2月	五	辛未	土
廿六	7	五	甲辰	火	6	六	癸酉	金	5	一	癸卯	金	5	三	癸酉	金	4	五	癸卯	金	2	六	壬申	金
廿七	8	六	乙巳	火	7	日	甲戌	火	6	二	甲辰	火	6	四	甲戌	火	5	六	甲辰	火	3	日	癸酉	金
廿八	9	日	丙午	水	8	一	乙亥	火	7	三	乙巳	火	7	五	乙亥	火	6	日	乙巳	火	4	一	甲戌	火
廿九	10	一	丁未	水	9	二	丙子	水	8	四	丙午	水	8	六	丙子	水	7	一	丙午	水	5	二	乙亥	火
三十					10	三	丁丑	水	9	五	丁未	水	9	日	丁丑	水					6	三	丙子	水

健康预测万年历

二〇〇八年 岁次 戊子 鼠年 上半年

月份	正月								二月								三月								四月								五月								六月							
干支	甲寅								乙卯								丙辰								丁巳								戊午								己未							
二十四节气 农历	十三				廿八				十三				廿八				十五								初一				十五				初二				十八				初五				二十			
节气	雨水				惊蛰				春分				清明				谷雨								立夏				小满				芒种				夏至				小暑				大暑			
公历	2月19日				3月5日				3月20日				4月4日				4月20日								5月5日				5月19日				6月5日				6月21日				7月7日				7月22日			
时辰	未时				未时				未时				酉时				丑时								午时				子时				申时				辰时				丑时				戌时			

农历	公历	星期	天地干支	五行	公历	星期	天地干支	五行	公历	星期	天地干支	五行	公历	星期	天地干支	五行	公历	星期	天地干支	五行	公历	星期	天地干支	五行
初一	7	四	丁丑	水	8	六	丁未	水	6	日	丙子	水	5	一	乙巳	火	4	三	乙亥	火	3	四	甲辰	火
初二	8	五	戊寅	土	9	日	戊申	土	7	一	丁丑	水	6	二	丙午	水	5	四	丙子	水	4	五	乙巳	火
初三	9	六	己卯	土	10	一	己酉	土	8	二	戊寅	土	7	三	丁未	水	6	五	丁丑	水	5	六	丙午	水
初四	10	日	庚辰	金	11	二	庚戌	金	9	三	己卯	土	8	四	戊申	土	7	六	戊寅	土	6	日	丁未	水
初五	11	一	辛巳	金	12	三	辛亥	金	10	四	庚辰	金	9	五	己酉	土	8	日	己卯	土	7	一	戊申	土
初六	12	二	壬午	木	13	四	壬子	木	11	五	辛巳	金	10	六	庚戌	金	9	一	庚辰	金	8	二	己酉	土
初七	13	三	癸未	木	14	五	癸丑	木	12	六	壬午	木	11	日	辛亥	金	10	二	辛巳	金	9	三	庚戌	金
初八	14	四	甲申	水	15	六	甲寅	水	13	日	癸未	木	12	一	壬子	木	11	三	壬午	木	10	四	辛亥	金
初九	15	五	乙酉	水	16	日	乙卯	水	14	一	甲申	土	13	二	癸丑	水	12	四	癸未	木	11	五	壬子	木
初十	16	六	丙戌	土	17	一	丙辰	土	15	二	乙酉	水	14	三	甲寅	水	13	五	甲申	水	12	六	癸丑	木
十一	17	日	丁亥	土	18	二	丁巳	土	16	三	丙戌	土	15	四	乙卯	土	14	六	乙酉	水	13	日	甲寅	水
十二	18	一	戊子	火	19	三	戊午	火	17	四	丁亥	土	16	五	丙辰	土	15	日	丙戌	土	14	一	乙卯	水
十三	19	二	己丑	火	20	四	己未	火	18	五	戊子	火	17	六	丁巳	火	16	一	丁亥	土	15	二	丙辰	土
十四	20	三	庚寅	木	21	五	庚申	木	19	六	己丑	火	18	日	戊午	火	17	二	戊子	火	16	三	丁巳	土
十五	21	四	辛卯	木	22	六	辛酉	木	20	日	庚寅	火	19	一	己未	木	18	三	己丑	火	17	四	戊午	火
十六	22	五	壬辰	水	23	日	壬戌	水	21	一	辛卯	木	20	二	庚申	木	19	四	庚寅	木	18	五	己未	火
十七	23	六	癸巳	水	24	一	癸亥	水	22	二	壬辰	水	21	三	辛酉	木	20	五	辛卯	木	19	六	庚申	木
十八	24	日	甲午	金	25	二	甲子	金	23	三	癸巳	水	22	四	壬戌	水	21	六	壬辰	水	20	日	辛酉	木
十九	25	一	乙未	金	26	三	乙丑	金	24	四	甲午	金	23	五	癸亥	水	22	日	癸巳	水	21	一	壬戌	水
二十	26	二	丙申	火	27	四	丙寅	火	25	五	乙未	金	24	六	甲子	金	23	一	甲午	金	22	二	癸亥	水
廿一	27	三	丁酉	火	28	五	丁卯	火	26	六	丙申	火	25	日	乙丑	金	24	二	乙未	金	23	三	甲子	金
廿二	28	四	戊戌	木	29	六	戊辰	木	27	日	丁酉	火	26	一	丙寅	火	25	三	丙申	火	24	四	乙丑	金
廿三	29	五	己亥	木	30	日	己巳	木	28	一	戊戌	木	27	二	丁卯	火	26	四	丁酉	火	25	五	丙寅	火
廿四	3月	六	庚子	土	31	一	庚午	土	29	二	己亥	木	28	三	戊辰	木	27	五	戊戌	木	26	六	丁卯	火
廿五	2	日	辛丑	土	4月	二	辛未	土	30	三	庚子	土	29	四	己巳	木	28	六	己亥	木	27	日	戊辰	木
廿六	3	一	壬寅	金	2	三	壬申	金	5月	四	辛丑	土	30	五	庚午	土	29	日	庚子	土	28	一	己巳	木
廿七	4	二	癸卯	金	3	四	癸酉	金	2	五	壬寅	金	31	六	辛未	土	30	一	辛丑	土	29	二	庚午	土
廿八	5	三	甲辰	火	4	五	甲戌	火	3	六	癸卯	金	6月	日	壬申	金	7月	二	壬寅	金	30	三	辛未	土
廿九	6	四	乙巳	火	5	六	乙亥	火	4	日	甲辰	火	2	一	癸酉	金	2	三	癸卯	金	31	四	壬申	金
三十	7	五	丙午	水									3	二	甲戌	火								

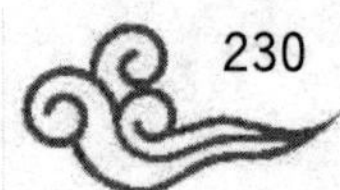

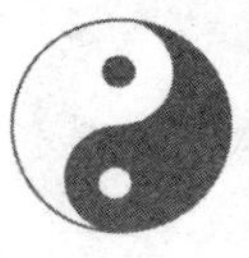

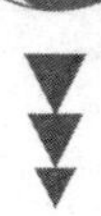

二〇〇八年 岁次 戊子 鼠年 下半年

月份	七月				八月				九月				十月				十一月				十二月			
干支	庚申				辛酉				壬戌				癸亥				甲子				乙丑			
二十四节气 农历	初七		廿三		初八		廿三		初十		廿五		初十		廿五		初十		廿四		初十		廿五	
二十四节气 节气	立秋		处暑		白露		秋分		寒露		霜降		立冬		小雪		大雪		冬至		小寒		大寒	
二十四节气 公历	8月7日		8月23日		9月7日		9月22日		10月8日		10月23日		11月7日		11月22日		12月7日		12月21日		1月5日		1月20日	
二十四节气 时辰	午时		丑时		申时		子时		卯时		巳时		巳时		卯时		丑时		戌时		未时		卯时	
农历	公历	星期	天地干支	五行	公历	星期	天地干支	五行	公历	星期	天地干支	五行	公历	星期	天地干支	五行	公历	星期	天地干支	五行	公历	星期	天地干支	五行
初一	8月	五	癸酉	金	31	日	癸卯	金	29	一	壬申	金	29	三	壬寅	金	28	五	壬申	金	27	六	辛丑	土
初二	2	六	甲戌	火	9月	一	甲辰	火	30	二	癸酉	金	30	四	癸卯	金	29	六	癸酉	金	28	日	壬寅	金
初三	3	日	乙亥	火	2	二	乙巳	火	10月	三	甲戌	火	31	五	甲辰	火	30	日	甲戌	火	29	一	癸卯	金
初四	4	一	丙子	水	3	三	丙午	水	2	四	乙亥	火	11月	六	乙巳	火	12月	一	乙亥	火	30	二	甲辰	火
初五	5	二	丁丑	水	4	四	丁未	水	3	五	丙子	水	2	日	丙午	水	2	二	丙子	水	31	三	乙巳	火
初六	6	三	戊寅	土	5	五	戊申	土	4	六	丁丑	水	3	一	丁未	水	3	三	丁丑	水	1月	四	丙午	水
初七	7	四	己卯	土	6	六	己酉	土	5	日	戊寅	土	4	二	戊申	土	4	四	戊寅	土	2	五	丁未	水
初八	8	五	庚辰	金	7	日	庚戌	金	6	一	己卯	土	5	三	己酉	土	5	五	己卯	土	3	六	戊申	土
初九	9	六	辛巳	金	8	一	辛亥	金	7	二	庚辰	金	6	四	庚戌	金	6	六	庚辰	金	4	日	己酉	土
初十	10	日	壬午	木	9	二	壬子	木	8	三	辛巳	金	7	五	辛亥	金	7	日	辛巳	金	5	一	庚戌	金
十一	11	一	癸未	木	10	三	癸丑	木	9	四	壬午	木	8	六	壬子	木	8	一	壬午	木	6	二	辛亥	金
十二	12	二	甲申	水	11	四	甲寅	水	10	五	癸未	木	9	日	癸丑	木	9	二	癸未	木	7	三	壬子	木
十三	13	三	乙酉	水	12	五	乙卯	水	11	六	甲申	水	10	一	甲寅	水	10	三	甲申	水	8	四	癸丑	木
十四	14	四	丙戌	土	13	六	丙辰	土	12	日	乙酉	水	11	二	乙卯	水	11	四	乙酉	水	9	五	甲寅	水
十五	15	五	丁亥	土	14	日	丁巳	土	13	一	丙戌	土	12	三	丙辰	土	12	五	丙戌	土	10	六	乙卯	水
十六	16	六	戊子	火	15	一	戊午	火	14	二	丁亥	土	13	四	丁巳	土	13	六	丁亥	土	11	日	丙辰	土
十七	17	日	己丑	火	16	二	己未	火	15	三	戊子	火	14	五	戊午	火	14	日	戊子	火	12	一	丁巳	土
十八	18	一	庚寅	木	17	三	庚申	木	16	四	己丑	火	15	六	己未	火	15	一	己丑	火	13	二	戊午	火
十九	19	二	辛卯	木	18	四	辛酉	木	17	五	庚寅	木	16	日	庚申	木	16	二	庚寅	木	14	三	己未	火
二十	20	三	壬辰	水	19	五	壬戌	水	18	六	辛卯	木	17	一	辛酉	木	17	三	辛卯	木	15	四	庚申	木
廿一	21	四	癸巳	水	20	六	癸亥	水	19	日	壬辰	水	18	二	壬戌	水	18	四	壬辰	水	16	五	辛酉	木
廿二	22	五	甲午	金	21	日	甲子	金	20	一	癸巳	水	19	三	癸亥	水	19	五	癸巳	水	17	六	壬戌	水
廿三	23	六	乙未	金	22	一	乙丑	金	21	二	甲午	金	20	四	甲子	金	20	六	甲午	金	18	日	癸亥	水
廿四	24	日	丙申	火	23	二	丙寅	火	22	三	乙未	金	21	五	乙丑	金	21	日	乙未	金	19	一	甲子	金
廿五	25	一	丁酉	火	24	三	丁卯	火	23	四	丙申	火	22	六	丙寅	火	22	一	丙申	火	20	二	乙丑	金
廿六	26	二	戊戌	木	25	四	戊辰	木	24	五	丁酉	火	23	日	丁卯	火	23	二	丁酉	火	21	三	丙寅	火
廿七	27	三	己亥	木	26	五	己巳	木	25	六	戊戌	木	24	一	戊辰	木	24	三	戊戌	木	22	四	丁卯	火
廿八	28	四	庚子	土	27	六	庚午	土	26	日	己亥	木	25	二	己巳	木	25	四	己亥	木	23	五	戊辰	木
廿九	29	五	辛丑	土	28	日	辛未	土	27	一	庚子	土	26	三	庚午	土	26	五	庚子	土	24	六	己巳	木
三十	30	六	壬寅	金					28	二	辛丑	土	27	四	辛未	土					25	日	庚午	土

月份	正月				二月				三月				四月				五月				闰五月			
干支	丙寅				丁卯				戊辰				己巳				庚午							
二十四节气 农历	十三		廿八		十三		廿八		十五		初一		十五		初二		十八		初五		二十			
节气	立春		雨水		惊蛰		春分		清明		谷雨		立夏		小满		芒种		夏至		小暑			
公历	2月19日		3月5日		3月20日		4月4日		4月20日		5月5日		5月19日		6月5日		6月21日		7月7日		7月22日			
时辰	未时		未时		未时		酉时		丑时		午时		子时		申时		辰时		丑时		戌时			
农历	公历	星期	天地干支	五行	公历	星期	天地干支	五行	公历	星期	天地干支	五行	公历	星期	天地干支	五行	公历	星期	天地干支	五行	公历	星期	天地干支	五行
初一	26	一	辛未	土	25	三	辛丑	土	27	五	辛未	土	25	六	庚子	土	24	日	己巳	木	23	二	己亥	木
初二	27	二	壬申	金	26	四	壬寅	金	28	六	壬申	金	26	日	辛丑	土	25	一	庚午	土	24	三	庚子	土
初三	28	三	癸酉	金	27	五	癸卯	金	29	日	癸酉	金	27	一	壬寅	金	26	二	辛未	土	25	四	辛丑	土
初四	29	四	甲戌	火	28	六	甲辰	火	30	一	甲戌	火	28	二	癸卯	金	27	三	壬申	金	26	五	壬寅	金
初五	30	五	乙亥	火	3月	日	乙巳	火	31	二	乙亥	火	29	三	甲辰	火	28	四	癸酉	金	27	六	癸卯	金
初六	31	六	丙子	水	2	一	丙午	水	4月	三	丙子	水	30	四	乙巳	火	29	五	甲戌	火	28	日	甲辰	火
初七	2月	日	丁丑	水	3	二	丁未	水	2	四	丁丑	水	5月	五	丙午	水	30	六	乙亥	火	29	一	乙巳	火
初八	2	一	戊寅	土	4	三	戊申	土	3	五	戊寅	土	2	六	丁未	水	31	日	丙子	水	30	二	丙午	水
初九	3	二	己卯	土	5	四	己酉	土	4	六	己卯	土	3	日	戊申	土	6月	一	丁丑	水	7月	三	丁未	水
初十	4	三	庚辰	金	6	五	庚戌	金	5	日	庚辰	金	4	一	己酉	土	2	二	戊寅	土	2	四	戊申	土
十一	5	四	辛巳	金	7	六	辛亥	金	6	一	辛巳	金	5	二	庚戌	金	3	三	己卯	土	3	五	己酉	土
十二	6	五	壬午	木	8	日	壬子	木	7	二	壬午	木	6	三	辛亥	金	4	四	庚辰	金	4	六	庚戌	金
十三	7	六	癸未	木	9	一	癸丑	木	8	三	癸未	木	7	四	壬子	木	5	五	辛巳	金	5	日	辛亥	金
十四	8	日	甲申	水	10	二	甲寅	水	9	四	甲申	水	8	五	癸丑	木	6	六	壬午	木	6	一	壬子	木
十五	9	一	乙酉	水	11	三	乙卯	水	10	五	乙酉	水	9	六	甲寅	水	7	日	癸未	木	7	二	癸丑	木
十六	10	二	丙戌	土	12	四	丙辰	土	11	六	丙戌	土	10	日	乙卯	水	8	一	甲申	水	8	三	甲寅	水
十七	11	三	丁亥	土	13	五	丁巳	土	12	日	丁亥	土	11	一	丙辰	土	9	二	乙酉	水	9	四	乙卯	水
十八	12	四	戊子	火	14	六	戊午	火	13	一	戊子	火	12	二	丁巳	土	10	三	丙戌	土	10	五	丙辰	土
十九	13	五	己丑	火	15	日	己未	火	14	二	己丑	火	13	三	戊午	火	11	四	丁亥	土	11	六	丁巳	土
二十	14	六	庚寅	木	16	一	庚申	木	15	三	庚寅	木	14	四	己未	火	12	五	戊子	火	12	日	戊午	火
廿一	15	日	辛卯	木	17	二	辛酉	木	16	四	辛卯	木	15	五	庚申	木	13	六	己丑	火	13	一	己未	火
廿二	16	一	壬辰	水	18	三	壬戌	水	17	五	壬辰	水	16	六	辛酉	木	14	日	庚寅	木	14	二	庚申	木
廿三	17	二	癸巳	水	19	四	癸亥	水	18	六	癸巳	水	17	日	壬戌	水	15	一	辛卯	木	15	三	辛酉	木
廿四	18	三	甲午	金	20	五	甲子	金	19	日	甲午	金	18	一	癸亥	水	16	二	壬辰	水	16	四	壬戌	水
廿五	19	四	乙未	金	21	六	乙丑	金	20	一	乙未	金	19	二	甲子	金	17	三	癸巳	水	17	五	癸亥	水
廿六	20	五	丙申	火	22	日	丙寅	火	21	二	丙申	火	20	三	乙丑	金	18	四	甲午	金	18	六	甲子	金
廿七	21	六	丁酉	火	23	一	丁卯	火	22	三	丁酉	火	21	四	丙寅	火	19	五	乙未	金	19	日	乙丑	金
廿八	22	日	戊戌	木	24	二	戊辰	木	23	四	戊戌	木	22	五	丁卯	火	20	六	丙申	火	20	一	丙寅	火
廿九	23	一	己亥	木	25	三	己巳	木	24	五	己亥	木	23	六	戊辰	木	21	日	丁酉	火	21	二	丁卯	火
三十	24	二	庚子	土	26	四	庚午	土					24				22	一	戊戌	木				

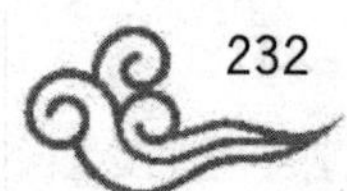

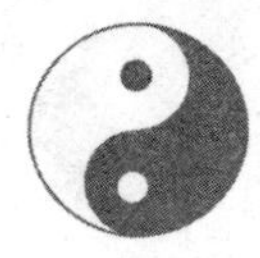

月份	六月				七月				八月				九月				十月				十一月				十二月			
干支	辛未				壬申				癸酉				甲戌				乙亥				丙子				丁丑			
二十四节气 农历	初二		十七		初四		十九		初五		二十		初六		廿一		初六		廿一		初七		廿一		初六		廿一	
节气	大暑		立秋		处暑		白露		秋分		寒露		霜降		立冬		小雪		大雪		冬至		小寒		大寒		立春	
公历	7月23日		8月7日		8月23日		9月7日		9月23日		10月8日		10月23日		11月7日		11月22日		12月7日		12月22日		1月5日		1月20日		2月4日	
时辰	丑时		酉时		辰时		戌时		卯时		午时		申时		申时		午时		辰时		丑时		戌时		午时		丑时	
农历	公历	星期	天地干支	五行	公历	星期	天地干支	五行	公历	星期	天地干支	五行	公历	星期	天地干支	五行	公历	星期	天地干支	五行	公历	星期	天地干支	五行	公历	星期	天地干支	五行
初一	22	三	戊辰	木	20	四	丁酉	火	19	六	丁卯	火	18	日	丙申	火	17	二	丙寅	火	16	三	乙未	金	15	五	乙丑	金
初二	23	四	己巳	木	21	五	戊戌	木	20	日	戊辰	木	19	一	丁酉	火	18	三	丁卯	火	17	四	丙申	火	16	六	丙寅	火
初三	24	五	庚午	土	22	六	己亥	木	21	一	己巳	木	20	二	戊戌	木	19	四	戊辰	木	18	五	丁酉	火	17	日	丁卯	火
初四	25	六	辛未	土	23	日	庚子	土	22	二	庚午	土	21	三	己亥	木	20	五	己巳	木	19	六	戊戌	木	18	一	戊辰	木
初五	26	日	壬申	金	24	一	辛丑	土	23	三	辛未	土	22	四	庚子	土	21	六	庚午	土	20	日	己亥	木	19	二	己巳	木
初六	27	一	癸酉	金	25	二	壬寅	金	24	四	壬申	金	23	五	辛丑	土	22	日	辛未	土	21	一	庚子	土	20	三	庚午	土
初七	28	二	甲戌	火	26	三	癸卯	金	25	五	癸酉	金	24	六	壬寅	金	23	一	壬申	金	22	二	辛丑	土	21	四	辛未	土
初八	29	三	乙亥	火	27	四	甲辰	火	26	六	甲戌	火	25	日	癸卯	金	24	二	癸酉	金	23	三	壬寅	金	22	五	壬申	金
初九	30	四	丙子	水	28	五	乙巳	火	27	日	乙亥	火	26	一	甲辰	火	25	三	甲戌	火	24	四	癸卯	金	23	六	癸酉	金
初十	31	五	丁丑	水	29	六	丙午	水	28	一	丙子	水	27	二	乙巳	火	26	四	乙亥	火	25	五	甲辰	火	24	日	甲戌	火
十一	8月	六	戊寅	土	30	日	丁未	水	29	二	丁丑	水	28	三	丙午	水	27	五	丙子	水	26	六	乙巳	火	25	一	乙亥	火
十二	2	日	己卯	土	31	一	戊申	土	30	三	戊寅	土	29	四	丁未	水	28	六	丁丑	水	27	日	丙午	水	26	二	丙子	水
十三	3	一	庚辰	金	9月	二	己酉	土	10月	四	己卯	土	30	五	戊申	土	29	日	戊寅	土	28	一	丁未	水	27	三	丁丑	水
十四	4	二	辛巳	金	2	三	庚戌	金	2	五	庚辰	金	31	六	己酉	土	30	一	己卯	土	29	二	戊申	土	28	四	戊寅	土
十五	5	三	壬午	木	3	四	辛亥	金	3	六	辛巳	金	11月	日	庚戌	金	12月	二	庚辰	金	30	三	己酉	土	29	五	己卯	土
十六	6	四	癸未	木	4	五	壬子	木	4	日	壬午	木	2	一	辛亥	金	2	三	辛巳	金	31	四	庚戌	金	30	六	庚辰	金
十七	7	五	甲申	水	5	六	癸丑	木	5	一	癸未	木	3	二	壬子	木	3	四	壬午	木	1月	五	辛亥	金	31	日	辛巳	金
十八	8	六	乙酉	水	6	日	甲寅	水	6	二	甲申	水	4	三	癸丑	木	4	五	癸未	木	2	六	壬子	木	2月	一	壬午	木
十九	9	日	丙戌	土	7	一	乙卯	水	7	三	乙酉	水	5	四	甲寅	水	5	六	甲申	水	3	日	癸丑	木	2	二	癸未	木
二十	10	一	丁亥	土	8	二	丙辰	土	8	四	丙戌	土	6	五	乙卯	水	6	日	乙酉	水	4	一	甲寅	水	3	三	甲申	水
廿一	11	二	戊子	火	9	三	丁巳	土	9	五	丁亥	土	7	六	丙辰	土	7	一	丙戌	土	5	二	乙卯	水	4	四	乙酉	水
廿二	12	三	己丑	火	10	四	戊午	火	10	六	戊子	火	8	日	丁巳	土	8	二	丁亥	土	6	三	丙辰	土	5	五	丙戌	土
廿三	13	四	庚寅	木	11	五	己未	火	11	日	己丑	火	9	一	戊午	火	9	三	戊子	火	7	四	丁巳	土	6	六	丁亥	土
廿四	14	五	辛卯	木	12	六	庚申	木	12	一	庚寅	木	10	二	己未	火	10	四	己丑	火	8	五	戊午	火	7	日	戊子	火
廿五	15	六	壬辰	水	13	日	辛酉	木	13	二	辛卯	木	11	三	庚申	木	11	五	庚寅	木	9	六	己未	火	8	一	己丑	火
廿六	16	日	癸巳	水	14	一	壬戌	水	14	三	壬辰	水	12	四	辛酉	木	12	六	辛卯	木	10	日	庚申	木	9	二	庚寅	木
廿七	17	一	甲午	金	15	二	癸亥	水	15	四	癸巳	水	13	五	壬戌	水	13	日	壬辰	水	11	一	辛酉	木	10	三	辛卯	木
廿八	18	二	乙未	金	16	三	甲子	金	16	五	甲午	金	14	六	癸亥	水	14	一	癸巳	水	12	二	壬戌	水	11	四	壬辰	水
廿九	19	三	丙申	火	17	四	乙丑	金	17	六	乙未	金	15	日	甲子	金	15	二	甲午	金	13	三	癸亥	水	12	五	癸巳	水
三十					18	五	丙寅	火					16	一	乙丑	金					14	四	甲子	金	13	六	甲午	金

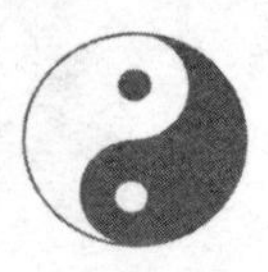

二〇一〇年 岁次 庚寅 虎年 上半年

月份	正月				二月				三月				四月				五月				六月			
干支	戊寅				己卯				庚辰				辛巳				壬午				癸未			
二十四节气 农历	初六		廿一		初六		廿一		初七		廿二		初八		廿四		初十		廿六		十二		廿七	
二十四节气 节气	雨水		惊蛰		春分		清明		谷雨		立夏		小满		芒种		夏至		小暑		大暑		立秋	
二十四节气 公历	2月19日		3月6日		3月21日		4月5日		4月20日		5月5日		5月21日		6月6日		6月21日		7月7日		7月23日		8月7日	
二十四节气 时辰	丑时		子时		丑时		卯时		未时		子时		午时		寅时		戌时		未时		辰时		子时	
农历	公历	星期	天地干支	五行	公历	星期	天地干支	五行	公历	星期	天地干支	五行	公历	星期	天地干支	五行	公历	星期	天地干支	五行	公历	星期	天地干支	五行
初一	14	日	乙未	金	16	二	乙丑	金	14	三	甲午	金	14	五	甲子	金	12	六	癸巳	水	12	一	癸亥	水
初二	15	一	丙申	火	17	三	丙寅	火	15	四	乙未	金	15	六	乙丑	金	13	日	甲午	金	13	二	甲子	金
初三	16	二	丁酉	火	18	四	丁卯	火	16	五	丙申	火	16	日	丙寅	火	14	一	乙未	金	14	三	乙丑	金
初四	17	三	戊戌	木	19	五	戊辰	木	17	六	丁酉	火	17	一	丁卯	火	15	二	丙申	火	15	四	丙寅	火
初五	18	四	己亥	木	20	六	己巳	木	18	日	戊戌	木	18	二	戊辰	木	16	三	丁酉	火	16	五	丁卯	火
初六	19	五	庚子	土	21	日	庚午	土	19	一	己亥	木	19	三	己巳	木	17	四	戊戌	木	17	六	戊辰	木
初七	20	六	辛丑	土	22	一	辛未	土	20	二	庚子	土	20	四	庚午	土	18	五	己亥	木	18	日	己巳	木
初八	21	日	壬寅	金	23	二	壬申	金	21	三	辛丑	土	21	五	辛未	土	19	六	庚子	土	19	一	庚午	土
初九	22	一	癸卯	金	24	三	癸酉	金	22	四	壬寅	金	22	六	壬申	金	20	日	辛丑	土	20	二	辛未	土
初十	23	二	甲辰	火	25	四	甲戌	火	23	五	癸卯	金	23	日	癸酉	金	21	一	壬寅	金	21	三	壬申	金
十一	24	三	乙巳	火	26	五	乙亥	火	24	六	甲辰	火	24	一	甲戌	火	22	二	癸卯	金	22	四	癸酉	金
十二	25	四	丙午	水	27	六	丙子	水	25	日	乙巳	火	25	二	乙亥	火	23	三	甲辰	火	23	五	甲戌	火
十三	26	五	丁未	水	28	日	丁丑	水	26	一	丙午	水	26	三	丙子	水	24	四	乙巳	火	24	六	乙亥	火
十四	27	六	戊申	土	29	一	戊寅	土	27	二	丁未	水	27	四	丁丑	水	25	五	丙午	水	25	日	丙子	水
十五	28	日	己酉	土	30	二	己卯	土	28	三	戊申	土	28	五	戊寅	土	26	六	丁未	水	26	一	丁丑	水
十六	3月	一	庚戌	火	31	三	庚辰	火	29	四	己酉	土	29	六	己卯	土	27	日	戊申	土	27	二	戊寅	土
十七	2	二	辛亥	火	4月	四	辛巳	火	30	五	庚戌	金	30	日	庚辰	金	28	一	己酉	土	28	三	己卯	土
十八	3	三	壬子	木	2	五	壬午	木	5月	六	辛亥	金	31	一	辛巳	金	29	二	庚戌	金	29	四	庚辰	金
十九	4	四	癸丑	木	3	六	癸未	木	2	日	壬子	木	6月	二	壬午	木	30	三	辛亥	金	30	五	辛巳	金
二十	5	五	甲寅	水	4	日	甲申	水	3	一	癸丑	木	2	三	癸未	木	7月	四	壬子	木	31	六	壬午	木
廿一	6	六	乙卯	水	5	一	乙酉	水	4	二	甲寅	水	3	四	甲申	水	2	五	癸丑	木	8月	日	癸未	木
廿二	7	日	丙辰	金	6	二	丙戌	金	5	三	乙卯	水	4	五	乙酉	水	3	六	甲寅	水	2	一	甲申	水
廿三	8	一	丁巳	金	7	三	丁亥	金	6	四	丙辰	土	5	六	丙戌	土	4	日	乙卯	水	3	二	乙酉	水
廿四	9	二	戊午	火	8	四	戊子	火	7	五	丁巳	土	6	日	丁亥	土	5	一	丙辰	金	4	三	丙戌	金
廿五	10	三	己未	火	9	五	己丑	火	8	六	戊午	火	7	一	戊子	火	6	二	丁巳	金	5	四	丁亥	金
廿六	11	四	庚申	木	10	六	庚寅	木	9	日	己未	火	8	二	己丑	火	7	三	戊午	火	6	五	戊子	火
廿七	12	五	辛酉	木	11	日	辛卯	木	10	一	庚申	木	9	三	庚寅	木	8	四	己未	火	7	六	己丑	火
廿八	13	六	壬戌	土	12	一	壬辰	土	11	二	辛酉	木	10	四	辛卯	木	9	五	庚申	木	8	日	庚寅	木
廿九	14	日	癸亥	土	13	二	癸巳	土	12	三	壬戌	水	11	五	壬辰	水	10	六	辛酉	木	9	一	辛卯	木
三十	15	一	甲子	金					13	四	癸亥	水					11	日	壬戌	水				

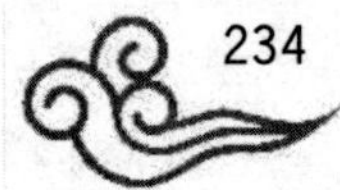

二〇一〇年 岁次 庚寅 虎年 下半年

月份	七月				八月				九月				十月				十一月				十二月			
干支	甲申				乙酉				丙戌				丁亥				戊子				己丑			
二十四节气 农历	十四				初一		十六		初一		十六		初二		十七		初二		十七		初三		十七	
节气	处暑				白露		秋分		寒露		霜降		立冬		小雪		大雪		冬至		小寒		大寒	
公历	8月23日				9月8日		9月23日		10月8日		10月23日		11月7日		11月22日		12月7日		12月22日		1月6日		1月20日	
时辰	未时				丑时		午时		酉时		戌时		亥时		酉时		未时		辰时		子时		酉时	
农历	公历	星期	天地干支	五行	公历	星期	天地干支	五行	公历	星期	天地干支	五行	公历	星期	天地干支	五行	公历	星期	天地干支	五行	公历	星期	天地干支	五行
初一	10	二	壬辰	水	8	三	辛酉	木	8	五	辛卯	木	6	六	庚申	木	6	一	庚寅	木	4	二	己未	火
初二	11	三	癸巳	水	9	四	壬戌	水	9	六	壬辰	水	7	日	辛酉	木	7	二	辛卯	木	5	三	庚申	木
初三	12	四	甲午	金	10	五	癸亥	水	10	日	癸巳	水	8	一	壬戌	水	8	三	壬辰	水	6	四	辛酉	木
初四	13	五	乙未	金	11	六	甲子	金	11	一	甲午	金	9	二	癸亥	水	9	四	癸巳	水	7	五	壬戌	水
初五	14	六	丙申	火	12	日	乙丑	金	12	二	乙未	金	10	三	甲子	金	10	五	甲午	金	8	六	癸亥	水
初六	15	日	丁酉	火	13	一	丙寅	火	13	三	丙申	火	11	四	乙丑	金	11	六	乙未	金	9	日	甲子	金
初七	16	一	戊戌	木	14	二	丁卯	火	14	四	丁酉	火	12	五	丙寅	火	12	日	丙申	火	10	一	乙丑	金
初八	17	二	己亥	木	15	三	戊辰	木	15	五	戊戌	木	13	六	丁卯	火	13	一	丁酉	火	11	二	丙寅	火
初九	18	三	庚子	土	16	四	己巳	木	16	六	己亥	木	14	日	戊辰	木	14	二	戊戌	木	12	三	丁卯	火
初十	19	四	辛丑	土	17	五	庚午	土	17	日	庚子	土	15	一	己巳	木	15	三	己亥	木	13	四	戊辰	木
十一	20	五	壬寅	金	18	六	辛未	土	18	一	辛丑	土	16	二	庚午	土	16	四	庚子	土	14	五	己巳	木
十二	21	六	癸卯	金	19	日	壬申	金	19	二	壬寅	金	17	三	辛未	土	17	五	辛丑	土	15	六	庚午	土
十三	22	日	甲辰	火	20	一	癸酉	金	20	三	癸卯	金	18	四	壬申	金	18	六	壬寅	金	16	日	辛未	土
十四	23	一	乙巳	火	21	二	甲戌	火	21	四	甲辰	火	19	五	癸酉	金	19	日	癸卯	金	17	一	壬申	金
十五	24	二	丙午	水	22	三	乙亥	火	22	五	乙巳	火	20	六	甲戌	火	20	一	甲辰	火	18	二	癸酉	金
十六	25	三	丁未	水	23	四	丙子	水	23	六	丙午	水	21	日	乙亥	火	21	二	乙巳	火	19	三	甲戌	火
十七	26	四	戊申	土	24	五	丁丑	水	24	日	丁未	水	22	一	丙子	水	22	三	丙午	水	20	四	乙亥	火
十八	27	五	己酉	土	25	六	戊寅	土	25	一	戊申	土	23	二	丁丑	水	23	四	丁未	水	21	五	丙子	水
十九	28	六	庚戌	金	26	日	己卯	土	26	二	己酉	土	24	三	戊寅	土	24	五	戊申	土	22	六	丁丑	水
二十	29	日	辛亥	金	27	一	庚辰	金	27	三	庚戌	金	25	四	己卯	土	25	六	己酉	土	23	日	戊寅	土
廿一	30	一	壬子	木	28	二	辛巳	金	28	四	辛亥	金	26	五	庚辰	金	26	日	庚戌	金	24	一	己卯	土
廿二	31	二	癸丑	木	29	三	壬午	木	29	五	壬子	木	27	六	辛巳	金	27	一	辛亥	金	25	二	庚辰	金
廿三	9月	三	甲寅	水	30	四	癸未	木	30	六	癸丑	木	28	日	壬午	木	28	二	壬子	木	26	三	辛巳	金
廿四	2	四	乙卯	水	10月	五	甲申	水	31	日	甲寅	水	29	一	癸未	木	29	三	癸丑	木	27	四	壬午	木
廿五	3	五	丙辰	土	2	六	乙酉	水	11月	一	乙卯	水	30	二	甲申	水	30	四	甲寅	水	28	五	癸未	木
廿六	4	六	丁巳	土	3	日	丙戌	土	2	二	丙辰	土	12月	三	乙酉	水	31	五	乙卯	水	29	六	甲申	水
廿七	5	日	戊午	火	4	一	丁亥	土	3	三	丁巳	土	2	四	丙戌	土	1月	六	丙辰	土	30	日	乙酉	水
廿八	6	一	己未	火	5	二	戊子	火	4	四	戊午	火	3	五	丁亥	土	2	日	丁巳	土	31	一	丙戌	土
廿九	7	二	庚申	木	6	三	己丑	火	5	五	己未	火	4	六	戊子	火	3	一	戊午	火	2月	二	丁亥	土
三十					7	四	庚寅	木					5	日	己丑	火					2	三	戊子	火

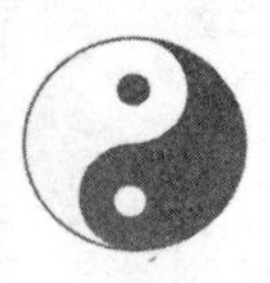

二〇一一年 岁次 辛卯 兔年 上半年

月份	正月				二月				三月				四月				五月				六月			
干支	庚寅				辛卯				壬辰				癸巳				甲午				乙未			
二十四节气 农历	初二		十七		初二		十七		初三		十八		初四		十九		初五		廿一		初七		廿三	
节气	立春		雨水		惊蛰		春分		清明		谷雨		立夏		小满		芒种		夏至		小暑		大暑	
公历	2月4日		2月19日		3月6日		3月21日		4月5日		4月20日		5月6日		5月21日		6月6日		6月22日		7月7日		7月23日	
时辰	午时		辰时		卯时		辰时		午时		酉时		卯时		酉时		巳时		丑时		戌时		未时	
农历	公历	星期	天地干支	五行	公历	星期	天地干支	五行	公历	星期	天地干支	五行	公历	星期	天地干支	五行	公历	星期	天地干支	五行	公历	星期	天地干支	五行
初一	3	四	己丑	火	5	六	己未	火	3	日	戊子	火	3	二	戊午	火	2	四	戊子	火	7月	五	丁巳	土
初二	4	五	庚寅	木	6	日	庚申	木	4	一	己丑	火	4	三	己未	火	3	五	己丑	火	2	六	戊午	火
初三	5	六	辛卯	木	7	一	辛酉	木	5	二	庚寅	木	5	四	庚申	木	4	六	庚寅	木	3	日	己未	火
初四	6	日	壬辰	水	8	二	壬戌	水	6	三	辛卯	木	6	五	辛酉	木	5	日	辛卯	木	4	一	庚申	木
初五	7	一	癸巳	水	9	三	癸亥	水	7	四	壬辰	水	7	六	壬戌	水	6	一	壬辰	水	5	二	辛酉	木
初六	8	二	甲午	金	10	四	甲子	金	8	五	癸巳	水	8	日	癸亥	水	7	二	癸巳	水	6	三	壬戌	水
初七	9	三	乙未	金	11	五	乙丑	金	9	六	甲午	金	9	一	甲子	金	8	三	甲午	金	7	四	癸亥	水
初八	10	四	丙申	火	12	六	丙寅	火	10	日	乙未	金	10	二	乙丑	金	9	四	乙未	金	8	五	甲子	金
初九	11	五	丁酉	火	13	日	丁卯	火	11	一	丙申	火	11	三	丙寅	火	10	五	丙申	火	9	六	乙丑	金
初十	12	六	戊戌	木	14	一	戊辰	木	12	二	丁酉	火	12	四	丁卯	火	11	六	丁酉	火	10	日	丙寅	火
十一	13	日	己亥	木	15	二	己巳	木	13	三	戊戌	木	13	五	戊辰	木	12	日	戊戌	木	11	一	丁卯	火
十二	14	一	庚子	土	16	三	庚午	土	14	四	己亥	木	14	六	己巳	木	13	一	己亥	木	12	二	戊辰	木
十三	15	二	辛丑	土	17	四	辛未	土	15	五	庚子	土	15	日	庚午	土	14	二	庚子	土	13	三	己巳	木
十四	16	三	壬寅	金	18	五	壬申	金	16	六	辛丑	土	16	一	辛未	土	15	三	辛丑	土	14	四	庚午	土
十五	17	四	癸卯	金	19	六	癸酉	金	17	日	壬寅	金	17	二	壬申	金	16	四	壬寅	金	15	五	辛未	土
十六	18	五	甲辰	火	20	日	甲戌	火	18	一	癸卯	金	18	三	癸酉	金	17	五	癸卯	金	16	六	壬申	金
十七	19	六	乙巳	火	21	一	乙亥	火	19	二	甲辰	火	19	四	甲戌	火	18	六	甲辰	火	17	日	癸酉	金
十八	20	日	丙午	水	22	二	丙子	水	20	三	乙巳	火	20	五	乙亥	火	19	日	乙巳	火	18	一	甲戌	火
十九	21	一	丁未	水	23	三	丁丑	水	21	四	丙午	水	21	六	丙子	水	20	一	丙午	水	19	二	乙亥	火
二十	22	二	戊申	土	24	四	戊寅	土	22	五	丁未	水	22	日	丁丑	水	21	二	丁未	水	20	三	丙子	水
廿一	23	三	己酉	土	25	五	己卯	土	23	六	戊申	土	23	一	戊寅	土	22	三	戊申	土	21	四	丁丑	水
廿二	24	四	庚戌	金	26	六	庚辰	金	24	日	己酉	土	24	二	己卯	土	23	四	己酉	土	22	五	戊寅	土
廿三	25	五	辛亥	金	27	日	辛巳	金	25	一	庚戌	金	25	三	庚辰	金	24	五	庚戌	金	23	六	己卯	土
廿四	26	六	壬子	木	28	一	壬午	木	26	二	辛亥	金	26	四	辛巳	金	25	六	辛亥	金	24	日	庚辰	金
廿五	27	日	癸丑	木	29	二	癸未	木	27	三	壬子	木	27	五	壬午	木	26	日	壬子	木	25	一	辛巳	金
廿六	28	一	甲寅	水	30	三	甲申	水	28	四	癸丑	木	28	六	癸未	木	27	一	癸丑	木	26	二	壬午	木
廿七	3月	二	乙卯	水	31	四	乙酉	水	29	五	甲寅	水	29	日	甲申	水	28	二	甲寅	水	27	三	癸未	木
廿八	2	三	丙辰	土	4月	五	丙戌	土	30	六	乙卯	水	30	一	乙酉	水	29	三	乙卯	水	28	四	甲申	水
廿九	3	四	丁巳	土	2	六	丁亥	土	5月	日	丙辰	土	31	二	丙戌	土	30	四	丙辰	土	29	五	乙酉	水
三十	4	五	戊午	火					2	一	丁巳	土	6月	三	丁亥	土					30	六	丙戌	土

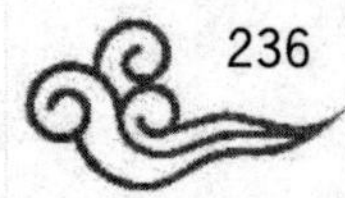

二〇一一年 岁次 辛卯 兔年 下半年

月份	七月				八月				九月				十月				十一月				十二月			
干支	丙申				丁酉				戊戌				己亥				庚子				辛丑			
二十四节气 农历	初九		廿四		十一		廿六		十二		廿八		十三		廿八		十三		廿八		十三		廿八	
二十四节气 节气	立秋		处暑		白露		秋分		寒露		霜降		立冬		小雪		大雪		冬至		小寒		大寒	
二十四节气 公历	8月8日		8月23日		9月8日		9月23日		10月8日		10月24日		11月8日		11月23日		12月7日		12月22日		1月6日		1月21日	
二十四节气 时辰	卯时		戌时		辰时		酉时		子时		丑时		丑时		子时		戌时		未时		卯时		子时	
农历	公历	星期	天地干支	五行	公历	星期	天地干支	五行	公历	星期	天地干支	五行	公历	星期	天地干支	五行	公历	星期	天地干支	五行	公历	星期	天地干支	五行
初一	31	日	丁亥	土	29	一	丙辰	土	27	二	乙酉	水	27	四	乙卯	水	25	五	甲申	水	25	日	甲寅	水
初二	8月	一	戊子	火	30	二	丁巳	土	28	三	丙戌	土	28	五	丙辰	土	26	六	乙酉	水	26	一	乙卯	水
初三	2	二	己丑	火	31	三	戊午	火	29	四	丁亥	土	29	六	丁巳	土	27	日	丙戌	土	27	二	丙辰	土
初四	3	三	庚寅	木	9月	四	己未	火	30	五	戊子	火	30	日	戊午	火	28	一	丁亥	土	28	三	丁巳	土
初五	4	四	辛卯	木	2	五	庚申	木	10月	六	己丑	火	31	一	己未	火	29	二	戊子	火	29	四	戊午	火
初六	5	五	壬辰	水	3	六	辛酉	木	2	日	庚寅	木	11月	二	庚申	木	30	三	己丑	火	30	五	己未	火
初七	6	六	癸巳	水	4	日	壬戌	水	3	一	辛卯	木	2	三	辛酉	木	12月	四	庚寅	木	31	六	庚申	木
初八	7	日	甲午	金	5	一	癸亥	水	4	二	壬辰	水	3	四	壬戌	水	2	五	辛卯	木	1月	日	辛酉	木
初九	8	一	乙未	金	6	二	甲子	金	5	三	癸巳	水	4	五	癸亥	水	3	六	壬辰	水	2	一	壬戌	水
初十	9	二	丙申	火	7	三	乙丑	金	6	四	甲午	金	5	六	甲子	金	4	日	癸巳	水	3	二	癸亥	水
十一	10	三	丁酉	火	8	四	丙寅	火	7	五	乙未	金	6	日	乙丑	金	5	一	甲午	金	4	三	甲子	金
十二	11	四	戊戌	木	9	五	丁卯	火	8	六	丙申	火	7	一	丙寅	火	6	二	乙未	金	5	四	乙丑	金
十三	12	五	己亥	木	10	六	戊辰	木	9	日	丁酉	火	8	二	丁卯	火	7	三	丙申	火	6	五	丙寅	火
十四	13	六	庚子	土	11	日	己巳	木	10	一	戊戌	木	9	三	戊辰	木	8	四	丁酉	火	7	六	丁卯	火
十五	14	日	辛丑	土	12	一	庚午	土	11	二	己亥	木	10	四	己巳	木	9	五	戊戌	木	8	日	戊辰	木
十六	15	一	壬寅	金	13	二	辛未	土	12	三	庚子	土	11	五	庚午	土	10	六	己亥	木	9	一	己巳	木
十七	16	二	癸卯	金	14	三	壬申	金	13	四	辛丑	土	12	六	辛未	土	11	日	庚子	土	10	二	庚午	土
十八	17	三	甲辰	火	15	四	癸酉	金	14	五	壬寅	金	13	日	壬申	金	12	一	辛丑	土	11	三	辛未	土
十九	18	四	乙巳	火	16	五	甲戌	火	15	六	癸卯	金	14	一	癸酉	金	13	二	壬寅	金	12	四	壬申	金
二十	19	五	丙午	水	17	六	乙亥	火	16	日	甲辰	火	15	二	甲戌	火	14	三	癸卯	金	13	五	癸酉	金
廿一	20	六	丁未	水	18	日	丙子	水	17	一	乙巳	火	16	三	乙亥	火	15	四	甲辰	火	14	六	甲戌	火
廿二	21	日	戊申	土	19	一	丁丑	水	18	二	丙午	水	17	四	丙子	水	16	五	乙巳	火	15	日	乙亥	火
廿三	22	一	己酉	土	20	二	戊寅	土	19	三	丁未	水	18	五	丁丑	水	17	六	丙午	水	16	一	丙子	水
廿四	23	二	庚戌	金	21	三	己卯	土	20	四	戊申	土	19	六	戊寅	土	18	日	丁未	水	17	二	丁丑	水
廿五	24	三	辛亥	金	22	四	庚辰	金	21	五	己酉	土	20	日	己卯	土	19	一	戊申	土	18	三	戊寅	土
廿六	25	四	壬子	木	23	五	辛巳	金	22	六	庚戌	金	21	一	庚辰	金	20	二	己酉	土	19	四	己卯	土
廿七	26	五	癸丑	木	24	六	壬午	木	23	日	辛亥	金	22	二	辛巳	金	21	三	庚戌	金	20	五	庚辰	金
廿八	27	六	甲寅	水	25	日	癸未	木	24	一	壬子	木	23	三	壬午	木	22	四	辛亥	金	21	六	辛巳	金
廿九	28	日	乙卯	水	26	一	甲申	水	25	二	癸丑	木	24	四	癸未	木	23	五	壬子	木	22	日	壬午	木
三十									26	三	甲寅	水					24	六	癸丑	木				

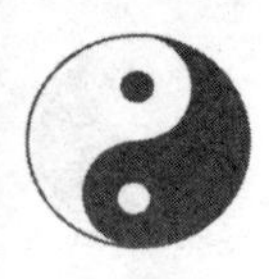

二〇一二年 岁次 壬辰 龙年 上半年

月份	正月		二月		三月		四月		闰四月	五月	
干支	壬寅		癸卯		甲辰		乙巳			丙午	
二十四节气 农历	十三	廿八	十三	廿八	十四	三十	十五	三十	十六	初三	十九
二十四节气 节气	立春	雨水	惊蛰	春分	清明	谷雨	立夏	小满	芒种	夏至	小暑
二十四节气 公历	2月4日	2月19日	3月5日	3月20日	4月4日	4月20日	5月5日	5月20日	6月5日	6月21日	7月7日
二十四节气 时辰	酉时	未时	午时	未时	酉时	子时	巳时	子时	未时	辰时	丑时

农历	公历	星期	天地干支	五行	公历	星期	天地干支	五行	公历	星期	天地干支	五行	公历	星期	天地干支	五行	公历	星期	天地干支	五行	公历	星期	天地干支	五行
初一	23	一	癸未	木	22	三	癸丑	木	22	四	壬午	木	21	六	壬子	木	21	一	壬午	木	19	二	辛亥	金
初二	24	二	甲申	水	23	四	甲寅	水	23	五	癸未	木	22	日	癸丑	木	22	二	癸未	木	20	三	壬子	木
初三	25	三	乙酉	水	24	五	乙卯	水	24	六	甲申	水	23	一	甲寅	水	23	三	甲申	水	21	四	癸丑	木
初四	26	四	丙戌	土	25	六	丙辰	土	25	日	乙酉	水	24	二	乙卯	水	24	四	乙酉	水	22	五	甲寅	水
初五	27	五	丁亥	土	26	日	丁巳	土	26	一	丙戌	土	25	三	丙辰	土	25	五	丙戌	土	23	六	乙卯	水
初六	28	六	戊子	火	27	一	戊午	火	27	二	丁亥	土	26	四	丁巳	土	26	六	丁亥	土	24	日	丙辰	土
初七	29	日	己丑	火	28	二	己未	火	28	三	戊子	火	27	五	戊午	火	27	日	戊子	火	25	一	丁巳	土
初八	30	一	庚寅	木	29	三	庚申	木	29	四	己丑	火	28	六	己未	火	28	一	己丑	火	26	二	戊午	火
初九	31	二	辛卯	木	3月	四	辛酉	木	30	五	庚寅	木	29	日	庚申	木	29	二	庚寅	木	27	三	己未	火
初十	2月	三	壬辰	水	2	五	壬戌	水	31	六	辛卯	木	30	一	辛酉	木	30	三	辛卯	木	28	四	庚申	木
十一	2	四	癸巳	水	3	六	癸亥	水	4月	日	壬辰	水	5月	二	壬戌	水	31	四	壬辰	水	29	五	辛酉	木
十二	3	五	甲午	金	4	日	甲子	金	2	一	癸巳	水	2	三	癸亥	水	6月	五	癸巳	水	30	六	壬戌	水
十三	4	六	乙未	金	5	一	乙丑	金	3	二	甲午	金	3	四	甲子	金	2	六	甲午	金	7月	日	癸亥	水
十四	5	日	丙申	火	6	二	丙寅	火	4	三	乙未	金	4	五	乙丑	金	3	日	乙未	金	2	一	甲子	金
十五	6	一	丁酉	火	7	三	丁卯	火	5	四	丙申	火	5	六	丙寅	火	4	一	丙申	火	3	二	乙丑	金
十六	7	二	戊戌	木	8	四	戊辰	木	6	五	丁酉	火	6	日	丁卯	火	5	二	丁酉	火	4	三	丙寅	火
十七	8	三	己亥	木	9	五	己巳	木	7	六	戊戌	木	7	一	戊辰	木	6	三	戊戌	木	5	四	丁卯	火
十八	9	四	庚子	土	10	六	庚午	土	8	日	己亥	木	8	二	己巳	木	7	四	己亥	木	6	五	戊辰	木
十九	10	五	辛丑	土	11	日	辛未	土	9	一	庚子	土	9	三	庚午	土	8	五	庚子	土	7	六	己巳	木
二十	11	六	壬寅	金	12	一	壬申	金	10	二	辛丑	土	10	四	辛未	土	9	六	辛丑	土	8	日	庚午	土
廿一	12	日	癸卯	金	13	二	癸酉	金	11	三	壬寅	金	11	五	壬申	金	10	日	壬寅	金	9	一	辛未	土
廿二	13	一	甲辰	火	14	三	甲戌	火	12	四	癸卯	金	12	六	癸酉	金	11	一	癸卯	金	10	二	壬申	金
廿三	14	二	乙巳	火	15	四	乙亥	火	13	五	甲辰	火	13	日	甲戌	火	12	二	甲辰	火	11	三	癸酉	金
廿四	15	三	丙午	水	16	五	丙子	水	14	六	乙巳	火	14	一	乙亥	火	13	三	乙巳	火	12	四	甲戌	火
廿五	16	四	丁未	水	17	六	丁丑	水	15	日	丙午	水	15	二	丙子	水	14	四	丙午	水	13	五	乙亥	火
廿六	17	五	戊申	土	18	日	戊寅	土	16	一	丁未	水	16	三	丁丑	水	15	五	丁未	水	14	六	丙子	水
廿七	18	六	己酉	土	19	一	己卯	土	17	二	戊申	土	17	四	戊寅	土	16	六	戊申	土	15	日	丁丑	水
廿八	19	日	庚戌	金	20	二	庚辰	金	18	三	己酉	土	18	五	己卯	土	17	日	己酉	土	16	一	戊寅	土
廿九	20	一	辛亥	金	21	三	辛巳	金	19	四	庚戌	金	19	六	庚辰	金	18	一	庚戌	金	17	二	己卯	土
三十	21	二	壬子	木					20	五	辛亥	金	20	日	辛巳	金					18	三	庚辰	金

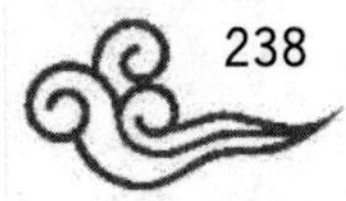

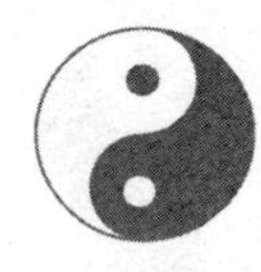

二〇一二年 岁次 壬辰 龙年 下半年

月份	六月				七月				八月				九月				十月				十一月				十二月			
干支	丁未				戊申				己酉				庚戌				辛亥				壬子				癸丑			
二十四节气 农历	初四		二十		初七		廿二		初七		廿三		初九		廿四		初九		廿四		初九		廿四		初九		廿四	
二十四节气 节气	大暑		立秋		处暑		白露		秋分		寒露		霜降		立冬		小雪		大雪		冬至		小寒		大寒		立春	
二十四节气 公历	7月22日		8月7日		8月23日		9月7日		9月22日		10月8日		10月23日		11月7日		11月22日		12月7日		12月21日		1月5日		1月20日		2月4日	
二十四节气 时辰	酉时		午时		丑时		丑时		子时		卯时		巳时		巳时		辰时		未时		戌时		未时		卯时		子时	
农历	公历	星期	天地干支	五行	公历	星期	天地干支	五行	公历	星期	天地干支	五行	公历	星期	天地干支	五行	公历	星期	天地干支	五行	公历	星期	天地干支	五行	公历	星期	天地干支	五行
初一	19	四	辛巳	金	17	五	庚戌	金	16	日	庚辰	金	15	一	己酉	土	14	三	己卯	土	13	四	戊申	土	12	六	戊寅	土
初二	20	五	壬午	木	18	六	辛亥	金	17	一	辛巳	金	16	二	庚戌	金	15	四	庚辰	金	14	五	己酉	土	13	日	己卯	土
初三	21	六	癸未	木	19	日	壬子	木	18	二	壬午	木	17	三	辛亥	金	16	五	辛巳	金	15	六	庚戌	金	14	一	庚辰	金
初四	22	日	甲申	水	20	一	癸丑	木	19	三	癸未	木	18	四	壬子	木	17	六	壬午	木	16	日	辛亥	金	15	二	辛巳	金
初五	23	一	乙酉	水	21	二	甲寅	水	20	四	甲申	水	19	五	癸丑	木	18	日	癸未	木	17	一	壬子	木	16	三	壬午	木
初六	24	二	丙戌	土	22	三	乙卯	水	21	五	乙酉	水	20	六	甲寅	水	19	一	甲申	水	18	二	癸丑	木	17	四	癸未	木
初七	25	三	丁亥	土	23	四	丙辰	土	22	六	丙戌	土	21	日	乙卯	水	20	二	乙酉	水	19	三	甲寅	水	18	五	甲申	水
初八	26	四	戊子	火	24	五	丁巳	土	23	日	丁亥	土	22	一	丙辰	土	21	三	丙戌	土	20	四	乙卯	水	19	六	乙酉	水
初九	27	五	己丑	火	25	六	戊午	火	24	一	戊子	火	23	二	丁巳	土	22	四	丁亥	土	21	五	丙辰	土	20	日	丙戌	土
初十	28	六	庚寅	木	26	日	己未	火	25	二	己丑	火	24	三	戊午	火	23	五	戊子	火	22	六	丁巳	土	21	一	丁亥	土
十一	29	日	辛卯	木	27	一	庚申	木	26	三	庚寅	木	25	四	己未	火	24	六	己丑	火	23	日	戊午	火	22	二	戊子	火
十二	30	一	壬辰	水	28	二	辛酉	木	27	四	辛卯	木	26	五	庚申	木	25	日	庚寅	木	24	一	己未	火	23	三	己丑	火
十三	31	二	癸巳	水	29	三	壬戌	水	28	五	壬辰	水	27	六	辛酉	木	26	一	辛卯	木	25	二	庚申	木	24	四	庚寅	木
十四	8月	三	甲午	金	30	四	癸亥	水	29	六	癸巳	水	28	日	壬戌	水	27	二	壬辰	水	26	三	辛酉	木	25	五	辛卯	木
十五	2	四	乙未	金	31	五	甲子	金	30	日	甲午	金	29	一	癸亥	水	28	三	癸巳	水	27	四	壬戌	水	26	六	壬辰	水
十六	3	五	丙申	火	9月	六	乙丑	金	10月	一	乙未	金	30	二	甲子	金	29	四	甲午	金	28	五	癸亥	水	27	日	癸巳	水
十七	4	六	丁酉	火	2	日	丙寅	火	2	二	丙申	火	31	三	乙丑	金	30	五	乙未	金	29	六	甲子	金	28	一	甲午	金
十八	5	日	戊戌	木	3	一	丁卯	火	3	三	丁酉	火	11月	四	丙寅	火	12月	六	丙申	火	30	日	乙丑	金	29	二	乙未	金
十九	6	一	己亥	木	4	二	戊辰	木	4	四	戊戌	木	2	五	丁卯	火	2	日	丁酉	火	31	一	丙寅	火	30	三	丙申	火
二十	7	二	庚子	土	5	三	己巳	木	5	五	己亥	木	3	六	戊辰	木	3	一	戊戌	木	1月	二	丁卯	火	31	四	丁酉	火
廿一	8	三	辛丑	土	6	四	庚午	土	6	六	庚子	土	4	日	己巳	木	4	二	己亥	木	2	三	戊辰	木	2月	五	戊戌	木
廿二	9	四	壬寅	金	7	五	辛未	土	7	日	辛丑	土	5	一	庚午	土	5	三	庚子	土	3	四	己巳	木	2	六	己亥	木
廿三	10	五	癸卯	金	8	六	壬申	金	8	一	壬寅	金	6	二	辛未	土	6	四	辛丑	土	4	五	庚午	土	3	日	庚子	土
廿四	11	六	甲辰	火	9	日	癸酉	金	9	二	癸卯	金	7	三	壬申	金	7	五	壬寅	金	5	六	辛未	土	4	一	辛丑	土
廿五	12	日	乙巳	火	10	一	甲戌	火	10	三	甲辰	火	8	四	癸酉	金	8	六	癸卯	金	6	日	壬申	金	5	二	壬寅	金
廿六	13	一	丙午	水	11	二	乙亥	火	11	四	乙巳	火	9	五	甲戌	火	9	日	甲辰	火	7	一	癸酉	金	6	三	癸卯	金
廿七	14	二	丁未	水	12	三	丙子	水	12	五	丙午	水	10	六	乙亥	火	10	一	乙巳	火	8	二	甲戌	火	7	四	甲辰	火
廿八	15	三	戊申	土	13	四	丁丑	水	13	六	丁未	水	11	日	丙子	水	11	二	丙午	水	9	三	乙亥	火	8	五	乙巳	火
廿九	16	四	己酉	土	14	五	戊寅	土	14	日	戊申	土	12	一	丁丑	水	12	三	丁未	水	10	四	丙子	水	9	六	丙午	水
三十					15	六	己卯	土					13	二	戊寅	土					11	五	丁丑	水				

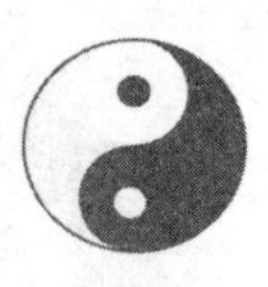

月份	正月				二月				三月				四月				五月				六月			
干支	甲寅				乙卯				丙辰				丁巳				戊午				己未			
二十四节气 农历	初九		廿四		初九		廿四		十一		廿六		十二		廿七		十四		三十		十五			
节气	雨水		惊蛰		春分		清明		谷雨		立夏		小满		芒种		夏至		小暑		大暑			
公历	2月18日		3月5日		3月20日		4月4日		4月20日		5月5日		5月21日		6月6日		6月21日		7月7日		7月22日			
时辰	戌时		酉时		戌时		子时		卯时		申时		卯时		戌时		未时		辰时		子时			
农历	公历	星期	天地干支	五行	公历	星期	天地干支	五行	公历	星期	天地干支	五行	公历	星期	天地干支	五行	公历	星期	天地干支	五行	公历	星期	天地干支	五行
初一	10	日	丁未	水	12	二	丁丑	水	10	三	丙午	水	10	五	丙子	水	9	日	丙午	水	8	一	乙亥	火
初二	11	一	戊申	土	13	三	戊寅	土	11	四	丁未	水	11	六	丁丑	水	10	一	丁未	水	9	二	丙子	水
初三	12	二	己酉	土	14	四	己卯	土	12	五	戊申	土	12	日	戊寅	土	11	二	戊申	土	10	三	丁丑	水
初四	13	三	庚戌	金	15	五	庚辰	金	13	六	己酉	土	13	一	己卯	土	12	三	己酉	土	11	四	戊寅	土
初五	14	四	辛亥	金	16	六	辛巳	金	14	日	庚戌	金	14	二	庚辰	金	13	四	庚戌	金	12	五	己卯	土
初六	15	五	壬子	木	17	日	壬午	木	15	一	辛亥	金	15	三	辛巳	金	14	五	辛亥	金	13	六	庚辰	金
初七	16	六	癸丑	木	18	一	癸未	木	16	二	壬子	木	16	四	壬午	木	15	六	壬子	木	14	日	辛巳	金
初八	17	日	甲寅	水	19	二	甲申	水	17	三	癸丑	木	17	五	癸未	木	16	日	癸丑	木	15	一	壬午	木
初九	18	一	乙卯	水	20	三	乙酉	水	18	四	甲寅	水	18	六	甲申	水	17	一	甲寅	水	16	二	癸未	木
初十	19	二	丙辰	土	21	四	丙戌	土	19	五	乙卯	水	19	日	乙酉	水	18	二	乙卯	水	17	三	甲申	水
十一	20	三	丁巳	土	22	五	丁亥	土	20	六	丙辰	土	20	一	丙戌	土	19	三	丙辰	土	18	四	乙酉	水
十二	21	四	戊午	火	23	六	戊子	火	21	日	丁巳	土	21	二	丁亥	土	20	四	丁巳	土	19	五	丙戌	土
十三	22	五	己未	火	24	日	己丑	火	22	一	戊午	火	22	三	戊子	火	21	五	戊午	火	20	六	丁亥	土
十四	23	六	庚申	木	25	一	庚寅	木	23	二	己未	火	23	四	己丑	火	22	六	己未	火	21	日	戊子	火
十五	24	日	辛酉	木	26	二	辛卯	木	24	三	庚申	木	24	五	庚寅	木	23	日	庚申	木	22	一	己丑	火
十六	25	一	壬戌	水	27	三	壬辰	水	25	四	辛酉	木	25	六	辛卯	木	24	一	辛酉	木	23	二	庚寅	木
十七	26	二	癸亥	水	28	四	癸巳	水	26	五	壬戌	水	26	日	壬辰	水	25	二	壬戌	水	24	三	辛卯	木
十八	27	三	甲子	金	29	五	甲午	金	27	六	癸亥	水	27	一	癸巳	水	26	三	癸亥	水	25	四	壬辰	水
十九	28	四	乙丑	金	30	六	乙未	金	28	日	甲子	金	28	二	甲午	金	27	四	甲子	金	26	五	癸巳	水
二十	3月	五	丙寅	火	31	日	丙申	火	29	一	乙丑	金	29	三	乙未	金	28	五	乙丑	金	27	六	甲午	金
廿一	2	六	丁卯	火	4月	一	丁酉	火	30	二	丙寅	火	30	四	丙申	火	29	六	丙寅	火	28	日	乙未	金
廿二	3	日	戊辰	木	2	二	戊戌	木	5月	三	丁卯	火	31	五	丁酉	火	30	日	丁卯	火	29	一	丙申	火
廿三	4	一	己巳	木	3	三	己亥	木	2	四	戊辰	木	6月	六	戊戌	木	7月	一	戊辰	木	30	二	丁酉	火
廿四	5	二	庚午	土	4	四	庚子	土	3	五	己巳	木	2	日	己亥	木	2	二	己巳	木	31	三	戊戌	木
廿五	6	三	辛未	土	5	五	辛丑	土	4	六	庚午	土	3	一	庚子	土	3	三	庚午	土	8月	四	己亥	木
廿六	7	四	壬申	金	6	六	壬寅	金	5	日	辛未	土	4	二	辛丑	土	4	四	辛未	土	2	五	庚子	土
廿七	8	五	癸酉	金	7	日	癸卯	金	6	一	壬申	金	5	三	壬寅	金	5	五	壬申	金	3	六	辛丑	土
廿八	9	六	甲戌	火	8	一	甲辰	火	7	二	癸酉	金	6	四	癸卯	金	6	六	癸酉	金	4	日	壬寅	金
廿九	10	日	乙亥	火	9	二	乙巳	火	8	三	甲戌	火	7	五	甲辰	火	7	日	甲戌	火	5	一	癸卯	金
三十	11	一	丙子	水					9	四	乙亥	火	8	六	乙巳	火					6	二	甲辰	火

二〇一三年 岁次 癸巳 蛇年 下半年

月份	七月				八月				九月				十月				十一月				十二月			
干支	庚申				辛酉				壬戌				癸亥				甲子				乙丑			
二十四节气 农历	初一		十七		初三		十九		初四		十九		初五		二十		初五		二十		初五		二十	
二十四节气 节气	立秋		处暑		白露		秋分		寒露		霜降		立冬		小雪		大雪		冬至		小寒		大寒	
二十四节气 公历	8月7日		8月23日		9月7日		9月23日		10月8日		10月23日		11月7日		11月22日		12月7日		12月22日		1月5日		1月20日	
二十四节气 时辰	酉时		辰时		戌时		卯时		午时		申时		申时		未时		辰时		丑时		戌时		午时	
农历	公历	星期	天地干支	五行	公历	星期	天地干支	五行	公历	星期	天地干支	五行	公历	星期	天地干支	五行	公历	星期	天地干支	五行	公历	星期	天地干支	五行
初一	7	三	乙巳	火	5	四	甲戌	火	5	六	甲辰	火	3	日	癸酉	金	3	二	癸卯	金	1月	三	壬申	金
初二	8	四	丙午	水	6	五	乙亥	火	6	日	乙巳	火	4	一	甲戌	火	4	三	甲辰	火	2	四	癸酉	金
初三	9	五	丁未	水	7	六	丙子	水	7	一	丙午	水	5	二	乙亥	火	5	四	乙巳	火	3	五	甲戌	火
初四	10	六	戊申	土	8	日	丁丑	水	8	二	丁未	水	6	三	丙子	水	6	五	丙午	水	4	六	乙亥	火
初五	11	日	己酉	土	9	一	戊寅	土	9	三	戊申	土	7	四	丁丑	水	7	六	丁未	水	5	日	丙子	水
初六	12	一	庚戌	金	10	二	己卯	土	10	四	己酉	土	8	五	戊寅	土	8	日	戊申	土	6	一	丁丑	水
初七	13	二	辛亥	金	11	三	庚辰	金	11	五	庚戌	金	9	六	己卯	土	9	一	己酉	土	7	二	戊寅	土
初八	14	三	壬子	木	12	四	辛巳	金	12	六	辛亥	金	10	日	庚辰	金	10	二	庚戌	金	8	三	己卯	土
初九	15	四	癸丑	木	13	五	壬午	木	13	日	壬子	木	11	一	辛巳	金	11	三	辛亥	金	9	四	庚辰	金
初十	16	五	甲寅	水	14	六	癸未	木	14	一	癸丑	木	12	二	壬午	木	12	四	壬子	木	10	五	辛巳	金
十一	17	六	乙卯	水	15	日	甲申	水	15	二	甲寅	水	13	三	癸未	木	13	五	癸丑	木	11	六	壬午	木
十二	18	日	丙辰	土	16	一	乙酉	水	16	三	乙卯	水	14	四	甲申	水	14	六	甲寅	水	12	日	癸未	木
十三	19	一	丁巳	土	17	二	丙戌	土	17	四	丙辰	土	15	五	乙酉	水	15	日	乙卯	水	13	一	甲申	水
十四	20	二	戊午	火	18	三	丁亥	土	18	五	丁巳	土	16	六	丙戌	土	16	一	丙辰	土	14	二	乙酉	水
十五	21	三	己未	火	19	四	戊子	火	19	六	戊午	火	17	日	丁亥	土	17	二	丁巳	土	15	三	丙戌	土
十六	22	四	庚申	木	20	五	己丑	火	20	日	己未	火	18	一	戊子	火	18	三	戊午	火	16	四	丁亥	土
十七	23	五	辛酉	木	21	六	庚寅	木	21	一	庚申	木	19	二	己丑	火	19	四	己未	火	17	五	戊子	火
十八	24	六	壬戌	水	22	日	辛卯	木	22	二	辛酉	木	20	三	庚寅	木	20	五	庚申	木	18	六	己丑	火
十九	25	日	癸亥	水	23	一	壬辰	水	23	三	壬戌	水	21	四	辛卯	木	21	六	辛酉	木	19	日	庚寅	木
二十	26	一	甲子	金	24	二	癸巳	水	24	四	癸亥	水	22	五	壬辰	水	22	日	壬戌	水	20	一	辛卯	木
廿一	27	二	乙丑	金	25	三	甲午	金	25	五	甲子	金	23	六	癸巳	水	23	一	癸亥	水	21	二	壬辰	水
廿二	28	三	丙寅	火	26	四	乙未	金	26	六	乙丑	金	24	日	甲午	金	24	二	甲子	金	22	三	癸巳	水
廿三	29	四	丁卯	火	27	五	丙申	火	27	日	丙寅	火	25	一	乙未	金	25	三	乙丑	金	23	四	甲午	金
廿四	30	五	戊辰	木	28	六	丁酉	火	28	一	丁亥	火	26	二	丙申	火	26	四	丙寅	火	24	五	乙未	金
廿五	31	六	己巳	木	29	日	戊戌	木	29	二	戊辰	木	27	三	丁酉	火	27	五	丁亥	火	25	六	丙申	火
廿六	9月	日	庚午	土	30	一	己亥	木	30	三	己巳	木	28	四	戊戌	木	28	六	戊辰	木	26	日	丁酉	火
廿七	2	一	辛未	土	10月	二	庚子	土	31	四	庚午	土	29	五	己亥	木	29	日	己巳	木	27	一	戊戌	木
廿八	3	二	壬申	金	2	三	辛丑	土	11月	五	辛未	土	30	六	庚子	土	30	一	庚午	土	28	二	己亥	木
廿九	4	三	癸酉	金	3	四	壬寅	金	2	六	壬申	金	12月	日	辛丑	土	31	二	辛未	土	29	三	庚子	土
三十					4	五	癸卯	金					2	一	壬寅	金					30	四	辛丑	土

二〇一四年岁次 甲午 马年 上半年

月份	正月				二月				三月				四月				五月				六月			
干支	丙寅				丁卯				戊辰				己巳				庚午				辛未			
二十四节气 农历	初五		二十		初六		廿一		初六		廿一		初七		廿三		初九		廿四		十一		廿七	
二十四节气 节气	立春		雨水		惊蛰		春分		清明		谷雨		立夏		小满		芒种		夏至		小暑		大暑	
二十四节气 公历	2月4日		2月19日		3月6日		3月21日		4月5日		4月20日		5月5日		5月21日		6月6日		6月21日		7月7日		7月23日	
二十四节气 时辰	卯时		丑时		子时		子时		寅时		午时		亥时		午时		丑时		戌时		午时		卯时	
农历	公历	星期	天地干支	五行	公历	星期	天地干支	五行	公历	星期	天地干支	五行	公历	星期	天地干支	五行	公历	星期	天地干支	五行	公历	星期	天地干支	五行
初一	31	五	壬寅	金	3月	六	辛未	土	31	一	辛丑	土	29	二	庚午	土	29	四	庚子	土	27	五	己巳	水
初二	2月	六	癸卯	金	2	日	壬申	金	4月	二	壬寅	金	30	三	辛未	土	30	五	辛丑	土	28	六	庚午	土
初三	2	日	甲辰	火	3	一	癸酉	金	2	三	癸卯	金	5月	四	壬申	金	31	六	壬寅	金	29	日	辛未	土
初四	3	一	乙巳	火	4	二	甲戌	火	3	四	甲辰	火	2	五	癸酉	金	6月	日	癸卯	金	30	一	壬申	金
初五	4	二	丙午	水	5	三	乙亥	火	4	五	乙巳	火	3	六	甲戌	火	2	一	甲辰	火	7月	二	癸酉	金
初六	5	三	丁未	水	6	四	丙子	水	5	六	丙午	水	4	日	乙亥	火	3	二	乙巳	火	2	三	甲戌	火
初七	6	四	戊申	土	7	五	丁丑	水	6	日	丁未	水	5	一	丙子	水	4	三	丙午	水	3	四	乙亥	火
初八	7	五	己酉	土	8	六	戊寅	土	7	一	戊申	土	6	二	丁丑	水	5	四	丁未	水	4	五	丙子	水
初九	8	六	庚戌	金	9	日	己卯	土	8	二	己酉	土	7	三	戊寅	土	6	五	戊申	土	5	六	丁丑	水
初十	9	日	辛亥	金	10	一	庚辰	金	9	三	庚戌	金	8	四	己卯	土	7	六	己酉	土	6	日	戊寅	土
十一	10	一	壬子	木	11	二	辛巳	金	10	四	辛亥	金	9	五	庚辰	金	8	日	庚戌	金	7	一	己卯	土
十二	11	二	癸丑	木	12	三	壬午	木	11	五	壬子	木	10	六	辛巳	金	9	一	辛亥	金	8	二	庚辰	金
十三	12	三	甲寅	水	13	四	癸未	木	12	六	癸丑	木	11	日	壬午	木	10	二	壬子	木	9	三	辛巳	金
十四	13	四	乙卯	水	14	五	甲申	水	13	日	甲寅	水	12	一	癸未	木	11	三	癸丑	木	10	四	壬午	木
十五	14	五	丙辰	土	15	六	乙酉	水	14	一	乙卯	水	13	二	甲申	水	12	四	甲寅	水	11	五	癸未	木
十六	15	六	丁巳	土	16	日	丙戌	土	15	二	丙辰	土	14	三	乙酉	水	13	五	乙卯	水	12	六	甲申	水
十七	16	日	戊午	火	17	一	丁亥	土	16	三	丁巳	土	15	四	丙戌	土	14	六	丙辰	土	13	日	乙酉	水
十八	17	一	己未	火	18	二	戊子	火	17	四	戊午	火	16	五	丁亥	土	15	日	丁巳	土	14	一	丙戌	土
十九	18	二	庚申	木	19	三	己丑	火	18	五	己未	火	17	六	戊子	火	16	一	戊午	火	15	二	丁亥	土
二十	19	三	辛酉	木	20	四	庚寅	木	19	六	庚申	木	18	日	己丑	火	17	二	己未	火	16	三	戊子	火
廿一	20	四	壬戌	水	21	五	辛卯	木	20	日	辛酉	木	19	一	庚寅	木	18	三	庚申	木	17	四	己丑	火
廿二	21	五	癸亥	水	22	六	壬辰	水	21	一	壬戌	水	20	二	辛卯	木	19	四	辛酉	木	18	五	庚寅	木
廿三	22	六	甲子	金	23	日	癸巳	水	22	二	癸亥	水	21	三	壬辰	水	20	五	壬戌	水	19	六	辛卯	木
廿四	23	日	乙丑	金	24	一	甲午	金	23	三	甲子	金	22	四	癸巳	水	21	六	癸亥	水	20	日	壬辰	水
廿五	24	一	丙寅	火	25	二	乙未	金	24	四	乙丑	金	23	五	甲午	金	22	日	甲子	金	21	一	癸巳	水
廿六	25	二	丁卯	火	26	三	丙申	火	25	五	丙寅	火	24	六	乙未	金	23	一	乙丑	金	22	二	甲午	金
廿七	26	三	戊辰	木	27	四	丁酉	火	26	六	丁卯	火	25	日	丙申	火	24	二	丙寅	火	23	三	乙未	金
廿八	27	四	己巳	木	28	五	戊戌	木	27	日	戊辰	木	26	一	丁酉	火	25	三	丁卯	火	24	四	丙申	火
廿九	28	五	庚午	土	29	六	己亥	木	28	一	己巳	木	27	二	戊戌	木	26	四	戊辰	木	25	五	丁酉	火
三十					30	日	庚子	土					28	三	己亥	木					26	六	戊戌	木

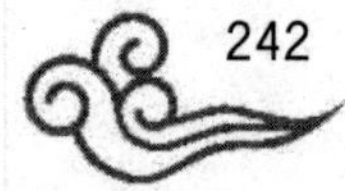

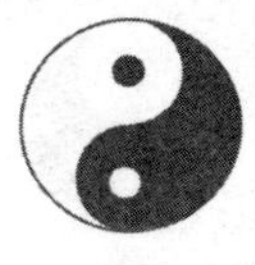

月份	七月				八月				九月				闰九月				十月				十一月				十二月			
干支	壬申				癸酉				甲戌								乙亥				丙子				丁丑			
二十四节气 农历	十二		廿八		十五		三十		十五		三十		十五				初一		十六		初一		十六		初一		十六	
二十四节气 节气	立秋		处暑		白露		秋分		寒露		霜降		立冬				小雪		大雪		冬至		小寒		大寒		立春	
二十四节气 公历	8月7日		8月23日		9月8日		9月23日		10月8日		10月23日		11月7日				11月22日		12月7日		12月22日		1月6日		1月20日		2月4日	
二十四节气 时辰	子时		未时		丑时		午时		酉时		亥时		亥时				酉时		未时		辰时		子时		酉时		午时	
农历	公历	星期	天地干支	五行	公历	星期	天地干支	五行	公历	星期	天地干支	五行	公历	星期	天地干支	五行	公历	星期	天地干支	五行	公历	星期	天地干支	五行	公历	星期	天地干支	五行
初一	27	日	己亥	木	25	一	戊辰	木	24	三	戊戌	木	24	五	戊辰	木	22	六	丁酉	火	22	一	丁卯	火	20	二	丙申	火
初二	28	一	庚子	土	26	二	己巳	木	25	四	己亥	木	25	六	己巳	木	23	日	戊戌	木	23	二	戊辰	木	21	三	丁酉	火
初三	29	二	辛丑	土	27	三	庚午	土	26	五	庚子	土	26	日	庚午	土	24	一	己亥	木	24	三	己巳	木	22	四	戊戌	木
初四	30	三	壬寅	金	28	四	辛未	土	27	六	辛丑	土	27	一	辛未	土	25	二	庚子	土	25	四	庚午	土	23	五	己亥	木
初五	31	四	癸卯	金	29	五	壬申	金	28	日	壬寅	金	28	二	壬申	金	26	三	辛丑	土	26	五	辛未	土	24	六	庚子	土
初六	8月	五	甲辰	火	30	六	癸酉	金	29	一	癸卯	金	29	三	癸酉	金	27	四	壬寅	金	27	六	壬申	金	25	日	辛丑	土
初七	2	六	乙巳	火	31	日	甲戌	火	30	二	甲辰	火	30	四	甲戌	火	28	五	癸卯	金	28	日	癸酉	金	26	一	壬寅	金
初八	3	日	丙午	水	9月	一	乙亥	火	10月	三	乙巳	火	31	五	乙亥	火	29	六	甲辰	火	29	一	甲戌	火	27	二	癸卯	金
初九	4	一	丁未	水	2	二	丙子	水	2	四	丙午	水	11月	六	丙子	水	30	日	乙巳	火	30	二	乙亥	火	28	三	甲辰	炎
初十	5	二	戊申	土	3	三	丁丑	水	3	五	丁未	水	2	日	丁丑	水	12月	一	丙午	水	31	三	丙子	水	29	四	乙巳	火
十一	6	三	己酉	土	4	四	戊寅	土	4	六	戊申	土	3	一	戊寅	土	2	二	丁未	水	1月	四	丁丑	水	30	五	丙午	水
十二	7	四	庚戌	金	5	五	己卯	土	5	日	己酉	土	4	二	己卯	土	3	三	戊申	土	2	五	戊寅	土	31	六	丁未	水
十三	8	五	辛亥	金	6	六	庚辰	金	6	一	庚戌	金	5	三	庚辰	金	4	四	己酉	土	3	六	己卯	土	2月	日	戊申	土
十四	9	六	壬子	木	7	日	辛巳	金	7	二	辛亥	金	6	四	辛巳	金	5	五	庚戌	金	4	日	庚辰	金	2	一	己酉	土
十五	10	日	癸丑	木	8	一	壬午	木	8	三	壬子	木	7	五	壬午	木	6	六	辛亥	金	5	一	辛巳	金	3	二	庚戌	金
十六	11	一	甲寅	水	9	二	癸未	木	9	四	癸丑	木	8	六	癸未	木	7	日	壬子	木	6	二	壬午	木	4	三	辛亥	金
十七	12	二	乙卯	水	10	三	甲申	水	10	五	甲寅	水	9	日	甲申	水	8	一	癸丑	木	7	三	癸未	木	5	四	壬子	木
十八	13	三	丙辰	土	11	四	乙酉	水	11	六	乙卯	水	10	一	乙酉	水	9	二	甲寅	水	8	四	甲申	水	6	五	癸丑	木
十九	14	四	丁巳	土	12	五	丙戌	土	12	日	丙辰	土	11	二	丙戌	土	10	三	乙卯	水	9	五	乙酉	水	7	六	甲寅	水
二十	15	五	戊午	火	13	六	丁亥	土	13	一	丁巳	土	12	三	丁亥	土	11	四	丙辰	土	10	六	丙戌	土	8	日	乙卯	水
廿一	16	六	己未	火	14	日	戊子	火	14	二	戊午	火	13	四	戊子	火	12	五	丁巳	土	11	日	丁亥	土	9	一	丙辰	土
廿二	17	日	庚申	木	15	一	己丑	火	15	三	己未	火	14	五	己丑	火	13	六	戊午	火	12	一	戊子	火	10	二	丁巳	土
廿三	18	一	辛酉	木	16	二	庚寅	木	16	四	庚申	木	15	六	庚寅	木	14	日	己未	火	13	二	己丑	火	11	三	戊午	火
廿四	19	二	壬戌	水	17	三	辛卯	木	17	五	辛酉	木	16	日	辛卯	木	15	一	庚申	木	14	三	庚寅	木	12	四	己未	火
廿五	20	三	癸亥	水	18	四	壬辰	水	18	六	壬戌	水	17	一	壬辰	水	16	二	辛酉	木	15	四	辛卯	木	13	五	庚申	木
廿六	21	四	甲子	金	19	五	癸巳	水	19	日	癸亥	水	18	二	癸巳	水	17	三	壬戌	水	16	五	壬辰	水	14	六	辛酉	木
廿七	22	五	乙丑	金	20	六	甲午	金	20	一	甲子	金	19	三	甲午	金	18	四	癸亥	水	17	六	癸巳	水	15	日	壬戌	水
廿八	23	六	丙寅	火	21	日	乙未	金	21	二	乙丑	金	20	四	乙未	金	19	五	甲子	金	18	日	甲午	金	16	一	癸亥	水
廿九	24	日	丁卯	火	22	一	丙申	火	22	三	丙寅	火	21	五	丙申	火	20	六	乙丑	金	19	一	乙未	金	17	二	甲子	金
三十					23	二	丁酉	火	23	四	丁卯	火					21	日	丙寅	火					18	三	乙丑	金

二〇一五年 岁次 乙未 羊年 上半年

月份		正月		二月		三月		四月		五月		六月	
干支		戊寅		己卯		庚辰		辛巳		壬午		癸未	
二十四节气	农历	初一	十六	初二	十七	初二	十八	初四	二十	初七	廿二	初八	廿四
	节气	雨水	惊蛰	春分	清明	谷雨	立夏	小满	芒种	夏至	小暑	大暑	立秋
	公历	2月19日	3月6日	3月21日	4月5日	4月20日	5月6日	5月22日	6月6日	6月22日	7月7日	7月23日	8月8日
	时辰	辰时	卯时	卯时	巳时	酉时	寅时	酉时	辰时	丑时	酉时	午时	寅时

农历	公历	星期	天地干支	五行	公历	星期	天地干支	五行	公历	星期	天地干支	五行	公历	星期	天地干支	五行	公历	星期	天地干支	五行	公历	星期	天地干支	五行
初一	19	四	丙寅	火	20	五	乙未	金	19	日	乙丑	金	18	一	甲午	金	16	二	癸亥	水	16	四	癸巳	水
初二	20	五	丁卯	火	21	六	丙申	火	20	一	丙寅	火	19	二	乙未	金	17	三	甲子	金	17	五	甲午	金
初三	21	六	戊辰	木	22	日	丁酉	火	21	二	丁卯	火	20	三	丙申	火	18	四	乙丑	金	18	六	乙未	金
初四	22	日	己巳	木	23	一	戊戌	木	22	三	戊辰	木	21	四	丁酉	火	19	五	丙寅	火	19	日	丙申	火
初五	23	一	庚午	土	24	二	己亥	木	23	四	己巳	木	22	五	戊戌	木	20	六	丁卯	火	20	一	丁酉	火
初六	24	二	辛未	土	25	三	庚子	土	24	五	庚午	土	23	六	己亥	木	21	日	戊辰	木	21	二	戊戌	木
初七	25	三	壬申	金	26	四	辛丑	土	25	六	辛未	土	24	日	庚子	土	22	一	己巳	木	22	三	己亥	木
初八	26	四	癸酉	金	27	五	壬寅	金	26	日	壬申	金	25	一	辛丑	土	23	二	庚午	土	23	四	庚子	土
初九	27	五	甲戌	火	28	六	癸卯	金	27	一	癸酉	金	26	二	壬寅	金	24	三	辛未	土	24	五	辛丑	土
初十	28	六	乙亥	火	29	日	甲辰	火	28	二	甲戌	火	27	三	癸卯	金	25	四	壬申	金	25	六	壬寅	金
十一	3月	日	丙子	水	30	一	乙巳	火	29	三	乙亥	火	28	四	甲辰	火	26	五	癸酉	金	26	日	癸卯	金
十二	2	一	丁丑	水	31	二	丙午	水	30	四	丙子	水	29	五	乙巳	火	27	六	甲戌	火	27	一	甲辰	火
十三	3	二	戊寅	土	4月	三	丁未	水	5月	五	丁丑	水	30	六	丙午	水	28	日	乙亥	火	28	二	乙巳	火
十四	4	三	己卯	土	2	四	戊申	土	2	六	戊寅	土	31	日	丁未	水	29	一	丙子	水	29	三	丙午	水
十五	5	四	庚辰	金	3	五	己酉	土	3	日	己卯	土	6月	一	戊申	土	30	二	丁丑	水	30	四	丁未	水
十六	6	五	辛巳	金	4	六	庚戌	金	4	一	庚辰	金	2	二	己酉	土	7月	三	戊寅	土	31	五	戊申	土
十七	7	六	壬午	木	5	日	辛亥	金	5	二	辛巳	金	3	三	庚戌	金	2	四	己卯	土	8月	六	己酉	土
十八	8	日	癸未	木	6	一	壬子	木	6	三	壬午	木	4	四	辛亥	金	3	五	庚辰	金	2	日	庚戌	金
十九	9	一	甲申	水	7	二	癸丑	木	7	四	癸未	木	5	五	壬子	木	4	六	辛巳	金	3	一	辛亥	金
二十	10	二	乙酉	水	8	三	甲寅	水	8	五	甲申	水	6	六	癸丑	木	5	日	壬午	木	4	二	壬子	木
廿一	11	三	丙戌	土	9	四	乙卯	水	9	六	乙酉	水	7	日	甲寅	水	6	一	癸未	木	5	三	癸丑	木
廿二	12	四	丁亥	土	10	五	丙辰	土	10	日	丙戌	土	8	一	乙卯	水	7	二	甲申	水	6	四	甲寅	水
廿三	13	五	戊子	火	11	六	丁巳	土	11	一	丁亥	土	9	二	丙辰	土	8	三	乙酉	水	7	五	乙卯	水
廿四	14	六	己丑	火	12	日	戊午	火	12	二	戊子	火	10	三	丁巳	土	9	四	丙戌	土	8	六	丙辰	土
廿五	15	日	庚寅	木	13	一	己未	火	13	三	己丑	火	11	四	戊午	火	10	五	丁亥	土	9	日	丁巳	土
廿六	16	一	辛卯	木	14	二	庚申	木	14	四	庚寅	木	12	五	己未	火	11	六	戊子	火	10	一	戊午	火
廿七	17	二	壬辰	水	15	三	辛酉	木	15	五	辛卯	木	13	六	庚申	木	12	日	己丑	火	11	二	己未	火
廿八	18	三	癸巳	水	16	四	壬戌	水	16	六	壬辰	水	14	日	辛酉	木	13	一	庚寅	木	12	三	庚申	木
廿九	19	四	甲午	金	17	五	癸亥	水	17	日	癸巳	水	15	一	壬戌	水	14	二	辛卯	木	13	四	辛酉	木
三十					18	六	甲子	金									15	三	壬辰	水				

二〇一五年 岁次 乙未 羊年 下半年

月份		七月		八月		九月		十月		十一月		十二月	
干支		甲申		乙酉		丙戌		丁亥		戊子		己丑	
二十四节气	农历	初十	廿六	十一	廿六	十二	廿七	十一	廿六	十二	廿七	十一	廿六
	节气	处暑	白露	秋分	寒露	霜降	立冬	小雪	大雪	冬至	小寒	大寒	立春
	公历	8月23日	9月8日	9月23日	10月8日	10月24日	11月7日	11月22日	12月7日	12月22日	1月6日	1月20日	2月4日
	时辰	戌时	辰时	酉时	子时	寅时	寅时	子时	戌时	未时	卯时	子时	酉时

农历	公历	星期	天地干支	五行	公历	星期	天地干支	五行	公历	星期	天地干支	五行	公历	星期	天地干支	五行	公历	星期	天地干支	五行	公历	星期	天地干支	五行
初一	14	五	壬戌	水	13	日	壬辰	水	13	二	壬戌	水	12	四	壬辰	水	11	五	辛酉	木	10	日	辛卯	木
初二	15	六	癸亥	水	14	一	癸巳	水	14	三	癸亥	水	13	五	癸巳	水	12	六	壬戌	水	11	一	壬辰	水
初三	16	日	甲子	金	15	二	甲午	金	15	四	甲子	金	14	六	甲午	金	13	日	癸亥	水	12	二	癸巳	水
初四	17	一	乙丑	金	16	三	乙未	金	16	五	乙丑	金	15	日	乙未	金	14	一	甲子	金	13	三	甲午	金
初五	18	二	丙寅	火	17	四	丙申	火	17	六	丙寅	火	16	一	丙申	火	15	二	乙丑	金	14	四	乙未	金
初六	19	三	丁卯	火	18	五	丁酉	火	18	日	丁卯	火	17	二	丁酉	火	16	三	丙寅	火	15	五	丙申	火
初七	20	四	戊辰	木	19	六	戊戌	木	19	一	戊辰	木	18	三	戊戌	木	17	四	丁卯	火	16	六	丁酉	火
初八	21	五	己巳	木	20	日	己亥	木	20	二	己巳	木	19	四	己亥	木	18	五	戊辰	木	17	日	戊戌	木
初九	22	六	庚午	土	21	一	庚子	土	21	三	庚午	土	20	五	庚子	土	19	六	己巳	木	18	一	己亥	木
初十	23	日	辛未	土	22	二	辛丑	土	22	四	辛未	土	21	六	辛丑	土	20	日	庚午	土	19	二	庚子	土
十一	24	一	壬申	金	23	三	壬寅	金	23	五	壬申	金	22	日	壬寅	金	21	一	辛未	土	20	三	辛丑	土
十二	25	二	癸酉	金	24	四	癸卯	金	24	六	癸酉	金	23	一	癸卯	金	22	二	壬申	金	21	四	壬寅	金
十三	26	三	甲戌	火	25	五	甲辰	火	25	日	甲戌	火	24	二	甲辰	火	23	三	癸酉	金	22	五	癸卯	金
十四	27	四	乙亥	火	26	六	乙巳	火	26	一	乙亥	火	25	三	乙巳	火	24	四	甲戌	火	23	六	甲辰	火
十五	28	五	丙子	水	27	日	丙午	水	27	二	丙子	水	26	四	丙午	水	25	五	乙亥	火	24	日	乙巳	火
十六	29	六	丁丑	水	28	一	丁未	水	28	三	丁丑	水	27	五	丁未	水	26	六	丙子	水	25	一	丙午	水
十七	30	日	戊寅	土	29	二	戊申	土	29	四	戊寅	土	28	六	戊申	土	27	日	丁丑	水	26	二	丁未	水
十八	31	一	己卯	土	30	三	己酉	土	30	五	己卯	土	29	日	己酉	土	28	一	戊寅	土	27	三	戊申	土
十九	9月	二	庚辰	金	10月	四	庚戌	金	31	六	庚辰	金	30	一	庚戌	金	29	二	己卯	土	28	四	己酉	土
二十	2	三	辛巳	金	2	五	辛亥	金	11月	日	辛巳	金	12月	二	辛亥	金	30	三	庚辰	金	29	五	庚戌	金
廿一	3	四	壬午	木	3	六	壬子	木	2	一	壬午	木	2	三	壬子	木	31	四	辛巳	金	30	六	辛亥	金
廿二	4	五	癸未	木	4	日	癸丑	木	3	二	癸未	木	3	四	癸丑	木	1月	五	壬午	木	31	日	壬子	木
廿三	5	六	甲申	水	5	一	甲寅	水	4	三	甲申	水	4	五	甲寅	水	2	六	癸未	木	2月	一	癸丑	木
廿四	6	日	乙酉	水	6	二	乙卯	水	5	四	乙酉	水	5	六	乙卯	水	3	日	甲申	水	2	二	甲寅	水
廿五	7	一	丙戌	土	7	三	丙辰	土	6	五	丙戌	土	6	日	丙辰	土	4	一	乙酉	水	3	三	乙卯	水
廿六	8	二	丁亥	土	8	四	丁巳	土	7	六	丁亥	土	7	一	丁巳	土	5	二	丙戌	土	4	四	丙辰	土
廿七	9	三	戊子	火	9	五	戊午	火	8	日	戊子	火	8	二	戊午	火	6	三	丁亥	土	5	五	丁巳	土
廿八	10	四	己丑	火	10	六	己未	火	9	一	己丑	火	9	三	己未	火	7	四	戊子	火	6	六	戊午	火
廿九	11	五	庚寅	木	11	日	庚申	木	10	二	庚寅	木	10	四	庚申	木	8	五	己丑	火	7	日	己未	火
三十	12	六	辛卯	木	12	一	辛酉	木	11	三	辛卯	木					9	六	庚寅	木				

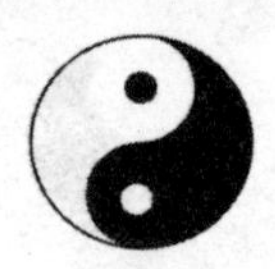

二〇一六年 岁次 丙申 猴年 上半年

月份	正月				二月				三月				四月				五月				六月			
干支	庚寅				辛卯				壬辰				癸巳				甲午				乙未			
二十四节气 农历	十八		廿七		十二		廿七		十三		廿九		十四				初一		十七		初四		十九	
二十四节气 节气	雨水		惊蛰		春分		清明		谷雨		立夏		小满				芒种		夏至		小暑		大暑	
二十四节气 公历	2月19日		3月5日		3月20日		4月4日		4月19日		5月5日		5月20日				6月5日		6月21日		7月7日		7月22日	
二十四节气 时辰	未时		午时		午时		申时		子时		巳时		亥时				未时		卯时		子时		酉时	
农历	公历	星期	天地干支	五行	公历	星期	天地干支	五行	公历	星期	天地干支	五行	公历	星期	天地干支	五行	公历	星期	天地干支	五行	公历	星期	天地干支	五行
初一	8	一	庚申	木	9	三	庚寅	木	7	四	己未	火	7	六	己丑	火	5	日	戊午	火	4	一	丁亥	土
初二	9	二	辛酉	木	10	四	辛卯	木	8	五	庚申	木	8	日	庚寅	木	6	一	己未	火	5	二	戊子	火
初三	10	三	壬戌	水	11	五	壬辰	水	9	六	辛酉	木	9	一	辛卯	木	7	二	庚申	木	6	三	己丑	火
初四	11	四	癸亥	水	12	六	癸巳	水	10	日	壬戌	水	10	二	壬辰	水	8	三	辛酉	木	7	四	庚寅	木
初五	12	五	甲子	金	13	日	甲午	金	11	一	癸亥	水	11	三	癸巳	水	9	四	壬戌	水	8	五	辛卯	木
初六	13	六	乙丑	金	14	一	乙未	金	12	二	甲子	金	12	四	甲午	金	10	五	癸亥	水	9	六	壬辰	水
初七	14	日	丙寅	火	15	二	丙申	火	13	三	乙丑	金	13	五	乙未	金	11	六	甲子	金	10	日	癸巳	水
初八	15	一	丁卯	火	16	三	丁酉	火	14	四	丙寅	火	14	六	丙申	火	12	日	乙丑	金	11	一	甲午	金
初九	16	二	戊辰	木	17	四	戊戌	木	15	五	丁卯	火	15	日	丁酉	火	13	一	丙寅	火	12	二	乙未	金
初十	17	三	己巳	木	18	五	己亥	木	16	六	戊辰	木	16	一	戊戌	木	14	二	丁卯	火	13	三	丙申	火
十一	18	四	庚午	土	19	六	庚子	土	17	日	己巳	木	17	二	己亥	木	15	三	戊辰	木	14	四	丁酉	火
十二	19	五	辛未	土	20	日	辛丑	土	18	一	庚午	土	18	三	庚子	土	16	四	己巳	木	15	五	戊戌	木
十三	20	六	壬申	金	21	一	壬寅	金	19	二	辛未	土	19	四	辛丑	土	17	五	庚午	土	16	六	己亥	木
十四	21	日	癸酉	金	22	二	癸卯	金	20	三	壬申	金	20	五	壬寅	金	18	六	辛未	土	17	日	庚子	土
十五	22	一	甲戌	火	23	三	甲辰	火	21	四	癸酉	金	21	六	癸卯	金	19	日	壬申	金	18	一	辛丑	土
十六	23	二	乙亥	火	24	四	乙巳	火	22	五	甲戌	火	22	日	甲辰	火	20	一	癸酉	金	19	二	壬寅	金
十七	24	三	丙子	水	25	五	丙午	水	23	六	乙亥	火	23	一	乙巳	火	21	二	甲戌	火	20	三	癸卯	金
十八	25	四	丁丑	水	26	六	丁未	水	24	日	丙子	水	24	二	丙午	水	22	三	乙亥	火	21	四	甲辰	火
十九	26	五	戊寅	土	27	日	戊申	土	25	一	丁丑	水	25	三	丁未	水	23	四	丙子	水	22	五	乙巳	火
二十	27	六	己卯	土	28	一	己酉	土	26	二	戊寅	土	26	四	戊申	土	24	五	丁丑	水	23	六	丙午	水
廿一	28	日	庚辰	金	29	二	庚戌	金	27	三	己卯	土	27	五	己酉	土	25	六	戊寅	土	24	日	丁未	水
廿二	29	一	辛巳	金	30	三	辛亥	金	28	四	庚辰	金	28	六	庚戌	金	26	日	己卯	土	25	一	戊申	土
廿三	3月	二	壬午	木	31	四	壬子	木	29	五	辛巳	金	29	日	辛亥	金	27	一	庚辰	金	26	二	己酉	土
廿四	2	三	癸未	木	4月	五	癸丑	木	30	六	壬午	木	30	一	壬子	木	28	二	辛巳	金	27	三	庚戌	金
廿五	3	四	甲申	水	2	六	甲寅	水	5月	日	癸未	木	31	二	癸丑	木	29	三	壬午	木	28	四	辛亥	金
廿六	4	五	乙酉	水	3	日	乙卯	水	2	一	甲申	水	6月	三	甲寅	水	30	四	癸未	木	29	五	壬子	木
廿七	5	六	丙戌	土	4	一	丙辰	土	3	二	乙酉	水	2	四	乙卯	水	7月	五	甲申	水	30	六	癸丑	木
廿八	6	日	丁亥	土	5	二	丁巳	土	4	三	丙戌	土	3	五	丙辰	土	2	六	乙酉	水	31	日	甲寅	水
廿九	7	一	戊子	火	6	三	戊午	火	5	四	丁亥	土	4	六	丁巳	土	3	日	丙戌	土	8月	一	乙卯	水
三十	8	二	己丑	火					6	五	戊子	火									2	二	丙辰	土

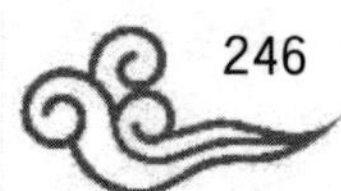

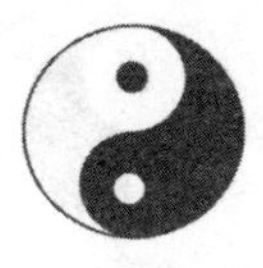

二〇一六年 岁次 丙申 猴年 下半年

月份		七月		八月		九月		十月		十一月		十二月	
干支		丙申		丁酉		戊戌		己亥		庚子		辛丑	
二十四节气	农历	初五	廿一	初七	廿二	初八	廿三	初八	廿三	初九	廿三	初八	廿三
	节气	立秋	处暑	白露	秋分	寒露	霜降	立冬	小雪	大雪	冬至	小寒	大寒
	公历	8月7日	8月23日	9月7日	9月22日	10月8日	10月23日	11月7日	11月22日	12月7日	12月21日	1月5日	1月20日
	时辰	巳时	丑时	未时	子时	卯时	巳时	巳时	卯时	丑时	戌时	午时	卯时

农历	公历	星期	天地干支	五行	公历	星期	天地干支	五行	公历	星期	天地干支	五行	公历	星期	天地干支	五行	公历	星期	天地干支	五行	公历	星期	天地干支	五行
初一	3	三	丁巳	土	9月	四	丙戌	土	10月	六	丙辰	土	31	一	丙戌	土	29	二	乙卯	水	29	四	乙酉	水
初二	4	四	戊午	火	2	五	丁亥	土	2	日	丁巳	土	11月	二	丁亥	土	30	三	丙辰	土	30	五	丙戌	土
初三	5	五	己未	火	3	六	戊子	火	3	一	戊午	火	2	三	戊子	火	12月	四	丁巳	土	31	六	丁亥	土
初四	6	六	庚申	木	4	日	己丑	火	4	二	己未	火	3	四	己丑	火	2	五	戊午	火	1月	日	戊子	火
初五	7	日	辛酉	木	5	一	庚寅	木	5	三	庚申	木	4	五	庚寅	木	3	六	己未	火	2	一	己丑	火
初六	8	一	壬戌	水	6	二	辛卯	木	6	四	辛酉	木	5	六	辛卯	木	4	日	庚申	木	3	二	庚寅	木
初七	9	二	癸亥	水	7	三	壬辰	水	7	五	壬戌	水	6	日	壬辰	水	5	一	辛酉	木	4	三	辛卯	木
初八	10	三	甲子	金	8	四	癸巳	水	8	六	癸亥	水	7	一	癸巳	水	6	二	壬戌	水	5	四	壬辰	水
初九	11	四	乙丑	金	9	五	甲午	金	9	日	甲子	金	8	二	甲午	金	7	三	癸亥	水	6	五	癸巳	水
初十	12	五	丙寅	火	10	六	乙未	金	10	一	乙丑	金	9	三	乙未	金	8	四	甲子	金	7	六	甲午	金
十一	13	六	丁卯	火	11	日	丙申	火	11	二	丙寅	火	10	四	丙申	火	9	五	乙丑	金	8	日	乙未	金
十二	14	日	戊辰	木	12	一	丁酉	火	12	三	丁卯	火	11	五	丁酉	火	10	六	丙寅	火	9	一	丙申	火
十三	15	一	己巳	木	13	二	戊戌	木	13	四	戊辰	木	12	六	戊戌	木	11	日	丁卯	火	10	二	丁酉	火
十四	16	二	庚午	土	14	三	己亥	木	14	五	己巳	木	13	日	己亥	木	12	一	戊辰	木	11	三	戊戌	木
十五	17	三	辛未	土	15	四	庚子	土	15	六	庚午	土	14	一	庚子	土	13	二	己巳	木	12	四	己亥	木
十六	18	四	壬申	金	16	五	辛丑	土	16	日	辛未	土	15	二	辛丑	土	14	三	庚午	土	13	五	庚子	土
十七	19	五	癸酉	金	17	六	壬寅	金	17	一	壬申	金	16	三	壬寅	金	15	四	辛未	土	14	六	辛丑	土
十八	20	六	甲戌	火	18	日	癸卯	金	18	二	癸酉	金	17	四	癸卯	金	16	五	壬申	金	15	日	壬寅	金
十九	21	日	乙亥	火	19	一	甲辰	火	19	三	甲戌	火	18	五	甲辰	火	17	六	癸酉	金	16	一	癸卯	金
二十	22	一	丙子	水	20	二	乙巳	火	20	四	乙亥	火	19	六	乙巳	火	18	日	甲戌	火	17	二	甲辰	火
廿一	23	二	丁丑	水	21	三	丙午	水	21	五	丙子	水	20	日	丙午	水	19	一	乙亥	火	18	三	乙巳	火
廿二	24	三	戊寅	土	22	四	丁未	水	22	六	丁丑	水	21	一	丁未	水	20	二	丙子	水	19	四	丙午	水
廿三	25	四	己卯	土	23	五	戊申	土	23	日	戊寅	土	22	二	戊申	土	21	三	丁丑	水	20	五	丁未	水
廿四	26	五	庚辰	金	24	六	己酉	土	24	一	己卯	土	23	三	己酉	土	22	四	戊寅	土	21	六	戊申	土
廿五	27	六	辛巳	金	25	日	庚戌	金	25	二	庚辰	金	24	四	庚戌	金	23	五	己卯	土	22	日	己酉	土
廿六	28	日	壬午	木	26	一	辛亥	金	26	三	辛巳	金	25	五	辛亥	金	24	六	庚辰	金	23	一	庚戌	金
廿七	29	一	癸未	木	27	二	壬子	木	27	四	壬午	木	26	六	壬子	木	25	日	辛巳	金	24	二	辛亥	金
廿八	30	二	甲申	水	28	三	癸丑	木	28	五	癸未	木	27	日	癸丑	木	26	一	壬午	木	25	三	壬子	木
廿九	31	三	乙酉	水	29	四	甲寅	水	29	六	甲申	水	28	一	甲寅	水	27	二	癸未	木	26	四	癸丑	木
三十					30	五	乙卯	水	30	日	乙酉	水					28	三	甲申	水	27	五	甲寅	水

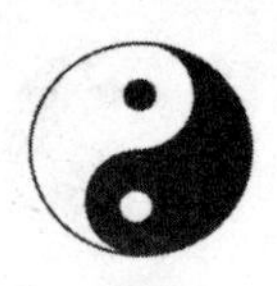

二〇一七年 岁次 丁酉 鸡年 上半年

月份	正月				二月				三月				四月				五月				六月			
干支	壬寅				癸卯				甲辰				乙巳				丙午				丁未			
二十四节气 农历	初七		廿二		初八		廿三		初八		廿四		初十		廿六		十一		廿七		十四		廿九	
节气	立春		雨水		惊蛰		春分		清明		谷雨		立夏		小满		芒种		夏至		小暑		大暑	
公历	2月3日		2月18日		3月5日		3月20日		4月4日		4月20日		5月5日		5月21日		6月5日		6月21日		7月7日		7月22日	
时辰	子时		戌时		酉时		酉时		亥时		卯时		申时		寅时		戌时		午时		卯时		子时	
农历	公历	星期	天地干支	五行	公历	星期	天地干支	五行	公历	星期	天地干支	五行	公历	星期	天地干支	五行	公历	星期	天地干支	五行	公历	星期	天地干支	五行
初一	28	六	乙卯	水	26	日	甲申	水	28	二	甲寅	水	26	三	癸未	木	26	五	癸丑	木	24	六	壬午	木
初二	29	日	丙辰	土	27	一	乙酉	水	29	三	乙卯	水	27	四	甲申	水	27	六	甲寅	水	25	日	癸未	木
初三	30	一	丁巳	土	28	二	丙戌	土	30	四	丙辰	土	28	五	乙酉	水	28	日	乙卯	水	26	一	甲申	水
初四	31	二	戊午	火	3月	三	丁亥	土	31	五	丁巳	土	29	六	丙戌	土	29	一	丙辰	土	27	二	乙酉	水
初五	2月	三	己未	火	2	四	戊子	火	4月	六	戊午	火	30	日	丁亥	土	30	二	丁巳	土	28	三	丙戌	土
初六	2	四	庚申	木	3	五	己丑	火	2	日	己未	火	5月	一	戊子	火	31	三	戊午	火	29	四	丁亥	土
初七	3	五	辛酉	木	4	六	庚寅	木	3	一	庚申	木	2	二	己丑	火	6月	四	己未	火	30	五	戊子	火
初八	4	六	壬戌	水	5	日	辛卯	木	4	二	辛酉	木	3	三	庚寅	木	2	五	庚申	木	7月	六	己丑	火
初九	5	日	癸亥	水	6	一	壬辰	水	5	三	壬戌	水	4	四	辛卯	木	3	六	辛酉	木	2	日	庚寅	木
初十	6	一	甲子	金	7	二	癸巳	水	6	四	癸亥	水	5	五	壬辰	水	4	日	壬戌	水	3	一	辛卯	木
十一	7	二	乙丑	金	8	三	甲午	金	7	五	甲子	金	6	六	癸巳	水	5	一	癸亥	水	4	二	壬辰	水
十二	8	三	丙寅	火	9	四	乙未	金	8	六	乙丑	金	7	日	甲午	金	6	二	甲子	金	5	三	癸巳	水
十三	9	四	丁卯	火	10	五	丙申	火	9	日	丙寅	火	8	一	乙未	金	7	三	乙丑	金	6	四	甲午	金
十四	10	五	戊辰	木	11	六	丁酉	火	10	一	丁卯	火	9	二	丙申	火	8	四	丙寅	火	7	五	乙未	金
十五	11	六	己巳	木	12	日	戊戌	木	11	二	戊辰	木	10	三	丁酉	火	9	五	丁卯	火	8	六	丙申	火
十六	12	日	庚午	土	13	一	己亥	木	12	三	己巳	木	11	四	戊戌	木	10	六	戊辰	木	9	日	丁酉	火
十七	13	一	辛未	土	14	二	庚子	土	13	四	庚午	土	12	五	己亥	木	11	日	己巳	木	10	一	戊戌	木
十八	14	二	壬申	金	15	三	辛丑	土	14	五	辛未	土	13	六	庚子	土	12	一	庚午	土	11	二	己亥	木
十九	15	三	癸酉	金	16	四	壬寅	金	15	六	壬申	金	14	日	辛丑	土	13	二	辛未	土	12	三	庚子	土
二十	16	四	甲戌	火	17	五	癸卯	金	16	日	癸酉	金	15	一	壬寅	金	14	三	壬申	金	13	四	辛丑	土
廿一	17	五	乙亥	火	18	六	甲辰	火	17	一	甲戌	火	16	二	癸卯	金	15	四	癸酉	金	14	五	壬寅	金
廿二	18	六	丙子	水	19	日	乙巳	火	18	二	乙亥	火	17	三	甲辰	火	16	五	甲戌	火	15	六	癸卯	金
廿三	19	日	丁丑	水	20	一	丙午	水	19	三	丙子	水	18	四	乙巳	火	17	六	乙亥	火	16	日	甲辰	火
廿四	20	一	戊寅	土	21	二	丁未	水	20	四	丁丑	水	19	五	丙午	水	18	日	丙子	水	17	一	乙巳	火
廿五	21	二	己卯	土	22	三	戊申	土	21	五	戊寅	土	20	六	丁未	水	19	一	丁丑	水	18	二	丙午	水
廿六	22	三	庚辰	金	23	四	己酉	土	22	六	己卯	土	21	日	戊申	土	20	二	戊寅	土	19	三	丁未	水
廿七	23	四	辛巳	金	24	五	庚戌	金	23	日	庚辰	金	22	一	己酉	土	21	三	己卯	土	20	四	戊申	土
廿八	24	五	壬午	木	25	六	辛亥	金	24	一	辛巳	金	23	二	庚戌	金	22	四	庚辰	金	21	五	己酉	土
廿九	25	六	癸未	木	26	日	壬子	木	25	二	壬午	木	24	三	辛亥	金	23	五	辛巳	金	22	六	庚戌	金
三十					27	一	癸丑	木					25	四	壬子	木								

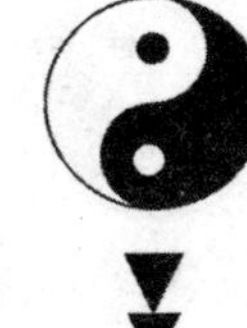

二〇一七年 岁次 丁酉 鸡年 下半年

月份	闰六月				七月				八月				九月				十月				十一月				十二月			
干支					戊申				己酉				庚戌				辛亥				壬子				癸丑			
二十四节气 农历	十六				初二		十七		初四		十九		初四		十九		初五		二十		初五		十九		初四		十九	
节气	立秋				处暑		白露		秋分		寒露		霜降		立冬		小雪		大雪		冬至		小寒		大寒		立春	
公历	8月7日				8月23日		9月7日		9月23日		10月8日		10月23日		11月7日		11月22日		12月7日		12月22日		1月5日		1月20日		2月4日	
时辰	申时				辰时		戌时		卯时		午时		未时		申时		午时		辰时		丑时		酉时		午时		卯时	
农历	公历	星期	天地干支	五行	公历	星期	天地干支	五行	公历	星期	天地干支	五行	公历	星期	天地干支	五行	公历	星期	天地干支	五行	公历	星期	天地干支	五行	公历	星期	天地干支	五行
初一	23	日	辛亥	金	22	二	辛巳	金	20	三	庚戌	金	20	五	庚辰	金	18	六	己酉	土	18	一	己卯	土	17	三	己酉	土
初二	24	一	壬子	木	23	三	壬午	木	21	四	辛亥	金	21	六	辛巳	金	19	日	庚戌	金	19	二	庚辰	金	18	四	庚戌	金
初三	25	二	癸丑	木	24	四	癸未	木	22	五	壬子	木	22	日	壬午	木	20	一	辛亥	金	20	三	辛巳	金	19	五	辛亥	金
初四	26	三	甲寅	水	25	五	甲申	水	23	六	癸丑	木	23	一	癸未	木	21	二	壬子	木	21	四	壬午	木	20	六	壬子	木
初五	27	四	乙卯	水	26	六	乙酉	水	24	日	甲寅	水	24	二	甲申	水	22	三	癸丑	木	22	五	癸未	木	21	日	癸丑	木
初六	28	五	丙辰	土	27	日	丙戌	土	25	一	乙卯	水	25	三	乙酉	水	23	四	甲寅	水	23	六	甲申	水	22	一	甲寅	水
初七	29	六	丁巳	土	28	一	丁亥	土	26	二	丙辰	土	26	四	丙戌	土	24	五	乙卯	水	24	日	乙酉	水	23	二	乙卯	水
初八	30	日	戊午	火	29	二	戊子	火	27	三	丁巳	土	27	五	丁亥	土	25	六	丙辰	土	25	一	丙戌	土	24	三	丙辰	土
初九	31	一	己未	火	30	三	己丑	火	28	四	戊午	火	28	六	戊子	火	26	日	丁巳	土	26	二	丁亥	土	25	四	丁巳	土
初十	8月	二	庚申	木	31	四	庚寅	木	29	五	己未	火	29	日	己丑	火	27	一	戊午	火	27	三	戊子	火	26	五	戊午	火
十一	2	三	辛酉	木	9月	五	辛卯	木	30	六	庚申	木	30	一	庚寅	木	28	二	己未	火	28	四	己丑	火	27	六	己未	火
十二	3	四	壬戌	水	2	六	壬辰	水	10月	日	辛酉	木	31	二	辛卯	木	29	三	庚申	木	29	五	庚寅	木	28	日	庚申	木
十三	4	五	癸亥	水	3	日	癸巳	水	2	一	壬戌	水	11月	三	壬辰	水	30	四	辛酉	木	30	六	辛卯	木	29	一	辛酉	木
十四	5	六	甲子	金	4	一	甲午	金	3	二	癸亥	水	2	四	癸巳	水	12月	五	壬戌	水	31	日	壬辰	水	30	二	壬戌	水
十五	6	日	乙丑	金	5	二	乙未	金	4	三	甲子	金	3	五	甲午	金	2	六	癸亥	水	1月	一	癸巳	水	31	三	癸亥	水
十六	7	一	丙寅	火	6	三	丙申	火	5	四	乙丑	金	4	六	乙未	金	3	日	甲子	金	2	二	甲午	金	2月	四	甲子	金
十七	8	二	丁卯	火	7	四	丁酉	火	6	五	丙寅	火	5	日	丙申	火	4	一	乙丑	金	3	三	乙未	金	2	五	乙丑	金
十八	9	三	戊辰	木	8	五	戊戌	木	7	六	丁卯	火	6	一	丁酉	火	5	二	丙寅	火	4	四	丙申	火	3	六	丙寅	火
十九	10	四	己巳	木	9	六	己亥	木	8	日	戊辰	木	7	二	戊戌	木	6	三	丁卯	火	5	五	丁酉	火	4	日	丁卯	火
二十	11	五	庚午	土	10	日	庚子	土	9	一	己巳	木	8	三	己亥	木	7	四	戊辰	木	6	六	戊戌	木	5	一	戊辰	木
廿一	12	六	辛未	土	11	一	辛丑	土	10	二	庚午	土	9	四	庚子	土	8	五	己巳	木	7	日	己亥	木	6	二	己巳	木
廿二	13	日	壬申	金	12	二	壬寅	金	11	三	辛未	土	10	五	辛丑	土	9	六	庚午	土	8	一	庚子	土	7	三	庚午	土
廿三	14	一	癸酉	金	13	三	癸卯	金	12	四	壬申	金	11	六	壬寅	金	10	日	辛未	土	9	二	辛丑	土	8	四	辛未	土
廿四	15	二	甲戌	火	14	四	甲辰	火	13	五	癸酉	金	12	日	癸卯	金	11	一	壬申	金	10	三	壬寅	金	9	五	壬申	金
廿五	16	三	乙亥	火	15	五	乙巳	火	14	六	甲戌	火	13	一	甲辰	火	12	二	癸酉	金	11	四	癸卯	金	10	六	癸酉	金
廿六	17	四	丙子	水	16	六	丙午	水	15	日	乙亥	火	14	二	乙巳	火	13	三	甲戌	火	12	五	甲辰	火	11	日	甲戌	火
廿七	18	五	丁丑	水	17	日	丁未	水	16	一	丙子	水	15	三	丙午	水	14	四	乙亥	火	13	六	乙巳	火	12	一	乙亥	火
廿八	19	六	戊寅	土	18	一	戊申	土	17	二	丁丑	水	16	四	丁未	水	15	五	丙子	水	14	日	丙午	水	13	二	丙子	水
廿九	20	日	己卯	土	19	二	己酉	土	18	三	戊寅	土	17	五	戊申	土	16	六	丁丑	水	15	一	丁未	水	14	三	丁丑	水
三十	21	一	庚辰	金					19	四	己卯	土					17	日	戊寅	土	16	二	戊申	土	15	四	戊寅	土

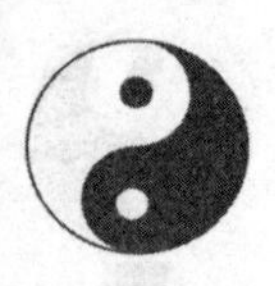

健康预测万年历

二〇一八年 岁次 戊戌 狗年 上半年

月份	正月				二月				三月				四月				五月				六月			
干支	甲申				乙卯				丙辰				丁巳				戊午				己未			
二十四节气 农历	初四		十八		初五		二十		初五		二十		初七		廿三		初八		廿四		十一		廿六	
二十四节气 节气	雨水		惊蛰		春分		清明		谷雨		立夏		小满		芒种		夏至		小暑		大暑		立秋	
二十四节气 公历	2月19日		3月5日		3月21日		4月5日		4月20日		5月5日		5月21日		6月6日		6月21日		7月7日		7月23日		8月7日	
二十四节气 时辰	丑时		子时		子时		寅时		午时		亥时		巳时		丑时		酉时		午时		卯时		亥时	
农历	公历	星期	天地干支	五行	公历	星期	天地干支	五行	公历	星期	天地干支	五行	公历	星期	天地干支	五行	公历	星期	天地干支	五行	公历	星期	天地干支	五行
初一	16	五	己卯	土	17	六	戊申	土	16	一	戊寅	土	15	二	丁未	水	14	四	丁丑	水	13	五	丙午	水
初二	17	六	庚辰	金	18	日	己酉	土	17	二	己卯	土	16	三	戊申	土	15	五	戊寅	土	14	六	丁未	水
初三	18	日	辛巳	金	19	一	庚戌	金	18	三	庚辰	金	17	四	己酉	土	16	六	己卯	土	15	日	戊申	土
初四	19	一	壬午	木	20	二	辛亥	金	19	四	辛巳	金	18	五	庚戌	金	17	日	庚辰	金	16	一	己酉	土
初五	20	二	癸未	木	21	三	壬子	木	20	五	壬午	木	19	六	辛亥	金	18	一	辛巳	金	17	二	庚戌	金
初六	21	三	甲申	水	22	四	癸丑	木	21	六	癸未	木	20	日	壬子	木	19	二	壬午	木	18	三	辛亥	金
初七	22	四	乙酉	水	23	五	甲寅	水	22	日	甲申	水	21	一	癸丑	木	20	三	癸未	木	19	四	壬子	木
初八	23	五	丙戌	土	24	六	乙卯	水	23	一	乙酉	水	22	二	甲寅	水	21	四	甲申	水	20	五	癸丑	木
初九	24	六	丁亥	土	25	日	丙辰	土	24	二	丙戌	土	23	三	乙卯	水	22	五	乙酉	水	21	六	甲寅	水
初十	25	日	戊子	火	26	一	丁巳	土	25	三	丁亥	土	24	四	丙辰	土	23	六	丙戌	土	22	日	乙卯	水
十一	26	一	己丑	火	27	二	戊午	火	26	四	戊子	火	25	五	丁巳	土	24	日	丁亥	土	23	一	丙辰	土
十二	27	二	庚寅	木	28	三	己未	火	27	五	己丑	火	26	六	戊午	火	25	一	戊子	火	24	二	丁巳	土
十三	28	三	辛卯	木	29	四	庚申	木	28	六	庚寅	木	27	日	己未	火	26	二	己丑	火	25	三	戊午	火
十四	3月	四	壬辰	水	30	五	辛酉	木	29	日	辛卯	木	28	一	庚申	木	27	三	庚寅	木	26	四	己未	火
十五	2	五	癸巳	水	31	六	壬戌	水	30	一	壬辰	水	29	二	辛酉	木	28	四	辛卯	木	27	五	庚申	木
十六	3	六	甲午	金	4月	日	癸亥	水	5月	二	癸巳	水	30	三	壬戌	水	29	五	壬辰	水	28	六	辛酉	木
十七	4	日	乙未	金	2	一	甲子	金	2	三	甲午	金	31	四	癸亥	水	30	六	癸巳	水	29	日	壬戌	水
十八	5	一	丙申	火	3	二	乙丑	金	3	四	乙未	金	6月	五	甲子	金	7月	日	甲午	金	30	一	癸亥	水
十九	6	二	丁酉	火	4	三	丙寅	火	4	五	丙申	火	2	六	乙丑	金	2	一	乙未	金	31	二	甲子	金
二十	7	三	戊戌	木	5	四	丁卯	火	5	六	丁酉	火	3	日	丙寅	火	3	二	丙申	火	8月	三	乙丑	金
廿一	8	四	己亥	木	6	五	戊辰	木	6	日	戊戌	木	4	一	丁卯	火	4	三	丁酉	火	2	四	丙寅	火
廿二	9	五	庚子	土	7	六	己巳	木	7	一	己亥	木	5	二	戊辰	木	5	四	戊戌	木	3	五	丁卯	火
廿三	10	六	辛丑	土	8	日	庚午	土	8	二	庚子	土	6	三	己巳	木	6	五	己亥	木	4	六	戊辰	木
廿四	11	日	壬寅	金	9	一	辛未	土	9	三	辛丑	土	7	四	庚午	土	7	六	庚子	土	5	日	己巳	木
廿五	12	一	癸卯	金	10	二	壬申	金	10	四	壬寅	金	8	五	辛未	土	8	日	辛丑	土	6	一	庚午	土
廿六	13	二	甲辰	火	11	三	癸酉	金	11	五	癸卯	金	9	六	壬申	金	9	一	壬寅	金	7	二	辛未	土
廿七	14	三	乙巳	火	12	四	甲戌	火	12	六	甲辰	火	10	日	癸酉	金	10	二	癸卯	金	8	三	壬申	金
廿八	15	四	丙午	水	13	五	乙亥	火	13	日	乙巳	火	11	一	甲戌	火	11	三	甲辰	火	9	四	癸酉	金
廿九	16	五	丁未	水	14	六	丙子	水	14	一	丙午	水	12	二	乙亥	火	12	四	乙巳	火	10	五	甲戌	火
三十					15	日	丁丑	水					13	三	丙子	水								

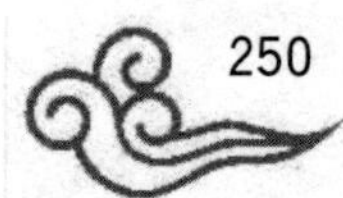

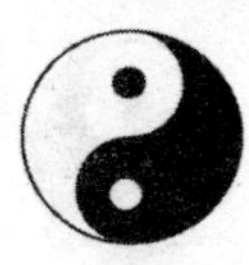

二〇一八年 岁次 戊戌 狗年 下半年

月份	七月				八月				九月				十月				十一月				十二月			
干支	庚申				辛酉				壬戌				癸亥				甲子				乙丑			
二十四节气 农历	十三		廿九		十四		廿九		十五		三十		十五				初一		十六		三十		十五	
二十四节气 节气	处暑		白露		秋分		寒露		霜降		立冬		小雪				大雪		冬至		小寒		大寒	
二十四节气 公历	8月23日		9月8日		9月23日		10月8日		10月23日		11月7日		11月22日				12月7日		12月22日		1月5日		1月20日	
二十四节气 时辰	未时		丑时		午时		酉时		戌时		戌时		酉时				未时		辰时		子时		酉时	
农历	公历	星期	天地干支	五行	公历	星期	天地干支	五行	公历	星期	天地干支	五行	公历	星期	天地干支	五行	公历	星期	天地干支	五行	公历	星期	天地干支	五行
初一	11	六	乙亥	火	10	一	乙巳	火	9	二	甲戌	火	8	四	甲辰	火	7	五	癸酉	金	6	日	癸卯	金
初二	12	日	丙子	水	11	二	丙午	水	10	三	乙亥	火	9	五	乙巳	火	8	六	甲戌	火	7	一	甲辰	火
初三	13	一	丁丑	水	12	三	丁未	水	11	四	丙子	水	10	六	丙午	水	9	日	乙亥	火	8	二	乙巳	火
初四	14	二	戊寅	土	13	四	戊申	土	12	五	丁丑	水	11	日	丁未	水	10	一	丙子	水	9	三	丙午	水
初五	15	三	己卯	土	14	五	己酉	土	13	六	戊寅	土	12	一	戊申	土	11	二	丁丑	水	10	四	丁未	水
初六	16	四	庚辰	金	15	六	庚戌	金	14	日	己卯	土	13	二	己酉	土	12	三	戊寅	土	11	五	戊申	土
初七	17	五	辛巳	金	16	日	辛亥	金	15	一	庚辰	金	14	三	庚戌	金	13	四	己卯	土	12	六	己酉	土
初八	18	六	壬午	木	17	一	壬子	木	16	二	辛巳	金	15	四	辛亥	金	14	五	庚辰	金	13	日	庚戌	金
初九	19	日	癸未	木	18	二	癸丑	木	17	三	壬午	木	16	五	壬子	木	15	六	辛巳	金	14	一	辛亥	金
初十	20	一	甲申	水	19	三	甲寅	水	18	四	癸未	木	17	六	癸丑	木	16	日	壬午	木	15	二	壬子	木
十一	21	二	乙酉	水	20	四	乙卯	水	19	五	甲申	水	18	日	甲寅	水	17	一	癸未	木	16	三	癸丑	木
十二	22	三	丙戌	土	21	五	丙辰	土	20	六	乙酉	水	19	一	乙卯	水	18	二	甲申	水	17	四	甲寅	水
十三	23	四	丁亥	土	22	六	丁巳	土	21	日	丙戌	土	20	二	丙辰	土	19	三	乙酉	水	18	五	乙卯	水
十四	24	五	戊子	火	23	日	戊午	火	22	一	丁亥	土	21	三	丁巳	土	20	四	丙戌	土	19	六	丙辰	土
十五	25	六	己丑	火	24	一	己未	火	23	二	戊子	火	22	四	戊午	火	21	五	丁亥	土	20	日	丁巳	土
十六	26	日	庚寅	木	25	二	庚申	木	24	三	己丑	火	23	五	己未	火	22	六	戊子	火	21	一	戊午	火
十七	27	一	辛卯	木	26	三	辛酉	木	25	四	庚寅	木	24	六	庚申	木	23	日	己丑	火	22	二	己未	火
十八	28	二	壬辰	水	27	四	壬戌	水	26	五	辛卯	木	25	日	辛酉	木	24	一	庚寅	木	23	三	庚申	木
十九	29	三	癸巳	水	28	五	癸亥	水	27	六	壬辰	水	26	一	壬戌	水	25	二	辛卯	木	24	四	辛酉	木
二十	30	四	甲午	金	29	六	甲子	金	28	日	癸巳	水	27	二	癸亥	水	26	三	壬辰	水	25	五	壬戌	水
廿一	31	五	乙未	金	30	日	乙丑	金	29	一	甲午	金	28	三	甲子	金	27	四	癸巳	水	26	六	癸亥	水
廿二	9月	六	丙申	火	10月	一	丙寅	火	30	二	乙未	金	29	四	乙丑	金	28	五	甲午	金	27	日	甲子	金
廿三	2	日	丁酉	火	2	二	丁卯	火	31	三	丙申	火	30	五	丙寅	火	29	六	乙未	金	28	一	乙丑	金
廿四	3	一	戊戌	木	3	三	戊辰	木	11月	四	丁酉	火	12月	六	丁卯	火	30	日	丙申	火	29	二	丙寅	火
廿五	4	二	己亥	木	4	四	己巳	木	2	五	戊戌	木	2	日	戊辰	木	31	一	丁酉	火	30	三	丁卯	火
廿六	5	三	庚子	土	5	五	庚午	土	3	六	己亥	木	3	一	己巳	木	1月	二	戊戌	木	31	四	戊辰	木
廿七	6	四	辛丑	土	6	六	辛未	土	4	日	庚子	土	4	二	庚午	土	2	三	己亥	木	2月	五	己巳	木
廿八	7	五	壬寅	金	7	日	壬申	金	5	一	辛丑	土	5	三	辛未	土	3	四	庚子	土	2	六	庚午	土
廿九	8	六	癸卯	金	8	一	癸酉	金	6	二	壬寅	金	6	四	壬申	金	4	五	辛丑	土	3	日	辛未	土
三十	9	日	甲辰	火					7	三	癸卯	金					5	六	壬寅	金	4	一	壬申	金

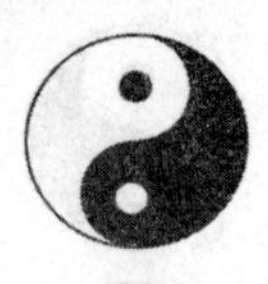

二〇一九年 岁次 己亥 猪年 上半年

月份	正月				二月				三月				四月				五月				六月			
干支	丙寅				丁卯				戊辰				己巳				庚午				辛未			
二十四节气 农历	三十		十五		初一		十六		初一		十六		初二		十七		初四		十九		初五		廿一	
二十四节气 节气	立春		雨水		惊蛰		春分		清明		谷雨		立夏		小满		芒种		夏至		小暑		大暑	
二十四节气 公历	2月8日		2月19日		3月6日		3月21日		4月5日		4月21日		5月6日		5月22日		6月6日		6月22日		7月7日		7月23日	
二十四节气 时辰	午时		辰时		卯时		卯时		巳时		酉时		寅时		申时		辰时		子时		酉时		午时	
农历	公历	星期	天地干支	五行	公历	星期	天地干支	五行	公历	星期	天地干支	五行	公历	星期	天地干支	五行	公历	星期	天地干支	五行	公历	星期	天地干支	五行
初一	5	二	癸酉	金	7	四	癸卯	金	5	五	壬申	金	5	日	壬寅	金	3	一	辛未	土	3	三	辛丑	土
初二	6	三	甲戌	火	8	五	甲辰	火	6	六	癸酉	金	6	一	癸卯	金	4	二	壬申	金	4	四	壬寅	金
初三	7	四	乙亥	火	9	六	乙巳	火	7	日	甲戌	火	7	二	甲辰	火	5	三	癸酉	金	5	五	癸卯	金
初四	8	五	丙子	水	10	日	丙午	水	8	一	乙亥	火	8	三	乙巳	火	6	四	甲戌	火	6	六	甲辰	火
初五	9	六	丁丑	水	11	一	丁未	水	9	二	丙子	水	9	四	丙午	水	7	五	乙亥	火	7	日	乙巳	火
初六	10	日	戊寅	土	12	二	戊申	土	10	三	丁丑	水	10	五	丁未	水	8	六	丙子	水	8	一	丙午	水
初七	11	一	己卯	土	13	三	己酉	土	11	四	戊寅	土	11	六	戊申	土	9	日	丁丑	水	9	二	丁未	水
初八	12	二	庚辰	金	14	四	庚戌	金	12	五	己卯	土	12	日	己酉	土	10	一	戊寅	土	10	三	戊申	土
初九	13	三	辛巳	金	15	五	辛亥	金	13	六	庚辰	金	13	一	庚戌	金	11	二	己卯	土	11	四	己酉	土
初十	14	四	壬午	木	16	六	壬子	木	14	日	辛巳	金	14	二	辛亥	金	12	三	庚辰	金	12	五	庚戌	金
十一	15	五	癸未	木	17	日	癸丑	木	15	一	壬午	木	15	三	壬子	木	13	四	辛巳	金	13	六	辛亥	金
十二	16	六	甲申	水	18	一	甲寅	水	16	二	癸未	木	16	四	癸丑	木	14	五	壬午	木	14	日	壬子	木
十三	17	日	乙酉	水	19	二	乙卯	水	17	三	甲申	水	17	五	甲寅	水	15	六	癸未	木	15	一	癸丑	木
十四	18	一	丙戌	土	20	三	丙辰	土	18	四	乙酉	水	18	六	乙卯	水	16	日	甲申	水	16	二	甲寅	水
十五	19	二	丁亥	土	21	四	丁巳	土	19	五	丙戌	土	19	日	丙辰	土	17	一	乙酉	水	17	三	乙卯	水
十六	20	三	戊子	火	22	五	戊午	火	20	六	丁亥	土	20	一	丁巳	土	18	二	丙戌	土	18	四	丙辰	土
十七	21	四	己丑	火	23	六	己未	火	21	日	戊子	火	21	二	戊午	火	19	三	丁亥	土	19	五	丁巳	土
十八	22	五	庚寅	木	24	日	庚申	木	22	一	己丑	火	22	三	己未	火	20	四	戊子	火	20	六	戊午	火
十九	23	六	辛卯	木	25	一	辛酉	木	23	二	庚寅	木	23	四	庚申	木	21	五	己丑	火	21	日	己未	火
二十	24	日	壬辰	水	26	二	壬戌	水	24	三	辛卯	木	24	五	辛酉	木	22	六	庚寅	木	22	一	庚申	木
廿一	25	一	癸巳	水	27	三	癸亥	水	25	四	壬辰	水	25	六	壬戌	水	23	日	辛卯	木	23	二	辛酉	木
廿二	26	二	甲午	金	28	四	甲子	金	26	五	癸巳	水	26	日	癸亥	水	24	一	壬辰	水	24	三	壬戌	水
廿三	27	三	乙未	金	29	五	乙丑	金	27	六	甲午	金	27	一	甲子	金	25	二	癸巳	水	25	四	癸亥	水
廿四	28	四	丙申	火	30	六	丙寅	火	28	日	乙未	金	28	二	乙丑	金	26	三	甲午	金	26	五	甲子	金
廿五	3月	五	丁酉	火	31	日	丁卯	火	29	一	丙申	火	29	三	丙寅	火	27	四	乙未	金	27	六	乙丑	金
廿六	2	六	戊戌	木	4月	一	戊辰	木	30	二	丁酉	火	30	四	丁卯	火	28	五	丙申	火	28	日	丙寅	火
廿七	3	日	己亥	木	2	二	己巳	木	5月	三	戊戌	木	31	五	戊辰	木	29	六	丁酉	火	29	一	丁卯	火
廿八	4	一	庚子	土	3	三	庚午	土	2	四	己亥	木	6月	六	己巳	木	30	日	戊戌	木	30	二	戊辰	木
廿九	5	二	辛丑	土	4	四	辛未	土	3	五	庚子	土	2	日	庚午	土	7月	一	己亥	木	31	三	己巳	木
三十	6	三	壬寅	金					4	六	辛丑	土					2	二	庚子	土				

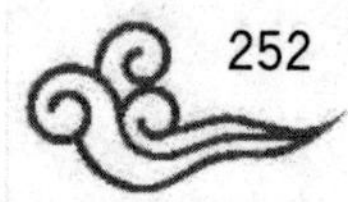

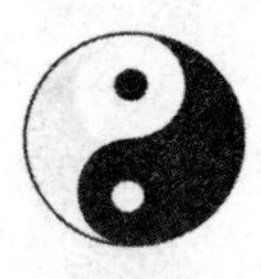

二〇一九年　岁次　己亥　猪年　下半年

月份	七月				八月				九月				十月				十一月				十二月			
干支	壬申				癸酉				甲戌				乙亥				丙子				丁丑			
二十四节气 农历	初八		廿三		初十		廿五		初十		廿六		十二		廿六		十二		廿七		十二		廿六	
节气	立秋		处暑		白露		秋分		寒露		霜降		立冬		小雪		大雪		冬至		小寒		大寒	
公历	8月8日		8月23日		9月8日		9月23日		10月8日		10月24日		11月8日		11月22日		12月7日		12月22日		1月6日		1月20日	
时辰	寅时		酉时		辰时		酉时		子时		丑时		丑时		子时		戌时		未时		卯时		子时	
农历	公历	星期	天地干支	五行	公历	星期	天地干支	五行	公历	星期	天地干支	五行	公历	星期	天地干支	五行	公历	星期	天地干支	五行	公历	星期	天地干支	五行
初一	8月	四	庚午	土	30	五	己亥	木	29	日	己巳	木	28	一	戊戌	木	26	二	丁卯	火	26	四	丁酉	火
初二	2	五	辛未	土	31	六	庚子	土	30	一	庚午	土	29	二	己亥	木	27	三	戊辰	木	27	五	戊戌	木
初三	3	六	壬申	金	9月	日	辛丑	土	10月	二	辛未	土	30	三	庚子	土	28	四	己巳	木	28	六	己亥	木
初四	4	日	癸酉	金	2	一	壬寅	金	2	三	壬申	金	31	四	辛丑	土	29	五	庚午	土	29	日	庚子	土
初五	5	一	甲戌	火	3	二	癸卯	金	3	四	癸酉	金	11月	五	壬寅	金	30	六	辛未	土	30	一	辛丑	土
初六	6	二	乙亥	火	4	三	甲辰	火	4	五	甲戌	火	2	六	癸卯	金	12月	日	壬申	金	31	二	壬寅	金
初七	7	三	丙子	水	5	四	乙巳	火	5	六	乙亥	火	3	日	甲辰	火	2	一	癸酉	金	1月	三	癸卯	金
初八	8	四	丁丑	水	6	五	丙午	水	6	日	丙子	水	4	一	乙巳	火	3	二	甲戌	火	2	四	甲辰	火
初九	9	五	戊寅	土	7	六	丁未	水	7	一	丁丑	水	5	二	丙午	水	4	三	乙亥	火	3	五	乙巳	火
初十	10	六	己卯	土	8	日	戊申	土	8	二	戊寅	土	6	三	丁未	水	5	四	丙子	水	4	六	丙午	水
十一	11	日	庚辰	金	9	一	己酉	土	9	三	己卯	土	7	四	戊申	土	6	五	丁丑	水	5	日	丁未	水
十二	12	一	辛巳	金	10	二	庚戌	金	10	四	庚辰	金	8	五	己酉	土	7	六	戊寅	土	6	一	戊申	土
十三	13	二	壬午	木	11	三	辛亥	金	11	五	辛巳	金	9	六	庚戌	金	8	日	己卯	土	7	二	己酉	土
十四	14	三	癸未	木	12	四	壬子	木	12	六	壬午	木	10	日	辛亥	金	9	一	庚辰	金	8	三	庚戌	金
十五	15	四	甲申	水	13	五	癸丑	木	13	日	癸未	木	11	一	壬子	木	10	二	辛巳	金	9	四	辛亥	金
十六	16	五	乙酉	水	14	六	甲寅	水	14	一	甲申	水	12	二	癸丑	木	11	三	壬午	木	10	五	壬子	木
十七	17	六	丙戌	土	15	日	乙卯	水	15	二	乙酉	水	13	三	甲寅	水	12	四	癸未	木	11	六	癸丑	木
十八	18	日	丁亥	土	16	一	丙辰	土	16	三	丙戌	土	14	四	乙卯	水	13	五	甲申	水	12	日	甲寅	水
十九	19	一	戊子	火	17	二	丁巳	土	17	四	丁亥	土	15	五	丙辰	土	14	六	乙酉	水	13	一	乙卯	水
二十	20	二	己丑	火	18	三	戊午	火	18	五	戊子	火	16	六	丁巳	土	15	日	丙戌	土	14	二	丙辰	土
廿一	21	三	庚寅	木	19	四	己未	火	19	六	己丑	火	17	日	戊午	火	16	一	丁亥	土	15	三	丁巳	土
廿二	22	四	辛卯	木	20	五	庚申	木	20	日	庚寅	木	18	一	己未	火	17	二	戊子	火	16	四	戊午	火
廿三	23	五	壬辰	水	21	六	辛酉	木	21	一	辛卯	木	19	二	庚申	木	18	三	己丑	火	17	五	己未	火
廿四	24	六	癸巳	水	22	日	壬戌	水	22	二	壬辰	水	20	三	辛酉	木	19	四	庚寅	木	18	六	庚申	木
廿五	25	日	甲午	金	23	一	癸亥	水	23	三	癸巳	水	21	四	壬戌	水	20	五	辛卯	木	19	日	辛酉	木
廿六	26	一	乙未	金	24	二	甲子	金	24	四	甲午	金	22	五	癸亥	水	21	六	壬辰	水	20	一	壬戌	水
廿七	27	二	丙申	火	25	三	乙丑	金	25	五	乙未	金	23	六	甲子	金	22	日	癸巳	水	21	二	癸亥	水
廿八	28	三	丁酉	火	26	四	丙寅	火	26	六	丙申	火	24	日	乙丑	金	23	一	甲午	金	22	三	甲子	金
廿九	29	四	戊戌	木	27	五	丁卯	火	27	日	丁酉	火	25	一	丙寅	火	24	二	乙未	金	23	四	乙丑	金
三十					28	六	戊辰	木									25	三	丙申	火	24	五	丙寅	火

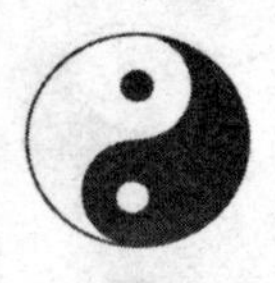

二〇二〇年 岁次 庚子 鼠年 上半年

月份	正月				二月				三月				四月				闰四月				五月			
干支	戊寅				己卯				庚辰				辛巳								壬午			
二十四节气 农历	十一		廿六		十二		廿七		十二		廿七		十三		廿八		十四				初一		十六	
节气	立春		雨水		惊蛰		春分		清明		谷雨		立夏		小满		芒种				夏至		小暑	
公历	2月4日		2月19日		3月5日		3月20日		4月4日		4月19日		5月5日		5月20日		6月5日				6月21日		7月6日	
时辰	酉时		未时		午时		午时		申时		亥时		巳时		戌时		未时				卯时		子时	
农历	公历	星期	天地干支	五行	公历	星期	天地干支	五行	公历	星期	天地干支	五行	公历	星期	天地干支	五行	公历	星期	天地干支	五行	公历	星期	天地干支	五行
初一	25	六	丁卯	火	23	日	丙申	火	24	二	丙寅	火	23	四	丙申	火	23	六	丙寅	火	21	日	乙未	金
初二	26	日	戊辰	木	24	一	丁酉	火	25	三	丁卯	火	24	五	丁酉	火	24	日	丁卯	火	22	一	丙申	火
初三	27	一	己巳	木	25	二	戊戌	木	26	四	戊辰	木	25	六	戊戌	木	25	一	戊辰	木	23	二	丁酉	火
初四	28	二	庚午	土	26	三	己亥	木	27	五	己巳	木	26	日	己亥	木	26	二	己巳	木	24	三	戊戌	木
初五	29	三	辛未	土	27	四	庚子	土	28	六	庚午	土	27	一	庚子	土	27	三	庚午	土	25	四	己亥	木
初六	30	四	壬申	金	28	五	辛丑	土	29	日	辛未	土	28	二	辛丑	土	28	四	辛未	土	26	五	庚子	土
初七	31	五	癸酉	金	29	六	壬寅	金	30	一	壬申	金	29	三	壬寅	金	29	五	壬申	金	27	六	辛丑	土
初八	2月	六	甲戌	火	3月	日	癸卯	金	31	二	癸酉	金	30	四	癸卯	金	30	六	癸酉	金	28	日	壬寅	金
初九	2	日	乙亥	火	2	一	甲辰	火	4月	三	甲戌	火	5月	五	甲辰	火	31	日	甲戌	火	29	一	癸卯	金
初十	3	一	丙子	水	3	二	乙巳	火	2	四	乙亥	火	2	六	乙巳	火	6月	一	乙亥	火	30	二	甲辰	火
十一	4	二	丁丑	水	4	三	丙午	水	3	五	丙子	水	3	日	丙午	水	2	二	丙子	水	7月	三	乙巳	火
十二	5	三	戊寅	土	5	四	丁未	水	4	六	丁丑	水	4	一	丁未	水	3	三	丁丑	水	2	四	丙午	水
十三	6	四	己卯	土	6	五	戊申	土	5	日	戊寅	土	5	二	戊申	土	4	四	戊寅	土	3	五	丁未	水
十四	7	五	庚辰	金	7	六	己酉	土	6	一	己卯	土	6	三	己酉	土	5	五	己卯	土	4	六	戊申	土
十五	8	六	辛巳	金	8	日	庚戌	金	7	二	庚辰	金	7	四	庚戌	金	6	六	庚辰	金	5	日	己酉	土
十六	9	日	壬午	木	9	一	辛亥	金	8	三	辛巳	金	8	五	辛亥	金	7	日	辛巳	金	6	一	庚戌	金
十七	10	一	癸未	木	10	二	壬子	木	9	四	壬午	木	9	六	壬子	木	8	一	壬午	木	7	二	辛亥	金
十八	11	二	甲申	水	11	三	癸丑	木	10	五	癸未	木	10	日	癸丑	木	9	二	癸未	木	8	三	壬子	木
十九	12	三	乙酉	水	12	四	甲寅	水	11	六	甲申	水	11	一	甲寅	水	10	三	甲申	水	9	四	癸丑	木
二十	13	四	丙戌	土	13	五	乙卯	水	12	日	乙酉	水	12	二	乙卯	水	11	四	乙酉	水	10	五	甲寅	水
廿一	14	五	丁亥	土	14	六	丙辰	土	13	一	丙戌	土	13	三	丙辰	土	12	五	丙戌	土	11	六	乙卯	水
廿二	15	六	戊子	火	15	日	丁巳	土	14	二	丁亥	土	14	四	丁巳	土	13	六	丁亥	土	12	日	丙辰	土
廿三	16	日	己丑	火	16	一	戊午	火	15	三	戊子	火	15	五	戊午	火	14	日	戊子	火	13	一	丁巳	土
廿四	17	一	庚寅	木	17	二	己未	火	16	四	己丑	火	16	六	己未	火	15	一	己丑	火	14	二	戊午	火
廿五	18	二	辛卯	木	18	三	庚申	木	17	五	庚寅	木	17	日	庚申	木	16	二	庚寅	木	15	三	己未	火
廿六	19	三	壬辰	水	19	四	辛酉	木	18	六	辛卯	木	18	一	辛酉	木	17	三	辛卯	木	16	四	庚申	木
廿七	20	四	癸巳	水	20	五	壬戌	水	19	日	壬辰	水	19	二	壬戌	水	18	四	壬辰	水	17	五	辛酉	木
廿八	21	五	甲午	金	21	六	癸亥	水	20	一	癸巳	水	20	三	癸亥	水	19	五	癸巳	水	18	六	壬戌	水
廿九	22	六	乙未	金	22	日	甲子	金	21	二	甲午	金	21	四	甲子	金	20	六	甲午	金	19	日	癸亥	水
三十					23	一	乙丑	金	22	三	乙未	金	22	五	乙丑	金					20	一	甲子	金

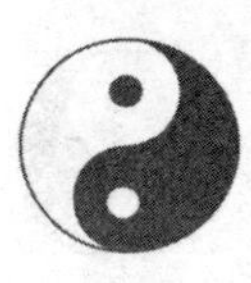

二〇二〇年 岁次 庚子 鼠年 下半年

月份	六月				七月				八月				九月				十月				十一月				十二月			
干支	癸未				甲申				乙酉				丙戌				丁亥				戊子				己丑			
二十四节气 农历	初二		十八		初四		二十		初六		廿二		初七		廿二		初八		廿三		初七		廿二		初八		廿二	
节气	大暑		立秋		处暑		白露		秋分		寒露		霜降		立冬		小雪		大雪		冬至		小寒		大寒		立春	
公历	7月22日		8月7日		8月22日		9月7日		9月22日		10月8日		10月23日		11月7日		11月22日		12月7日		12月21日		1月5日		1月20日		2月3日	
时辰	酉时		巳时		子时		未时		亥时		卯时		辰时		辰时		卯时		丑时		酉时		午时		卯时		子时	
农历	公历	星期	天地干支	五行	公历	星期	天地干支	五行	公历	星期	天地干支	五行	公历	星期	天地干支	五行	公历	星期	天地干支	五行	公历	星期	天地干支	五行	公历	星期	天地干支	五行
初一	21	二	乙丑	金	19	三	甲午	金	17	四	癸亥	水	17	六	癸巳	水	15	日	壬戌	水	15	二	壬辰	水	13	三	辛酉	木
初二	22	三	丙寅	火	20	四	乙未	金	18	五	甲子	金	18	日	甲午	金	16	一	癸亥	水	16	三	癸巳	水	14	四	壬戌	水
初三	23	四	丁卯	火	21	五	丙申	火	19	六	乙丑	金	19	一	乙未	金	17	二	甲子	金	17	四	甲午	金	15	五	癸亥	水
初四	24	五	戊辰	木	22	六	丁酉	火	20	日	丙寅	火	20	二	丙申	火	18	三	乙丑	金	18	五	乙未	金	16	六	甲子	金
初五	25	六	己巳	木	23	日	戊戌	木	21	一	丁卯	火	21	三	丁酉	火	19	四	丙寅	火	19	六	丙申	火	17	日	乙丑	金
初六	26	日	庚午	土	24	一	己亥	木	22	二	戊辰	木	22	四	戊戌	木	20	五	丁卯	火	20	日	丁酉	火	18	一	丙寅	火
初七	27	一	辛未	土	25	二	庚子	土	23	三	己巳	木	23	五	己亥	木	21	六	戊辰	木	21	一	戊戌	木	19	二	丁卯	火
初八	28	二	壬申	金	26	三	辛丑	土	24	四	庚午	土	24	六	庚子	土	22	日	己巳	木	22	二	己亥	木	20	三	戊辰	木
初九	29	三	癸酉	金	27	四	壬寅	金	25	五	辛未	土	25	日	辛丑	土	23	一	庚午	土	23	三	庚子	土	21	四	己巳	木
初十	30	四	甲戌	火	28	五	癸卯	金	26	六	壬申	金	26	一	壬寅	金	24	二	辛未	土	24	四	辛丑	土	22	五	庚午	土
十一	31	五	乙亥	火	29	六	甲辰	火	27	日	癸酉	金	27	二	癸卯	金	25	三	壬申	金	25	五	壬寅	金	23	六	辛未	土
十二	8月	六	丙子	水	30	日	乙巳	火	28	一	甲戌	火	28	三	甲辰	火	26	四	癸酉	金	26	六	癸卯	金	24	日	壬申	金
十三	2	日	丁丑	水	31	一	丙午	水	29	二	乙亥	火	29	四	乙巳	火	27	五	甲戌	火	27	日	甲辰	火	25	一	癸酉	金
十四	3	一	戊寅	土	9月	二	丁未	水	30	三	丙子	水	30	五	丙午	水	28	六	乙亥	火	28	一	乙巳	火	26	二	甲戌	火
十五	4	二	己卯	土	2	三	戊申	土	10月	四	丁丑	水	31	六	丁未	水	29	日	丙子	水	29	二	丙午	水	27	三	乙亥	火
十六	5	三	庚辰	金	3	四	己酉	土	2	五	戊寅	土	11月	日	戊申	土	30	一	丁丑	水	30	三	丁未	水	28	四	丙子	水
十七	6	四	辛巳	金	4	五	庚戌	金	3	六	己卯	土	2	一	己酉	土	12月	二	戊寅	土	31	四	戊申	土	29	五	丁丑	水
十八	7	五	壬午	木	5	六	辛亥	金	4	日	庚辰	金	3	二	庚戌	金	2	三	己卯	土	1月	五	己酉	土	30	六	戊寅	土
十九	8	六	癸未	木	6	日	壬子	木	5	一	辛巳	金	4	三	辛亥	金	3	四	庚辰	金	2	六	庚戌	金	31	日	己卯	土
二十	9	日	甲申	水	7	一	癸丑	木	6	二	壬午	木	5	四	壬子	木	4	五	辛巳	金	3	日	辛亥	金	2月	一	庚辰	金
廿一	10	一	乙酉	水	8	二	甲寅	水	7	三	癸未	木	6	五	癸丑	木	5	六	壬午	木	4	一	壬子	木	2	二	辛巳	金
廿二	11	二	丙戌	土	9	三	乙卯	水	8	四	甲申	水	7	六	甲寅	水	6	日	癸未	木	5	二	癸丑	木	3	三	壬午	木
廿三	12	三	丁亥	土	10	四	丙辰	土	9	五	乙酉	水	8	日	乙卯	水	7	一	甲申	水	6	三	甲寅	水	4	四	癸未	木
廿四	13	四	戊子	火	11	五	丁巳	土	10	六	丙戌	土	9	一	丙辰	土	8	二	乙酉	水	7	四	乙卯	水	5	五	甲申	水
廿五	14	五	己丑	火	12	六	戊午	火	11	日	丁亥	土	10	二	丁巳	土	9	三	丙戌	土	8	五	丙辰	土	6	六	乙酉	水
廿六	15	六	庚寅	木	13	日	己未	火	12	一	戊子	火	11	三	戊午	火	10	四	丁亥	土	9	六	丁巳	土	7	日	丙戌	土
廿七	16	日	辛卯	木	14	一	庚申	木	13	二	己丑	火	12	四	己未	火	11	五	戊子	火	10	日	戊午	火	8	一	丁亥	土
廿八	17	一	壬辰	水	15	二	辛酉	木	14	三	庚寅	木	13	五	庚申	木	12	六	己丑	火	11	一	己未	火	9	二	戊子	火
廿九	18	二	癸巳	水	16	三	壬戌	水	15	四	辛卯	木	14	六	辛酉	木	13	日	庚寅	木	12	二	庚申	木	10	三	己丑	火
三十									16	五	壬辰	水					14	一	辛卯	木					11	四	庚寅	木

二〇二一年 岁次 辛丑 牛年 上半年

月份	正月		二月		三月		四月		五月		六月	
干支	庚寅		辛卯		壬辰		癸巳		甲午		乙未	
二十四节气 农历	初七	廿二	初八	廿三	初九	廿四	初十	廿五	十二	廿八	十三	廿九
二十四节气 节气	雨水	惊蛰	春分	清明	谷雨	立夏	小满	芒种	夏至	小暑	大暑	立秋
二十四节气 公历	2月18日	3月5日	3月20日	4月4日	4月20日	5月5日	5月21日	6月5日	6月21日	7月7日	7月22日	8月7日
二十四节气 时辰	酉时	申时	酉时	亥时	寅时	未时	寅时	戌时	午时	卯时	子时	申时

农历	公历	星期	天地干支	五行	公历	星期	天地干支	五行	公历	星期	天地干支	五行	公历	星期	天地干支	五行	公历	星期	天地干支	五行	公历	星期	天地干支	五行
初一	12	五	辛卯	木	13	六	庚申	木	12	一	庚寅	木	12	三	庚申	木	10	四	己丑	水	10	六	己未	水
初二	13	六	壬辰	水	14	日	辛酉	木	13	二	辛卯	木	13	四	辛酉	木	11	五	庚寅	木	11	日	庚申	木
初三	14	日	癸巳	水	15	一	壬戌	木	14	三	壬辰	木	14	五	壬戌	木	12	六	辛卯	木	12	一	辛酉	木
初四	15	一	甲午	金	16	二	癸亥	水	15	四	癸巳	水	15	六	癸亥	水	13	日	壬辰	水	13	二	壬戌	水
初五	16	二	乙未	金	17	三	甲子	金	16	五	甲午	金	16	日	甲子	金	14	一	癸巳	水	14	三	癸亥	水
初六	17	三	丙申	火	18	四	乙丑	金	17	六	乙未	金	17	一	乙丑	金	15	二	甲午	金	15	四	甲子	金
初七	18	四	丁酉	火	19	五	丙寅	火	18	日	丙申	火	18	二	丙寅	火	16	三	乙未	金	16	五	乙丑	金
初八	19	五	戊戌	木	20	六	丁卯	火	19	一	丁酉	火	19	三	丁卯	火	17	四	丙申	火	17	六	丙寅	火
初九	20	六	己亥	木	21	日	戊辰	木	20	二	戊戌	木	20	四	戊辰	木	18	五	丁酉	火	18	日	丁卯	火
初十	21	日	庚子	土	22	一	己巳	木	21	三	己亥	木	21	五	己巳	木	19	六	戊戌	木	19	一	戊辰	木
十一	22	一	辛丑	土	23	二	庚午	土	22	四	庚子	土	22	六	庚午	土	20	日	己亥	木	20	二	己巳	木
十二	23	二	壬寅	金	24	三	辛未	土	23	五	辛丑	土	23	日	辛未	土	21	一	庚子	土	21	三	庚午	土
十三	24	三	癸卯	金	25	四	壬申	金	24	六	壬寅	金	24	一	壬申	金	22	二	辛丑	土	22	四	辛未	土
十四	25	四	甲辰	火	26	五	癸酉	金	25	日	癸卯	金	25	二	癸酉	金	23	三	壬寅	金	23	五	壬申	金
十五	26	五	乙巳	火	27	六	甲戌	火	26	一	甲辰	火	26	三	甲戌	火	24	四	癸卯	金	24	六	癸酉	金
十六	27	六	丙午	水	28	日	乙亥	火	27	二	乙巳	火	27	四	乙亥	火	25	五	甲辰	火	25	日	甲戌	火
十七	28	日	丁未	水	29	一	丙子	水	28	三	丙午	水	28	五	丙子	水	26	六	乙巳	火	26	一	乙亥	火
十八	3月	一	戊申	土	30	二	丁丑	水	29	四	丁未	水	29	六	丁丑	水	27	日	丙午	水	27	二	丙子	水
十九	2	二	己酉	土	31	三	戊寅	土	30	五	戊申	土	30	日	戊寅	土	28	一	丁未	水	28	三	丁丑	水
二十	3	三	庚戌	金	4月	四	己卯	土	5月	六	己酉	土	31	一	己卯	土	29	二	戊申	土	29	四	戊寅	土
廿一	4	四	辛亥	金	2	五	庚辰	金	2	日	庚戌	金	6月	二	庚辰	金	30	三	己酉	土	30	五	己卯	土
廿二	5	五	壬子	木	3	六	辛巳	金	3	一	辛亥	金	2	三	辛巳	金	7月	四	庚戌	金	31	六	庚辰	金
廿三	6	六	癸丑	木	4	日	壬午	木	4	二	壬子	木	3	四	壬午	木	2	五	辛亥	金	8月	日	辛巳	金
廿四	7	日	甲寅	水	5	一	癸未	木	5	三	癸丑	木	4	五	癸未	木	3	六	壬子	木	2	一	壬午	木
廿五	8	一	乙卯	水	6	二	甲申	水	6	四	甲寅	水	5	六	甲申	水	4	日	癸丑	木	3	二	癸未	木
廿六	9	二	丙辰	土	7	三	乙酉	水	7	五	乙卯	水	6	日	乙酉	水	5	一	甲寅	水	4	三	甲申	水
廿七	10	三	丁巳	土	8	四	丙戌	土	8	六	丙辰	土	7	一	丙戌	土	6	二	乙卯	水	5	四	乙酉	水
廿八	11	四	戊午	火	9	五	丁亥	土	9	日	丁巳	土	8	二	丁亥	土	7	三	丙辰	土	6	五	丙戌	土
廿九	12	五	己未	火	10	六	戊子	火	10	一	戊午	火	9	三	戊子	火	8	四	丁巳	土	7	六	丁亥	土
三十					11	日	己丑	火	11	二	己未	火					9	五	戊午	火				

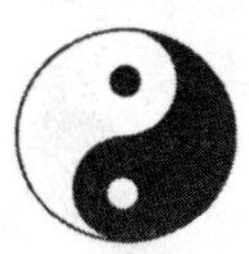

二〇二一年 岁次 辛丑 牛年 下半年

月份	七月				八月				九月				十月				十一月				十二月			
干支	丙申				丁酉				戊戌				己亥				庚子				辛丑			
二十四节气 农历	十六				初一		十七		初三		十八		初三		十八		初四		十八		初三		十八	
二十四节气 节气	处暑				白露		秋分		寒露		霜降		立冬		小雪		大雪		冬至		小寒		大寒	
二十四节气 公历	8月23日				9月7日		9月23日		10月8日		10月23日		11月7日		11月22日		12月7日		12月22日		1月5日		1月20日	
二十四节气 时辰	卯时				戌时		寅时		午时		未时		未时		午时		辰时		子时		酉时		巳时	
农历	公历	星期	天地干支	五行	公历	星期	天地干支	五行	公历	星期	天地干支	五行	公历	星期	天地干支	五行	公历	星期	天地干支	五行	公历	星期	天地干支	五行
初一	8	日	戊子	火	7	二	戊午	火	6	三	丁亥	土	5	五	丁巳	土	4	六	丙戌	土	3	一	丙辰	土
初二	9	一	己丑	火	8	三	己未	火	7	四	戊子	火	6	六	戊午	火	5	日	丁亥	土	4	二	丁巳	土
初三	10	二	庚寅	木	9	四	庚申	木	8	五	己丑	火	7	日	己未	火	6	一	戊子	火	5	三	戊午	火
初四	11	三	辛卯	木	10	五	辛酉	木	9	六	庚寅	木	8	一	庚申	木	7	二	己丑	火	6	四	己未	火
初五	12	四	壬辰	水	11	六	壬戌	水	10	日	辛卯	木	9	二	辛酉	木	8	三	庚寅	木	7	五	庚申	木
初六	13	五	癸巳	水	12	日	癸亥	水	11	一	壬辰	水	10	三	壬戌	水	9	四	辛卯	木	8	六	辛酉	木
初七	14	六	甲午	金	13	一	甲子	金	12	二	癸巳	水	11	四	癸亥	水	10	五	壬辰	水	9	日	壬戌	水
初八	15	日	乙未	金	14	二	乙丑	金	13	三	甲午	金	12	五	甲子	金	11	六	癸巳	水	10	一	癸亥	水
初九	16	一	丙申	火	15	三	丙寅	火	14	四	乙未	金	13	六	乙丑	金	12	日	甲午	金	11	二	甲子	金
初十	17	二	丁酉	火	16	四	丁卯	火	15	五	丙申	火	14	日	丙寅	火	13	一	乙未	金	12	三	乙丑	金
十一	18	三	戊戌	木	17	五	戊辰	木	16	六	丁酉	火	15	一	丁卯	火	14	二	丙申	火	13	四	丙寅	火
十二	19	四	己亥	木	18	六	己巳	木	17	日	戊戌	木	16	二	戊辰	木	15	三	丁酉	火	14	五	丁卯	火
十三	20	五	庚子	土	19	日	庚午	土	18	一	己亥	木	17	三	己巳	木	16	四	戊戌	木	15	六	戊辰	木
十四	21	六	辛丑	土	20	一	辛未	土	19	二	庚子	土	18	四	庚午	土	17	五	己亥	木	16	日	己巳	木
十五	22	日	壬寅	金	21	二	壬申	金	20	三	辛丑	土	19	五	辛未	土	18	六	庚子	土	17	一	庚午	土
十六	23	一	癸卯	金	22	三	癸酉	金	21	四	壬寅	金	20	六	壬申	金	19	日	辛丑	土	18	二	辛未	土
十七	24	二	甲辰	火	23	四	甲戌	火	22	五	癸卯	金	21	日	癸酉	金	20	一	壬寅	金	19	三	壬申	金
十八	25	三	乙巳	火	24	五	乙亥	火	23	六	甲辰	火	22	一	甲戌	火	21	二	癸卯	金	20	四	癸酉	金
十九	26	四	丙午	水	25	六	丙子	水	24	日	乙巳	火	23	二	乙亥	火	22	三	甲辰	火	21	五	甲戌	火
二十	27	五	丁未	水	26	日	丁丑	水	25	一	丙午	水	24	三	丙子	水	23	四	乙巳	火	22	六	乙亥	火
廿一	28	六	戊申	土	27	一	戊寅	土	26	二	丁未	水	25	四	丁丑	水	24	五	丙午	水	23	日	丙子	水
廿二	29	日	己酉	土	28	二	己卯	土	27	三	戊申	土	26	五	戊寅	土	25	六	丁未	水	24	一	丁丑	水
廿三	30	一	庚戌	金	29	三	庚辰	金	28	四	己酉	土	27	六	己卯	土	26	日	戊申	土	25	二	戊寅	土
廿四	31	二	辛亥	金	30	四	辛巳	金	29	五	庚戌	金	28	日	庚辰	金	27	一	己酉	土	26	三	己卯	土
廿五	9月	三	壬子	木	10月	五	壬午	木	30	六	辛亥	金	29	一	辛巳	金	28	二	庚戌	金	27	四	庚辰	金
廿六	2	四	癸丑	木	2	六	癸未	木	31	日	壬子	木	30	二	壬午	木	29	三	辛亥	金	28	五	辛巳	金
廿七	3	五	甲寅	水	3	日	甲申	水	11月	一	癸丑	木	12月	三	癸未	木	30	四	壬子	木	29	六	壬午	木
廿八	4	六	乙卯	水	4	一	乙酉	水	2	二	甲寅	水	2	四	甲申	水	31	五	癸丑	木	30	日	癸未	木
廿九	5	日	丙辰	土	5	二	丙戌	土	3	三	乙卯	水	3	五	乙酉	水	1月	六	甲寅	水	31	一	甲申	水
三十	6	一	丁巳	土					4	四	丙辰	土					2	日	乙卯	水				

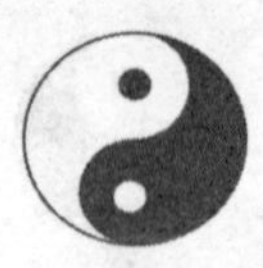

二〇二二年 岁次 壬寅 虎年 上半年

月份	正月				二月				三月				四月				五月				六月			
干支	壬寅				癸卯				甲辰				乙巳				丙午				丁未			
二十四节气 农历	初四		十九		初三		十八		初五		二十		初五		廿一		初八		廿三		初九		廿五	
二十四节气 节气	立春		雨水		惊蛰		春分		清明		谷雨		立夏		小满		芒种		夏至		小暑		大暑	
二十四节气 公历	2月4日		2月19日		3月5日		3月20日		4月4日		4月20日		5月5日		5月21日		6月6日		6月21日		7月7日		7月23日	
二十四节气 时辰	寅时		子时		亥时		子时		寅时		巳时		戌时		巳时		子时		酉时		午时		寅时	
农历	公历	星期	天地干支	五行	公历	星期	天地干支	五行	公历	星期	天地干支	五行	公历	星期	天地干支	五行	公历	星期	天地干支	五行	公历	星期	天地干支	五行
初一	2月	二	乙酉	水	3	四	乙卯	水	4月	五	甲申	水	5月	日	甲寅	水	30	一	癸未	木	29	三	癸丑	木
初二	2	三	丙戌	土	4	五	丙辰	土	2	六	乙酉	水	2	一	乙卯	水	31	二	甲申	水	30	四	甲寅	水
初三	3	四	丁亥	土	5	六	丁巳	土	3	日	丙戌	土	3	二	丙辰	土	6月	三	乙酉	水	7月	五	乙卯	水
初四	4	五	戊子	火	6	日	戊午	火	4	一	丁亥	土	4	三	丁巳	土	2	四	丙戌	土	2	六	丙辰	土
初五	5	六	己丑	火	7	一	己未	火	5	二	戊子	火	5	四	戊午	火	3	五	丁亥	土	3	日	丁巳	土
初六	6	日	庚寅	木	8	二	庚申	木	6	三	己丑	火	6	五	己未	火	4	六	戊子	火	4	一	戊午	火
初七	7	一	辛卯	木	9	三	辛酉	木	7	四	庚寅	木	7	六	庚申	木	5	日	己丑	火	5	二	己未	火
初八	8	二	壬辰	水	10	四	壬戌	水	8	五	辛卯	木	8	日	辛酉	木	6	一	庚寅	木	6	三	庚申	木
初九	9	三	癸巳	水	11	五	癸亥	水	9	六	壬辰	水	9	一	壬戌	水	7	二	辛卯	木	7	四	辛酉	木
初十	10	四	甲午	金	12	六	甲子	金	10	日	癸巳	水	10	二	癸亥	水	8	三	壬辰	水	8	五	壬戌	水
十一	11	五	乙未	金	13	日	乙丑	金	11	一	甲午	金	11	三	甲子	金	9	四	癸巳	水	9	六	癸亥	水
十二	12	六	丙申	火	14	一	丙寅	火	12	二	乙未	金	12	四	乙丑	金	10	五	甲午	金	10	日	甲子	金
十三	13	日	丁酉	火	15	二	丁卯	火	13	三	丙申	火	13	五	丙寅	火	11	六	乙未	金	11	一	乙丑	金
十四	14	一	戊戌	木	16	三	戊辰	木	14	四	丁酉	火	14	六	丁卯	火	12	日	丙申	火	12	二	丙寅	火
十五	15	二	己亥	木	17	四	己巳	木	15	五	戊戌	木	15	日	戊辰	木	13	一	丁酉	火	13	三	丁卯	火
十六	16	三	庚子	土	18	五	庚午	土	16	六	己亥	木	16	一	己巳	木	14	二	戊戌	木	14	四	戊辰	木
十七	17	四	辛丑	土	19	六	辛未	土	17	日	庚子	土	17	二	庚午	土	15	三	己亥	木	15	五	己巳	木
十八	18	五	壬寅	金	20	日	壬申	金	18	一	辛丑	土	18	三	辛未	土	16	四	庚子	土	16	六	庚午	土
十九	19	六	癸卯	金	21	一	癸酉	金	19	二	壬寅	金	19	四	壬申	金	17	五	辛丑	土	17	日	辛未	土
二十	20	日	甲辰	火	22	二	甲戌	火	20	三	癸卯	金	20	五	癸酉	金	18	六	壬寅	金	18	一	壬申	金
廿一	21	一	乙巳	火	23	三	乙亥	火	21	四	甲辰	火	21	六	甲戌	火	19	日	癸卯	金	19	二	癸酉	金
廿二	22	二	丙午	水	24	四	丙子	水	22	五	乙巳	火	22	日	乙亥	火	20	一	甲辰	火	20	三	甲戌	火
廿三	23	三	丁未	水	25	五	丁丑	水	23	六	丙午	水	23	一	丙子	水	21	二	乙巳	火	21	四	乙亥	火
廿四	24	四	戊申	土	26	六	戊寅	土	24	日	丁未	水	24	二	丁丑	水	22	三	丙午	水	22	五	丙子	水
廿五	25	五	己酉	土	27	日	己卯	土	25	一	戊申	土	25	三	戊寅	土	23	四	丁未	水	23	六	丁丑	水
廿六	26	六	庚戌	金	28	一	庚辰	金	26	二	己酉	土	26	四	己卯	土	24	五	戊申	土	24	日	戊寅	土
廿七	27	日	辛亥	金	29	二	辛巳	金	27	三	庚戌	金	27	五	庚辰	金	25	六	己酉	土	25	一	己卯	土
廿八	28	一	壬子	木	30	三	壬午	木	28	四	辛亥	金	28	六	辛巳	金	26	日	庚戌	金	26	二	庚辰	金
廿九	3月	二	癸丑	木	31	四	癸未	木	29	五	壬子	木	29	日	壬午	木	27	一	辛亥	金	27	三	辛巳	金
三十	2	三	甲寅	水					30	六	癸丑	木					28	二	壬子	木	28	五	壬午	木

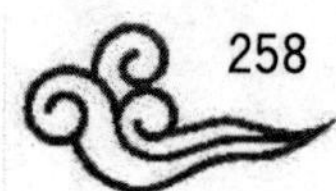

二〇二二年 岁次 壬寅 虎年 下半年

月份	七月				八月				九月				十月				十一月				十二月			
干支	戊申				乙酉				庚戌				辛亥				壬子				癸丑			
二十四节气 农历	初十		廿六		十二		廿八		十三		廿八		十四		廿九		十四		廿九		十四		廿九	
二十四节气 节气	立秋		处暑		白露		秋分		寒露		霜降		立冬		小雪		大雪		冬至		小寒		大寒	
二十四节气 公历	8月7日		8月23日		9月7日		9月23日		10月8日		10月23日		11月7日		11月22日		12月7日		12月22日		1月5日		1月20日	
二十四节气 时辰	亥时		午时		子时		巳时		申时		戌时		戌时		酉时		午时		卯时		子时		申时	
农历	公历	星期	天地干支	五行	公历	星期	天地干支	五行	公历	星期	天地干支	五行	公历	星期	天地干支	五行	公历	星期	天地干支	五行	公历	星期	天地干支	五行
初一	29	五	癸未	木	27	六	壬子	木	26	一	壬午	木	25	二	辛亥	金	24	四	辛巳	金	23	五	庚戌	金
初二	30	六	甲申	水	28	日	癸丑	木	27	二	癸未	木	26	三	壬子	木	25	五	壬午	木	24	六	辛亥	金
初三	31	日	乙酉	水	29	一	甲寅	水	28	三	甲申	水	27	四	癸丑	木	26	六	癸未	木	25	日	壬子	木
初四	8月	一	丙戌	土	30	二	乙卯	水	29	四	乙酉	水	28	五	甲寅	水	27	日	甲申	水	26	一	癸丑	木
初五	2	二	丁亥	土	31	三	丙辰	土	30	五	丙戌	土	29	六	乙卯	水	28	一	乙酉	水	27	二	甲寅	水
初六	3	三	戊子	火	9月	四	丁巳	土	10月	六	丁亥	土	30	日	丙辰	土	29	二	丙戌	土	28	三	乙卯	水
初七	4	四	己丑	火	2	五	戊午	火	2	日	戊子	火	31	一	丁巳	土	30	三	丁亥	土	29	四	丙辰	土
初八	5	五	庚寅	木	3	六	己未	火	3	一	己丑	火	11月	二	戊午	火	12月	四	戊子	火	30	五	丁巳	土
初九	6	六	辛卯	木	4	日	庚申	木	4	二	庚寅	木	2	三	己未	火	2	五	己丑	火	31	六	戊午	火
初十	7	日	壬辰	水	5	一	辛酉	木	5	三	辛卯	木	3	四	庚申	木	3	六	庚寅	木	1月	日	己未	火
十一	8	一	癸巳	水	6	二	壬戌	水	6	四	壬辰	水	4	五	辛酉	木	4	日	辛卯	木	2	一	庚申	木
十二	9	二	甲午	金	7	三	癸亥	水	7	五	癸巳	水	5	六	壬戌	水	5	一	壬辰	水	3	二	辛酉	木
十三	10	三	乙未	金	8	四	甲子	金	8	六	甲午	金	6	日	癸亥	水	6	二	癸巳	水	4	三	壬戌	水
十四	11	四	丙申	火	9	五	乙丑	金	9	日	乙未	金	7	一	甲子	金	7	三	甲午	金	5	四	癸亥	水
十五	12	五	丁酉	火	10	六	丙寅	火	10	一	丙申	火	8	二	乙丑	金	8	四	乙未	金	6	五	甲子	金
十六	13	六	戊戌	木	11	日	丁卯	火	11	二	丁酉	火	9	三	丙寅	火	9	五	丙申	火	7	六	乙丑	金
十七	14	日	己亥	木	12	一	戊辰	木	12	三	戊戌	木	10	四	丁卯	火	10	六	丁酉	火	8	日	丙寅	火
十八	15	一	庚子	土	13	二	己巳	木	13	四	己亥	木	11	五	戊辰	木	11	日	戊戌	木	9	一	丁卯	火
十九	16	二	辛丑	土	14	三	庚午	土	14	五	庚子	土	12	六	己巳	木	12	一	己亥	木	10	二	戊辰	木
二十	17	三	壬寅	金	15	四	辛未	土	15	六	辛丑	土	13	日	庚午	土	13	二	庚子	土	11	三	己巳	木
廿一	18	四	癸卯	金	16	五	壬申	金	16	日	壬寅	金	14	一	辛未	土	14	三	辛丑	土	12	四	庚午	土
廿二	19	五	甲辰	火	17	六	癸酉	金	17	一	癸卯	金	15	二	壬申	金	15	四	壬寅	金	13	五	辛未	土
廿三	20	六	乙巳	火	18	日	甲戌	火	18	二	甲辰	火	16	三	癸酉	金	16	五	癸卯	金	14	六	壬申	金
廿四	21	日	丙午	水	19	一	乙亥	火	19	三	乙巳	火	17	四	甲戌	火	17	六	甲辰	火	15	日	癸酉	金
廿五	22	一	丁未	水	20	二	丙子	水	20	四	丙午	水	18	五	乙亥	火	18	日	乙巳	火	16	一	甲戌	火
廿六	23	二	戊申	土	21	三	丁丑	水	21	五	丁未	水	19	六	丙子	水	19	一	丙午	水	17	二	乙亥	火
廿七	24	三	己酉	土	22	四	戊寅	土	22	六	戊申	土	20	日	丁丑	水	20	二	丁未	水	18	三	丙子	水
廿八	25	四	庚戌	金	23	五	己卯	土	23	日	己酉	土	21	一	戊寅	土	21	三	戊申	土	19	四	丁丑	水
廿九	26	五	辛亥	金	24	六	庚辰	金	24	一	庚戌	金	22	二	己卯	土	22	四	己酉	土	20	五	戊寅	土
三十					25	日	辛巳	金					23	三	庚辰	金					21	六	己卯	土

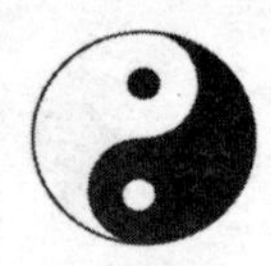

二〇二三年 岁次 癸卯 兔年 上半年

月份		正月		二月		闰二月	三月		四月		五月	
干支		甲寅		乙卯			丙辰		丁巳		戊午	
二十四节气	农历	十四	廿九	十五	三十	十五	初一	十七	初一	十四	初四	二十
	节气	立春	雨水	惊蛰	春分	清明	谷雨	立夏	小满	芒种	夏至	小暑
	公历	2月4日	2月19日	3月6日	3月21日	4月5日	4月20日	5月6日	5月21日	6月6日	6月21日	7月7日
	时辰	巳时	卯时	寅时	卯时	巳时	申时	丑时	申时	卯时	子时	酉时

农历	公历	星期	天地干支	五行	公历	星期	天地干支	五行	公历	星期	天地干支	五行	公历	星期	天地干支	五行	公历	星期	天地干支	五行	公历	星期	天地干支	五行
初一	22	日	庚辰	金	20	一	己酉	土	22	三	己卯	土	20	四	戊申	土	19	五	丁丑	水	18	日	丁未	水
初二	23	一	辛巳	金	21	二	庚戌	金	23	四	庚辰	金	21	五	己酉	土	20	六	戊寅	土	19	一	戊申	土
初三	24	二	壬午	木	22	三	辛亥	金	24	五	辛巳	金	22	六	庚戌	金	21	日	己卯	土	20	二	己酉	土
初四	25	三	癸未	木	23	四	壬子	木	25	六	壬午	木	23	日	辛亥	金	22	一	庚辰	金	21	三	庚戌	金
初五	26	四	甲申	水	24	五	癸丑	木	26	日	癸未	木	24	一	壬子	木	23	二	辛巳	金	22	四	辛亥	金
初六	27	五	乙酉	水	25	六	甲寅	水	27	一	甲申	水	25	二	癸丑	木	24	三	壬午	木	23	五	壬子	木
初七	28	六	丙戌	土	26	日	乙卯	水	28	二	乙酉	水	26	三	甲寅	木	25	四	癸未	木	24	六	癸丑	木
初八	29	日	丁亥	土	27	一	丙辰	土	29	三	丙戌	土	27	四	乙卯	水	26	五	甲申	水	25	日	甲寅	水
初九	30	一	戊子	火	28	二	丁巳	土	30	四	丁亥	土	28	五	丙辰	土	27	六	乙酉	水	26	一	乙卯	水
初十	31	二	己丑	火	3月	三	戊午	火	31	五	戊子	火	29	六	丁巳	土	28	日	丙戌	土	27	二	丙辰	土
十一	2月	三	庚寅	木	2	四	己未	火	4月	六	己丑	火	30	日	戊午	火	29	一	丁亥	土	28	三	丁巳	土
十二	2	四	辛卯	木	3	五	庚申	木	2	日	庚寅	木	5月	一	己未	火	30	二	戊子	火	29	四	戊午	火
十三	3	五	壬辰	水	4	六	辛酉	木	3	一	辛卯	木	2	二	庚申	木	31	三	己丑	火	30	五	己未	火
十四	4	六	癸巳	水	5	日	壬戌	水	4	二	壬辰	水	3	三	辛酉	木	6月	四	庚寅	木	7月	六	庚申	木
十五	5	日	甲午	金	6	一	癸亥	水	5	三	癸巳	水	4	四	壬戌	水	2	五	辛卯	木	2	日	辛酉	木
十六	6	一	乙未	金	7	二	甲子	金	6	四	甲午	金	5	五	癸亥	水	3	六	壬辰	水	3	一	壬戌	水
十七	7	二	丙申	火	8	三	乙丑	金	7	五	乙未	金	6	六	甲子	金	4	日	癸巳	水	4	二	癸亥	水
十八	8	三	丁酉	火	9	四	丙寅	火	8	六	丙申	火	7	日	乙丑	金	5	一	甲午	金	5	三	甲子	金
十九	9	四	戊戌	木	10	五	丁卯	火	9	日	丁酉	火	8	一	丙寅	火	6	二	乙未	金	6	四	乙丑	金
二十	10	五	己亥	木	11	六	戊辰	木	10	一	戊戌	木	9	二	丁卯	火	7	三	丙申	火	7	五	丙寅	火
廿一	11	六	庚子	土	12	日	己巳	木	11	二	己亥	木	10	三	戊辰	木	8	四	丁酉	火	8	六	丁卯	火
廿二	12	日	辛丑	土	13	一	庚午	土	12	三	庚子	土	11	四	己巳	木	9	五	戊戌	木	9	日	戊辰	木
廿三	13	一	壬寅	金	14	二	辛未	土	13	四	辛丑	土	12	五	庚午	土	10	六	己亥	木	10	一	己巳	木
廿四	14	二	癸卯	金	15	三	壬申	金	14	五	壬寅	金	13	六	辛未	土	11	日	庚子	土	11	二	庚午	土
廿五	15	三	甲辰	火	16	四	癸酉	金	15	六	癸卯	金	14	日	壬申	金	12	一	辛丑	土	12	三	辛未	土
廿六	16	四	乙巳	火	17	五	甲戌	火	16	日	甲辰	火	15	一	癸酉	金	13	二	壬寅	金	13	四	壬申	金
廿七	17	五	丙午	水	18	六	乙亥	火	17	一	乙巳	火	16	二	甲戌	火	14	三	癸卯	火	14	五	癸酉	火
廿八	18	六	丁未	水	19	日	丙子	水	18	二	丙午	水	17	三	乙亥	火	15	四	甲辰	火	15	六	甲戌	火
廿九	19	日	戊申	土	20	一	丁丑	水	19	三	丁未	水	18	四	丙子	水	16	五	乙巳	火	16	日	乙亥	火
三十					21	二	戊寅	土									17	六	丙午	水	17	一	丙子	水

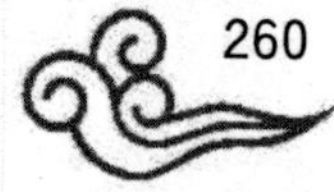

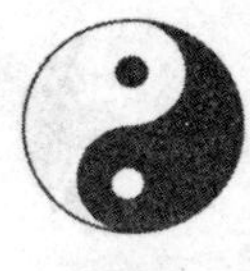

二〇二三年 岁次 癸卯 兔年 下半年

月份	六月				七月				八月				九月				十月				十一月				十二月			
干支	己未				庚申				辛酉				壬戌				癸亥				甲子				乙丑			
二十四节气 农历	初六		廿二		初八		廿六		初九		廿四		初十		廿五		初十		廿五		初十		廿五		初十		廿五	
二十四节气 节气	大暑		立秋		处暑		白露		秋分		寒露		霜降		立冬		小雪		大雪		冬至		小寒		大寒		立春	
二十四节气 公历	7月23日		8月8日		8月23日		9月8日		9月23日		10月8日		10月24日		11月8日		11月22日		12月7日		12月22日		1月6日		1月20日		2月4日	
二十四节气 时辰	巳时		寅时		丑时		卯时		申时		亥时		丑时		丑时		子时		酉时		午时		卯时		亥时		申时	
农历	公历	星期	天地干支	五行	公历	星期	天地干支	五行	公历	星期	天地干支	五行	公历	星期	天地干支	五行	公历	星期	天地干支	五行	公历	星期	天地干支	五行	公历	星期	天地干支	五行
初一	18	二	丁丑	水	16	三	丙午	水	15	五	丙子	水	15	日	丙午	水	13	一	乙亥	火	13	三	乙巳	水	11	四	甲戌	火
初二	19	三	戊寅	土	17	四	丁未	水	16	六	丁丑	水	16	一	丁未	水	14	二	丙子	水	14	四	丙午	水	12	五	乙亥	木
初三	20	四	己卯	土	18	五	戊申	土	17	日	戊寅	土	17	二	戊申	土	15	三	丁丑	水	15	五	丁未	水	13	六	丙子	水
初四	21	五	庚辰	金	19	六	己酉	土	18	一	己卯	土	18	三	己酉	土	16	四	戊寅	土	16	六	戊申	土	14	日	丁丑	水
初五	22	六	辛巳	金	20	日	庚戌	金	19	二	庚辰	金	19	四	庚戌	金	17	五	己卯	土	17	日	己酉	土	15	一	戊寅	土
初六	23	日	壬午	木	21	一	辛亥	金	20	三	辛巳	金	20	五	辛亥	金	18	六	庚辰	金	18	一	庚戌	金	16	二	己卯	土
初七	24	一	癸未	木	22	二	壬子	木	21	四	壬午	木	21	六	壬子	木	19	日	辛巳	金	19	二	辛亥	金	17	三	庚辰	金
初八	25	二	甲申	水	23	三	癸丑	木	22	五	癸未	木	22	日	癸丑	木	20	一	壬午	木	20	三	壬子	木	18	四	辛巳	金
初九	26	三	乙酉	水	24	四	甲寅	水	23	六	甲申	水	23	一	甲寅	水	21	二	癸未	木	21	四	癸丑	木	19	五	壬午	木
初十	27	四	丙戌	土	25	五	乙卯	水	24	日	乙酉	水	24	二	乙卯	水	22	三	甲申	水	22	五	甲寅	水	20	六	癸未	木
十一	28	五	丁亥	土	26	六	丙辰	土	25	一	丙戌	土	25	三	丙辰	土	23	四	乙酉	水	23	六	乙卯	水	21	日	甲申	水
十二	29	六	戊子	火	27	日	丁巳	土	26	二	丁亥	土	26	四	丁巳	土	24	五	丙戌	土	24	日	丙辰	土	22	一	乙酉	水
十三	30	日	己丑	火	28	一	戊午	火	27	三	戊子	火	27	五	戊午	火	25	六	丁亥	土	25	一	丁巳	土	23	二	丙戌	土
十四	31	一	庚寅	木	29	二	己未	火	28	四	己丑	火	28	六	己未	火	26	日	戊子	火	26	二	戊午	火	24	三	丁亥	土
十五	8月	二	辛卯	木	30	三	庚申	木	29	五	庚寅	木	29	日	庚申	木	27	一	己丑	火	27	三	己未	火	25	四	戊子	火
十六	2	三	壬辰	水	31	四	辛酉	木	30	六	辛卯	木	30	一	辛酉	木	28	二	庚寅	木	28	四	庚申	木	26	五	己丑	火
十七	3	四	癸巳	水	9月	五	壬戌	水	10月	日	壬辰	水	31	二	壬戌	水	29	三	辛卯	木	29	五	辛酉	木	27	六	庚寅	木
十八	4	五	甲午	金	2	六	癸亥	水	2	一	癸巳	水	11月	三	癸亥	水	30	四	壬辰	水	30	六	壬戌	水	28	日	辛卯	木
十九	5	六	乙未	金	3	日	甲子	金	3	二	甲午	金	2	四	甲子	金	12	五	癸巳	水	31	日	癸亥	水	29	一	壬辰	水
二十	6	日	丙申	火	4	一	乙丑	金	4	三	乙未	金	3	五	乙丑	金	2	六	甲午	金	1	一	甲子	金	30	二	癸巳	水
廿一	7	一	丁酉	火	5	二	丙寅	火	5	四	丙申	火	4	六	丙寅	火	3	日	乙未	金	2	二	乙丑	金	31	三	甲午	金
廿二	8	二	戊戌	木	6	三	丁卯	火	6	五	丁酉	火	5	日	丁卯	火	4	一	丙申	火	3	三	丙寅	火	2	四	乙未	金
廿三	9	三	己亥	木	7	四	戊辰	木	7	六	戊戌	木	6	一	戊辰	木	5	二	丁酉	火	4	四	丁卯	火	2	五	丙申	火
廿四	10	四	庚子	土	8	五	己巳	木	8	日	己亥	木	7	二	己巳	木	6	三	戊戌	木	5	五	戊辰	木	3	六	丁酉	火
廿五	11	五	辛丑	土	9	六	庚午	土	9	一	庚子	土	8	三	庚午	土	7	四	己亥	木	6	六	己巳	木	4	日	戊戌	木
廿六	12	六	壬寅	金	10	日	辛未	土	10	二	辛丑	土	9	四	辛未	土	8	五	庚子	土	7	日	庚午	土	5	一	己亥	木
廿七	13	日	癸卯	金	11	一	壬申	金	11	三	壬寅	金	10	五	壬申	金	9	六	辛丑	土	8	一	辛未	土	6	二	庚子	土
廿八	14	一	甲辰	火	12	二	癸酉	金	12	四	癸卯	金	11	六	癸酉	金	10	日	壬寅	金	9	二	壬申	金	7	三	辛丑	土
廿九	15	二	乙巳	火	13	三	甲戌	火	13	五	甲辰	火	12	日	甲戌	火	11	一	癸卯	金	10	三	癸酉	金	8	四	壬寅	金
三十					14	四	乙亥	火	14	六	乙巳	火					12	二	甲辰	火					9	五	癸卯	金

二〇二四年 岁次 甲辰 龙年 上半年

月份	正月				二月				三月				四月				五月				六月			
干支	丙寅				丁卯				戊辰				己巳				庚午				辛未			
二十四节气 农历	初十		廿五		十一		廿六		十一		廿七		十三		廿九		十六				初一		十七	
二十四节气 节气	雨水		惊蛰		春分		清明		谷雨		立夏		小满		芒种		夏至				小暑		大暑	
二十四节气 公历	2月19日		3月5日		3月20日		4月4日		4月19日		5月5日		5月20日		6月5日		6月21日				7月6日		7月22日	
二十四节气 时辰	午时		巳时		午时		申时		亥时		辰时		亥时		午时		卯时				亥时		申时	
农历	公历	星期	天地干支	五行	公历	星期	天地干支	五行	公历	星期	天地干支	五行	公历	星期	天地干支	五行	公历	星期	天地干支	五行	公历	星期	天地干支	五行
初一	10	六	甲辰	火	10	日	癸酉	金	9	二	癸卯	金	8	三	壬申	金	6	四	辛丑	土	6	六	辛未	土
初二	11	日	乙巳	火	11	一	甲戌	火	10	三	甲辰	火	9	四	癸酉	金	7	五	壬寅	金	7	日	壬申	金
初三	12	一	丙午	水	12	二	乙亥	火	11	四	乙巳	火	10	五	甲戌	火	8	六	癸卯	金	8	一	癸酉	金
初四	13	二	丁未	水	13	三	丙子	水	12	五	丙午	水	11	六	乙亥	火	9	日	甲辰	火	9	二	甲戌	火
初五	14	三	戊申	土	14	四	丁丑	水	13	六	丁未	水	12	日	丙子	水	10	一	乙巳	火	10	三	乙亥	火
初六	15	四	己酉	土	15	五	戊寅	土	14	日	戊申	土	13	一	丁丑	水	11	二	丙午	水	11	四	丙子	水
初七	16	五	庚戌	金	16	六	己卯	土	15	一	己酉	土	14	二	戊寅	土	12	三	丁未	水	12	五	丁丑	水
初八	17	六	辛亥	金	17	日	庚辰	金	16	二	庚戌	金	15	三	己卯	土	13	四	戊申	土	13	六	戊寅	土
初九	18	日	壬子	木	18	一	辛巳	金	17	三	辛亥	金	16	四	庚辰	金	14	五	己酉	土	14	日	己卯	土
初十	19	一	癸丑	木	19	二	壬午	木	18	四	壬子	木	17	五	辛巳	金	15	六	庚戌	金	15	一	庚辰	金
十一	20	二	甲寅	水	20	三	癸未	木	19	五	癸丑	木	18	六	壬午	木	16	日	辛亥	金	16	二	辛巳	金
十二	21	三	乙卯	水	21	四	甲申	水	20	六	甲寅	水	19	日	癸未	木	17	一	壬子	木	17	三	壬午	木
十三	22	四	丙辰	土	22	五	乙酉	水	21	日	乙卯	水	20	一	甲申	水	18	二	癸丑	木	18	四	癸未	木
十四	23	五	丁巳	土	23	六	丙戌	土	22	一	丙辰	土	21	二	乙酉	水	19	三	甲寅	水	19	五	甲申	水
十五	24	六	戊午	火	24	日	丁亥	土	23	二	丁巳	土	22	三	丙戌	土	20	四	乙卯	水	20	六	乙酉	水
十六	25	日	己未	火	25	一	戊子	火	24	三	戊午	火	23	四	丁亥	土	21	五	丙辰	土	21	日	丙戌	土
十七	26	一	庚申	木	26	二	己丑	火	25	四	己未	火	24	五	戊子	火	22	六	丁巳	土	22	一	丁亥	土
十八	27	二	辛酉	木	27	三	庚寅	木	26	五	庚申	木	25	六	己丑	火	23	日	戊午	火	23	二	戊子	火
十九	28	三	壬戌	水	28	四	辛卯	木	27	六	辛酉	木	26	日	庚寅	木	24	一	己未	火	24	三	己丑	火
二十	29	四	癸亥	水	29	五	壬辰	水	28	日	壬戌	水	27	一	辛卯	木	25	二	庚申	木	25	四	庚寅	木
廿一	3月	五	甲子	金	30	六	癸巳	水	29	一	癸亥	水	28	二	壬辰	水	26	三	辛酉	木	26	五	辛卯	木
廿二	2	六	乙丑	金	31	日	甲午	金	30	二	甲子	金	29	三	癸巳	水	27	四	壬戌	水	27	六	壬辰	水
廿三	3	日	丙寅	火	4月	一	乙未	金	5月	三	乙丑	金	30	四	甲午	金	28	五	癸亥	水	28	日	癸巳	水
廿四	4	一	丁卯	火	2	二	丙申	火	2	四	丙寅	火	31	五	乙未	金	29	六	甲子	金	29	一	甲午	金
廿五	5	二	戊辰	木	3	三	丁酉	火	3	五	丁卯	火	6月	六	丙申	火	30	日	乙丑	金	30	二	乙未	金
廿六	6	三	己巳	木	4	四	戊戌	木	4	六	戊辰	木	2	日	丁酉	火	7月	一	丙寅	火	31	三	丙申	火
廿七	7	四	庚午	土	5	五	己亥	木	5	日	己巳	木	3	一	戊戌	木	2	二	丁卯	火	8月	四	丁酉	火
廿八	8	五	辛未	土	6	六	庚子	土	6	一	庚午	土	4	二	己亥	木	3	三	戊辰	木	2	五	戊戌	木
廿九	9	六	壬申	金	7	日	辛丑	土	7	二	辛未	土	5	三	庚子	土	4	四	己巳	木	3	六	己亥	木
三十					8	一	壬寅	金									5	五	庚午	土				

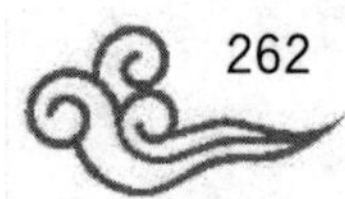

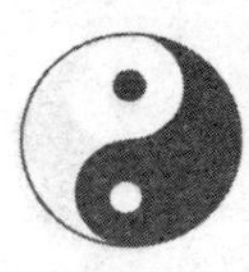

二〇二四年 岁次 甲辰 龙年 下半年

月份		七月		八月		九月		十月		十一月		十二月	
干支		壬申		癸酉		甲戌		乙亥		丙子		丁丑	
二十四节气	农历	初四	十九	初五	二十	初六	廿一	初七	廿二	初六	廿一	初六	廿一
	节气	立秋	处暑	白露	秋分	寒露	霜降	立冬	小雪	大雪	冬至	小寒	大寒
	公历	8月7日	8月22日	9月7日	9月22日	10月8日	10月23日	11月7日	11月22日	12月6日	12月21日	1月5日	1月20日
	时辰	巳时	子时	午时	亥时	寅时	辰时	辰时	卯时	子时	酉时	午时	寅时

农历	公历	星期	天地干支	五行	公历	星期	天地干支	五行	公历	星期	天地干支	五行	公历	星期	天地干支	五行	公历	星期	天地干支	五行	公历	星期	天地干支	五行
初一	4	日	庚子	土	3	二	庚午	土	3	四	庚子	土	11月	五	己巳	木	12月	日	己亥	木	31	二	己巳	木
初二	5	一	辛丑	土	4	三	辛未	土	4	五	辛丑	土	2	六	庚午	土	2	一	庚子	土	1月	三	庚午	土
初三	6	二	壬寅	金	5	四	壬申	金	5	六	壬寅	金	3	日	辛未	土	3	二	辛丑	土	2	四	辛未	土
初四	7	三	癸卯	金	6	五	癸酉	金	6	日	癸卯	金	4	一	壬申	金	4	三	壬寅	金	3	五	壬申	金
初五	8	四	甲辰	火	7	六	甲戌	火	7	一	甲辰	火	5	二	癸酉	金	5	四	癸卯	金	4	六	癸酉	金
初六	9	五	乙巳	火	8	日	乙亥	火	8	二	乙巳	火	6	三	甲戌	火	6	五	甲辰	火	5	日	甲戌	火
初七	10	六	丙午	水	9	一	丙子	水	9	三	丙午	水	7	四	乙亥	火	7	六	乙巳	火	6	一	乙亥	火
初八	11	日	丁未	水	10	二	丁丑	水	10	四	丁未	水	8	五	丙子	水	8	日	丙午	水	7	二	丙子	水
初九	12	一	戊申	土	11	三	戊寅	土	11	五	戊申	土	9	六	丁丑	水	9	一	丁未	水	8	三	丁丑	水
初十	13	二	己酉	土	12	四	己卯	土	12	六	己酉	土	10	日	戊寅	土	10	二	戊申	土	9	四	戊寅	土
十一	14	三	庚戌	金	13	五	庚辰	金	13	日	庚戌	金	11	一	己卯	土	11	三	己酉	土	10	五	己卯	土
十二	15	四	辛亥	金	14	六	辛巳	金	14	一	辛亥	金	12	二	庚辰	金	12	四	庚戌	金	11	六	庚辰	金
十三	16	五	壬子	木	15	日	壬午	木	15	二	壬子	木	13	三	辛巳	金	13	五	辛亥	金	12	日	辛巳	金
十四	17	六	癸丑	木	16	一	癸未	木	16	三	癸丑	木	14	四	壬午	木	14	六	壬子	木	13	一	壬午	木
十五	18	日	甲寅	水	17	二	甲申	水	17	四	甲寅	水	15	五	癸未	木	15	日	癸丑	木	14	二	癸未	木
十六	19	一	乙卯	水	18	三	乙酉	水	18	五	乙卯	水	16	六	甲申	水	16	一	甲寅	水	15	三	甲申	水
十七	20	二	丙辰	土	19	四	丙戌	土	19	六	丙辰	土	17	日	乙酉	水	17	二	乙卯	水	16	四	乙酉	水
十八	21	三	丁巳	土	20	五	丁亥	土	20	日	丁巳	土	18	一	丙戌	土	18	三	丙辰	土	17	五	丙戌	土
十九	22	四	戊午	火	21	六	戊子	火	21	一	戊午	火	19	二	丁亥	土	19	四	丁巳	土	18	六	丁亥	土
二十	23	五	己未	火	22	日	己丑	火	22	二	己未	火	20	三	戊子	火	20	五	戊午	火	19	日	戊子	火
廿一	24	六	庚申	木	23	一	庚寅	木	23	三	庚申	木	21	四	己丑	火	21	六	己未	火	20	一	己丑	火
廿二	25	日	辛酉	木	24	二	辛卯	木	24	四	辛酉	木	22	五	庚寅	木	22	日	庚申	木	21	二	庚寅	木
廿三	26	一	壬戌	水	25	三	壬辰	水	25	五	壬戌	水	23	六	辛卯	木	23	一	辛酉	木	22	三	辛卯	木
廿四	27	二	癸亥	水	26	四	癸巳	水	26	六	癸亥	水	24	日	壬辰	水	24	二	壬戌	水	23	四	壬辰	水
廿五	28	三	甲子	金	27	五	甲午	金	27	日	甲子	金	25	一	癸巳	水	25	三	癸亥	水	24	五	癸巳	水
廿六	29	四	乙丑	金	28	六	乙未	金	28	一	乙丑	金	26	二	甲午	金	26	四	甲子	金	25	六	甲午	金
廿七	30	五	丙寅	火	29	日	丙申	火	29	二	丙寅	火	27	三	乙未	金	27	五	乙丑	金	26	日	乙未	金
廿八	31	六	丁卯	火	30	一	丁酉	火	30	三	丁卯	火	28	四	丙申	火	28	六	丙寅	火	27	一	丙申	火
廿九	9月	日	戊辰	木	10月	二	戊戌	木	31	四	戊辰	木	29	五	丁酉	火	29	日	丁卯	火	28	二	丁酉	火
三十	2	一	己巳	木	2	三	己亥	木					30	六	戊戌	木	30	一	戊辰	木				

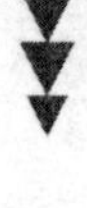

二〇二五年 岁次 乙巳 蛇年 上半年

月份	正月				二月				三月				四月				五月				六月			
干支	戊寅				己卯				庚辰				辛巳				壬午				癸未			
二十四节气 农历	初六		廿一		初六		廿一		初七		廿三		初九		廿五		初十		廿六		十三		廿八	
节气	立春		雨水		惊蛰		春分		清明		谷雨		立夏		小满		芒种		夏至		小暑		大暑	
公历	2月3日		2月18日		3月5日		3月20日		4月4日		4月20日		5月5日		5月21日		6月5日		6月21日		7月7日		7月22日	
时辰	亥时		酉时		申时		申时		戌时		寅时		未时		寅时		酉时		午时		寅时		亥时	
农历	公历	星期	天地干支	五行	公历	星期	天地干支	五行	公历	星期	天地干支	五行	公历	星期	天地干支	五行	公历	星期	天地干支	五行	公历	星期	天地干支	五行
初一	29	三	戊戌	木	28	五	戊辰	木	29	六	丁酉	火	27	日	丙寅	火	27	二	丙申	火	25	三	乙丑	金
初二	30	四	己亥	木	3月	六	己巳	木	30	日	戊戌	火	28	一	丁卯	火	28	三	丁酉	火	26	四	丙寅	火
初三	31	五	庚子	土	2	日	庚午	土	31	一	己亥	木	29	二	戊辰	木	29	四	戊戌	木	27	五	丁卯	火
初四	2月	六	辛丑	土	3	一	辛未	土	4月	二	庚子	土	30	三	己巳	土	30	五	己亥	土	28	六	戊辰	土
初五	2	日	壬寅	土	4	二	壬申	土	2	三	辛丑	土	5月	四	庚午	木	31	六	庚子	木	29	日	己巳	木
初六	3	一	癸卯	金	5	三	癸酉	金	3	四	壬寅	金	2	五	辛未	土	6月	日	辛丑	土	30	一	庚午	土
初七	4	二	甲辰	火	6	四	甲戌	火	4	五	癸卯	金	3	六	壬申	金	2	一	壬寅	金	7月	二	辛未	土
初八	5	三	乙巳	火	7	五	乙亥	火	5	六	甲辰	火	4	日	癸酉	金	3	二	癸卯	金	2	三	壬申	金
初九	6	四	丙午	水	8	六	丙子	水	6	日	乙巳	火	5	一	甲戌	火	4	三	甲辰	火	3	四	癸酉	金
初十	7	五	丁未	水	9	日	丁丑	水	7	一	丙午	水	6	二	乙亥	火	5	四	乙巳	火	4	五	甲戌	火
十一	8	六	戊申	土	10	一	戊寅	土	8	二	丁未	水	7	三	丙子	水	6	五	丙午	水	5	六	乙亥	火
十二	9	日	己酉	土	11	二	己卯	土	9	三	戊申	土	8	四	丁丑	水	7	六	丁未	水	6	日	丙子	水
十三	10	一	庚戌	金	12	三	庚辰	金	10	四	己酉	土	9	五	戊寅	土	8	日	戊申	土	7	一	丁丑	水
十四	11	二	辛亥	金	13	四	辛巳	金	11	五	庚戌	金	10	六	己卯	土	9	一	己酉	土	8	二	戊寅	土
十五	12	三	壬子	木	14	五	壬午	木	12	六	辛亥	金	11	日	庚辰	金	10	二	庚戌	金	9	三	己卯	土
十六	13	四	癸丑	木	15	六	癸未	木	13	日	壬子	木	12	一	辛巳	金	11	三	辛亥	金	10	四	庚辰	金
十七	14	五	甲寅	水	16	日	甲申	水	14	一	癸丑	木	13	二	壬午	木	12	四	壬子	木	11	五	辛巳	金
十八	15	六	乙卯	水	17	一	乙酉	水	15	二	甲寅	水	14	三	癸未	木	13	五	癸丑	木	12	六	壬午	木
十九	16	日	丙辰	土	18	二	丙戌	土	16	三	乙卯	水	15	四	甲申	水	14	六	甲寅	水	13	日	癸未	木
二十	17	一	丁巳	土	19	三	丁亥	土	17	四	丙辰	土	16	五	乙酉	水	15	日	乙卯	水	14	一	甲申	水
廿一	18	二	戊午	火	20	四	戊子	火	18	五	丁巳	土	17	六	丙戌	土	16	一	丙辰	土	15	二	乙酉	水
廿二	19	三	己未	火	21	五	己丑	火	19	六	戊午	火	18	日	丁亥	土	17	二	丁巳	土	16	三	丙戌	土
廿三	20	四	庚申	木	22	六	庚寅	木	20	日	己未	火	19	一	戊子	火	18	三	戊午	火	17	四	丁亥	土
廿四	21	五	辛酉	木	23	日	辛卯	木	21	一	庚申	木	20	二	己丑	火	19	四	己未	火	18	五	戊子	火
廿五	22	六	壬戌	水	24	一	壬辰	水	22	二	辛酉	木	21	三	庚寅	木	20	五	庚申	木	19	六	己丑	火
廿六	23	日	癸亥	水	25	二	癸巳	水	23	三	壬戌	水	22	四	辛卯	木	21	六	辛酉	木	20	日	庚寅	木
廿七	24	一	甲子	金	26	三	甲午	金	24	四	癸亥	水	23	五	壬辰	水	22	日	壬戌	水	21	一	辛卯	木
廿八	25	二	乙丑	金	27	四	乙未	金	25	五	甲子	金	24	六	癸巳	水	23	一	癸亥	水	22	二	壬辰	水
廿九	26	三	丙寅	火	28	五	丙申	火	26	六	乙丑	金	25	日	甲午	金	24	二	甲子	金	23	三	癸巳	水
三十	27	四	丁卯	火									26	一	乙未	金					24	四	甲午	金

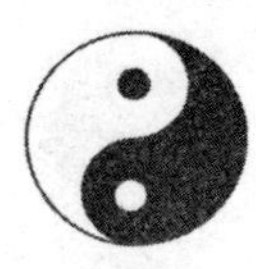

二〇二五年 岁次 乙巳 蛇年 下半年

月份	闰六月				七月				八月				九月				十月				十一月				十二月			
干支	甲申				乙酉								丙戌				丁亥				戊子				己丑			
二十四节气 农历	十四				初一		十六		初二		十七		初三		十八		初三		十八		初二		十七		初二		十七	
节气	立秋				处暑		白露		秋分		寒露		霜降		立冬		小雪		大雪		冬至		小寒		大寒		立春	
公历	8月7日				8月23日		9月7日		9月23日		10月8日		10月23日		11月7日		11月22日		12月7日		12月21日		1月5日		1月20日		2月4日	
时辰	未时				卯时		酉时		寅时		巳时		未时		未时		午时		卯时		子时		酉时		巳时		寅时	
农历	公历	星期	天地干支	五行	公历	星期	天地干支	五行	公历	星期	天地干支	五行	公历	星期	天地干支	五行	公历	星期	天地干支	五行	公历	星期	天地干支	五行	公历	星期	天地干支	五行
初一	25	五	乙未	金	23	六	甲子	金	22	一	甲午	金	21	二	癸亥	水	20	四	癸巳	水	20	六	癸亥	水	19	一	癸巳	水
初二	26	六	丙申	火	24	日	乙丑	金	23	二	乙未	金	22	三	甲子	金	21	五	甲午	金	21	日	甲子	金	20	二	甲午	金
初三	27	日	丁酉	火	25	一	丙寅	火	24	三	丙申	火	23	四	乙丑	金	22	六	乙未	金	22	一	乙丑	金	21	三	乙未	金
初四	28	一	戊戌	木	26	二	丁卯	火	25	四	丁酉	火	24	五	丙寅	火	23	日	丙申	火	23	二	丙寅	火	22	四	丙申	火
初五	29	二	己亥	木	27	三	戊辰	木	26	五	戊戌	木	25	六	丁卯	火	24	一	丁酉	火	24	三	丁卯	火	23	五	丁酉	火
初六	30	三	庚子	土	28	四	己巳	木	27	六	己亥	木	26	日	戊辰	木	25	二	戊戌	木	25	四	戊辰	木	24	六	戊戌	木
初七	31	四	辛丑	土	29	五	庚午	土	28	日	庚子	土	27	一	己巳	木	26	三	己亥	木	26	五	己巳	木	25	日	己亥	木
初八	8月	五	壬寅	金	30	六	辛未	土	29	一	辛丑	土	28	二	庚午	土	27	四	庚子	土	27	六	庚午	土	26	一	庚子	土
初九	2	六	癸卯	金	31	日	壬申	金	30	二	壬寅	金	29	三	辛未	土	28	五	辛丑	土	28	日	辛未	土	27	二	辛丑	土
初十	3	日	甲辰	火	9月	一	癸酉	金	10月	三	癸卯	金	30	四	壬申	金	29	六	壬寅	金	29	一	壬申	金	28	三	壬寅	金
十一	4	一	乙巳	火	2	二	甲戌	火	2	四	甲辰	火	31	五	癸酉	金	30	日	癸卯	金	30	二	癸酉	金	29	四	癸卯	金
十二	5	二	丙午	水	3	三	乙亥	火	3	五	乙巳	火	11月	六	甲戌	火	12月	一	甲辰	火	31	三	甲戌	火	30	五	甲辰	火
十三	6	三	丁未	水	4	四	丙子	水	4	六	丙午	水	2	日	乙亥	火	2	二	乙巳	火	1月	四	乙亥	火	31	六	乙巳	火
十四	7	四	戊申	土	5	五	丁丑	水	5	日	丁未	水	3	一	丙子	火	3	三	丙午	火	2	五	丙子	火	2月	日	丙午	火
十五	8	五	己酉	土	6	六	戊寅	土	6	一	戊申	土	4	二	丁丑	水	4	四	丁未	水	3	六	丁丑	水	2	一	丁未	水
十六	9	六	庚戌	金	7	日	己卯	土	7	二	己酉	土	5	三	戊寅	土	5	五	戊申	土	4	日	戊寅	土	3	二	戊申	土
十七	10	日	辛亥	金	8	一	庚辰	金	8	三	庚戌	金	6	四	己卯	土	6	六	己酉	土	5	一	己卯	土	4	三	己酉	土
十八	11	一	壬子	木	9	二	辛巳	金	9	四	辛亥	金	7	五	庚辰	金	7	日	庚戌	金	6	二	庚辰	金	5	四	庚戌	金
十九	12	二	癸丑	木	10	三	壬午	木	10	五	壬子	木	8	六	辛巳	金	8	一	辛亥	金	7	三	辛巳	金	6	五	辛亥	金
二十	13	三	甲寅	水	11	四	癸未	木	11	六	癸丑	木	9	日	壬午	木	9	二	壬子	木	8	四	壬午	木	7	六	壬子	木
廿一	14	四	乙卯	水	12	五	甲申	水	12	日	甲寅	水	10	一	癸未	木	10	三	癸丑	木	9	五	癸未	木	8	日	癸丑	木
廿二	15	五	丙辰	土	13	六	乙酉	水	13	一	乙卯	水	11	二	甲申	水	11	四	甲寅	水	10	六	甲申	水	9	一	甲寅	水
廿三	16	六	丁巳	土	14	日	丙戌	土	14	二	丙辰	土	12	三	乙酉	水	12	五	乙卯	水	11	日	乙酉	水	10	二	乙卯	水
廿四	17	日	戊午	火	15	一	丁亥	土	15	三	丁巳	土	13	四	丙戌	土	13	六	丙辰	土	12	一	丙戌	土	11	三	丙辰	土
廿五	18	一	己未	火	16	二	戊子	火	16	四	戊午	火	14	五	丁亥	土	14	日	丁巳	土	13	二	丁亥	土	12	四	丁巳	土
廿六	19	二	庚申	木	17	三	己丑	火	17	五	己未	火	15	六	戊子	火	15	一	戊午	火	14	三	戊子	火	13	五	戊午	火
廿七	20	三	辛酉	木	18	四	庚寅	木	18	六	庚申	木	16	日	己丑	火	16	二	己未	火	15	四	己丑	火	14	六	己未	火
廿八	21	四	壬戌	水	19	五	辛卯	木	19	日	辛酉	木	17	一	庚寅	木	17	三	庚申	木	16	五	庚寅	木	15	日	庚申	木
廿九	22	五	癸亥	水	20	六	壬辰	水	20	一	壬戌	水	18	二	辛卯	木	18	四	辛酉	木	17	六	辛卯	木	16	一	辛酉	木
三十					21	日	癸巳	水					19	三	壬辰	水	19	五	壬戌	水	18	日	壬辰	水				

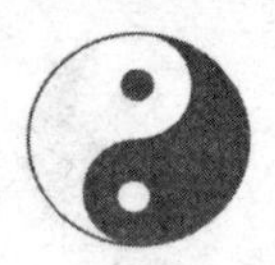

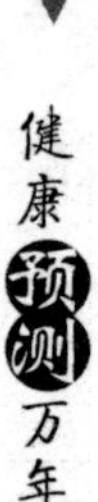

月份	正月				二月				三月				四月				五月				六月			
干支	庚寅				辛卯				壬辰				癸巳				甲午				乙未			
二十四节气 农历	初二		十七		初二		十八		初四		十九		初五		二十		初七		廿三		初十		廿五	
二十四节气 节气	雨水		惊蛰		春分		清明		谷雨		立夏		小满		芒种		夏至		小暑		大暑		立秋	
二十四节气 公历	2月18日		3月5日		3月20日		4月5日		4月20日		5月5日		5月21日		6月5日		6月21日		7月7日		7月23日		8月7日	
二十四节气 时辰	子时		亥时		亥时		丑时		巳时		戌时		辰时		子时		申时		巳时		寅时		戌时	
农历	公历	星期	天地干支	五行	公历	星期	天地干支	五行	公历	星期	天地干支	五行	公历	星期	天地干支	五行	公历	星期	天地干支	五行	公历	星期	天地干支	五行
初一	17	二	壬戌	水	19	四	壬辰	水	17	五	辛酉	木	17	日	辛卯	木	15	一	庚申	木	14	二	己丑	火
初二	18	三	癸亥	水	20	五	癸巳	水	18	六	壬戌	水	18	一	壬辰	水	16	二	辛酉	木	15	三	庚寅	木
初三	19	四	甲子	金	21	六	甲午	金	19	日	癸亥	水	19	二	癸巳	水	17	三	壬戌	水	16	四	辛卯	木
初四	20	五	乙丑	金	22	日	乙未	金	20	一	甲子	金	20	三	甲午	金	18	四	癸亥	水	17	五	壬辰	水
初五	21	六	丙寅	火	23	一	丙申	火	21	二	乙丑	金	21	四	乙未	金	19	五	甲子	金	18	六	癸巳	火
初六	22	日	丁卯	火	24	二	丁酉	火	22	三	丙寅	火	22	五	丙申	火	20	六	乙丑	金	19	日	甲午	金
初七	23	一	戊辰	木	25	三	戊戌	木	23	四	丁卯	火	23	六	丁酉	火	21	日	丙寅	火	20	一	乙未	金
初八	24	二	己巳	木	26	四	己亥	木	24	五	戊辰	木	24	日	戊戌	木	22	一	丁卯	火	21	二	丙申	火
初九	25	三	庚午	土	27	五	庚子	土	25	六	己巳	木	25	一	己亥	木	23	二	戊辰	木	22	三	丁酉	火
初十	26	四	辛未	土	28	六	辛丑	土	26	日	庚午	土	26	二	庚子	土	24	三	己巳	木	23	四	戊戌	木
十一	27	五	壬申	金	29	日	壬寅	金	27	一	辛未	土	27	三	辛丑	土	25	四	庚午	土	24	五	己亥	木
十二	28	六	癸酉	金	30	一	癸卯	金	28	二	壬申	金	28	四	壬寅	金	26	五	辛未	土	25	六	庚子	土
十三	3月	日	甲戌	火	31	二	甲辰	火	29	三	癸酉	金	29	五	癸卯	金	27	六	壬申	金	26	日	辛丑	土
十四	2	一	乙亥	火	4月	三	乙巳	火	30	四	甲戌	火	30	六	甲辰	火	28	日	癸酉	金	27	一	壬寅	金
十五	3	二	丙子	水	2	四	丙午	水	5月	五	乙亥	火	31	日	乙巳	火	29	一	甲戌	火	28	二	癸卯	金
十六	4	三	丁丑	水	3	五	丁未	水	2	六	丙子	水	6月	一	丙午	水	30	二	乙亥	火	29	三	甲辰	火
十七	5	四	戊寅	土	4	六	戊申	土	3	日	丁丑	水	2	二	丁未	水	7月	三	丙子	水	30	四	乙巳	火
十八	6	五	己卯	土	5	日	己酉	土	4	一	戊寅	土	3	三	戊申	土	2	四	丁丑	水	31	五	丙午	水
十九	7	六	庚辰	金	6	一	庚戌	金	5	二	己卯	土	4	四	己酉	土	3	五	戊寅	土	8月	六	丁未	水
二十	8	日	辛巳	金	7	二	辛亥	金	6	三	庚辰	金	5	五	庚戌	金	4	六	己卯	土	2	日	戊申	土
廿一	9	一	壬午	木	8	三	壬子	木	7	四	辛巳	金	6	六	辛亥	金	5	日	庚辰	金	3	一	己酉	土
廿二	10	二	癸未	木	9	四	癸丑	木	8	五	壬午	木	7	日	壬子	木	6	一	辛巳	金	4	二	庚戌	金
廿三	11	三	甲申	水	10	五	甲寅	水	9	六	癸未	木	8	一	癸丑	木	7	二	壬午	木	5	三	辛亥	金
廿四	12	四	乙酉	水	11	六	乙卯	水	10	日	甲申	水	9	二	甲寅	水	8	三	癸未	木	6	四	壬子	木
廿五	13	五	丙戌	土	12	日	丙辰	土	11	一	乙酉	水	10	三	乙卯	水	9	四	甲申	水	7	五	癸丑	木
廿六	14	六	丁亥	土	13	一	丁巳	土	12	二	丙戌	土	11	四	丙辰	土	10	五	乙酉	水	8	六	甲寅	水
廿七	15	日	戊子	火	14	二	戊午	火	13	三	丁亥	土	12	五	丁巳	土	11	六	丙戌	土	9	日	乙卯	水
廿八	16	一	己丑	火	15	三	己未	火	14	四	戊子	火	13	六	戊午	火	12	日	丁亥	土	10	一	丙辰	土
廿九	17	二	庚寅	木	16	四	庚申	木	15	五	己丑	火	14	日	己未	火	13	一	戊子	火	11	二	丁巳	土
三十	18	三	辛卯	木					16	六	庚寅	木									12	三	戊午	火

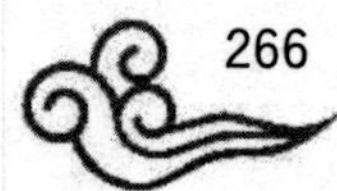

二〇二六年 岁次 丙午 马年 下半年

月份	七月		八月		九月		十月		十一月		十二月	
干支	丙申		丁酉		戊戌		己亥		庚子		辛丑	
二十四节气 农历	十一	廿六	初三	廿八	十四	廿九	十四	廿九	十四	廿八	十三	廿八
二十四节气 节气	处暑	白露	秋分	寒露	霜降	立冬	小雪	大雪	冬至	小寒	大寒	立春
二十四节气 公历	8月23日	9月7日	9月23日	10月8日	10月23日	11月7日	11月22日	12月7日	12月22日	1月5日	1月20日	2月4日
二十四节气 时辰	午时	子时	巳时	申时	戌时	戌时	申时	午时	卯时	亥时	申时	巳时

农历	公历	星期	天地干支	五行	公历	星期	天地干支	五行	公历	星期	天地干支	五行	公历	星期	天地干支	五行	公历	星期	天地干支	五行	公历	星期	天地干支	五行
初一	13	四	己未	火	11	五	戊子	火	10	六	丁巳	土	9	一	丁亥	土	9	三	丁巳	土	8	五	丁亥	土
初二	14	五	庚申	木	12	六	己丑	火	11	日	戊午	火	10	二	戊子	火	10	四	戊午	火	9	六	戊子	火
初三	15	六	辛酉	木	13	日	庚寅	木	12	一	己未	火	11	三	己丑	火	11	五	己未	火	10	日	己丑	火
初四	16	日	壬戌	水	14	一	辛卯	木	13	二	庚申	木	12	四	庚寅	木	12	六	庚申	木	11	一	庚寅	木
初五	17	一	癸亥	水	15	二	壬辰	水	14	三	辛酉	木	13	五	辛卯	木	13	日	辛酉	木	12	二	辛卯	木
初六	18	二	甲子	金	16	三	癸巳	水	15	四	壬戌	水	14	六	壬辰	水	14	一	壬戌	水	13	三	壬辰	水
初七	19	三	乙丑	金	17	四	甲午	金	16	五	癸亥	水	15	日	癸巳	水	15	二	癸亥	水	14	四	癸巳	水
初八	20	四	丙寅	火	18	五	乙未	金	17	六	甲子	金	16	一	甲午	金	16	三	甲子	金	15	五	甲午	金
初九	21	五	丁卯	火	19	六	丙申	火	18	日	乙丑	金	17	二	乙未	金	17	四	乙丑	金	16	六	乙未	金
初十	22	六	戊辰	木	20	日	丁酉	火	19	一	丙寅	火	18	三	丙申	火	18	五	丙寅	火	17	日	丙申	火
十一	23	日	己巳	木	21	一	戊戌	木	20	二	丁卯	火	19	四	丁酉	火	19	六	丁卯	火	18	一	丁酉	火
十二	24	一	庚午	土	22	二	己亥	木	21	三	戊辰	木	20	五	戊戌	木	20	日	戊辰	木	19	二	戊戌	木
十三	25	二	辛未	土	23	三	庚子	土	22	四	己巳	木	21	六	己亥	木	21	一	己巳	木	20	三	己亥	木
十四	26	三	壬申	金	24	四	辛丑	土	23	五	庚午	土	22	日	庚子	土	22	二	庚午	土	21	四	庚子	土
十五	27	四	癸酉	金	25	五	壬寅	金	24	六	辛未	土	23	一	辛丑	土	23	三	辛未	土	22	五	辛丑	土
十六	28	五	甲戌	火	26	六	癸卯	金	25	日	壬申	金	24	二	壬寅	金	24	四	壬申	金	23	六	壬寅	金
十七	29	六	乙亥	火	27	日	甲辰	火	26	一	癸酉	金	25	三	癸卯	金	25	五	癸酉	金	24	日	癸卯	金
十八	30	日	丙子	水	28	一	乙巳	火	27	二	甲戌	火	26	四	甲辰	火	26	六	甲戌	火	25	一	甲辰	火
十九	31	一	丁丑	水	29	二	丙午	水	28	三	乙亥	火	27	五	乙巳	火	27	日	乙亥	火	26	二	乙巳	火
二十	9月	二	戊寅	土	30	三	丁未	水	29	四	丙子	水	28	六	丙午	水	28	一	丙子	水	27	三	丙午	水
廿一	2	三	己卯	土	10月	四	戊申	土	30	五	丁丑	水	29	日	丁未	水	29	二	丁丑	水	28	四	丁未	水
廿二	3	四	庚辰	金	2	五	己酉	土	31	六	戊寅	土	30	一	戊申	土	30	三	戊寅	土	29	五	戊申	土
廿三	4	五	辛巳	金	3	六	庚戌	金	11月	日	己卯	土	12月	二	己酉	土	31	四	己卯	土	30	六	己酉	土
廿四	5	六	壬午	木	4	日	辛亥	金	2	一	庚辰	金	2	三	庚戌	金	1月	五	庚辰	金	31	日	庚戌	金
廿五	6	日	癸未	木	5	一	壬子	木	3	二	辛巳	金	3	四	辛亥	金	2	六	辛巳	金	2月	一	辛亥	金
廿六	7	一	甲申	水	6	二	癸丑	木	4	三	壬午	木	4	五	壬子	木	3	日	壬午	木	2	二	壬子	木
廿七	8	二	乙酉	水	7	三	甲寅	水	5	四	癸未	木	5	六	癸丑	木	4	一	癸未	木	3	三	癸丑	木
廿八	9	三	丙戌	土	8	四	乙卯	土	6	五	甲申	水	6	日	甲寅	水	5	二	甲申	水	4	四	甲寅	水
廿九	10	四	丁亥	土	9	五	丙辰	土	7	六	乙酉	水	7	一	乙卯	水	6	三	乙酉	水	5	五	乙卯	水
三十									8	日	丙戌	土	8	二	丙辰	土	7	四	丙戌	土				

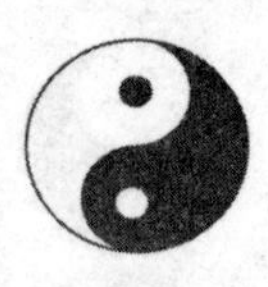

二〇二七年 岁次 丁未 羊年 上半年

月份	正月				二月				三月				四月				五月				六月			
干支	壬寅				癸卯				甲辰				乙巳				丙午				丁未			
二十四节气 农历	十四		廿九		十四		廿九		十四				初一		十六		初二		十七		二十		初四	
节气	雨水		惊蛰		春分		清明		谷雨				立夏		小满		芒种		夏至		小暑		大暑	
公历	2月19日		3月6日		3月21日		4月5日		4月20日				5月6日		5月21日		6月6日		6月21日		7月7日		7月23日	
时辰	卯时		寅时		寅时		辰时		申时				丑时		未时		卯时		亥时		申时		巳时	
农历	公历	星期	天地干支	五行	公历	星期	天地干支	五行	公历	星期	天地干支	五行	公历	星期	天地干支	五行	公历	星期	天地干支	五行	公历	星期	天地干支	五行
初一	6	六	丙辰	土	8	一	丙戌	土	7	三	丙辰	土	6	四	乙酉	水	5	六	乙卯	水	4	日	甲申	水
初二	7	日	丁巳	土	9	二	丁亥	土	8	四	丁巳	土	7	五	丙戌	土	6	日	丙辰	土	5	一	乙酉	水
初三	8	一	戊午	火	10	三	戊子	火	9	五	戊午	火	8	六	丁亥	土	7	一	丁巳	土	6	二	丙戌	土
初四	9	二	己未	火	11	四	己丑	火	10	六	己未	火	9	日	戊子	火	8	二	戊午	火	7	三	丁亥	土
初五	10	三	庚申	木	12	五	庚寅	木	11	日	庚申	木	10	一	己丑	火	9	三	己未	火	8	四	戊子	火
初六	11	四	辛酉	木	13	六	辛卯	木	12	一	辛酉	木	11	二	庚寅	木	10	四	庚申	木	9	五	己丑	火
初七	12	五	壬戌	水	14	日	壬辰	水	13	二	壬戌	水	12	三	辛卯	木	11	五	辛酉	木	10	六	庚寅	木
初八	13	六	癸亥	水	15	一	癸巳	水	14	三	癸亥	水	13	四	壬辰	水	12	六	壬戌	水	11	日	辛卯	木
初九	14	日	甲子	金	16	二	甲午	金	15	四	甲子	金	14	五	癸巳	水	13	日	癸亥	水	12	一	壬辰	水
初十	15	一	乙丑	金	17	三	乙未	金	16	五	乙丑	金	15	六	甲午	金	14	一	甲子	金	13	二	癸巳	水
十一	16	二	丙寅	火	18	四	丙申	火	17	六	丙寅	火	16	日	乙未	金	15	二	乙丑	金	14	三	甲午	金
十二	17	三	丁卯	火	19	五	丁酉	火	18	日	丁卯	火	17	一	丙申	火	16	三	丙寅	火	15	四	乙未	金
十三	18	四	戊辰	木	20	六	戊戌	木	19	一	戊辰	木	18	二	丁酉	火	17	四	丁卯	火	16	五	丙申	火
十四	19	五	己巳	木	21	日	己亥	木	20	二	己巳	木	19	三	戊戌	木	18	五	戊辰	木	17	六	丁酉	火
十五	20	六	庚午	土	22	一	庚子	土	21	三	庚午	土	20	四	己亥	木	19	六	己巳	木	18	日	戊戌	木
十六	21	日	辛未	土	23	二	辛丑	土	22	四	辛未	土	21	五	庚子	土	20	日	庚午	土	19	一	己亥	木
十七	22	一	壬申	金	24	三	壬寅	金	23	五	壬申	金	22	六	辛丑	土	21	一	辛未	土	20	二	庚子	土
十八	23	二	癸酉	金	25	四	癸卯	金	24	六	癸酉	金	23	日	壬寅	金	22	二	壬申	金	21	三	辛丑	土
十九	24	三	甲戌	火	26	五	甲辰	火	25	日	甲戌	火	24	一	癸卯	金	23	三	癸酉	金	22	四	壬寅	金
二十	25	四	乙亥	火	27	六	乙巳	火	26	一	乙亥	火	25	二	甲辰	火	24	四	甲戌	火	23	五	癸卯	金
廿一	26	五	丙子	水	28	日	丙午	水	27	二	丙子	水	26	三	乙巳	火	25	五	乙亥	火	24	六	甲辰	火
廿二	27	六	丁丑	水	29	一	丁未	水	28	三	丁丑	水	27	四	甲午	水	26	六	甲子	水	25	日	乙巳	火
廿三	28	日	戊寅	土	30	二	戊申	土	29	四	戊寅	土	28	五	丁未	水	27	日	丁丑	水	26	一	甲午	水
廿四	3月	一	己卯	土	31	三	己酉	土	30	五	己卯	土	29	六	戊申	土	28	一	戊寅	土	27	二	丁未	水
廿五	2	二	庚辰	金	4月	四	庚戌	金	5月	六	庚辰	金	30	日	己酉	土	29	二	己卯	土	28	三	戊申	土
廿六	3	三	辛巳	金	2	五	辛亥	金	2	日	辛巳	金	31	一	庚戌	金	30	三	庚辰	金	29	四	己酉	土
廿七	4	四	壬午	木	3	六	壬子	木	3	一	壬午	木	6月	二	辛亥	金	7月	四	辛巳	金	30	五	庚戌	金
廿八	5	五	癸未	木	4	日	癸丑	木	4	二	癸未	木	2	三	壬子	木	2	五	壬午	木	31	六	辛亥	金
廿九	6	六	甲申	水	5	一	甲寅	水	5	三	甲申	水	3	四	癸丑	木	3	六	癸未	木	8月	日	壬子	木
三十	7	日	乙酉	水	6	二	乙卯	水					4	五	甲寅	水								

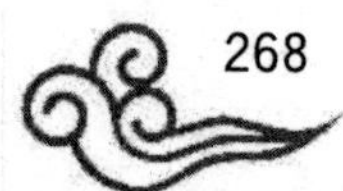

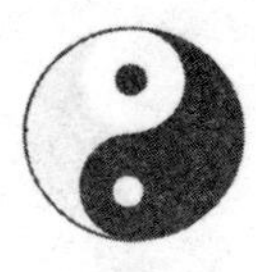

附录

二〇二七年 岁次 丁未 羊年 下半年

月份		七月				八月				九月				十月				十一月				十二月			
干支		戊申				己酉				庚戌				辛亥				壬子				癸丑			
二十四节气	农历	初七		廿二		初八		廿三		初九		廿四		初十		廿五		初十		廿五		初十		廿四	
	节气	立秋		处暑		白露		秋分		寒露		霜降		立冬		小雪		大雪		冬至		小寒		大寒	
	公历	8月8日		8月23日		9月8日		9月23日		10月8日		10月23日		11月7日		11月22日		12月7日		12月22日		1月6日		1月20日	
	时辰	丑时		酉时		卯时		申时		亥时		丑时		丑时		亥时		酉时		午时		寅时		亥时	
农历		公历	星期	天地干支	五行	公历	星期	天地干支	五行	公历	星期	天地干支	五行	公历	星期	天地干支	五行	公历	星期	天地干支	五行	公历	星期	天地干支	五行
初一		2	一	癸丑	木	9月	三	癸未	木	30	四	壬子	木	29	五	辛巳	金	28	日	辛亥	金	28	二	辛巳	水
初二		3	二	甲寅	水	2	四	甲申	水	10月	五	癸丑	木	30	六	壬午	木	29	一	壬子	木	29	三	壬午	木
初三		4	三	乙卯	水	3	五	乙酉	水	2	六	甲寅	水	31	日	癸未	木	30	二	癸丑	木	30	四	癸未	木
初四		5	四	丙辰	土	4	六	丙戌	土	3	日	乙卯	水	11月	一	甲申	水	12月	三	甲寅	水	31	五	甲申	水
初五		6	五	丁巳	土	5	日	丁亥	土	4	一	丙辰	土	2	二	乙酉	水	2	四	乙卯	水	1月	六	乙酉	水
初六		7	六	戊午	火	6	一	戊子	火	5	二	丁巳	土	3	三	丙戌	土	3	五	丙辰	土	2	日	丙戌	土
初七		8	日	己未	火	7	二	己丑	火	6	三	戊午	火	4	四	丁亥	土	4	六	丁巳	土	3	一	丁亥	土
初八		9	一	庚申	木	8	三	庚寅	木	7	四	己未	火	5	五	戊子	火	5	日	戊午	火	4	二	戊子	火
初九		10	二	辛酉	木	9	四	辛卯	木	8	五	庚申	木	6	六	己丑	火	6	一	己未	火	5	三	己丑	火
初十		11	三	壬戌	水	10	五	壬辰	水	9	六	辛酉	木	7	日	庚寅	木	7	二	庚申	木	6	四	庚寅	木
十一		12	四	癸亥	水	11	六	癸巳	水	10	日	壬戌	水	8	一	辛卯	木	8	三	辛酉	木	7	五	辛卯	木
十二		13	五	甲子	金	12	日	甲午	金	11	一	癸亥	水	9	二	壬辰	水	9	四	壬戌	水	8	六	壬辰	水
十三		14	六	乙丑	金	13	一	乙未	金	12	二	甲子	金	10	三	癸巳	水	10	五	癸亥	水	9	日	癸巳	水
十四		15	日	丙寅	火	14	二	丙申	火	13	三	乙丑	金	11	四	甲午	金	11	六	甲子	金	10	一	甲午	金
十五		16	一	丁卯	火	15	三	丁酉	火	14	四	丙寅	火	12	五	乙未	金	12	日	乙丑	金	11	二	乙未	金
十六		17	二	戊辰	木	16	四	戊戌	木	15	五	丁卯	火	13	六	丙申	火	13	一	丙寅	火	12	三	丙申	火
十七		18	三	己巳	木	17	五	己亥	木	16	六	戊辰	木	14	日	丁酉	火	14	二	丁卯	火	13	四	丁酉	火
十八		19	四	庚午	土	18	六	庚子	土	17	日	己巳	木	15	一	戊戌	木	15	三	戊辰	木	14	五	戊戌	木
十九		20	五	辛未	土	19	日	辛丑	土	18	一	庚午	土	16	二	己亥	木	16	四	己巳	木	15	六	己亥	木
二十		21	六	壬申	金	20	一	壬寅	金	19	二	辛未	土	17	三	庚子	土	17	五	庚午	土	16	日	庚子	土
廿一		22	日	癸酉	金	21	二	癸卯	金	20	三	壬申	金	18	四	辛丑	土	18	六	辛未	土	17	一	辛丑	土
廿二		23	一	甲戌	火	22	三	甲辰	火	21	四	癸酉	金	19	五	壬寅	金	19	日	壬申	金	18	二	壬寅	金
廿三		24	二	乙亥	火	23	四	乙巳	火	22	五	甲戌	火	20	六	癸卯	金	20	一	癸酉	金	19	三	癸卯	金
廿四		25	三	丙子	水	24	五	丙午	水	23	六	乙亥	火	21	日	甲辰	火	21	二	甲戌	火	20	四	甲辰	火
廿五		26	四	丁丑	水	25	六	丁未	水	24	日	丙子	水	22	一	乙巳	火	22	三	乙亥	火	21	五	乙巳	火
廿六		27	五	戊寅	土	26	日	戊申	土	25	一	丁丑	水	23	二	丙午	水	23	四	丙子	水	22	六	丙午	水
廿七		28	六	己卯	土	27	一	己酉	土	26	二	戊寅	土	24	三	丁未	水	24	五	丁丑	水	23	日	丁未	水
廿八		29	日	庚辰	金	28	二	庚戌	金	27	三	己卯	土	25	四	戊申	土	25	六	戊寅	土	24	一	戊申	土
廿九		30	一	辛巳	金	29	三	辛亥	金	28	四	庚辰	金	26	五	己酉	土	26	日	己卯	土	25	二	己酉	土
三十		31	二	壬午	木									27	六	庚戌	金	27	一	庚辰	金				

二〇二八年 岁次 戊申 猴年 上半年

月份	正月				二月				三月				四月				五月				闰五月			
干支	甲寅				乙卯				丙辰				丁巳				戊午							
二十四节气 农历	初十		廿五		初十		廿五		初十		廿五		十一		廿六		十三		廿九		十四			
二十四节气 节气	立春		雨水		惊蛰		春分		清明		谷雨		立夏		小满		芒种		夏至		小暑			
二十四节气 公历	2月4日		2月19日		3月5日		3月20日		4月4日		4月19日		5月5日		5月20日		6月5日		6月21日		7月6日			
二十四节气 时辰	申时		午时		巳时		巳时		未时		亥时		辰时		戌时		午时		寅时		亥时			
农历	公历	星期	天地干支	五行	公历	星期	天地干支	五行	公历	星期	天地干支	五行	公历	星期	天地干支	五行	公历	星期	天地干支	五行	公历	星期	天地干支	五行
初一	26	三	庚戌	金	25	五	庚辰	金	26	日	庚戌	金	25	二	庚辰	金	24	三	己酉	土	23	五	己卯	土
初二	27	四	辛亥	金	26	六	辛巳	金	27	一	辛亥	金	26	三	辛巳	金	25	四	庚戌	金	24	六	庚辰	金
初三	28	五	壬子	木	27	日	壬午	木	28	二	壬子	木	27	四	壬午	木	26	五	辛亥	金	25	日	辛巳	金
初四	29	六	癸丑	木	28	一	癸未	木	29	三	癸丑	木	28	五	癸未	木	27	六	壬子	木	26	一	壬午	木
初五	30	日	甲寅	水	29	二	甲申	水	30	四	甲寅	水	29	六	甲申	水	28	日	癸丑	木	27	二	癸未	木
初六	31	一	乙卯	水	3月	三	乙酉	水	31	五	乙卯	水	30	日	乙酉	水	29	一	甲寅	水	28	三	甲申	水
初七	2月	二	丙辰	土	2	四	丙戌	土	4月	六	丙辰	土	5月	一	丙戌	土	30	二	乙卯	水	29	四	乙酉	水
初八	2	三	丁巳	土	3	五	丁亥	土	2	日	丁巳	土	2	二	丁亥	土	31	三	丙辰	土	30	五	丙戌	土
初九	3	四	戊午	火	4	六	戊子	火	3	一	戊午	火	3	三	戊子	火	6月	四	丁巳	土	7月	六	丁亥	土
初十	4	五	己未	火	5	日	己丑	火	4	二	己未	火	4	四	己丑	火	2	五	戊午	火	2	日	戊子	火
十一	5	六	庚申	木	6	一	庚寅	木	5	三	庚申	木	5	五	庚寅	木	3	六	己未	火	3	一	己丑	火
十二	6	日	辛酉	木	7	二	辛卯	木	6	四	辛酉	木	6	六	辛卯	木	4	日	庚申	木	4	二	庚寅	木
十三	7	一	壬戌	水	8	三	壬辰	水	7	五	壬戌	水	7	日	壬辰	水	5	一	辛酉	木	5	三	辛卯	木
十四	8	二	癸亥	水	9	四	癸巳	水	8	六	癸亥	水	8	一	癸巳	水	6	二	壬戌	水	6	四	壬辰	水
十五	9	三	甲子	金	10	五	甲午	金	9	日	甲子	金	9	二	甲午	金	7	三	癸亥	水	7	五	癸巳	水
十六	10	四	乙丑	金	11	六	乙未	金	10	一	乙丑	金	10	三	乙未	金	8	四	甲子	金	8	六	甲午	金
十七	11	五	丙寅	火	12	日	丙申	火	11	二	丙寅	火	11	四	丙申	火	9	五	乙丑	金	9	日	乙未	金
十八	12	六	丁卯	火	13	一	丁酉	火	12	三	丁卯	火	12	五	丁酉	火	10	六	丙寅	火	10	一	丙申	火
十九	13	日	戊辰	木	14	二	戊戌	木	13	四	戊辰	木	13	六	戊戌	木	11	日	丁卯	火	11	二	丁酉	火
二十	14	一	己巳	木	15	三	己亥	木	14	五	己巳	木	14	日	己亥	木	12	一	戊辰	木	12	三	戊戌	木
廿一	15	二	庚午	土	16	四	庚子	土	15	六	庚午	土	15	一	庚子	土	13	二	己巳	木	13	四	己亥	木
廿二	16	三	辛未	土	17	五	辛丑	土	16	日	辛未	土	16	二	辛丑	土	14	三	庚午	土	14	五	庚子	土
廿三	17	四	壬申	金	18	六	壬寅	金	17	一	壬申	金	17	三	壬寅	金	15	四	辛未	土	15	六	辛丑	土
廿四	18	五	癸酉	金	19	日	癸卯	金	18	二	癸酉	金	18	四	癸卯	金	16	五	壬申	金	16	日	壬寅	金
廿五	19	六	甲戌	火	20	一	甲辰	火	19	三	甲戌	火	19	五	甲辰	火	17	六	癸酉	金	17	一	癸卯	金
廿六	20	日	乙亥	火	21	二	乙巳	火	20	四	乙亥	火	20	六	乙巳	火	18	日	甲戌	火	18	二	甲辰	火
廿七	21	一	丙子	水	22	三	丙午	水	21	五	丙子	水	21	日	丙午	水	19	一	乙亥	火	19	三	乙巳	火
廿八	22	二	丁丑	水	23	四	丁未	水	22	六	丁丑	水	22	一	丁未	水	20	二	丙子	水	20	四	丙午	水
廿九	23	三	戊寅	土	24	五	戊申	土	23	日	戊寅	土	23	二	戊申	土	21	三	丁丑	水	21	五	丁未	水
三十	24	四	己卯	土	25	六	己酉	土	24	一	己卯	土					22	四	戊寅	土				

月份		六月		七月		八月		九月		十月		十一月		十二月	
干支		己未		庚申		辛酉		壬戌		癸亥		甲子		乙丑	
二十四节气	农历	初一	十七	初三	十九	初四	二十	初六	廿一	初七	廿一	初六	廿一	初六	二十
	节气	大暑	立秋	处暑	白露	秋分	寒露	霜降	立冬	小雪	大雪	冬至	小寒	大寒	立春
	公历	7月22日	8月7日	8月22日	9月7日	9月22日	10月8日	10月23日	11月7日	11月22日	12月6日	12月21日	1月5日	1月20日	2月3日
	时辰	申时	辰时	子时	午时	亥时	寅时	卯时	辰时	寅时	子时	酉时	巳时	寅时	亥时

农历	公历	星期	天地干支	五行	公历	星期	天地干支	五行	公历	星期	天地干支	五行	公历	星期	天地干支	五行	公历	星期	天地干支	五行	公历	星期	天地干支	五行	公历	星期	天地干支	五行
初一	22	六	戊申	土	20	日	丁丑	水	19	二	丁未	水	18	三	丙子	水	16	四	乙巳	火	16	六	乙亥	火	15	一	乙巳	火
初二	23	日	己酉	土	21	一	戊寅	土	20	三	戊申	土	19	四	丁丑	水	17	五	丙午	水	17	日	丙子	水	16	二	丙午	水
初三	24	一	庚戌	金	22	二	己卯	土	21	四	己酉	土	20	五	戊寅	土	18	六	丁未	水	18	一	丁丑	水	17	三	丁未	水
初四	25	二	辛亥	金	23	三	庚辰	金	22	五	庚戌	金	21	六	己卯	土	19	日	戊申	土	19	二	戊寅	土	18	四	戊申	土
初五	26	三	壬子	木	24	四	辛巳	金	23	六	辛亥	金	22	日	庚辰	金	20	一	己酉	土	20	三	己卯	土	19	五	己酉	土
初六	27	四	癸丑	木	25	五	壬午	木	24	日	壬子	木	23	一	辛巳	金	21	二	庚戌	金	21	四	庚辰	金	20	六	庚戌	金
初七	28	五	甲寅	水	26	六	癸未	木	25	一	癸丑	木	24	二	壬午	木	22	三	辛亥	金	22	五	辛巳	金	21	日	辛亥	金
初八	29	六	乙卯	水	27	日	甲申	水	26	二	甲寅	水	25	三	癸未	木	23	四	壬子	木	23	六	壬午	木	22	一	壬子	木
初九	30	日	丙辰	土	28	一	乙酉	水	27	三	乙卯	水	26	四	甲申	水	24	五	癸丑	木	24	日	癸未	木	23	二	癸丑	木
初十	31	一	丁巳	土	29	二	丙戌	土	28	四	丙辰	土	27	五	乙酉	水	25	六	甲寅	水	25	一	甲申	水	24	三	甲寅	水
十一	8月	二	戊午	火	30	三	丁亥	土	29	五	丁巳	土	28	六	丙戌	土	26	日	乙卯	水	26	二	乙酉	水	25	四	乙卯	水
十二	2	三	己未	火	31	四	戊子	火	30	六	戊午	火	29	日	丁亥	土	27	一	丙辰	土	27	三	丙戌	土	26	五	丙辰	土
十三	3	四	庚申	木	9月	五	己丑	火	10月	日	己未	火	30	一	戊子	火	28	二	丁巳	土	28	四	丁亥	土	27	六	丁巳	土
十四	4	五	辛酉	木	2	六	庚寅	木	2	一	庚申	木	31	二	己丑	火	29	三	戊午	火	29	五	戊子	火	28	日	戊午	火
十五	5	六	壬戌	水	3	日	辛卯	木	3	二	辛酉	木	11月	三	庚寅	木	30	四	己未	火	30	六	己丑	火	29	一	己未	火
十六	6	日	癸亥	水	4	一	壬辰	水	4	三	壬戌	水	2	四	辛卯	木	12月	五	庚申	木	31	日	庚寅	木	30	二	庚申	木
十七	7	一	甲子	金	5	二	癸巳	水	5	四	癸亥	水	3	五	壬辰	水	2	六	辛酉	木	1月	一	辛卯	木	31	三	辛酉	木
十八	8	二	乙丑	金	6	三	甲午	金	6	五	甲子	金	4	六	癸巳	水	3	日	壬戌	水	2	二	壬辰	水	2月	四	壬戌	水
十九	9	三	丙寅	火	7	四	乙未	金	7	六	乙丑	金	5	日	甲午	金	4	一	癸亥	水	3	三	癸巳	水	2	五	癸亥	水
二十	10	四	丁卯	火	8	五	丙申	火	8	日	丙寅	火	6	一	乙未	金	5	二	甲子	金	4	四	甲午	金	3	六	甲子	金
廿一	11	五	戊辰	木	9	六	丁酉	火	9	一	丁卯	火	7	二	丙申	火	6	三	乙丑	金	5	五	乙未	金	4	日	乙丑	金
廿二	12	六	己巳	木	10	日	戊戌	木	10	二	戊辰	木	8	三	丁酉	火	7	四	丙寅	火	6	六	丙申	火	5	一	丙寅	火
廿三	13	日	庚午	土	11	一	己亥	木	11	三	己巳	木	9	四	戊戌	木	8	五	丁卯	火	7	日	丁酉	火	6	二	丁卯	火
廿四	14	一	辛未	土	12	二	庚子	土	12	四	庚午	土	10	五	己亥	木	9	六	戊辰	木	8	一	戊戌	木	7	三	戊辰	木
廿五	15	二	壬申	金	13	三	辛丑	土	13	五	辛未	土	11	六	庚子	土	10	日	己巳	木	9	二	己亥	木	8	四	己巳	木
廿六	16	三	癸酉	金	14	四	壬寅	金	14	六	壬申	金	12	日	辛丑	土	11	一	庚午	土	10	三	庚子	土	9	五	庚午	土
廿七	17	四	甲戌	火	15	五	癸卯	金	15	日	癸酉	金	13	一	壬寅	金	12	二	辛未	土	11	四	辛丑	土	10	六	辛未	土
廿八	18	五	乙亥	火	16	六	甲辰	火	16	一	甲戌	火	14	二	癸卯	金	13	三	壬申	金	12	五	壬寅	金	11	日	壬申	金
廿九	19	六	丙子	水	17	日	乙巳	火	17	二	乙亥	火	15	三	甲辰	火	14	四	癸酉	金	13	六	癸卯	金	12	一	癸酉	金
三十					18	一	丙午	水									15	五	甲戌	火	14	日	甲辰	火				

二〇二九年 岁次 己酉 鸡年 上半年

月份	正月				二月				三月				四月				五月				六月			
干支	丙寅				丁卯				戊辰				己巳				庚午				辛未			
二十四节气 农历	初六		廿一		初六		廿一		初七		廿二		初九		廿四		初十		廿六		十二		廿八	
节气	雨水		惊蛰		春分		清明		谷雨		立夏		小满		芒种		夏至		小暑		大暑		立秋	
公历	2月18日		3月5日		3月20日		4月4日		4月20日		5月5日		5月21日		6月5日		6月21日		7月7日		7月22日		8月7日	
时辰	酉时		申时		申时		戌时		寅时		未时		丑时		酉时		巳时		寅时		亥时		未时	
农历	公历	星期	天地干支	五行	公历	星期	天地干支	五行	公历	星期	天地干支	五行	公历	星期	天地干支	五行	公历	星期	天地干支	五行	公历	星期	天地干支	五行
初一	13	二	甲戌	火	15	四	甲辰	火	14	六	甲戌	火	13	日	癸卯	金	12	二	癸酉	金	11	三	壬寅	金
初二	14	三	乙亥	火	16	五	乙巳	火	15	日	乙亥	火	14	一	甲辰	火	13	三	甲戌	火	12	四	癸卯	金
初三	15	四	丙子	水	17	六	丙午	水	16	一	丙子	水	15	二	乙巳	火	14	四	乙亥	火	13	五	甲辰	火
初四	16	五	丁丑	水	18	日	丁未	水	17	二	丁丑	水	16	三	丙午	水	15	五	丙子	水	14	六	乙巳	火
初五	17	六	戊寅	土	19	一	戊申	土	18	三	戊寅	土	17	四	丁未	水	16	六	丁丑	水	15	日	丙午	水
初六	18	日	己卯	土	20	二	己酉	土	19	四	己卯	土	18	五	戊申	土	17	日	戊寅	土	16	一	丁未	水
初七	19	一	庚辰	金	21	三	庚戌	金	20	五	庚辰	金	19	六	己酉	土	18	一	己卯	土	17	二	戊申	土
初八	20	二	辛巳	金	22	四	辛亥	金	21	六	辛巳	金	20	日	庚戌	金	19	二	庚辰	金	18	三	己酉	土
初九	21	三	壬午	木	23	五	壬子	木	22	日	壬午	木	21	一	辛亥	金	20	三	辛巳	金	19	四	庚戌	金
初十	22	四	癸未	木	24	六	癸丑	木	23	一	癸未	木	22	二	壬子	木	21	四	壬午	木	20	五	辛亥	金
十一	23	五	甲申	水	25	日	甲寅	水	24	二	甲申	水	23	三	癸丑	木	22	五	癸未	木	21	六	壬子	木
十二	24	六	乙酉	水	26	一	乙卯	水	25	三	乙酉	水	24	四	甲寅	水	23	六	甲申	水	22	日	癸丑	木
十三	25	日	丙戌	土	27	二	丙辰	土	26	四	丙戌	土	25	五	乙卯	水	24	日	乙酉	水	23	一	甲寅	水
十四	26	一	丁亥	土	28	三	丁巳	土	27	五	丁亥	土	26	六	丙辰	土	25	一	丙戌	土	24	二	乙卯	水
十五	27	二	戊子	火	29	四	戊午	火	28	六	戊子	火	27	日	丁巳	土	26	二	丁亥	土	25	三	丙辰	土
十六	28	三	己丑	火	30	五	己未	火	29	日	己丑	火	28	一	戊午	火	27	三	戊子	火	26	四	丁巳	土
十七	3月	四	庚寅	木	31	六	庚申	木	30	一	庚寅	木	29	二	己未	火	28	四	己丑	火	27	五	戊午	火
十八	2	五	辛卯	木	4月	日	辛酉	木	5月	二	辛卯	木	30	三	庚申	木	29	五	庚寅	木	28	六	己未	火
十九	3	六	壬辰	水	2	一	壬戌	水	2	三	壬辰	水	31	四	辛酉	木	30	六	辛卯	木	29	日	庚申	木
二十	4	日	癸巳	水	3	二	癸亥	水	3	四	癸巳	水	6月	五	壬戌	水	7月	日	壬辰	水	30	一	辛酉	木
廿一	5	一	甲午	金	4	三	甲子	金	4	五	甲午	金	2	六	癸亥	水	2	一	癸巳	水	31	二	壬戌	水
廿二	6	二	乙未	金	5	四	乙丑	金	5	六	乙未	金	3	日	甲子	金	3	二	甲午	金	8月	三	癸亥	水
廿三	7	三	丙申	火	6	五	丙寅	火	6	日	丙申	火	4	一	乙丑	金	4	三	乙未	金	2	四	甲子	金
廿四	8	四	丁酉	火	7	六	丁卯	火	7	一	丁酉	火	5	二	丙寅	火	5	四	丙申	火	3	五	乙丑	金
廿五	9	五	戊戌	木	8	日	戊辰	木	8	二	戊戌	木	6	三	丁卯	火	6	五	丁酉	火	4	六	丙寅	火
廿六	10	六	己亥	木	9	一	己巳	木	9	三	己亥	木	7	四	戊辰	木	7	六	戊戌	木	5	日	丁卯	火
廿七	11	日	庚子	土	10	二	庚午	土	10	四	庚子	土	8	五	己巳	木	8	日	己亥	木	6	一	戊辰	木
廿八	12	一	辛丑	土	11	三	辛未	土	11	五	辛丑	土	9	六	庚午	土	9	一	庚子	土	7	二	己巳	木
廿九	13	二	壬寅	金	12	四	壬申	金	12	六	壬寅	金	10	日	辛未	土	10	二	辛丑	土	8	三	庚午	土
三十	14	三	癸卯	金	13	五	癸酉	金					11	一	壬申	金					9	四	辛未	土

二〇二九年 岁次 己酉 鸡年 下半年

月份		七月		八月	九月		十月		十一月		十二月	
干支		壬申		癸酉	甲戌		乙亥		丙子		丁丑	
二十四节气	农历	十四	廿九	十六	初一	十六	初二	十七	初三	十七	初二	十七
	节气	处暑	白露	秋分	寒露	霜降	立冬	小雪	大雪	冬至	小寒	大寒
	公历	8月23日	9月7日	9月23日	10月8日	10月23日	11月7日	11月22日	12月7日	12月21日	1月5日	1月20日
	时辰	寅时	酉时	寅时	巳时	午时	午时	巳时	卯时	子时	申时	巳时

农历	公历	星期	天地干支	五行	公历	星期	天地干支	五行	公历	星期	天地干支	五行	公历	星期	天地干支	五行	公历	星期	天地干支	五行	公历	星期	天地干支	五行
初一	10	五	壬申	金	8	六	辛丑	土	8	一	辛未	土	6	二	庚子	土	5	三	己巳	木	4	五	己亥	木
初二	11	六	癸酉	金	9	日	壬寅	金	9	二	壬申	金	7	三	辛丑	土	6	四	庚午	土	5	六	庚子	土
初三	12	日	甲戌	火	10	一	癸卯	金	10	三	癸酉	金	8	四	壬寅	金	7	五	辛未	土	6	日	辛丑	土
初四	13	一	乙亥	火	11	二	甲辰	火	11	四	甲戌	火	9	五	癸卯	金	8	六	壬申	金	7	一	壬寅	金
初五	14	二	丙子	水	12	三	乙巳	火	12	五	乙亥	火	10	六	甲辰	火	9	日	癸酉	金	8	二	癸卯	金
初六	15	三	丁丑	水	13	四	丙午	水	13	六	丙子	水	11	日	乙巳	火	10	一	甲戌	火	9	三	甲辰	火
初七	16	四	戊寅	土	14	五	丁未	水	14	日	丁丑	水	12	一	丙午	水	11	二	乙亥	火	10	四	乙巳	火
初八	17	五	己卯	土	15	六	戊申	土	15	一	戊寅	土	13	二	丁未	水	12	三	丙子	水	11	五	丙午	水
初九	18	六	庚辰	金	16	日	己酉	土	16	二	己卯	土	14	三	戊申	土	13	四	丁丑	水	12	六	丁未	水
初十	19	日	辛巳	金	17	一	庚戌	金	17	三	庚辰	金	15	四	己酉	土	14	五	戊寅	土	13	日	戊申	土
十一	20	一	壬午	木	18	二	辛亥	金	18	四	辛巳	金	16	五	庚戌	金	15	六	己卯	土	14	一	己酉	土
十二	21	二	癸未	木	19	三	壬子	木	19	五	壬午	木	17	六	辛亥	金	16	日	庚辰	金	15	二	庚戌	金
十三	22	三	甲申	水	20	四	癸丑	木	20	六	癸未	木	18	日	壬子	木	17	一	辛巳	金	16	三	辛亥	金
十四	23	四	乙酉	水	21	五	甲寅	水	21	日	甲申	水	19	一	癸丑	木	18	二	壬午	木	17	四	壬子	木
十五	24	五	丙戌	土	22	六	乙卯	水	22	一	乙酉	水	20	二	甲寅	水	19	三	癸未	木	18	五	癸丑	木
十六	25	六	丁亥	土	23	日	丙辰	土	23	二	丙戌	土	21	三	乙卯	水	20	四	甲申	水	19	六	甲寅	水
十七	26	日	戊子	火	24	一	丁巳	土	24	三	丁亥	土	22	四	丙辰	土	21	五	乙酉	水	20	日	乙卯	水
十八	27	一	己丑	火	25	二	戊午	火	25	四	戊子	火	23	五	丁巳	土	22	六	丙戌	土	21	一	丙辰	土
十九	28	二	庚寅	木	26	三	己未	火	26	五	己丑	火	24	六	戊午	火	23	日	丁亥	土	22	二	丁巳	土
二十	29	三	辛卯	木	27	四	庚申	木	27	六	庚寅	木	25	日	己未	火	24	一	戊子	火	23	三	戊午	火
廿一	30	四	壬辰	水	28	五	辛酉	木	28	日	辛卯	木	26	一	庚申	木	25	二	己丑	火	24	四	己未	火
廿二	31	五	癸巳	水	29	六	壬戌	水	29	一	壬辰	水	27	二	辛酉	木	26	三	庚寅	木	25	五	庚申	木
廿三	9月	六	甲午	金	30	日	癸亥	水	30	二	癸巳	水	28	三	壬戌	水	27	四	辛卯	木	26	六	辛酉	木
廿四	2	日	乙未	金	10月	一	甲子	金	31	三	甲午	金	29	四	癸亥	水	28	五	壬辰	水	27	日	壬戌	水
廿五	3	一	丙申	火	2	二	乙丑	金	11月	四	乙未	金	30	五	甲子	金	29	六	癸巳	水	28	一	癸亥	水
廿六	4	二	丁酉	火	3	三	丙寅	火	2	五	丙申	火	12月	六	乙丑	金	30	日	甲午	金	29	二	甲子	金
廿七	5	三	戊戌	木	4	四	丁卯	火	3	六	丁酉	火	2	日	丙寅	火	31	一	乙未	金	30	三	乙丑	金
廿八	6	四	己亥	木	5	五	戊辰	木	4	日	戊戌	木	3	一	丁卯	火	1月	二	丙申	火	31	四	丙寅	火
廿九	7	五	庚子	土	6	六	己巳	木	5	一	己亥	木	4	二	戊辰	木	2	三	丁酉	火	2月	五	丁卯	火
三十					7	日	庚午	土									3	四	戊戌	木	2	六	戊辰	木

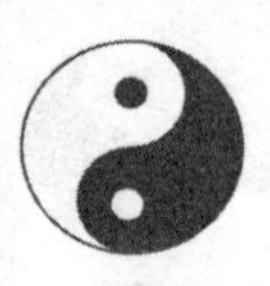

二〇三〇年 岁次 庚戌 狗年 上半年

月份	正月				二月				三月				四月				五月				六月			
干支	戊寅				己卯				庚辰				辛巳				壬午				癸未			
二十四节气 农历	初二		十六		初二		十七		初三		十八		初四		二十		初五		廿一		初七		廿三	
二十四节气 节气	立春		雨水		惊蛰		春分		清明		谷雨		立夏		小满		芒种		夏至		小暑		大暑	
二十四节气 公历	2月4日		2月18日		3月5日		3月20日		4月5日		4月21日		5月5日		5月21日		6月5日		6月21日		7月7日		7月23日	
二十四节气 时辰	寅时		子时		亥时		亥时		丑时		巳时		戌时		辰时		子时		申时		巳时		寅时	
农历	公历	星期	天地干支	五行	公历	星期	天地干支	五行	公历	星期	天地干支	五行	公历	星期	天地干支	五行	公历	星期	天地干支	五行	公历	星期	天地干支	五行
初一	3	日	己巳	木	4	一	戊戌	木	3	三	戊辰	木	2	四	丁酉	火	6月	六	丁卯	火	7月	一	丁酉	火
初二	4	一	庚午	土	5	二	己亥	木	4	四	己巳	木	3	五	戊戌	木	2	日	戊辰	木	2	二	戊戌	木
初三	5	二	辛未	土	6	三	庚子	土	5	五	庚午	土	4	六	己亥	木	3	一	己巳	木	3	三	己亥	木
初四	6	三	壬申	金	7	四	辛丑	土	6	六	辛未	土	5	日	庚子	土	4	二	庚午	土	4	四	庚子	土
初五	7	四	癸酉	金	8	五	壬寅	金	7	日	壬申	金	6	一	辛丑	土	5	三	辛未	土	5	五	辛丑	土
初六	8	五	甲戌	火	9	六	癸卯	金	8	一	癸酉	金	7	二	壬寅	金	6	四	壬申	金	6	六	壬寅	金
初七	9	六	乙亥	火	10	日	甲辰	火	9	二	甲戌	火	8	三	癸卯	金	7	五	癸酉	金	7	日	癸卯	金
初八	10	日	丙子	水	11	一	乙巳	火	10	三	乙亥	火	9	四	甲辰	火	8	六	甲戌	火	8	一	甲辰	火
初九	11	一	丁丑	水	12	二	丙午	水	11	四	丙子	水	10	五	乙巳	火	9	日	乙亥	火	9	二	乙巳	火
初十	12	二	戊寅	土	13	三	丁未	水	12	五	丁丑	水	11	六	丙午	水	10	一	丙子	水	10	三	丙午	水
十一	13	三	己卯	土	14	四	戊申	土	13	六	戊寅	土	12	日	丁未	水	11	二	丁丑	水	11	四	丁未	水
十二	14	四	庚辰	金	15	五	己酉	土	14	日	己卯	土	13	一	戊申	土	12	三	戊寅	土	12	五	戊申	土
十三	15	五	辛巳	金	16	六	庚戌	金	15	一	庚辰	金	14	二	己酉	土	13	四	己卯	土	13	六	己酉	土
十四	16	六	壬午	木	17	日	辛亥	金	16	二	辛巳	金	15	三	庚戌	金	14	五	庚辰	金	14	日	庚戌	金
十五	17	日	癸未	木	18	一	壬子	木	17	三	壬午	木	16	四	辛亥	金	15	六	辛巳	金	15	一	辛亥	金
十六	18	一	甲申	水	19	二	癸丑	木	18	四	癸未	木	17	五	壬子	木	16	日	壬午	木	16	二	壬子	木
十七	19	二	乙酉	水	20	三	甲寅	水	19	五	甲申	水	18	六	癸丑	木	17	一	癸未	木	17	三	癸丑	木
十八	20	三	丙戌	土	21	四	乙卯	水	20	六	乙酉	水	19	日	甲寅	水	18	二	甲申	水	18	四	甲寅	水
十九	21	四	丁亥	土	22	五	丙辰	土	21	日	丙戌	土	20	一	乙卯	水	19	三	乙酉	水	19	五	乙卯	水
二十	22	五	戊子	火	23	六	丁巳	土	22	一	丁亥	土	21	二	丙辰	土	20	四	丙戌	土	20	六	丙辰	土
廿一	23	六	己丑	火	24	日	戊午	火	23	二	戊子	火	22	三	丁巳	土	21	五	丁亥	土	21	日	丁巳	土
廿二	24	日	庚寅	木	25	一	己未	火	24	三	己丑	火	23	四	戊午	火	22	六	戊子	火	22	一	戊午	火
廿三	25	一	辛卯	木	26	二	庚申	木	25	四	庚寅	木	24	五	己未	火	23	日	己丑	火	23	二	己未	火
廿四	26	二	壬辰	水	27	三	辛酉	木	26	五	辛卯	木	25	六	庚申	木	24	一	庚寅	木	24	三	庚申	木
廿五	27	三	癸巳	水	28	四	壬戌	水	27	六	壬辰	水	26	日	辛酉	木	25	二	辛卯	木	25	四	辛酉	木
廿六	28	四	甲午	金	29	五	癸亥	水	28	日	癸巳	水	27	一	壬戌	水	26	三	壬辰	水	26	五	壬戌	水
廿七	3月	五	乙未	金	30	六	甲子	金	29	一	甲午	金	28	二	癸亥	水	27	四	癸巳	水	27	六	癸亥	水
廿八	2	六	丙申	火	31	日	乙丑	火	30	二	乙未	火	29	三	甲子	金	28	五	甲午	金	28	日	甲子	金
廿九	3	日	丁酉	火	4月	一	丙寅	火	5月	三	丙申	火	30	四	乙丑	金	29	六	乙未	金	29	一	乙丑	金
三十					2	二	丁卯	火					31	五	丙寅	火	30	日	丙申	火				

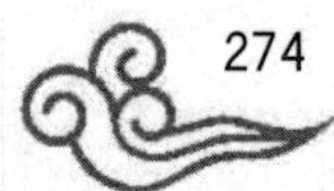

二〇三〇年 岁次 庚戌 狗年 下半年

月份	七月				八月				九月				十月				十一月				十二月			
干支	甲申				乙酉				丙戌				丁亥				戊子				己丑			
二十四节气 农历	初九		廿五		初十		廿六		十二		廿七		十二		廿七		十三		廿八		十二		廿七	
节气	立秋		处暑		白露		秋分		寒露		霜降		立冬		小雪		大雪		冬至		小寒		大寒	
公历	8月7日		8月23日		9月7日		9月23日		10月8日		10月23日		11月7日		11月22日		12月7日		12月22日		1月5日		1月20日	
时辰	戌时		巳时		子时		辰时		申时		酉时		酉时		申时		午时		卯时		亥时		申时	
农历	公历	星期	天地干支	五行	公历	星期	天地干支	五行	公历	星期	天地干支	五行	公历	星期	天地干支	五行	公历	星期	天地干支	五行	公历	星期	天地干支	五行
初一	30	二	丙寅	火	29	四	丙申	火	27	五	乙丑	金	27	日	乙未	金	25	一	甲子	金	25	三	甲午	金
初二	31	三	丁卯	火	30	五	丁酉	火	28	六	丙寅	火	28	一	丙申	火	26	二	乙丑	金	26	四	乙未	金
初三	8月	四	戊辰	木	31	六	戊戌	木	29	日	丁卯	火	29	二	丁酉	火	27	三	丙寅	火	27	五	丙申	火
初四	2	五	己巳	木	9月	日	己亥	木	30	一	戊辰	木	30	三	戊戌	木	28	四	丁卯	火	28	六	丁酉	火
初五	3	六	庚午	土	2	一	庚子	土	10月	二	己巳	木	31	四	己亥	木	29	五	戊辰	木	29	日	戊戌	木
初六	4	日	辛未	土	3	二	辛丑	土	2	三	庚午	土	11月	五	庚子	土	30	六	己巳	木	30	一	己亥	木
初七	5	一	壬申	金	4	三	壬寅	金	3	四	辛未	土	2	六	辛丑	土	12月	日	庚午	土	31	二	庚子	土
初八	6	二	癸酉	金	5	四	癸卯	金	4	五	壬申	金	3	日	壬寅	金	2	一	辛未	土	1月	三	辛丑	土
初九	7	三	甲戌	火	6	五	甲辰	火	5	六	癸酉	金	4	一	癸卯	金	3	二	壬申	金	2	四	壬寅	金
初十	8	四	乙亥	火	7	六	乙巳	火	6	日	甲戌	火	5	二	甲辰	火	4	三	癸酉	金	3	五	癸卯	金
十一	9	五	丙子	水	8	日	丙午	水	7	一	乙亥	火	6	三	乙巳	火	5	四	甲戌	火	4	六	甲辰	火
十二	10	六	丁丑	水	9	一	丁未	水	8	二	丙子	水	7	四	丙午	水	6	五	乙亥	火	5	日	乙巳	火
十三	11	日	戊寅	土	10	二	戊申	土	9	三	丁丑	水	8	五	丁未	水	7	六	丙子	水	6	一	丙午	水
十四	12	一	己卯	土	11	三	己酉	土	10	四	戊寅	土	9	六	戊申	土	8	日	丁丑	水	7	二	丁未	水
十五	13	二	庚辰	金	12	四	庚戌	金	11	五	己卯	土	10	日	己酉	土	9	一	戊寅	土	8	三	戊申	土
十六	14	三	辛巳	金	13	五	辛亥	金	12	六	庚辰	金	11	一	庚戌	金	10	二	己卯	土	9	四	己酉	土
十七	15	四	壬午	木	14	六	壬子	木	13	日	辛巳	金	12	二	辛亥	金	11	三	庚辰	金	10	五	庚戌	金
十八	16	五	癸未	木	15	日	癸丑	木	14	一	壬午	木	13	三	壬子	木	12	四	辛巳	金	11	六	辛亥	金
十九	17	六	甲申	水	16	一	甲寅	水	15	二	癸未	木	14	四	癸丑	木	13	五	壬午	木	12	日	壬子	木
二十	18	日	乙酉	水	17	二	乙卯	水	16	三	甲申	水	15	五	甲寅	水	14	六	癸未	木	13	一	癸丑	木
廿一	19	一	丙戌	土	18	三	丙辰	土	17	四	乙酉	水	16	六	乙卯	水	15	日	甲申	水	14	二	甲寅	水
廿二	20	二	丁亥	土	19	四	丁巳	土	18	五	丙戌	土	17	日	丙辰	土	16	一	乙酉	水	15	三	乙卯	水
廿三	21	三	戊子	火	20	五	戊午	火	19	六	丁亥	土	18	一	丁巳	土	17	二	丙戌	土	16	四	丙辰	土
廿四	22	四	己丑	火	21	六	己未	火	20	日	戊子	火	19	二	戊午	火	18	三	丁亥	土	17	五	丁巳	土
廿五	23	五	庚寅	木	22	日	庚申	木	21	一	己丑	火	20	三	己未	火	19	四	戊子	火	18	六	戊午	火
廿六	24	六	辛卯	木	23	一	辛酉	木	22	二	庚寅	木	21	四	庚申	木	20	五	己丑	火	19	日	己未	火
廿七	25	日	壬辰	水	24	二	壬戌	水	23	三	辛卯	木	22	五	辛酉	木	21	六	庚寅	木	20	一	庚申	木
廿八	26	一	癸巳	水	25	三	癸亥	水	24	四	壬辰	水	23	六	壬戌	水	22	日	辛卯	木	21	二	辛酉	木
廿九	27	二	甲午	金	26	四	甲子	金	25	五	癸巳	水	24	日	癸亥	水	23	一	壬辰	水	22	三	壬戌	水
三十	28	三	乙未	金					26	六	甲午	金					24	二	癸巳	水